Berufsgenossenschaftliche Grundsätze für arbeitsmedizinische Vorsorgeuntersuchungen

Berufsgenossenschaftliche Grundsätze für arbeitsmedizinische Vorsorgeuntersuchungen

2., vollständig überarbeitete und erweiterte Auflage

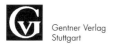

Gentner Verlag
Stuttgart

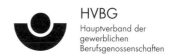

HVBG
Hauptverband der
gewerblichen
Berufsgenossenschaften

Impressum

Herausgeber:
Hauptverband der gewerblichen Berufsgenossenschaften, Sankt Augustin

Unter dem gleichnamigen Titel erschienen die Berufsgenossenschaftlichen Grundsätze bisher in 2 Auflagen als Loseblattwerk im Gentner Verlag Stuttgart. Die Umstellung auf eine Buchversion erfolgte aus methodischen Gründen. Die vorliegende 2. Buchauflage repräsentiert den aktuellen arbeitsmedizinischen Wissensstand sowie die gültige Rechtsprechung.
Redaktionsschluß: Juni 1998 / für G 39 und G 42: Juni 2002

Hinweis:
Durch die Neuordnung des berufsgenossenschaftlichen Vorschriften- und Regelwerks haben sich die Bezeichnungen der Verzeichnisnummern für die UVV „Arbeitsmedizinische Vorsorge" und für die „Auswahlkriterien für die spezielle arbeitsmedizinische Vorsorge" wie folgt geändert:
„BGV A 4" anstelle „VBG 100" und „BGI 504.0-45" anstelle „ZH 1/600.0-45"

Die Deutsche Bibliothek – CIP-Einheitsaufnahme

Berufsgenossenschaftliche Grundsätze für arbeitsmedizinische Vorsorgeuntersuchungen / HVBG, Hauptverband der gewerblichen Berufsgenossenschaften. – 2., vollst. überarb. und erw. Aufl., 2., aktualisierter Nachdr. – Stuttgart: Gentner, 2002
ISBN 3-87247-601-7

© 1. Auflage, Gentner Verlag, Stuttgart 1994
 2., vollständig überarbeitete und erweiterte Auflage, Gentner Verlag, Stuttgart 1998
 2. aktualisierter Nachdruck 2002
Herstellung: VEBU Druck GmbH, 88427 Bad Schussenried
Printed in Germany
Alle Rechte vorbehalten
ISBN 3-87247-601-7

Inhaltsverzeichnis

	Vorwort	9
1	**Erläuterungen zur Durchführung arbeitsmedizinischer Vorsorgeuntersuchungen**	**13**
1.1	Einführung	15
1.2	Rechtsgrundlagen für arbeitsmedizinische Vorsorgeuntersuchungen	16
1.2.1	Fürsorgepflicht des Unternehmers	16
1.2.2	Allgemeine und spezielle Vorsorgeuntersuchungen	17
1.2.3	Berufsgenossenschaftliche Rechtsvorschriften	18
1.2.4	Staatliche Rechtsvorschriften	19
1.2.5	Gefährdungsbeurteilung	21
1.2.6	Auswahlkriterien für die spezielle arbeitsmedizinische Vorsorge	22
1.3	Berufsgenossenschaftliche Grundsätze	24
1.4	Ermächtigung der Ärzte	25
1.5	Untersuchung	28
1.5.1	Ablauf der Untersuchung	28
1.5.2	Untersuchungsarten	29
1.5.3	Erstuntersuchung	29
1.5.4	Nachuntersuchung	30
1.5.5	Untersuchung auf Verlangen des Versicherten	31
1.5.6	Nachgehende Untersuchung	31
1.5.6.1	Rechtliche und organisatorische Grundlagen	31
1.5.6.2	Zweck der Untersuchung	32
1.5.6.3	Melde- und Untersuchungskriterien	33
1.5.6.4	Dokumentation	34
1.5.7	Teilnahme- und Duldungspflicht	35
1.5.8	Umfang der Untersuchung	36
1.5.9	Freie Arztwahl	36
1.5.10	Untersuchungskosten	37
1.5.11	Fahrtkosten und Verdienstausfall für Untersuchungen während der Arbeitszeit	38
1.6	Untersuchungsergebnis/Ärztliche Bescheinigung	39
1.6.1	Kriterien	39
1.6.2	Einspruch gegen die ärztliche Bescheinigung	41
1.6.3	Rechtsfolgen auf arbeitsrechtlichem Gebiet	41

1.7	Dokumentation	44
1.7.1	Untersuchungsbogen und Vordrucke	44
1.7.2	Vorsorgekartei	45
1.7.3	Aufbewahrungsfrist für Vorsorgekarteikarten und Ärztliche Bescheinigungen	46
1.7.4	Aufbewahrungsfristen für ärztliche Unterlagen/Verbleib nach Beendigung der Tätigkeit des ermächtigten Arztes	46
1.8	Ärztliche Schweigepflicht/Datenschutz	49
1.8.1	Ärztliche Schweigepflicht	49
1.8.2	Weitergabe des Untersuchungsergebnisses (Ärztliche Bescheinigung)	49
1.8.3	Weitergabe der Befunde	50
1.8.4	Datenschutz	52
1.9	Leistungen und Maßnahmen der Individualprävention	53
1.9.1	Berufskrankheit	53
1.9.2	Individualprävention: Geltungsbereich des § 3 BKV	54
1.9.3	Information der Ärzte über das Ergebnis eines BK-Verfahrens	56
1.9.4	Einschalten anderer Leistungsträger	57
1.10	Rechtsvorschriften in Auszügen	58
1.10.1	Siebtes Buch Sozialgesetzgebung (SGB VII)	58
1.10.2	Berufskrankheiten-Verordnung (BKV) vom 31. Oktober 1997 (BGBl I S. 2623)	62
1.10.3	Unfallverhütungsvorschrift „Allgemeine Vorschriften" (VBG 1/ GUV 0.1)	65
2	**Basisuntersuchungsprogramm (BAPRO)**	**67**
2.1	Grundlagen	69
2.2	Aufbau	70
2.3	Muster	72
3	**Berufsgenossenschaftliche Grundsätze für arbeitsmedizinische Vorsorgeuntersuchungen**	**83**
G 1.1	Mineralischer Staub, Teil 1: Quarzhaltiger Staub	85
G 1.2	Mineralischer Staub, Teil 2: Asbestfaserhaltiger Staub	93
G 1.3	Mineralischer Staub, Teil 3: Keramikfaserhaltiger Staub	113
G 2	Blei oder seine Verbindungen (mit Ausnahme der Bleialkyle)	121
G 3	Bleialkyle	135
G 4	Gefahrstoffe, die Hautkrebs hervorrufen	143
G 5	Ethylenglykoldinitrat oder Glycerintrinitrat (Nitroglykol oder Nitroglycerin)	151
G 6	Kohlendisulfid (Schwefelkohlenstoff)	159
G 7	Kohlenmonoxid	171
G 8	Benzol	179
G 9	Quecksilber oder seine Verbindungen	189
G 10	Methanol	199

G 11	Schwefelwasserstoff	207
G 12	Phosphor (weißer)	215
G 13	Tetrachlormethan (Tetrachlorkohlenstoff)	223
G 14	Trichlorethen (Trichlorethylen)	231
G 15	Chrom-VI-Verbindungen	241
G 16	Arsen oder seine Verbindungen	253
G 17	Tetrachlorethen (Perchlorethylen)	263
G 18	Tetrachlorethan oder Pentachlorethan	271
G 19	Laserstrahlung (Erläuterung zum Wegfall dieses Grundsatzes)	279
G 20	Lärm	281
G 21	Kältearbeiten	295
G 22	Säureschäden der Zähne	301
G 23	Obstruktive Atemwegserkrankungen	305
G 24	Hauterkrankungen (mit Ausnahme von Hautkrebs)	317
G 25	Fahr-, Steuer- und Überwachungstätigkeiten	327
G 26	Atemschutzgeräte	337
G 27	Isocyanate	345
G 28	Monochlormethan (Methylchlorid)	359
G 29	Benzolhomologe (Toluol, Xylole)	369
G 30	Hitzearbeiten	379
G 31	Überdruck	387
G 32	Cadmium oder seine Verbindungen	397
G 33	Aromatische Nitro- oder Aminoverbindungen	407
G 34	Fluor oder seine anorganischen Verbindungen	421
G 35	Arbeitsaufenthalt im Ausland unter besonderen klimatischen und gesundheitlichen Belastungen	431
G 36	Vinylchlorid	445
G 37	Bildschirmarbeitsplätze	453
G 38	Nickel oder seine Verbindungen	463
G 39	Schweißrauche	473
G 40	Krebserzeugende Gefahrstoffe – allgemein	489
G 41	Arbeiten mit Absturzgefahr	517
G 42	Tätigkeiten mit Infektionsgefährdung	525
G 43	Biotechnologie	605
G 44	Buchen- und Eichenholzstaub	615
G 45	Styrol	621

4 Anhänge

Anhang 1: Leitfaden Lungenfunktionsprüfung	639
Anhang 2: Leitfaden Ergometrie	651
Anhang 3: Muster der vom Ausschuß ARBEITSMEDIZIN herausgegebenen Vordrucke	665
Anhang 4: Anschriften	697
Anhang 5: Abkürzungen	705

Berufsgenossenschaftliche Grundsätze für arbeitsmedizinische Vorsorgeuntersuchungen

Vorwort zur 2. Auflage

Die gewerblichen Berufsgenossenschaften haben nach dem Sozialgesetzbuch VII den Auftrag, Unfälle, Berufskrankheiten und arbeitsbedingte Gesundheitsgefahren zu verhüten. Im Rahmen dieser Aufgabenstellung werden vom Hauptverband der gewerblichen Berufsgenossenschaften die Berufsgenossenschaftlichen Grundsätze für arbeitsmedizinische Vorsorgeuntersuchungen herausgegeben, die dem untersuchenden Arzt Hinweise für den Untersuchungsgang und die Beurteilung der Untersuchungsbefunde bei Arbeitnehmern geben, um ein möglichst einheitliches Vorgehen zu erreichen.

Diese Grundsätze werden im Ausschuß ARBEITSMEDIZIN der gewerblichen Berufsgenossenschaften sowie seinen Arbeitskreisen und Arbeitsgruppen seit 1972 von namhaften Arbeitsmedizinern aus Wissenschaft und Praxis sowie Mitarbeitern der Berufsgenossenschaften erarbeitet und fortgeschrieben. Mehr als 12 000 Ärzte mit arbeitsmedizinischer Fachkunde bzw. 13 500 ermächtigte Ärzte arbeiten heute nach diesen national und auch international anerkannten Regeln der Arbeitsmedizin.

Neue arbeitsmedizinische Erkenntnisse und neue Rechtsgrundlagen im Arbeitsschutz haben zu der jetzt vorliegenden vollständig überarbeiteten 2. Auflage geführt. Im Kapitel 2 wird ein neues arbeitsmedizinisches Basisuntersuchungsprogramm (BAPRO) vorgestellt. Erstmals sind die Grundsätze G 1.3 „Mineralischer Staub, Teil 3: Keramikfaserhaltiger Staub" und G 45 „Styrol" aufgenommen. Umfassend überarbeitet sind die Grundsätze G 20, G 23, G 24, G 30, G 35, G 37, G 42, G 43 und G 44, die schon in den Fachzeitschriften vorgestellt wurden. Zur besseren Handhabung finden sich Adressen und Vordrucke nun im Anhang des Buches.

Wir hoffen, daß die Neuauflage wieder ein breites Interesse in der Ärzteschaft finden wird und somit auch zukünftig einen wesentlichen Beitrag zur Prävention liefert.

Sankt Augustin, Oktober 1998
Hauptverband der gewerblichen Berufsgenossenschaften

# Berufsgenossenschaftliche Grundsätze für arbeitsmedizinische Vorsorgeuntersuchungen

Vorwort zur 1. Auflage

Die gewerblichen Berufsgenossenschaften haben aufgrund ihres gesetzlichen Auftrages zur Verhütung von Unfällen und Berufskrankheiten erstmals 1971 Berufsgenossenschaftliche Grundsätze für arbeitsmedizinische Vorsorgeuntersuchungen veröffentlicht, um dem untersuchenden Arzt Hinweise auf einen möglichst einheitlichen Untersuchungsgang und die Beurteilung der Untersuchungsbefunde bei Arbeitnehmern zu geben.

Im Ausschuß ARBEITSMEDIZIN der gewerblichen Berufsgenossenschaften sowie seinen Arbeitskreisen und Arbeitsgruppen wurden im Laufe der Jahre von namhaften Arbeitsmedizinern aus Wissenschaft und Praxis sowie Mitarbeitern der Berufsgenossenschaften 44 Berufsgenossenschaftliche Grundsätze erarbeitet. Mehr als 11 000 Ärzte mit arbeitsmedizinischer Fachkunde bzw. 15 000 ermächtigte Ärzte arbeiten heute nach diesen national und international anerkannten Regeln der Arbeitsmedizin.

Eine ständige Anpassung an neue arbeitsmedizinische Erkenntnisse und neue Rechtsgrundlagen im Arbeitsschutz haben zu der jetzt vorliegenden Neufassung geführt. Sicherheit und Gesundheitsschutz am Arbeitsplatz erfordern noch stärker als bisher die Zusammenarbeit von Arbeits- und Betriebsmedizinern mit den Ärzten der ambulanten Versorgung. Im Blick auf diese Zielgruppen wurde daher für diese Neuausgabe nunmehr die Buchform gewählt, von der wir hoffen, daß sie wieder ein breites Interssse findet und somit auch zukünftig einen wesentlichen Beitrag zu den präventiv-medizinischen Aufgaben in unserer Gesellschaft liefert.

Sankt Augustin, Oktober 1994
Hauptverband der gewerblichen Berufsgenossenschaften

1 Erläuterungen zur Durchführung arbeitsmedizinischer Vorsorgeuntersuchungen

Bearbeitung: Ausschuß ARBEITSMEDIZIN,
Arbeitskreis 7 „Rechts- und Koordinierungsfragen, Verfahren",
Berufsgenossenschaft der chemischen Industrie, BV Köln,
Stolberger Straße 86, 50931 Köln

1 Erläuterungen zur Durchführung arbeitsmedizinischer Vorsorgeuntersuchungen

1.1 Einführung

Die vielfältigen Gefährdungen der Gesundheit, denen Arbeitnehmer ausgesetzt sein können, verlangen nach geeigneten Maßnahmen der arbeitsmedizinischen Vorsorge. Trotz aller vorrangig durchzuführenden Maßnahmen des technischen Arbeitsschutzes und trotz des Einsatzes persönlicher Schutzausrüstungen kann es unter den Bedingungen der Praxis zu einer Gefährdung durch biologische, chemische oder physikalische Einwirkungen kommen. Bestimmte Tätigkeiten sind mit außergewöhnlichen Unfall- oder Gesundheitsgefahren für den Ausübenden selbst oder für Dritte verbunden. Arbeitsmedizinische Vorsorge dient sowohl der Individualprävention und der Beweissicherung für den einzelnen als auch der Verbesserung des Gesundheitsschutzes aller Arbeitnehmer (Allgemeinprävention). Vorrangig sollen die Versicherten über Gesundheitsrisiken aufgeklärt und beraten werden. Beeinträchtigungen der Gesundheit sollen verhindert oder frühzeitig erkannt werden. Ihren Auswirkungen soll rechtzeitig begegnet werden. Über die Erkenntnis über Ursachen arbeitsbedingter Erkrankungen sollen schließlich Verbesserungen der Arbeitsbedingungen erreicht werden. Die arbeitsmedizinische Vorsorge ist auch ein Mittel, die Wirksamkeit der Arbeitsschutzmaßnahmen zu prüfen. Darüber hinaus erleichtert die arbeitsmedizinische Vorsorge im Falle eines Berufskrankheitenverfahrens die Beweissicherung vor allem bei Erkrankungen mit langen Latenzzeiten. Die Berufsgenossenschaften und die sonstigen Träger der gesetzlichen Unfallversicherung[1] haben mit der Unfallverhütungsvorschrift (UVV) „Arbeitsmedizinische Vorsorge" (VBG 100/GUV 0.6/UVV 1.2)[2] und mit den Berufsgenossenschaftlichen Grundsätzen für arbeitsmedizinische Vorsorgeuntersuchungen (künftig zitiert: GRUNDSÄTZE) wirkungsvolle Instrumente geschaffen, um

---

[1] Wenn im folgenden Text von „Berufsgenossenschaften" die Rede ist, so sind auch die anderen Träger der gesetzlichen Unfallversicherung im Sinne des § 114 Abs. 1 Siebtes Buch Sozialgesetzbuch (SGB VII) gemeint.
[2] Im folgenden Text künftig nur: VBG 100

das berufliche Risiko für die Gesundheit des einzelnen so gering wie möglich zu halten. Die rechtliche Verantwortung für den Gesundheitsschutz am Arbeitsplatz liegt beim Arbeitgeber, der bei der Erfüllung dieser Aufgabe sowohl berufsgenossenschaftliche als auch staatliche Vorschriften zu beachten hat. Durchführung und Organisation sowie die Verantwortlichkeit für die arbeitsmedizinische Vorsorge bewegen sich in einer Wechselbeziehung zwischen Unternehmer, Arzt, Berufsgenossenschaft und staatlichen Stellen. Arbeitssicherheitsgesetz und Betriebsverfassungsgesetz bzw. Personalvertretungsgesetz regeln die Mitarbeit des Betriebsrates bzw. Personalrates bei Fragen der arbeitsmedizinischen Vorsorge. Alle arbeitsmedizinischen Bemühungen können nur dann erfolgreich sein, wenn die Arbeitnehmer selbst ihren Teil beitragen. Dies um so mehr, als die berufliche Belastung nur eine der Einflußgrößen für Gesundheit oder Krankheit ist.

Zur Erfüllung der den Berufsgenossenschaften vom Gesetzgeber im Hinblick auf die arbeitsmedizinische Vorsorge und betriebsärztliche Betreuung übertragenen Aufgaben wurde 1972 beim Hauptverband der gewerblichen Berufsgenossenschaften der Ausschuß ARBEITSMEDIZIN gegründet. In ihm sind als Mitglieder die auf dem Gebiet der Arbeitsmedizin tätigen Institutionen und Vereinigungen, staatliche Stellen und Sozialpartner vertreten. Der Ausschuß ARBEITSMEDIZIN ist für alle arbeitsmedizinischen Fragen zuständig, die über das Aufgabengebiet eines einzelnen Unfallversicherungsträgers hinaus von Bedeutung sind. Dazu gehört auch die Erarbeitung der GRUNDSÄTZE. Innerhalb des Ausschusses bestehen zur Zeit zehn Arbeitskreise und 18 Arbeitsgruppen[3], deren Zusammensetzung eine sachkundige Behandlung arbeitsmedizinischer Fragen gewährleistet.

1.2 Rechtsgrundlagen für arbeitsmedizinische Vorsorgeuntersuchungen

1.2.1 Fürsorgepflicht des Unternehmers

Die Rechtspflicht, für arbeitsmedizinische Betreuung der Arbeitnehmer zu sorgen, ergibt sich schon aus der allgemeinen Fürsorgepflicht des Unternehmers. Aufgrund seiner Fürsorge-

---

[3] siehe Anhang 4

pflicht und seiner Verantwortung für die Arbeitssicherheit und den Gesundheitsschutz in seinem Unternehmen (§§ 618 BGB, 62 HGB, § 3 Arbeitsschutzgesetz [ArbSchG][4], § 2 Unfallverhütungsvorschrift „Allgemeine Vorschriften" [VBG 1/GUV 0.1]) hat der Unternehmer sicherzustellen, daß der Arbeitnehmer bei seiner Tätigkeit keine gesundheitlichen Schäden erleidet. Die Verpflichtung des Arbeitgebers auch zur Anwendung allgemein anerkannter Regeln der Arbeitsmedizin in den Betrieben haben der Gesetzgeber im Gesetz über Betriebsärzte, Sicherheitsingenieure und andere Fachkräfte für Arbeitssicherheit (Arbeitssicherheitsgesetz)[5] vom 12. Dezember 1973 (BGBl. I S. 1885) und die Berufsgenossenschaften in der Unfallverhütungsvorschrift „Betriebsärzte" (VBG 123/ GUV 0.5/ UVV 1.2)[6] im einzelnen festgelegt.

Bei der Inanspruchnahme von Leiharbeitern hat sich der Entleiher mit dem Verleiher über die Durchführung der arbeitsmedizinischen Vorsorgeuntersuchungen und die sich daraus ergebenden Maßnahmen abzustimmen[7]. Bei fehlender Abstimmung treffen die Unternehmerpflichten den Verleiher.

Die VBG 100 eines Unfallversicherungsträgers gilt auch für Unternehmer und Beschäftigte von ausländischen Unternehmen, die eine Tätigkeit im Inland ausüben, ohne einem Unfallversicherungsträger anzugehören (siehe § 16 Abs. 2 Siebtes Buch Sozialgesetzbuch (SGB VII)[8].

Vor und auch während eines Auslandseinsatzes ist die arbeitsmedizinische Vorsorge sicherzustellen[9]. Die Verpflichtung des Unternehmers dazu besteht weiterhin, wenn am Ort des Auslandseinsatzes die Auswahlkriterien für einschlägige Tätigkeiten erfüllt werden oder die Auslöseschwelle für Gefahrstoffe überschritten bzw. Luftgrenzwerte nicht eingehalten werden.

1.2.2 Allgemeine und spezielle Vorsorgeuntersuchungen

Mit der Unterscheidung von allgemeinen und speziellen Vorsorgeuntersuchungen werden Rechtsbegriffe, nicht medizinische Kategorien angesprochen. Beiden Untersuchungsarten

---

[4] Im folgenden Text künftig nur: ArbSchG
[5] Im folgenden Text künftig nur: ASiG
[6] Im folgenden Text künftig nur: VBG 123
[7] vgl. Nr. 4.2.10 und Nr. 4.3.6 des Merkblattes „Arbeitnehmer in Fremdbetrieben" (ZH 1/182)
[8] Im folgenden Text künftig nur: SGB VII
[9] vgl. zu diesen Fragen: Merkblatt „Gesetzliche Unfallversicherung bei Entsendung ins Ausland" - Stand Juli 1991, hrsg. vom Hauptverband der gewerblichen Berufsgenossenschaften, Sankt Augustin. Das Merkblatt kann dort kostenlos angefordert werden.

ist gemeinsam, daß für sie eine arbeitsmedizinische Indikation kennzeichnend ist. Als **spezielle Vorsorgeuntersuchungen** werden solche in Rechtsvorschriften vorgeschriebene Untersuchungen bezeichnet, deren Durchführung Voraussetzung für die Beschäftigung bzw. Weiterbeschäftigung ist. Diese Verbindung mit einem Beschäftigungsverbot besteht bei **allgemeinen Vorsorgeuntersuchungen** nicht. Ein Anspruch auf allgemeine Vorsorgeuntersuchungen ist insbesondere in § 11 ArbSchG, § 6 Abs. 3 Arbeitszeitgesetz (ArbZG) sowie in § 6 Bildschirmarbeitsverordnung – BildscharbV – vorgesehen. Ein weiteres Beispiel für allgemeine Vorsorgeuntersuchungen sind die Untersuchungen, die im Rahmen des betriebsärztlichen Aufgabenkatalogs des § 3 Abs. 1 Satz 2 Nr. 2 ASiG vorgenommen werden. Ein Anspruch des Versicherten auf diese Untersuchungen besteht nicht.

Gesetzlich vorgeschriebene Untersuchungen als Voraussetzung der Beschäftigung bzw. Weiterbeschäftigung (spezielle arbeitsmedizinische Vorsorgeuntersuchungen) beruhen regelmäßig auf einer besonderen Gefahrenlage für den Versicherten oder Dritte am Arbeitsplatz. Die Nichteinhaltung der Verpflichtung zur rechtzeitigen Veranlassung solcher Untersuchungen kann auch rechtliche Konsequenzen für den Unternehmer haben. Hauptfall dieser Untersuchungsart sind die Untersuchungen nach der VBG 100 oder nach bestimmten Arbeitsschutzvorschriften des Staates, insbesondere der Verordnung zum Schutz vor gefährlichen Stoffen (Gefahrstoffverordnung – GefStoffV)[10].

Eine arbeitsmedizinische Vorsorgeuntersuchung, die Voraussetzung der Beschäftigung oder Weiterbeschäftigung ist, kann außerdem aufgrund einer Einzelanordnung des Unfallversicherungsträgers nach § 17 Abs. 1 bzw. § 19 Abs. 2 SGB VII notwendig werden (§ 3 Abs. 1 Alternative 4 VBG 100[11]; vgl. auch § 41 Abs. 1 GefStoffV).

1.2.3 Berufsgenossenschaftliche Rechtsvorschriften

Den Berufsgenossenschaften gibt § 15 Abs. 1 Nr. 3 SGB VII die Kompetenz zur Rechtsetzung auf dem Gebiet der arbeitsmedizinischen Vorsorge.

---

[10] Im folgenden Text künftig nur: GefStoffV
[11] Paragraphenangaben ohne Zusatz beziehen sich auf die VBG 100.

§ 15 Abs. 1
(1) Die Unfallversicherungsträger erlassen als autonomes Recht Unfallverhütungsvorschriften über

...

3. vom Unternehmer zu veranlassende arbeitsmedizinische Untersuchungen und sonstige arbeitsmedizinische Maßnahmen vor, während und nach der Verrichtung von Arbeiten, die für Versicherte oder für Dritte mit arbeitsbedingten Gefahren für Leben und Gesundheit verbunden sind.

Rechtsvorschriften der Berufsgenossenschaften mit präventiver Zielsetzung können auch Einwirkungen oder Tätigkeiten erfassen, die nicht mit der Gefahr des Entstehens einer Berufskrankheit verknüpft sind (z. B. Hitzearbeiten, Kältearbeiten, Atemschutzgeräte).

Grundlegende Vorschrift der Berufsgenossenschaften ist die VBG 100. Die Anlage 1 der VBG 100, die Bestandteil der Rechtsnorm ist, enthält chemische, physikalische und biologische Einwirkungen sowie gefährdende Tätigkeiten, bei denen gegebenenfalls spezielle arbeitsmedizinische Vorsorgeuntersuchungen vorzunehmen sind (siehe Kapitel Auswahlkriterien, Seite 22). In der Anlage sind auch die Fristen bzw. Zeitspannen für Nachuntersuchungen und nachgehende Untersuchungen geregelt.

1.2.4 Staatliche Rechtsvorschriften

Eine wesentliche staatliche Rechtsvorschrift ist die GefStoffV vom 26. Oktober 1993 (BGBl. I S. 1782, 2049) in der Fassung vom 12. 6. 1998 (BGBl. I S. 1286–1287). Sie enthält neben den Vorschriften über Vorsorgeuntersuchungen (§§ 28 ff) im Anhang VI eine Liste der Gefahrstoffe, bei denen spezielle arbeitsmedizinische Vorsorgeuntersuchungen gegebenenfalls erforderlich sind. Diese sind auch in der Anlage 1 der VBG 100 aufgeführt. Weitere staatliche Rechtsvorschriften mit Vorsorgeuntersuchungen sind z. B. geregelt in:[12]

---

[12] Zu weiteren Rechtsvorschriften, nach denen Beschäftigte wegen der Ausübung einer beruflichen Tätigkeit ärztlich untersucht werden müssen, s. Tabelle bei Giesen, Arbeitsmedizinische Fachkunde, in: Zbl Arbeitsmed 1998, 12, 22f.

Gefahrstoffe oder Tätigkeiten	Rechtsgrundlagen	Nachuntersuchungsfristen (Zahlenangaben in Monaten)	
		erste Nachuntersuchung	weitere Nachuntersuchung
Bergbau, Arbeiten im Bergbau	Gesundheitsschutz-Bergverordnung (GesBergV) vom 31. Juli 1991 (BGBl. I S. 1751)		
Bergbau, Klimaeinwirkungen im Bergbau	§ 12 Bergverordnung zum Schutz der Gesundheit gegen Klimaeinwirkungen vom 9. Juni 1983 (BGBl. I S. 685)	12–24	12–24
Arbeiten in der Biotechnologie	§ 30 (2) Nr. 9 u. 9a des Gesetzes zur Regelung der Gentechnik (Gentechnikgesetz) vom 16. Dezember 1993 (BGBl. I S. 2066), geändert durch Art. 5 des Gesetzes vom 24. Juni 1994 (BGBl. I S. 1416) in Verbindung mit Anhang VI Gentechniksicherheitsverordnung vom 24. Oktober 1990 (BGBl. I S. 2340, 2373)	12	12
Biologische Arbeitsstoffe	Biostoffverordnung (BioStoffV) im Entwurf)		
Druckluftarbeiten	§§ 10, 11 Druckluft-Verordnung vom 4. Oktober 1972 BGBl. I S. 1909), geändert durch Gesetz vom 12. April 1976 (BGBl. I S. 965), zuletzt geändert durch Erste Verordnung zur Änderung der Druckluftverordnung vom 19. Juni 1997 (BGBl. I S. 1384)	12	12
Jugendliche unter 18 Jahren	§§ 33, 34 Jugendarbeitsschutzgesetz vom 12. April 1976 (BGBl. I S. 965), geändert durch Artikel 2 des Gesetzes vom 31. Mai 1994 (BGBl. I S. 1168), zuletzt geändert 24. Februar 1997 (BGBl. I S. 311)	12	12 (freiwillig)
Land- und Forstwirtschaft, bestimmte Arbeiten	§ 1 GUV 1.13 vom Oktober 1991 § 6 UVV 1.2 der landwirtschaftlichen Berufsgenossenschaften vom 1. April 1997	je nach Bedarf	

Gefahrstoffe oder Tätigkeiten	Rechtsgrundlagen	Nachuntersuchungsfristen (Zahlenangaben in Monaten)	
		erste Nachuntersuchung	weitere Nachuntersuchung
Seeleute	§§ 6 bis 9 Verordnung über die Seediensttauglichkeit vom 19. August 1970, geändert 9. September 1975 (BGBl. 1970 I S. 1241, BGBl. 1975 I S. 2507)	12	24
		12	12
		bei Jugendlichen und bei Personen, die Speisen und Getränke zubereiten		
radioaktive Stoffe	§ 67 Strahlenschutzverordnung in der Fassung der Bekanntmachung vom 30. Juni 1989 (BGBl. I S. 1321, 1926), zuletzt geändert durch das Gesetz über Medizinprodukte vom 2. August 1994 (BGBl. I S. 1963)	12	12
Röntgenstrahlen	§ 37 Röntgenverordnung vom 8. Januar 1987 (BGBl. I S. 114), zuletzt geändert durch das Gesetz über Medizinprodukte vom 2. August 1994 (BGBl. I S. 1963)	12	12
Luftfahrtpersonal	§ 24 Abs. 3 Nr. 2 u. § 24 a Luftverkehrs-Zulassungs-Ordnung in der Fassung der Bekanntmachung vom 13. März 1979 (BGBl S. 308), zuletzt geändert durch Artikel 2 des Gesetzes vom 11. November 1997 (BGBl. I S. 2694); § 125 Verordnung über Luftpersonal (LuftPersV) vom 13.02.1984 (BGBl. I S. 265)	12	12

1.2.5 Gefährdungsbeurteilung

Im Arbeitsschutzgesetz – ArbSchG – ist dem Arbeitgeber als eine grundlegende Pflicht (§ 5) aufgegeben, die Arbeitsbedingungen in seinem Betrieb im Hinblick auf Gefährdungen für die Beschäftigten zu beurteilen und Maßnahmen des Arbeitsschutzes daraus abzuleiten. Die ergriffenen Maßnahmen sind auf ihre Wirksamkeit hin zu überprüfen. Bei dieser Aufgabe wird sich der Arbeitgeber zweckmäßigerweise durch seine

Fachkräfte (Fachkraft für Arbeitssicherheit, Betriebsarzt) beraten und unterstützen lassen (vgl.§§ 3 und 6 ASiG).
Arbeitsmedizinische Vorsorgeuntersuchungen werden primär als eine aus der Gefährdungsbeurteilung folgende Maßnahme zu sehen sein. Sie können aber auch als Instrument im Rahmen der Gefährdungsbeurteilung verstanden werden, indem Erkenntnisse aus den arbeitsmedizinischen Untersuchungen Hinweise auf bestehende Gefährdungen und arbeitsbedingte Gesundheitsgefahren geben können.
Die Notwendigkeit arbeitsmedizinischer Vorsorgeuntersuchungen wird im Rahmen der Gefährdungsbeurteilung ableitbar. Der Grundgedanke, daß einer arbeitsmedizinischen Vorsorgeuntersuchung bei besonderer Gefährdung die Ermittlung der Gefährdung vorausgeht, war stets schon Bestandteil der staatlichen und berufsgenossenschaftlichen Rechtsvorschriften, in denen arbeitsmedizinische Vorsorgeuntersuchungen bei bestimmten Grenzwertüberschreitungen (Auslöseschwelle) oder dem Vorliegen bestimmter Tätigkeitsmerkmale verbindlich gefordert werden. Für die in § 11 ArbSchG genannten arbeitsmedizinischen Vorsorgeuntersuchungen wird ebenfalls der Bezug zur Gefährdungsbeurteilung hergestellt. Dies gilt auch für die Untersuchungen nach § 7 VBG 100, für die die Wahrscheinlichkeit einer Gefährdung zu unterstellen ist.
Für die in der VBG 100 geforderten arbeitsmedizinischen Vorsorgeuntersuchungen wurden daher schon früher sogenannte Auswahlkriterien formuliert.

1.2.6 Auswahlkriterien für die spezielle arbeitsmedizinische Vorsorge [13]

Während die GRUNDSÄTZE den ermächtigten Ärzten Hinweise für bestimmte arbeitsmedizinische Vorsorgeuntersuchungen geben sollen, richten sich die AUSWAHLKRITERIEN an den Unternehmer oder an die von ihm beauftragten Personen. Sie helfen diesen bei der Beurteilung der Frage, bei welchen Versicherten arbeitsmedizinische Vorsorgeuntersuchungen durchzuführen sind. Sie verweisen auf Zusammenhänge des staatlichen und berufsgenossenschaftlichen Regel- und Vorschriftenwerkes und geben Anhaltspunkte, die bei der Beurteilung der Arbeitsplatzverhältnisse zu beachten sind.

---

[13] Auswahlkriterien für die spezielle arbeitsmedizinische Vorsorge ZH 1/600, Carl Heymanns Verlag KG, Luxemburger Str. 449, 50939 Köln

Die Auswahlkriterien können den Rat erfahrener Betriebsärzte und Fachkräfte für Arbeitssicherheit nicht ersetzen. Auch eine Beratung durch die jeweils zuständige Berufsgenossenschaft oder die für den Arbeitsschutz zuständige staatliche Behörde kann angebracht sein, da die Besonderheiten des jeweiligen Gewerbezweiges zu berücksichtigen sind. Bei der Entscheidung, ob spezielle arbeitsmedizinische Vorsorgeuntersuchungen notwendig sind oder nicht, müssen die Arbeitsplatzverhältnisse im Einzelfall berücksichtigt werden. Von den Aussagen der Auswahlkriterien kann dann abgewichen werden, wenn nach arbeitsmedizinischen oder sicherheitstechnischen Erfahrungen das Risiko einer Gesundheitsschädigung nicht besteht.

Versicherte, bei denen aufgrund dieser Auswahlkriterien spezielle Vorsorgeuntersuchungen nicht in Betracht kommen, sind ggf. im Rahmen der allgemeinen arbeitsmedizinischen Vorsorge als Aufgabe des Betriebsarztes nach dem Arbeitssicherheitsgesetz zu betreuen. Eine solche freiwillige Untersuchung ist dann nicht mehr rechtliche Voraussetzung für die Beschäftigung bzw. Weiterbeschäftigung (zu den Rechtsfolgen s. S. 41).

Die AUSWAHLKRITERIEN sind am System der Berufsgenossenschaftlichen GRUNDSÄTZE für arbeitsmedizinische Vorsorgeuntersuchungen orientiert und nennen daher hinter ZH 1/600 die jeweilige G-Nummer. Bei einem einheitlichen Aufbau werden nach Hinweisen auf Rechtsvorschriften Untersuchungsfristen, Grenzwerte sowie die Auslöseschwelle (§§ 3 Abs. 8, 15a, 28 Abs. 2 GefStoffV und TRGS 101) und die Aufnahmewege des Gefahrstoffes in den menschlichen Körper genannt. Besondere Bedeutung kommt den Abschnitten 4 und 5 zu, in denen beispielhaft Arbeitsverfahren bzw. Arbeitsbereiche mit oder ohne arbeitsmedizinische Vorsorgeuntersuchungen aufgezählt werden. Es folgen Bemerkungen mit Hinweisen auf die Liste der Berufskrankheiten, Merkblätter, Richtlinien usw.[14]

Für einige der in Anhang VI der Gefahrstoffverordnung genannten Stoffe wird die Frage der Auswahl des zu untersuchenden Personenkreises in „Technische Regeln für Gefahrstoffe" (TRGS) behandelt.

---

[14] Zu den Einzelheiten s. ZH 1/600.0 „Anhaltspunkte für die Auswahl der im Rahmen der speziellen arbeitsmedizinischen Vorsorge zu untersuchenden Personen – Allgemeiner Teil.

1.3 Berufsgenossenschaftliche Grundsätze

Hinweise für den Arzt

Soweit in Unfallverhütungsvorschriften und staatlichen Normen arbeitsmedizinische Vorsorgeuntersuchungen vorgeschrieben sind, liegt die Verantwortung für die Durchführung beim Unternehmer. Für diese Untersuchungen sind „BERUFSGENOSSENSCHAFTLICHE GRUNDSÄTZE FÜR ARBEITSMEDIZINISCHE VORSORGEUNTERSUCHUNGEN" zur Unterstützung des Arztes entwickelt worden. Einige Untersuchungen, für die ein GRUNDSATZ vorhanden ist, haben bisher noch keine rechtliche Verbindlichkeit nach der Anlage 1 der VBG 100 erlangt. Es handelt sich um folgende Untersuchungen:

- Säureschäden der Zähne G 22
- Obstruktive Atemwegserkrankungen G 23
- Hauterkrankungen (mit Ausnahme von Hautkrebs) G 24
- Fahr, Steuer- und Überwachungstätigkeiten G 25
- Bildschirmarbeitsplätze G 37
- Arbeiten mit Absturzgefahr G 41

Auch in diesen Fällen kann es geboten sein, daß der Unternehmer aufgrund seiner Fürsorgepflicht arbeitsmedizinische Vorsorgeuntersuchungen veranlaßt. Er ist nach § 2 Abs. 1 VBG 1 gehalten, die allgemein anerkannten Regeln der Arbeitsmedizin – zu denen die GRUNDSÄTZE gehören – zu beachten. Die GRUNDSÄTZE stellen Hinweise für den ermächtigten Arzt dar. Sie zitieren zwar Untersuchungsfristen aus Arbeitsschutzvorschriften des Staates und der Berufsgenossenschaften, sind aber keine Rechtsnormen. Durch die GRUNDSÄTZE soll sichergestellt werden, daß die arbeitsmedizinischen Vorsorgeuntersuchungen möglichst einheitlich durchgeführt werden. Ferner soll – unabhängig von regionalen oder branchenspezifischen Besonderheiten – erreicht werden, daß einheitlich nach gleichen arbeitsmedizinischen Kriterien beurteilt und ausgewertet wird sowie die Untersuchungsergebnisse erfaßt werden. Die GRUNDSÄTZE sollen die ärztliche Handlungsfreiheit im Einzelfall nicht einschränken. Sie sind nach einer einheitlichen Systematik (Dekadensystem) gegliedert, um die praktische Anwendung zu erleichtern.

Die GRUNDSÄTZE entsprechen den allgemein anerkannten Regeln der Arbeitsmedizin. Darauf gründende ärztliche Bescheinigungen über das Ergebnis der Untersuchungen erfüllen die Voraussetzungen der VBG 100 und werden von den Berufsgenossenschaften anerkannt.

Gliederung der Grundsätze

Die Grundsätze sind in der Regel nach folgendem Muster gegliedert:
1 Anwendungsbereich
2 Untersuchungsarten
3 Erstuntersuchung
3.1 Allgemeine Untersuchung
3.2 Spezielle Untersuchung
3.3 Arbeitsmedizinische Kriterien
4 Nachuntersuchungen
4.1 Nachuntersuchungsfristen
4.2 Allgemeine Untersuchung
4.3 Spezielle Untersuchung
4.4 Arbeitsmedizinische Kriterien
5 Nachgehende Untersuchungen
6 Ergänzende Hinweise
6.1 Physikalisch-chemische Eigenschaften und MAK-Werte (TRK-Werte)
6.2 Vorkommen und Gefahrenquellen
6.3 Aufnahme
6.4 Wirkungsweise
6.5 Krankheitsbild
6.6 Rechtsgrundlagen
6.7 Analytik
6.8 Bemerkungen
6.9 Literatur

1.4 Ermächtigung der Ärzte

Der Unternehmer darf zu Untersuchungen nach der VBG 100 bzw. nach staatlichen Normen nur ermächtigte Ärzte in Anspruch nehmen. Über den Nachweis der arbeitsmedizinischen Fachkunde im Sinne des § 4 ASiG und über die Berechtigungen der Weiterbildungsordnungen hinaus werden an Ärzte, die spezielle arbeitsmedizinische Vorsorgeuntersuchungen durchführen, besondere Anforderungen gestellt (§ 15 Abs. 1 Nr. 4 SGB VII). Sie müssen den rechtlichen Rahmen und die Rechtsfolgen ihrer Tätigkeit kennen und über die Arbeitsplatzverhältnisse, die zu arbeitsmedizinischen Vorsorgeuntersuchungen veranlassen, informiert sein, zumal die ärztliche Bescheinigung auch zu arbeitsrechtlichen Konsequenzen führen kann.
Zu Untersuchungen nach der VBG 100 ermächtigen die Berufsgenossenschaften auf Antrag des Arztes in Abstimmung

mit der zuständigen staatlichen Stelle. Die Anträge sind an die regional zuständigen Landesverbände[15] der gewerblichen Berufsgenossenschaften zu richten und werden von diesen unter Beteiligung des beratenden Arbeitsmediziners bearbeitet und anschließend der staatlichen Behörde zur Stellungnahme vorgelegt. Falls die Vorsorgeuntersuchung in einer staatlichen Rechtsvorschrift vorgeschrieben ist, wird die Ermächtigung von der zuständigen Behörde ausgesprochen.

In einigen Ländern wird das Ermächtigungsverfahren ohne Einbeziehung der Berufsgenossenschaften durchgeführt. Der Landesverband wird dann lediglich nach der Ermächtigung informiert. Ein Rechtsanspruch auf Ermächtigung besteht nicht.

Der Arzt, der sich um eine Ermächtigung bewirbt, muß
- zur Ausübung des ärztlichen Berufes berechtigt und
- fachlich befähigt sein;
- über Kenntnisse der speziellen, auf die beantragte(n) Ermächtigung(en) bezogenen Arbeitsbedingungen verfügen;
- einen Personenkreis benennen können, der arbeitsmedizinisch betreut werden soll;
- die Untersuchungsergebnisse selbständig beurteilen und arbeitsmedizinisch auswerten können;
- über eine entsprechende apparative und personelle Ausstattung verfügen und/oder eine geregelte Zusammenarbeit mit entsprechend ausgerüsteten Einrichtungen nachweisen können;
- zur Übernahme bestimmter Pflichten bereit und in der Lage sein.

Der ermächtigte Arzt muß folgende Pflichten übernehmen:
- Durchführung der Untersuchungen auf der Grundlage der „Berufsgenossenschaftlichen Grundsätze für arbeitsmedizinische Vorsorgeuntersuchungen";
- Dokumentation der Untersuchungsbefunde und -ergebnisse unter Verwendung der von den Berufsgenossenschaften empfohlenen Vordrucke oder sonstigen Datenträger, wenn sie die gleichen Angaben enthalten;
- Aufbewahrung der Aufzeichnungen über die arbeitsmedizinischen Untersuchungen 30 Jahre nach der letzten Untersuchung, längstens bis zur Vollendung des 75. Lebensjahres des Versicherten, soweit andere Rechtsvorschriften nicht längere Aufbewahrungsfristen auferlegen;
- bei krebserzeugenden Gefahrstoffen: Führen, Aufbewahren und Übergabe der Gesundheitsakten entsprechend § 14

---

[15] s. Adressenverzeichnis Anhang 4

VBG 100 (siehe Anlage 1). Bereitschaft zur Durchführung nachgehender Untersuchungen auch für Versicherte anderer Unternehmen, sofern dies der Dienstvertrag zuläßt;
- Unterrichtung der Berufsgenossenschaft über den ärztlichen Befund auf deren Verlangen, soweit es für die Durchführung der Aufgaben der gesetzlichen Unfallversicherung erforderlich ist und der Betroffene im Einzelfall eingewilligt hat;
- Mitteilung an die Berufsgenossenschaft bei Gefahr des Entstehens, Wiederauflebens und der Verschlimmerung einer Berufskrankheit (§ 3 BKV), wenn der Versicherte eingewilligt hat;
- Unterrichtung der vom Versicherten benannten Krankenkasse gemäß der „Vereinbarung zur Einleitung von Maßnahmen zur Prävention und Rehabilitation" über die im Rahmen der arbeitsmedizinischen Vorsorgeuntersuchungen festgestellten gesundheitlichen Schäden im Sinne einer Behinderung, die Maßnahmen zur Prävention und Rehabilitation angezeigt erscheinen lassen, wenn der Versicherte eingewilligt hat;
- Anzeige an die Berufsgenossenschaft bei begründetem Verdacht einer Berufskrankheit;
- Erstattung der Statistik über die durchgeführten arbeitsmedizinischen Vorsorgeuntersuchungen bis 15.2. eines jeden Jahres an den Landesverband der gewerblichen Berufsgenossenschaften;
- Teilnahme an berufsgenossenschaftlichen arbeitsmedizinischen Fortbildungsveranstaltungen oder vergleichbaren Fortbildungsveranstaltungen anderer Institutionen;
- Teilnahme an der Qualitätskontrolle medizinischer Laboratoriumsleistungen nach den Richtlinien, die die Bundesärztekammer im Benehmen mit der Physikalisch-Technischen Bundesanstalt und den zuständigen Behörden aufgestellt hat. Bei Laboruntersuchungen, die extern durchgeführt werden können, ist darauf zu achten, daß nur solche Labors in Anspruch genommen werden, die an den sogenannten Ringversuchen teilnehmen. Soweit durch den ermächtigten Arzt im Rahmen der arbeitsmedizinischen Vorsorge Fremdleistungen in Anspruch genommen werden, bleibt dieser hinsichtlich der arbeitsmedizinischen Beurteilung auch insoweit verantwortlich;
- Erteilung einer Bescheinigung, Unterrichtung und Empfehlung an Unternehmer und Versicherte gemäß § 9 VBG 100 (siehe Anhang 3 Vordruck A 3);
- Übermittlung der Werte des Biological Monitoring, wenn die Berufsgenossenschaft oder die staatliche Behörde dies

verlangt (§ 9 Abs. 1 Nr. 2 VBG 100, § 41 Abs. 3 GefStoffV);
- Anerkennung der Gebühren[16], die von der Sonderkommission nach Leitnummer 73 des Abkommens Ärzte/Unfallversicherungsträger festgelegt wurden, und Berechnung der Untersuchungskosten nach diesen Gebühren. (Die Liquidationsmöglichkeit gilt für haupt- oder nebenberuflich tätige Betriebsärzte nur, soweit sie keine abweichende Regelung mit dem anstellenden Betrieb, den Dienstherren, der Institution getroffen haben.)
Inhalt und Grenze der Ermächtigungen und der damit verbundenen Auflagen, Befristungen oder Widerrufsvorbehalte werden vom Interesse der Versicherten und der Unternehmen an einer ausreichenden arbeitsmedizinischen Betreuung bestimmt.

1.5 Untersuchung

1.5.1 Ablauf der Untersuchung

Der ermächtigte Arzt führt die Untersuchung unter Beachtung des betreffenden GRUNDSATZES durch und teilt auf einer ärztlichen Bescheinigung mit, ob gesundheitliche Bedenken gegen die Beschäftigung bestehen oder nicht. Dem Unternehmer ist zugleich eine Überprüfung des Arbeitsplatzes zu empfehlen, wenn der Versicherte infolge der Arbeitsplatzverhältnisse gefährdet erscheint. Das auf dieser Bescheinigung vermerkte Ergebnis wird im Betrieb in die dort für jeden Versicherten geführte Vorsorgekartei[17] eingetragen, so daß jederzeit festgestellt werden kann, ob, wann und mit welchem Ergebnis arbeitsmedizinische Vorsorgeuntersuchungen vorgenommen wurden. Verläßt der Versicherte das Unternehmen, so sind ihm ein Auszug aus der Kartei und die ärztlichen Bescheinigungen auszuhändigen. Ein Abdruck dieses Auszuges ist vom Unternehmer wie Arbeitspapiere aufzubewahren (§ 11 Abs. 4 VBG 100). Dies kann den Unfallversicherungsträgern die Durchführung ihrer Aufgaben erleichtern (Beweissicherung).

---

[16] Drewes, Leuftink, Schiegl: Gebühren für spezielle arbeitsmedizinische Vorsorgeuntersuchungen. Verlag Kepnerdruck GmbH, Brettener Str. 51, 75031 Eppingen
[17] siehe Anhang 3 Vordruck A 1

1.5.2 Untersuchungsarten

In den Rechtsvorschriften und den GRUNDSÄTZEN wird unterschieden zwischen „Erstuntersuchungen", „Nachuntersuchungen", „Untersuchungen auf Verlangen des Versicherten" und „nachgehenden Untersuchungen". Während diese Untersuchungen regelmäßig den Schutz der Beschäftigten selbst betreffen, können mit ihnen zugleich auch Zwecke verbunden sein, die vorrangig im Interesse des Unternehmers liegen oder seinen Schutzpflichten gegenüber Dritten dienen. Es kann sich dabei um allgemeine Einstellungs- oder Eignungsuntersuchungen handeln, die der Betriebsarzt auf Eigeninitiative oder auf Verlangen des Unternehmers im Rahmen des von der Rechtsprechung entwickelten Fragerechts des Arbeitgebers durchführt. Die Erstuntersuchung als Teil einer speziellen arbeitsmedizinischen Vorsorgeuntersuchung ist eine gezielte Untersuchung aus Gründen des Arbeits- und Gesundheitsschutzes des Versicherten selbst im Hinblick auf eine bestimmte Exposition. Demgegenüber geht es bei Einstellungs- oder auch Eignungs- bzw. Tauglichkeitsuntersuchungen darum, im Rahmen des Arbeitsrechts festzustellen, ob die allgemeine gesundheitliche Eignung für die Tätigkeit des Bewerbers/Beschäftigten am vorgesehenen Arbeitsplatz besteht. Das ist nicht der Fall, wenn Erkrankungen festgestellt werden, die die Eignung für die vorgesehene Tätigkeit auf Dauer oder in periodisch wiederkehrenden Abständen einschränken, die Dritte gefährden können oder die in absehbarer Zeit eine Arbeitsunfähigkeit begründen. Derartige Eignungs- oder Tauglichkeitselemente haben Auswirkungen auf die Rechtsfolgen von Untersuchungen, weil ohne den Eignungsnachweis eine Einstellung nicht erfolgt. Bei Nachuntersuchungen kann eine Rechtsgüterabwägung bezüglich der Weitergabe von Untersuchungsergebnissen erforderlich werden, wenn einerseits Gefahren für die Gesundheit Dritter oder auch für wesentliche Sachgüter unmittelbar drohen und andererseits der Verlust des Arbeitsplatzes zu befürchten ist (siehe Abschn. 1.6.3).

1.5.3 Erstuntersuchung

Die Erstuntersuchung ist nicht länger als zwölf Wochen vor Aufnahme von Tätigkeiten mit spezieller Gefährdung vorzunehmen. Durch die Erstuntersuchung wird festgestellt, ob gesundheitliche Bedenken gegen die Aufnahme einer Tätigkeit bestehen. Eine Erstuntersuchung kann auch bei Wechsel des Arbeitsplatzes innerhalb des Betriebes erforderlich sein. Bei

Unterbrechungen, deren Dauer die Nachuntersuchungsfrist nicht überschreitet, kann von einer erneuten Erstuntersuchung abgesehen werden.
Durch Untersuchungen nach dem Jugendarbeitsschutzgesetz wird eine arbeitsmedizinische Erstuntersuchung nicht ersetzt.

1.5.4 Nachuntersuchung

Nachuntersuchungen sind innerhalb der Zeitspannen durchzuführen, die in den Rechtsgrundlagen vorgeschrieben oder in den GRUNDSÄTZEN vorgesehen sind. Der Unternehmer darf einen Versicherten, dessen Gesundheitszustand durch spezielle arbeitsmedizinische Vorsorgeuntersuchungen überwacht werden muß, nach Ablauf der vorgeschriebenen Frist nur weiterbeschäftigen, wenn der Versicherte zuvor von einem ermächtigten Arzt untersucht worden ist. Die Nachuntersuchung darf nicht länger als sechs Wochen vor der in Anlage 1 zur VBG 100 aufgeführten Frist erfolgen. Ist in der Rechtsgrundlage eine Zeitspanne für die Nachuntersuchung festgelegt, so hat der Unternehmer rechtzeitig zu Beginn der Zeitspanne im Einvernehmen mit dem ermächtigten Arzt – je nach Arbeitsplatzverhältnissen und Gesundheitszustand des Versicherten – den fristgerechten Untersuchungstermin festzulegen.

Ist eine Bescheinigung befristet oder unter einer entsprechenden Bedingung erteilt worden oder bestehen aufgrund einer Erkrankung oder einer anderen körperlichen Beeinträchtigung des Versicherten Bedenken gegen die Fortsetzung der Beschäftigung am bisherigen Arbeitsplatz, so hat der Unternehmer im Einvernehmen mit dem Arzt dafür zu sorgen, daß sich der Versicherte vorzeitig zu einer Nachuntersuchung vorstellt.

Das gilt auch für den Fall, daß der Versicherte eine Nachuntersuchung wünscht, weil er einen ursächlichen Zusammenhang zwischen seiner Erkrankung und seiner Tätigkeit am Arbeitsplatz vermutet. Mehrere Nachuntersuchungen aufgrund unterschiedlicher Einwirkungen oder Tätigkeiten innerhalb eines halben Jahres können auf einen Nachuntersuchungstermin zusammengezogen werden, es sei denn, die vorgeschriebene Nachuntersuchungsfrist beträgt weniger als ein Jahr. Über das Verfahren im Falle der Bescheinigung von (dauernden) „gesundheitlichen Bedenken" s. Abschn. 1.6.3 „Rechtsfolgen auf arbeitsrechtlichem Gebiet".

Die Berufsgenossenschaft oder die nach staatlichen Rechtsvorschriften zuständige Behörde können im Einzelfall, d. h. sowohl für den einzelnen Versicherten als auch für bestimmte Arbeitsbereiche, in denen mehrere Versicherte unter gleichen Bedingungen arbeiten, die Untersuchungsfristen entsprechend dem Ausmaß der Einwirkung verkürzen oder verlängern. Der ermächtigte Arzt kann die Untersuchungsfrist für den einzelnen Versicherten verkürzen, indem er die Bescheinigung befristet oder unter einer entsprechenden Bedingung erteilt. Begründet ist die Verkürzung, wenn durch die vorzeitige Nachuntersuchung relevante Veränderungen des Gesundheitszustandes erkennbar werden können. Die vorzeitige Nachuntersuchung soll sich im Rahmen der GRUNDSÄTZE auf den Untersuchungsumfang beschränken, der für die ärztliche Beurteilung erforderlich ist.

1.5.5 Untersuchung auf Verlangen des Versicherten

Als allgemeine arbeitsmedizinische Vorsorgeuntersuchung gelten auch die in § 7 VBG 100 oder im § 11 ArbSchG vorgesehenen Untersuchungen auf Verlangen oder auf Wunsch des Versicherten. Im Unterschied zu den vorzeitigen Nachuntersuchungen des § 5 Abs. 3 werden hierdurch nicht lediglich die Untersuchungsfristen verändert, sondern es wird für den Unternehmer ein zusätzlicher Untersuchungstatbestand geschaffen. Die Vorschriften gehen auf Artikel 14 Abs. 2 der „Rahmenrichtlinien Arbeitsschutz" vom 12. Juni 1989 (89/391/EWG) zurück. Die Untersuchungen kommen in Fällen in Betracht, in denen entweder eine Untersuchungsverpflichtung des Unternehmers in Anlage 1 nicht begründet ist oder bei Tatbeständen der Anlage 1 die Auswahlkriterien nicht erfüllt sind. Zu § 7 VBG 100 sind Untersuchungsablauf und -dokumentation vereinfacht worden. Eine Verpflichtung zu regelmäßigen Nachuntersuchungen wird nicht begründet. Das Untersuchungsverlangen muß sowohl bei § 11 ArbSchG als auch bei § 7 VBG 100 arbeitsmedizinisch begründbar sein.

1.5.6 Nachgehende Untersuchung

1.5.6.1 Rechtliche und organisatorische Grundlagen

Zwischen einer Tätigkeit mit Überschreiten der Auslöseschwelle für krebserzeugende Gefahrstoffe[18] und dem eventu-

---

[18] Krebserzeugende Gefahrstoffe im Sinne der VBG 100 sind die in der Veröffentlichung nach § 4 a GefStoffV oder in TRGS 905 mit K 1 / K 2 als krebserzeugend gekennzeichneten Gefahrstoffe

ellen Auftreten einer Berufskrankheit können viele Jahre liegen. Es kann daher sein, daß bei einer Krebserkrankung der Arbeitnehmer den betreffenden Tätigkeitsbereich längst verlassen hat oder ganz aus dem Erwerbsleben ausgeschieden ist und so der Zusammenhang mit der früheren Tätigkeit u. U. nicht mehr erkannt wird. Die Berufsgenossenschaften haben deshalb auf der Grundlage des § 204 Abs. 1 Nr. 2 SGB VII zentrale Dienste (Adressen s. Anhang 4) mit unterschiedlichen Zuständigkeiten eingerichtet, die sicherstellen sollen, daß sich die betroffenen Versicherten auch nach dem Ausscheiden aus einer solchen Tätigkeit arbeitsmedizinischen Vorsorgeuntersuchungen unterziehen können.

- Organisationsdienst für nachgehende Untersuchungen (ODIN) (zuständig für alle krebserzeugenden Stoffe, mit Ausnahme von Asbest)
  – Berufsgenossenschaft der chemischen Industrie, Heidelberg –
- Zentrale Erfassungsstelle für asbeststaubgefährdete Arbeitnehmer (ZAs, zuständig nur für Asbest)
  – Textil- und Bekleidungs-Berufsgenossenschaft Augsburg –
- Zentrale Betreuungsstelle Wismut (ZeBWis) (zuständig für die ehemaligen Beschäftigten im Uranerzbergbau der SDAG Wismut)
  – Hauptverband der gewerblichen Berufsgenossenschaften, Sankt Augustin –

Diese zentralen Dienste erfüllen eine Forderung des Internationalen Berufskrebsübereinkommens Nr. 139, die bereits seit 1984 durch Abschnitt III der VBG 100 konkretisiert wurde.

1.5.6.2 Zweck der Untersuchung

Rechtzeitiges Erkennen einer Krebserkrankung führt zu frühzeitigem Einsatz medizinischer Maßnahmen. Auch erhoffen sich die Berufsgenossenschaften Beiträge zur Entwicklung von Methoden zur Verbesserung der Früherkennung und zur Verlängerung der Lebenserwartung. Durch den rechtzeitigen Einsatz berufsgenossenschaftlicher Mittel können die Lebensumstände des Versicherten, z. B. durch die Gewährleistung einer ausreichenden Schmerzbehandlung und durch umfassende Sicherung der Pflege (§ 44 SGB VII), erheblich erleichtert werden. Ein wesentlicher Fortschritt ist auch in der frühzeitigen Klärung der sozialen Situation des Versicherten und seiner Angehörigen durch die Berufsgenossenschaft zu sehen.

1.5.6.3 Melde- und Untersuchungskriterien

Nach § 13 Abs. 1 VBG 100 hat der Unternehmer der Berufsgenossenschaft jeden Versicherten zu melden, der Tätigkeiten an Arbeitsplätzen mit Überschreiten der Auslöseschwelle ausübt oder nach dem Stichtag ausgeübt hat. Eine Mitteilung ist nur dann nicht erforderlich, wenn die Tätigkeit weniger als drei Monate ausgeübt worden ist. Die Mitteilungspflicht gilt für alle Versicherten, die gemäß § 15 VBG 100 nachgehend zu untersuchen sind.
Versicherte sind gemäß § 15 Abs. 1 durch nachgehende Untersuchungen zu überwachen, wenn sie nach dem Stichtag 1. Oktober 1984 eine Tätigkeit beendet haben, bei der die Auslöseschwelle für krebserzeugende Gefahrstoffe überschritten war, und diese Tätigkeit so lange ausgeübt haben, daß mindestens eine Nachuntersuchung zu veranlassen war. Beim Umgang mit Asbest muß die Tätigkeit mindestens drei Monate ausgeübt worden sein. Für nachgehende Untersuchungen in den neuen Bundesländern gilt regelmäßig der Stichtag 1. Januar 1991 (Tag des Inkrafttretens der Präventionsvorschriften der Reichsversicherungsordnung – RVO – gemäß Einigungsvertrag). Spezielle Regelungen der einzelnen Berufsgenossenschaften sind möglich.
Die Berufsgenossenschaft kann gemäß § 15 Abs. 2 aus arbeitsmedizinischen oder versicherungsrechtlichen Gründen nachgehende Untersuchungen auch für Versicherte anordnen, die vor dem Stichtag oder vor dem Zeitpunkt der Herabsetzung eines Grenzwertes mit krebserzeugenden Gefahrstoffen umgegangen sind (sogenannte Altkollektive). Der Unternehmer ist zur Übermittlung der erforderlichen Daten verpflichtet (§ 191 SGB VII, § 15 Abs. 2 VBG 100). Datenschutzrechtliche Bestimmungen stehen dem nicht entgegen (§§ 3, 4 Abs. 1 Bundesdatenschutzgesetz [BDSG] vom 20. Dezember 1990 [BGBl. I S. 2954] in Verbindung mit § 28 BDSG, § 4 Abs. 1 BDSG in Verbindung mit §§ 13 Abs. 1, 15 Abs. 2 VBG 100).
Solange der Versicherte im Unternehmen bleibt, ist es gemäß § 15 Abs. 3 Satz 1 Aufgabe des Unternehmers, die nachgehenden Untersuchungen zu veranlassen und zu finanzieren, auch wenn der Versicherte eine Tätigkeit, bei der die Auslöseschwelle für krebserzeugende Gefahrstoffe überschritten ist, nicht mehr ausübt (Ausnahme: Die nachgehenden Untersuchungen für asbeststaubgefährdete Arbeitnehmer werden auch bei einem innerbetrieblichen Arbeitsplatzwechsel von der ZAs veranlaßt).

Nicht der Unternehmer, sondern der Unfallversicherungsträger ist gemäß § 15 Abs. 3 Satz 2 für die Veranlassung der nachgehenden Untersuchungen zuständig, wenn der Versicherte, der eine Tätigkeit mit Überschreiten der Auslöseschwelle für krebserzeugende Gefahrstoffe ausgeübt hat, aus dem Unternehmen ausscheidet. Wird dies gemeldet, so hat der Unfallversicherungsträger Organisation und Kosten der nachgehenden Untersuchung zu übernehmen, wenn der Versicherte weiterhin eine arbeitsmedizinische Betreuung wünscht.
Die nachgehenden Untersuchungen sind nach den gesicherten arbeitsmedizinisch-toxikologischen Erkenntnissen über die Wirkungsweise des jeweiligen Gefahrstoffes innerhalb einer Zeitspanne von längstens fünf Jahren durchzuführen. Die Frist beginnt mit dem Zeitpunkt der letzten Nachuntersuchung. Wenn keine Nachuntersuchung stattgefunden hat, ist die erste nachgehende Untersuchung entweder sofort oder nicht später als 60 Monate nach der Fälligkeit der letzten Nachuntersuchung vorzunehmen. Werden in den „Berufsgenossenschaftlichen Grundsätzen für arbeitsmedizinische Vorsorgeuntersuchungen" kürzere Nachuntersuchungsfristen genannt, gehen diese vor.

1.5.6.4 Dokumentation

Gemäß § 8 VBG 100 müssen die nachgehenden Untersuchungen von ermächtigten Ärzten durchgeführt werden. Die ermächtigten Ärzte sind nach § 14 VBG 100 verpflichtet, für jeden ärztlich zu überwachenden Versicherten, der eine Tätigkeit mit Überschreiten der Auslöseschwelle ausübt, eine Gesundheitsakte zu führen und bis zu dessen 75. Lebensjahr aufzubewahren. Da nicht auszuschließen ist, daß nachgehende Untersuchungen auch in noch höherem Lebensalter gewünscht werden, kann eine längere Aufbewahrungszeit (ODIN bewahrt die Daten bis zum 90. Lebensjahr auf) angezeigt sein.
Das Ergebnis der jeweiligen nachgehenden Untersuchung wird sowohl in der Gesundheitsakte als auch in einer besonderen „Ärztlichen Bescheinigung"[19] dokumentiert.
Beabsichtigt eine Berufsgenossenschaft im Falle des Todes eines Versicherten die Aufklärung der Todesursache, so ist die Weitergabe der erforderlichen Daten seitens der Gesundheits-

---

[19] Ärztliche Bescheinigung über das Ergebnis einer nachgehenden Untersuchung: Vordruck A 2.1 NGU-ODIN; A 2.2 NGU-allgemein; Muster vgl. Anhang 3

ämter an die Berufsgenossenschaft datenschutzrechtlich zulässig (vgl. § 39 BDSG). Die Übermittlung der Daten (Weitergabe der Totenscheine bzw. Todesbescheinigungen, Übermittlung der Anschrift des letztbehandelnden Arztes) ist erforderlich, um den Versicherungsträgern die gesetzliche Aufgabenerfüllung zu ermöglichen. Zu diesen Aufgaben zählen
- die Prüfung der Frage, ob ein Feststellungsverfahren einzuleiten ist;
- die Prüfung der Voraussetzungen von Leistungen an Hinterbliebene;
- die Notwendigkeit, Maßnahmen zur Früherkennung von Berufskrankheiten zu validieren und anzupassen, sowie
- die notwendige Förderung der allgemeinen Prävention (§ 22 Abs. 1 Nr. 1 SGB I) und der epidemiologischen Forschung auf dem Gebiet der Arbeitsmedizin.

Datenschutzrechtliche Bedenken bestehen nicht, weil sowohl Gesundheitsamt als auch Berufsgenossenschaft diese dem ärztlichen Berufsgeheimnis unterliegenden Daten zur Erfüllung des gleichen Zwecks benötigen (Ermittlung von Mortalitätsrisiken).

1.5.7 Teilnahme- und Duldungspflicht[20]

Mit Ausnahme der Untersuchungen nach der Strahlenschutzverordnung (§ 67 Abs. 6)[21] und nach der Röntgenverordnung (§ 37 Abs. 6)[22] besteht keine Rechtspflicht zur Teilnahme und Duldung von speziellen arbeitsmedizinischen Vorsorgeuntersuchungen. Sollte eine ärztliche Bescheinigung nicht ausgestellt werden können, weil der Versicherte die Teilnahme an der Untersuchung insgesamt oder an einem wesentlichen Bestandteil der Untersuchung verweigert, so verletzt er in der Regel seine vertragliche Nebenpflicht, wenn die Vorsorgeuntersuchung Arbeiten betrifft, die zu leisten der Versicherte nach seinem Arbeitsvertrag verpflichtet ist. Da der Unternehmer den Versicherten ohne fristgerechte Untersuchung nicht weiterbeschäftigen darf, steht ihm nur der Weg offen, dem Versicherten

---

[20] weiterführende Literatur: Radek: Rechtsfragen im Zusammenhang mit arbeitsmedizinischen Vorsorgeuntersuchungen, in: Arbeitsmedizin, Sozialmedizin, Präventivmedizin 1979, S. 44
[21] Verordnung über den Schutz vor Schäden durch ionisierende Strahlen (Strahlenschutzverordnung – StrSchV) v. 30. Juni 1989, BGBl. I S. 1321, 1926, zuletzt geändert durch das Gesetz über Medizinprodukte vom 2. August 1995, BGBl. I S. 1963
[22] Verordnung über den Schutz vor Schäden durch Röntgenstrahlen (Röntgenverordnung – RöV) v. 8. Januar 1987, BGBl. I S. 114, zuletzt geändert durch das Gesetz über Medizinprodukte vom 2. August 1994, BGBl. I S. 1963

im Rahmen seines Direktionsrechts eine andere gleichartige, d. h. arbeitsrechtlich geschuldete Tätigkeit zuzuweisen, bei der Vorsorgeuntersuchungen nicht erforderlich sind. Gibt es einen solchen Arbeitsplatz nicht, so kann der Versicherte seine Arbeitsleistung aus von ihm zu vertretenden Gründen nicht erbringen[23]. Das kann zur Kündigung des Arbeitsverhältnisses führen. Daher ist die Teilnahme an speziellen arbeitsmedizinischen Vorsorgeuntersuchungen aus arbeitsvertraglicher Sicht nicht freiwillig. Die Mitwirkung der Betroffenen, für deren Schutz die Vorschriften der speziellen Vorsorgeuntersuchung gerade geschaffen worden sind, liegt aber im eigenen Interesse des Versicherten und kann somit regelmäßig vorausgesetzt werden.

1.5.8 Umfang der Untersuchung

Der Umfang der arbeitsmedizinischen Untersuchungen durch den ermächtigten Arzt hat sich auf die Verfahren zu beschränken, die notwendig sind, um eine arbeitsmedizinische Beurteilung im Sinne der GRUNDSÄTZE abgeben zu können.
Das sind die in den GRUNDSÄTZEN aufgeführten „allgemeinen Untersuchungen", die erforderlichen „speziellen Untersuchungen" und die in begründeten Fällen ggf. vorgesehenen „ergänzenden Untersuchungen". Untersuchungsverfahren, die in den GRUNDSÄTZEN unter „erwünscht" oder „bei unklaren Fällen" bezeichnet sind, oder solche, die ergänzend nach pflichtgemäßem ärztlichem Ermessen erforderlich sind, um eine arbeitsmedizinische Beurteilung abgeben zu können, sind ebenfalls Teil der arbeitsmedizinischen Vorsorgeuntersuchungen. Es empfiehlt sich, in diesen Fällen vorweg den Unternehmer über die zusätzlichen Kosten zu informieren.
Weiterführende Ermittlungen zur Erkennung oder Behandlung von Krankheiten fallen in die Zuständigkeit der kassenärztlichen bzw. privaten oder einer anderen Versorgung.

1.5.9 Freie Arztwahl

Der Unternehmer wird unter den ermächtigten Ärzten den Arzt seiner Wahl vertraglich zur Vornahme dieser Untersuchungen verpflichten. Das wird in der Regel der Betriebsarzt sein, wenn

---

[23] BAG, Urteil vom 20. April 1983, Der Betrieb 1983, S. 1984

er zum Kreis der ermächtigten Ärzte gehört. Die sachgerechte Durchführung arbeitsmedizinischer Präventivmaßnahmen setzt voraus, daß der untersuchende Arzt mit den besonderen Arbeitsplatzverhältnissen vertraut ist und dadurch erst in die Lage versetzt wird, gezielte Empfehlungen oder Bedingungen zu erteilen. Der Versicherte ist, sofern sich aus dem Arbeitsvertrag nichts anderes ergibt, zwar nicht verpflichtet, sich von dem Arzt untersuchen zu lassen, den der Unternehmer beauftragt hat. Die unabdingbare Kenntnis der Arbeitsplatzverhältnisse schränkt das Recht auf freie Arztwahl jedoch ein, das ohnehin auf den Kreis der ermächtigten Ärzte beschränkt ist. Freie Arztwahl kommt insbesondere für Arbeitnehmer von ermächtigten Ärzten in Betracht, wenn Unternehmer und ermächtigter Arzt identisch sind.

1.5.10 Untersuchungskosten

Vertragspartner des Arztes ist in der Regel der Unternehmer. Er trägt die Kosten der arbeitsmedizinischen Vorsorgeuntersuchung. Diese Verpflichtung zur Kostentragung bezieht sich auch auf etwa erforderliche Untersuchungen auf Anordnung der Berufsgenossenschaft, auf Verlangen des Versicherten (§ 7 VBG 100, § 11 ArbSchG) oder wegen eines Antrags auf Entscheidung durch die Berufsgenossenschaft oder die sonst zuständige Behörde, wenn das bescheinigte Untersuchungsergebnis vom Versicherten oder vom Unternehmer für unzutreffend gehalten wird. Dem Unternehmer wird empfohlen, bei Vertragsschluß mit dem ermächtigten Arzt das Abkommen Ärzte/Unfallversicherungsträger (Ärzteabkommen) zum Vertragsbestandteil zu machen. Für die Abrechnung der erbrachten arbeitsmedizinischen Leistungen steht ein übersichtlicher Rechnungsvordruck zur Verfügung[24]. Für den nach dem Inhalt der GRUNDSÄTZE regelmäßig gebotenen Untersuchungsumfang sind Gebühren für die Abgeltung der Arztleistung vereinbart worden. Arbeitsmedizinische Untersuchungen, die nicht in der pauschalierten Leistung enthalten sind, sind nach der BG-GOÄ mit dem jeweils vereinbarten Punktwert zu vergüten[25].

---

[24] vgl. Muster Anhang 3
[25] Drewes, Leuftink, Schiegl: Gebühren für spezielle arbeitsmedizinische Vorsorgeuntersuchungen. Verlag Kepnerdruck GmbH, Bretlener Straße 51, 75031 Eppingen

Macht der Versicherte von seinem Recht auf freie Arztwahl Gebrauch, so besteht ein Vertragsverhältnis ausschließlich zwischen dem Versicherten selbst und dem von ihm gewählten ermächtigten Arzt. Hieraus folgt seine Kostentragungspflicht. Die Frage, ob ein Anspruch auf Aufwendungsersatz besteht, ist unterschiedlich zu beurteilen, je nachdem, ob der Unternehmer einen – ermächtigten – Betriebsarzt bestellt hat oder ob das nicht der Fall ist.

Hat der Unternehmer einen ermächtigten Betriebsarzt bestellt, der im Rahmen seiner betriebsärztlichen Tätigkeit auch die arbeitsmedizinischen Vorsorgeuntersuchungen durchführt, und wählt der Versicherte ohne Einvernehmen mit dem Unternehmer einen anderen ermächtigten Arzt, so kommt eine Erstattung durch den Unternehmer nicht in Betracht. Der Unternehmer erfüllt mit dem Angebot, die erforderlichen arbeitsmedizinischen Vorsorgeuntersuchungen durch den Betriebsarzt durchführen zu lassen, seine gesetzliche Verpflichtung.

Gründe, den Unternehmer über die allgemeinen Kosten hinaus zu belasten, die ohnehin für den Betriebsarzt entstehen, sind nicht ersichtlich. Sucht der Versicherte hingegen im Einvernehmen mit dem Unternehmer einen anderen ermächtigten Arzt als den Betriebsarzt auf, so besteht Anspruch auf Kostenerstattung.

Ist ein Betriebsarzt nicht bestellt, so hat der Unternehmer sämtliche Aufwendungen des Versicherten zu erstatten, wenn dieser einen ermächtigten Arzt im Einvernehmen mit dem Unternehmer aufsucht. Geschieht dies ohne Einvernehmen, so sind die Kosten zu erstatten, die der Unternehmer bei sonst üblicher Verfahrensweise hätte aufwenden müssen.

1.5.11 Fahrtkosten und Verdienstausfall für Untersuchungen während der Arbeitszeit

Fahrt- und Verdienstausfallkosten im Zusammenhang mit einer Untersuchung durch den ermächtigten Arzt sind vom Unternehmer zu erstatten. Sucht der Versicherte einen ermächtigten Arzt eigener Wahl auf, so werden Fahrt- und Verdienstausfallkosten in der Höhe zu erstatten sein, wie sie dem Versicherten entstanden wären, wenn er den vom Unternehmer genannten ermächtigten Arzt aufgesucht hätte. Bei nachgehenden Untersuchungen nach dem Ausscheiden des Versicherten aus dem Unternehmen trägt die Berufsgenossenschaft auch diese Kosten. Fahrtkosten sind gleichfalls zu erstatten, wenn die Untersuchung in der Freizeit stattfindet. In diesem Fall besteht ohne entsprechende tarifvertragliche Regelung weder ein Anspruch auf Freizeitausgleich noch auf Vergütung für die aufgewandte Freizeit[26].

1.6 Untersuchungsergebnis/Ärztliche Bescheinigung

1.6.1 Kriterien

Der ermächtigte Arzt wertet die Befunde unter Berücksichtigung der für jede einzelne Grundsatzuntersuchung vorgegebenen Kriterien aus und stellt das Ergebnis der Untersuchung fest. Dem Unternehmer ist ausschließlich das Ergebnis der speziellen arbeitsmedizinischen Vorsorgeuntersuchung — also nur der ärztliche Schluß aus den Befunden — in der ärztlichen Bescheinigung[27] mitzuteilen.
Die Bescheinigung über das Untersuchungsergebnis darf sich nur auf die medizinischen Befunde beziehen, die im Zusammenhang mit der Gefahrstoffexposition oder der gefährdenden Tätigkeit erhoben wurden, wegen der die spezielle arbeitsmedizinische Vorsorgeuntersuchung durchgeführt wurde (vgl. Kriterien der GRUNDSÄTZE). Andere Befunde, die ebenfalls eine Beschäftigung an diesem Arbeitsplatz in Frage stellen, sind dem Versicherten mitzuteilen und mit ihm zu erörtern. Sie dürfen ohne seine Zustimmung bei der Bescheinigung nicht verwertet werden.
Besteht ein Zusammenhang zwischen der Bescheinigung gesundheitlicher Bedenken und Arbeitsplatzverhältnissen, so ist dem Unternehmer zugleich schriftlich eine Überprüfung der Arbeitsplatzverhältnisse zu empfehlen. Dies kann gleichfalls auf dem Vordruck der ärztlichen Bescheinigung geschehen.
Der Unternehmer hat die Berufsgenossenschaft zu unterrichten. Ihr ist darüber hinaus mitzuteilen, welche Maßnahmen vom Unternehmer eingeleitet worden sind und wie viele Versicherte an diesem Arbeitsplatz tätig sind (§ 12 Abs. 4). Zum Beschäftigungsverbot s. Seite 42 f.
Der Versicherte ist über den Untersuchungsbefund zu unterrichten. Der Arzt ist verpflichtet, ihm zusätzlich zumindest eine Durchschrift der Bescheinigung auszustellen. Es empfiehlt sich, im Falle gesundheitlicher Bedenken mit dem Versicherten stets

---

[26] BAG, Urteil vom 20. April 1983, Der Betrieb 1983, S. 1984; BAG vom 16. Dezember 1993 – 6 AZR 325/93
[27] s. Anhang 3 Vordruck A 2

ein persönliches Beratungsgespräch zu führen. Die in den Rechtsvorschriften vorgesehene „Beratung in schriftlicher Form" kann, wenn ein Beratungsgespräch stattgefunden hat, unter Beschränkung auf das wesentliche in der ärztlichen Bescheinigung (nur auf dem Exemplar für den Versicherten!) erfolgen. Die „Ärztliche Bescheinigung" ist nicht zur Dokumentation der Untersuchungsbefunde oder von Diagnosen bestimmt. Diese unterliegen der ärztlichen Schweigepflicht und dürfen nur dem Versicherten bekanntgegeben werden.

Daten des Biomonitoring sind medizinische Daten, die gleichfalls der ärztlichen Schweigepflicht unterliegen. Sie dürfen daher im Fall des § 9 Abs. 1 Nr. 2 den dort genannten Stellen nur „in anonymisierter Form" (so ausdrücklich: § 41 Abs. 3 GefStoffV) oder nach Einwilligung des Versicherten weitergegeben werden.

Von besonderer Bedeutung ist die ärztliche Mitteilung an die Berufsgenossenschaft[28] über die konkrete Gefahr des Entstehens, Wiederauflebens oder der Verschlimmerung einer Berufskrankheit (§ 9 Abs. 3). Auch wenn der Tatbestand einer Berufskrankheit noch nicht erfüllt ist, kann die Berufsgenossenschaft dem Versicherten im Rahmen des § 3 BKV mit dem Einsatz ihrer Mittel helfen. Diese Mitteilung kann nur nach Einwilligung des Versicherten erfolgen.

Die ärztliche Bescheinigung über das Ergebnis der Untersuchung kann auch bedingt oder befristet erteilt werden. In geeigneten Fällen kann der Arzt also seine gesundheitlichen Bedenken unter der Voraussetzung verkürzter Nachuntersuchungsfristen zurückstellen. Er kann aber seine Bedenken auch zurückstellen („keine gesundheitlichen Bedenken unter bestimmten Voraussetzungen"), wenn individuelle Maßnahmen des Arbeitsschutzes getroffen oder besondere persönliche Schutzausrüstungen verwendet werden oder kurzfristig durch eine ärztliche Behandlung geholfen werden kann. In diesen Fällen entfaltet das Positiv-Attest („keine gesundheitlichen Bedenken") im Sinne einer aufschiebenden Bedingung erst dann Wirkung, wenn die Voraussetzungen erfüllt sind. Wenn Besorgnis besteht, daß bestimmte Risiken künftig hinzutreten können, die zu Bedenken veranlassen, kann die Bescheinigung „keine gesundheitlichen Bedenken" für diesen Fall auch unter einer auflösenden Bedingung erteilt werden. Der Arzt kann damit die in den GRUNDSÄTZEN verwendeten arbeitsmedizinischen Beurteilungskriterien flexibel einsetzen:

---

[28] Vordruck „Mitteilung und Vorschlag für Maßnahmen der Prävention bei Berufskrankheiten nach § 3 BKV", vgl. Anhang 3 Vordruck A 7210

- dauernde gesundheitliche Bedenken,
- befristete gesundheitliche Bedenken,
- keine gesundheitlichen Bedenken unter bestimmten Voraussetzungen,
- keine gesundheitlichen Bedenken.

Die Bescheinigung „dauernde gesundheitliche Bedenken" wird daher für den ermächtigten Arzt nur als letztes Mittel in Frage kommen, wenn er keine Möglichkeit sieht, dem Gesundheitsrisiko kurzfristig durch arbeitsplatzbezogene Bedingungen, Auflagen oder Befristungen zu begegnen.

1.6.2 Einspruch gegen die ärztliche Bescheinigung

In den Rechtsgrundlagen ist die Überprüfung der ärztlichen Bescheinigung auf Antrag des Versicherten oder des Unternehmers durch die Berufsgenossenschaft oder die zuständige Behörde vorgesehen. Die ärztliche Bescheinigung als Tatsachenfeststellung wird bei Vorliegen eines Antrages durch die Entscheidung der Berufsgenossenschaft oder der zuständigen Behörde ersetzt. Diese Stellen entscheiden, ohne daß sie beispielsweise durch die Herausnahme des Versicherten aus der untersuchungspflichtigen Tätigkeit oder gar die Entlassung des Versicherten faktisch oder rechtlich präjudiziert wären. Die arbeitsmedizinische Vorsorgeuntersuchung ist erst mit dem öffentlich-rechtlich wirksamen und verbindlichen förmlichen Verwaltungsakt dieser Stellen abgeschlossen. So lange bleiben die negativen Auswirkungen einer ärztlichen Bescheinigung ausgesetzt. Bis zu diesem Zeitpunkt darf der Versicherte am Arbeitsplatz weiterbeschäftigt werden. In Einzelfällen, in denen auch ein kurzfristiges Verbleiben des Untersuchten am Arbeitsplatz nicht vertretbar erscheint (z. B. bei konkreter erheblicher Gesundheits- oder Lebensgefahr), haben die Berufsgenossenschaften und die zuständige Behörde die Möglichkeit, ein Beschäftigungsverbot anzuordnen (vgl. §§ 17 Abs. 1 Satz 2, 19 Abs. 2 SGB VII, § 22 ArbSchG).

1.6.3 Rechtsfolgen auf arbeitsrechtlichem Gebiet

Unfallverhütungsvorschrift und staatliche Rechtsvorschriften verpflichten bezüglich der Rechtsfolgen den Unternehmer. Die Verantwortung des ermächtigten Arztes beschränkt sich auf den Inhalt seiner Beurteilung. Welche Folgerung der Unternehmer als Arbeitgeber daraus zu ziehen hat, hat der Arzt nicht zu verantworten. Gerade wegen der weitreichenden Konsequenzen der Vorsorgeuntersuchungen für Versicherte und Unternehmer wird aber verlangt, daß Ärzte, die diese Untersuchungen durchführen, über die dazu erforderlichen besonderen Kenntnisse verfügen. Darin liegt der Sinn des Ermächtigungsverfahrens. Von dem ermächtigten Arzt, der nicht zugleich Betriebsarzt ist, wird erwartet, daß er – im Einverständnis mit dem Untersuchten – bei gesundheitlichen Bedenken mit dem Betriebsarzt Verbindung aufnimmt, da spätestens hier die Tätigkeit des Betriebsarztes einsetzt, den Arbeitgeber in allen Fragen des Gesundheitsschutzes zu unterstützen (§ 3 ASiG). Bescheinigt der ermächtigte Arzt „gesundheitliche Bedenken", so bedeutet dies nicht ohne weiteres einen Tätigkeitswechsel oder gar die Entlassung des Versicherten. Die Vorschriften kennen Beschäftigungsverbote in zwei Fällen:

1. Eine vorgeschriebene oder angeordnete Vorsorgeuntersuchung (ausgenommen nachgehende Untersuchung) wird nicht oder nicht rechtzeitig durchgeführt.
2. Es werden gesundheitliche Bedenken bescheinigt, die wesentlich auf inadäquate Arbeitsplatzverhältnisse zurückzuführen sind, die nicht kurzfristig geändert werden können (§ 12 Abs. 1).

Ist das Gesundheitsrisiko im Falle der 2. Alternative nicht auf technischem oder organisatorischem Wege zu beseitigen, so muß der Versicherte aus dem Expositionsbereich herausgenommen werden. In diesem Fall muß der Unternehmer nach Möglichkeiten suchen, den Versicherten auf einem anderen Arbeitsplatz einzusetzen. Erst wenn alle Möglichkeiten in dieser Richtung ausgeschöpft sind, stellt sich die Frage, ob der Unternehmer mit der Begründung kündigen kann, daß er den Versicherten aufgrund der ärztlichen Bescheinigung nicht mehr weiterbeschäftigen darf.

Zwar ist die Kündigung eines Arbeitnehmers aufgrund eines Beschäftigungsverbotes arbeitsrechtlich als personenbedingte Kündigung grundsätzlich zulässig. Sie kann aber im Einzelfall dennoch sozial ungerechtfertigt sein (§ 1 Abs. 2 Kündigungsschutzgesetz – KSchG), wenn
– der Arbeitnehmer an einem anderen Arbeitsplatz in demselben Betrieb oder in einem anderen Betrieb des Unternehmens weiterbeschäftigt werden kann,
– die Weiterbeschäftigung des Arbeitnehmers nach zumutbaren Umschulungs- oder Fortbildungsmaßnahmen möglich ist oder

— eine Weiterbeschäftigung des Arbeitnehmers unter geänderten Arbeitsbedingungen möglich ist und der Arbeitnehmer sein Einverständnis hiermit erklärt hat.

Die Rechtsprechung hat hierzu betont, daß bei einer im Betrieb erfolgten Schädigung bzw. bei längerer Betriebszugehörigkeit die Möglichkeit einer betrieblichen Umsetzung besonders sorgfältig zu prüfen ist[29]. Der Betriebsrat hat in diesen Fällen das Anhörungsrecht nach § 102 Abs. 1 Betriebsverfassungsgesetz (BetrVG) und das Widerspruchsrecht nach § 102 Abs. 3 BetrVG. Dem Widerspruchsrecht des Betriebsrates steht nicht entgegen, daß es sich hier um eine personenbedingte Kündigung handelt, denn die Mitbestimmung des Betriebsrates ist nicht nur bei einer betriebsbedingten Kündigung gegeben[30].

Im Fall gesundheitlicher Bedenken, die im wesentlichen[31] persönlich bedingt sind, wird ein Beschäftigungsverbot nicht vorgegeben. Ein so weitgehender Eingriff in das Selbstbestimmungsrecht des einzelnen wird nur in begründeten Einzelfällen für zulässig gehalten. Die Rechtslage richtet sich nach allgemeinem Arbeitsrecht. Der Versicherte soll nach eingehender Beratung grundsätzlich selbst darüber entscheiden, ob er trotz des Bestehens persönlich bedingter gesundheitlicher Bedenken seine Tätigkeit aufgeben oder fortsetzen will. Der persönlichen Entscheidungsfreiheit ist dort die Grenze gezogen, wo der Unternehmer nach Erhalt einer ärztlichen Bescheinigung kraft seiner übergeordneten Fürsorgepflicht gehalten ist, die Fortsetzung der gefährdenden Tätigkeit zu verhindern. Das ist der Fall, wenn dauernde gesundheitliche Bedenken festgestellt worden sind und schwere bleibende Gesundheitsschäden „gegenwärtig" drohen und andere Maßnahmen zur Prävention nicht zur Verfügung stehen. In dieser Lage kommt bei der Abwägung dem grundgesetzlich geschützten Recht auf Leben und Gesundheit größere Bedeutung zu als dem Selbstbestimmungsrecht des Versicherten, auch gegen seine Gesundheit leben und arbeiten zu können. „Je größer die Gefahr für Leben und Gesundheit ist und je sicherer diese Gefahr durch bestimmte Regelungen über arbeitsmedizinische Vorsorgeun-

---

[29] BAG, Urteil vom 19. August 1976, AP Nr. 2 zu 1 KSchG-Krankheit
[30] weiterführende Literatur zu den arbeitsrechtlichen Konsequenzen bei der Umsetzung der ärztlichen Bescheinigung: Radek: Arbeitsrechtliche Konsequenzen des Beschäftigungsverbots wegen gesundheitlicher Bedenken, in: Die BG 1979, S. 225
[31] Bei speziellen Vorsorgeuntersuchungen beruhen gesundheitliche Bedenken an sich stets auf einer Wechselbeziehung zwischen Gesundheitszustand des Versicherten und bestimmten Arbeitsplatzbedingungen

tersuchungen abgewendet werden kann, desto eher müssen Persönlichkeitsrechte zurücktreten"[32]. Sind mit der Vorsorgeuntersuchung zugleich auch Schutzinteressen Dritter oder Aspekte des Schutzes wesentlicher Sachgüter im Sinne von Tauglichkeitsuntersuchungen verbunden, so kann diesen Aspekten bei der Abwägung der grundgesetzlich geschützten Positionen gleichfalls höherer Rang zukommen. Aus der Fürsorgepflicht bzw. aus der allgemeinen Schutzpflicht des Arbeitgebers (§ 17 Abs. 1 GefStoffV) wird bei derart gefährdender Nichteignung ein Beschäftigungsverbot die Folge sein müssen. Entsprechend kann sich aus dieser Situation für den Arzt die Offenbarungsbefugnis nach Rechtsgüter- und Pflichtenabwägung unter dem Gesichtspunkt des rechtfertigenden Notstandes (§ 34 StGB) auch gegen den Willen des Versicherten ergeben.

1.7 Dokumentation

1.7.1 Untersuchungsbogen und Vordrucke

Es besteht eine Pflicht des Arztes zu sorgfältiger, angemessener und zumutbarer Dokumentation. Die Rechtsauffassung, die Aufzeichnung des Arztes sei nur interne Gedächtnisstütze, ist überholt[33]. Der Versicherte hat Anspruch auf Einsicht in die ihn betreffende Dokumentation, soweit sie objektivierbare Befunde und Behandlungsfakten enthält[34].
Im Ausschuß ARBEITSMEDIZIN sind zur Erleichterung der Dokumentation von arbeitsmedizinischen Untersuchungen Vordrucke entwickelt worden:
– Untersuchungsbogen „BAPRO" (s. Kapitel 2)
– Untersuchungsbogen „allgemein" (zugleich Gesundheitsakte)
– Einlegeblätter zum Untersuchungsbogen „allgemein" (zugleich Gesundheitsakte)
Die Untersuchungsbogen sollen den Ärzten, die noch nicht über ein eigenes Dokumentationssystem verfügen, die notwendige Aufzeichnung der erhobenen Befunde erleichtern und zu-

---

[32] Janning, Arbeitsmedizinische Vorsorgeuntersuchungen und das Recht auf informationelle Selbstbestimmung, in: Zbl Arbeitsmed 1997, S. 358, 360
[33] Übersicht bei Mehrhoff: Aktuelles Recht der Patientendokumentation, in: Neue Jur. Wochenschrift 1990, S. 1524
[34] BGH, Urteil vom 23.11.1982, in: Neue Jur. Wochenschrift 1983, S. 328

gleich eine geeignete Grundlage für eine etwa erforderliche spätere Auswertung sein.
Besondere Untersuchungsbogen[35] sollen für Untersuchungen nach den folgenden GRUNDSÄTZEN verwendet werden:
G 1.1/1.2/1.3 Untersuchungsbogen „Mineralischer Staub"[36]
G 20 Untersuchungsbogen Lärm I, Lärm II, Lärm III
G 31 Untersuchungsbogen „Überdruck"
G 37 Untersuchungsbogen Bildschirmarbeitsplätze „Siebtest" und „Ergänzungsuntersuchung".
Die Untersuchungsbogen sind für den Arzt bestimmt. Bei der Weitergabe ist die ärztliche Schweigepflicht zu beachten.
Nicht zur Dokumentation medizinischer Befunde bestimmt sind die ebenfalls vom Ausschuß ARBEITSMEDIZIN herausgegebenen Vordrucke[37]:
A 1 Vorsorgekartei
A 2 Ärztliche Bescheinigung (vgl. dazu Abschnitt 6)
A 2.1 nachgehende Untersuchungen – ODIN
A 2.2 nachgehende Untersuchungen – allgemein.

1.7.2 Vorsorgekartei

Das auf der ärztlichen Bescheinigung vermerkte Untersuchungsergebnis wird im Betrieb in die dort für jeden Versicherten geführte Vorsorgekarteikarte eingetragen (§ 11 VBG 100). Sinn dieser Vorsorgekartei ist es, das Ergebnis der ärztlichen Beurteilung jederzeit greifbar zu haben. Im Rahmen einer Betriebsbegehung kann somit festgestellt werden, ob, wann und mit welchem Ergebnis der Betreffende einer arbeitsmedizinischen Vorsorgeuntersuchung unterzogen wurde. Daher erfolgt die Übermittlung von Daten aus der Vorsorgekartei an Aufsichtspersonen im Rahmen der Zweckbebestimmung des Arbeitsverhältnisses und ist datenschutzrechtlich zulässig (§ 28 Abs. 1 Nr. 1 BDSG; s. auch § 28 Abs. 1 Nr. 2 BDSG). Die Kontinuität der Vorsorge z. B. bei einem Arbeitsplatzwechsel ist auf diese Weise gewährleistet. Das Führen der Vorsorgekartei ist Aufgabe des Unternehmers

---

[35] Muster s. Anhang 3
[36] zu beziehen bei: Zentrale Erfassungsstelle asbeststaubgefährdeter Arbeitnehmer, Oblatterwallstr. 18, 86153 Augsburg, Fax: 0821/ 31 59 – 201
[37] Muster s. Anhang 3

und nicht Aufgabe des ermächtigten Arztes; die ärztliche Dokumentationspflicht geht über die Aufzeichnung der in dieser Kartei enthaltenen Daten hinaus. Die Vorsorgekartei gehört nicht zu den vom ärztlichen Berufsgeheimnis geschützten Arztunterlagen.

Der Versicherte oder eine von ihm bevollmächtigte Person hat ein Recht auf Einsicht in seine Karteikarte. Der Unternehmer hat die Kartei so aufzubewahren, daß Unbefugte keinen Zugang haben. Die in der Kartei enthaltenen Daten dürfen Unbefugten nicht offenbart werden (§ 11 Abs. 5 VBG 100).

1.7.3 Aufbewahrungsfrist für Vorsorgekarteikarten und Ärztliche Bescheinigungen

Der Unternehmer hat die Karteikarte und die ärztlichen Bescheinigungen bis zum Ausscheiden des Versicherten aus dem Unternehmen aufzubewahren. Sodann werden diese Unterlagen dem Versicherten ausgehändigt. Die Zeitdauer, während der der Unternehmer den Abdruck der Vorsorgekartei aufzubewahren hat, richtet sich nach der Aufbewahrungsfrist für Personalunterlagen. Da die Verjährungsfristen für Ansprüche aus dem Arbeitsverhältnis zum Teil bis zu 30 Jahre lang sind, wird man in der Regel von diesem Zeitraum ausgehen können. Auf Anforderung hat der Unternehmer der Berufsgenossenschaft den Abdruck der Karteikarte zur Aufbewahrung zu übergeben. Die in der Kartei enthaltenen Angaben dürfen unbefugten Dritten nicht offenbart werden (Datenschutz!).

1.7.4 Aufbewahrungsfristen für ärztliche Unterlagen/ Verbleib nach Beendigung der Tätigkeit des ermächtigten Arztes

Besondere Aufbewahrungspflichten wie auch sonstige Dokumentationspflichten können über die in § 10 Abs. 3 der (Muster-) Berufsordnung[38] für die deutschen Ärztinnen und Ärzte enthaltene zehnjährige Aufbewahrungspflicht nach Abschluß der Behandlung hinaus vertraglich im Verhältnis Unterneh-

---

[38] § 10 Abs. 3 Berufsordnung für die deutschen Ärzte: „Ärztliche Aufzeichnungen sind für die Dauer von zehn Jahre nach Abschluß der Behandlung aufzubewahren, soweit nicht nach gesetzlichen Vorschriften eine längere Aufbewahrungspflicht besteht"

mer/ermächtigter Arzt abgesichert werden oder dem Arzt im Zuge des Ermächtigungsverfahrens auferlegt werden.
Sie können sich zudem aus der Röntgenverordnung[39] und aus der Strahlenschutzverordnung[40] ergeben.
Mit der Ermächtigung durch die gewerblichen Berufsgenossenschaften ist folgende Auflage verbunden:
Aufbewahrung der Aufzeichnung über arbeitsmedizinische Untersuchungen 30 Jahre nach der letzten Untersuchung, längstens bis zur Vollendung des 75. Lebensjahres des Versicherten, soweit andere Rechtsvorschriften nicht längere Aufbewahrungspflichten auferlegen[41].
Die „Gesundheitsakte" hat der ermächtigte Arzt für Personen, die einer Einwirkung von krebserzeugenden Arbeitsstoffen ausgesetzt sind, zu führen. Die Aufbewahrungsfrist ist in § 14 Abs. 2 vorgeschrieben. Die ärztlichen Unterlagen sind nach Aufgabe der Tätigkeit als Betriebsarzt oder ermächtigter Arzt, bei Wegfall der Ermächtigung oder bei Auflösung des Unternehmens aufzubewahren oder in „gehörige Obhut" zu geben (§ 10 Abs. 4 Berufsordnung). Bei der Gesundheitsakte übernimmt die Berufsgenossenschaft unter bestimmten Voraussetzungen die Aufbewahrung (vgl. § 14 Abs. 2 und 3 VBG 100).
Die Berufsgenossenschaften haben ein großes Interesse an der Kontinuität der Aufbewahrung arbeitsmedizinischer Unterlagen. Dem Nachfolger als Betriebsarzt oder in der Praxis eines sonst ermächtigten Arztes können die Gesundheitsakten und sonstigen Arztunterlagen nach der neuen Rechtsprechung des Bundesgerichtshofes zum Praxisverkauf[42] nicht ohne Zustimmung der Untersuchten ausgehändigt werden. Auf welchem Wege eine lebensnahe Gestaltung der Übergabe von Arztun-

---

[39] vom 8. Januar 1987 (BGBl. I S. 114). Nach § 28 Abs. 4 RöV sind Aufzeichnungen über Röntgenbehandlungen 30 Jahre nach der letzten Behandlung, über Röntgenuntersuchungen zehn Jahre nach der letzten Untersuchung aufzubewahren
[40] vom 30. Juni 1989 (BGBl. I S. 1321). Nach § 43 Abs. 3 StrlSchV sind Aufzeichnungen über die Untersuchung zehn Jahre, über die Behandlung 30 Jahre nach der letzten Untersuchung oder Behandlung aufzubewahren. Der für arbeitsmedizinische Überwachungsmaßnahmen ermächtigte Arzt hat nach § 71 Abs. 3 StrlSchV die Gesundheitsakte nach der letzten Überwachungsmaßnahme mindestens 30 Jahre aufzubewahren
[41] nach Aufgabe der Praxis: vgl. § 10 Abs. 4 Berufsordnung: „Nach Aufgabe der Praxis hat der Arzt seine ärztlichen Aufzeichnungen und Untersuchungsbefunde gemäß Absatz 3 aufzubewahren oder dafür Sorge zu tragen, daß sie in gehörige Obhut gegeben werden. Der Arzt, dem bei einer Praxisaufgabe oder Praxisübergabe ärztliche Aufzeichnungen über Patienten in Obhut gegeben werden, muß diese Aufzeichnungen unter Verschluß halten und darf sie nur mit Einwilligung des Patienten einsehen oder weitergeben"
[42] BGH, Urteil vom 11.12.1991, in: Neue Jur. Wochenschrift 1992, S. 737= MedR 1992, S. 104 mit Anm. Rieger MedR 1992, S. 147

terlagen möglich ist, wird in der Literatur[43] dargelegt. Zu beachten ist, daß zivilrechtliches Eigentumsrecht an arbeitsmedizinischen Unterlagen und besondere, aus der ärztlichen Schweigepflicht und den datenschutzrechtlichen Normen hergeleitete berufsrechtliche Pflichten ineinander verwoben sind und sich überlagern. Im Falle des innerbetrieblichen arbeitsmedizinischen Dienstes ist das Unternehmen Eigentümer der Dokumente, im Fall des überbetrieblichen Dienstes diese Organisation. Das Eigentumsrecht wird aber überlagert und eingeschränkt durch die spezifischen Arztpflichten und ärztlichen Zugriffsvorbehalte. Es muß sichergestellt sein, daß nur der Arzt, der die Befunde erhoben hat, Einsicht nehmen und Auskunftsverpflichtungen erfüllen darf.

In der Praxis der arbeitsmedizinischen Vorsorgeuntersuchungen reduziert sich das Problem durch die in regelmäßigen Abständen wiederholten Nachuntersuchungen. Der zur Nachuntersuchung beim Nachfolger erscheinende Versicherte erklärt sein Einverständnis in die Weiterverwendung der Dokumentationen über frühere Untersuchungen. Eine gesetzliche Regelung steht noch aus (vgl. aber § 14 Abs. 2 und 3 VBG 100).

Im Falle des Todes des freipraktizierenden ermächtigten Arztes ist der Erbe für die Erfüllung der Aufbewahrungspflicht verantwortlich.

Die höchstrichterliche Rechtsprechung räumt dem Patienten, also auch dem Versicherten, bezüglich der Aufzeichnungen des Betriebsarztes/ermächtigten Arztes ein Einsichtsrecht bezüglich der ihn betreffenden „naturwissenschaftlich objektivierbaren Befunde" und „Behandlungsfakten" ein. In der Praxis geschieht dies durch Herstellung von Ablichtungen, die diesen Vorgaben entsprechen. Bei automatisiert verarbeiteten Gesundheitsdaten ist die datenschutzrechtliche Auskunftsverpflichtung auf Antrag des Versicherten zu beachten (§ 19 BDSG).

---

[43] Rieger: Praxisverkauf und ärztliche Schweigepflicht, in: MedR 1992, S. 147, 149 ff.: Kamps: Der Verkauf der Patientenkartei und die ärztliche Schweigepflicht, in: Neue Jur. Wochenschrift 1992, S. 1545. Der Meinung, die aus der besonderen Gegebenheit des betriebsärztlichen Arzt-Patienten-Verhältnisses ohne weiteres die Weitergabe an den ärztlichen Nachfolger für zulässig hält, weil das Interesse der Allgemeinheit an einer sachgerechten arbeitsmedizinischen Betreuung Vorrang habe, kann wegen des hohen Ranges des durch die ärztliche Schweigepflicht geschützten Persönlichkeitsrechts nicht gefolgt werden. Vgl. aber: Mitteilung der Bundesärztekammer vom 23.6.1992, in: Rundschreiben Zentralstelle für Unfallverhütung und Arbeitsmedizin, Hauptverband der gewerblichen Berufsgenossenschaften, ZHB 66/92

1.8. Ärztliche Schweigepflicht / Datenschutz

1.8.1 Ärztliche Schweigepflicht[44]

Nach § 203 Abs. 1 des Strafgesetzbuches (StGB) wird bestraft, wer unbefugt ein fremdes Geheimnis offenbart, das ihm als Arzt anvertraut worden ist.
Um die bei den Vorsorgeuntersuchungen gewonnenen Erkenntnisse wirksam nutzen zu können, müssen diese in die Praxis umgesetzt und ausgewertet werden. Hierbei können sich Konflikte mit dem Berufsgeheimnis ergeben. Die ärztliche Schweigepflicht gilt wie für jeden anderen Arzt auch für den Betriebsarzt (§ 8 Abs. 1 ASiG) und für den ermächtigten Arzt, der nicht zugleich Betriebsarzt ist. Eine Offenbarungsbefugnis kann im Rahmen des § 203 StGB u.a. auf gesetzlicher Anzeigepflicht oder auf Einwilligung des Betroffenen beruhen.

1.8.2 Weitergabe des Untersuchungsergebnisses (Ärztliche Bescheinigung)

Die Untersuchungsergebnisse beschränken sich auf die bloße Feststellung, ob gesundheitliche Bedenken gegen eine Beschäftigung an einem bestimmten Arbeitsplatz bestehen oder nicht sowie auf ergänzend hierzu ausgesprochene Bedingungen, Auflagen oder Empfehlungen. Die Schweigepflicht ist nicht verletzt, wenn dem Unternehmer lediglich diese für die Personalentscheidung wesentlichen Fakten mitgeteilt werden. Die Weitergabe ist bei der **speziellen arbeitsmedizinischen Vorsorge** in Rechtsvorschriften vorgeschrieben (§ 9 VBG 100, § 31 GefStoffV). Untersagt der Versicherte ausdrücklich die Weitergabe der ärztlichen Bescheinigung, so muß sich der untersuchende Arzt auf die Mitteilung an den Unternehmer beschränken, daß die Untersuchung stattgefunden hat. Sind

---

[44] weiterführende Literatur: Budde/Witting: Die Schweigepflicht des Betriebsarztes, in: MedR 1987, 23; Däubler: Die Schweigepflicht des Betriebsarztes – ein Stück wirksamer Datenschutz?, in: Betriebs-Berater 1989, S. 282; Hinrichs: Zur Frage der Schweigepflicht des Betriebsarztes, in: Betriebs-Berater 1976, S. 1273; Eiermann: Die Schweigepflicht des Betriebsarztes bei arbeitsmedizinischen Untersuchungen nach dem Arbeitssicherheitsgesetz, in: Betriebs-Berater 1980, S. 214; Koch: Befunddatei des ermächtigten Arztes: Aufbewahrungspflicht und Weitergabe der Befunde, in: Lärm Arbeitsmedizinische Gehörvorsorge, Gehörvorsorge Symposien des BIA 1980, Schriftenreihe des Hauptverbandes der gewerblichen Berufsgenossenschaften, 2. Auflage, Bonn 1983, S. 28; Sokoll: Rechtliche Aspekte der Schweigepflicht und des Datenschutzes bei arbeitsmedizinischen Erhebungen, in: Die BG 1981, S. 400

Aspekte des Schutzes von Arbeitskollegen oder Dritten bzw. von wesentlichen Sachgütern zu berücksichtigen, geht es also zugleich um die Eignung des Versicherten für eine bestimmte Tätigkeit, so hat der Arzt bei seiner Entscheidung über die Weitergabe der Untersuchungsergebnisse eine Rechtsgüterabwägung vorzunehmen. Er ist offenbarungsbefugt, wenn dem zu schützenden Rechtsgut der höhere Rang einzuräumen ist. Geht es um Gesundheitsaspekte des Versicherten selbst, so geht das Selbstbestimmungsrecht bei noch vertretbarem Gesundheitsrisiko des Versicherten so weit, daß er sich nicht gegen seinen Willen vor Schaden zu bewahren lassen braucht, vorausgesetzt, er ist zuvor hinreichend über die möglichen Folgen einer Fortsetzung der Tätigkeit belehrt worden.

Im Fall der **allgemeinen arbeitsmedizinischen Vorsorge,** zu der auch einige GRUNDSATZ-Untersuchungen zählen, kann nicht zuletzt wegen der besonderen Bedeutung des Selbstbestimmungsrechts des Versicherten in diesem sensiblen Bereich von einer stillschweigenden (konkludenten) Einwilligung des Versicherten in die Weitergabe des Untersuchungsergebnisses an den Unternehmer auch wegen der möglichen Rechtsfolgen einer negativen Bescheinigung nicht ausgegangen werden[45]. Um sicherzugehen, sollte der Versicherte nach der Untersuchung über das Ergebnis aufgeklärt und gefragt werden. Sein Einverständnis ist in den Arztunterlagen – bei Verwendung von Dateien (z. B. Vordruck A 2) mit seiner Unterschrift – zu dokumentieren.

1.8.3 Weitergabe der Befunde

Zu den geschützten Geheimnissen gehören die Untersuchungsbefunde. Eine Weitergabe der Befunde an Dritte, etwa sonstige ärztliche Stellen, die Berufsgenossenschaften oder das Unternehmen, wird von der stillschweigenden Einwilligung nur bei Vorliegen besonderer Umstände gedeckt. Das ist z. B. der Fall, wenn der ermächtigte Arzt dem Versicherten mitteilt, daß er beabsichtige, den Befund dem Betriebsarzt mitzuteilen und der Versicherte hiergegen nicht widerspricht. Eine

---

[45] so auch Budde/Witting, in: MedR 1987, S. 26; Däubler, in: Betriebs-Berater 1989, S. 84; Spinnarke-Schork: Arbeitssicherheitsrecht, Anm. 6 ff. zu § 8 ASiG
Die Anforderungen der Rechtsprechung an die rechtfertigende stillschweigende Einwilligung sind hoch: vgl. zuletzt BGHZ 115, 128 = Neue Jur. Wochenschrift 1991, S. 2955 = MedR 1991, S. 327, mit Anm. Taupitz, Bestätigt: BGH, Urteil vom 20.05.1992, in: Neue Jur. Wochenschrift 1992, S. 2348 – MedR 1992, S. 330 (Verrechnungsstellen für ärztliche Leistungen)

Weitergabe ist im übrigen durch die in § 202 SGB VII gesetzlich vorgeschriebene **Anzeigepflicht des Arztes** oder Zahnarztes bei begründetem Verdacht auf Bestehen einer Berufskrankheit gerechtfertigt. Die Anzeigepflicht trifft jeden approbierten Arzt ohne Rücksicht auf seine Funktion. Sie muß unverzüglich in der für die Anzeige von Berufskrankheiten vorgeschriebenen Form (§ 193 Abs. 8 SGB VII) erfolgen, wenn der begründete Verdacht auf das Bestehen einer Berufskrankheit gegeben ist. Bis zum Erlaß der in § 193 Abs. 8 SGB VII vorgesehenen Anzeigen-Verordnung gelten die bisherigen Vorschriften über die Berufskrankheitenanzeige der BKVO vom 20.06.1968 in der Fassung der Verordnung zur Änderung der 7. BKVO vom 08.12.1976 weiter, insbesondere das dort in der Anlage 3 vorgeschriebene Vordruck-Muster „Ärztliche Anzeige über eine Berufskrankheit" (vgl. § 7 Berufskrankheiten-Verordnung vom 31.10.1997, [BGBl. I S. 2623]).

Ob der Arzt auch gegen den ausdrücklichen Widerspruch des Versicherten die Berufskrankheiten-Anzeige erstatten muß, war umstritten[46]. Da nunmehr die Anzeigepflicht nicht mehr nur in einer Verordnung, sondern gesetzlich in § 202 SGB VII geregelt ist, ist von einer echten Anzeigepflicht im Sinne eines gesetzlichen Rechtfertigungsgrundes für die Durchbrechung der ärztlichen Schweigepflicht auszugehen. Die Anzeigepflicht ist nicht nur im Individualinteresse des Versicherten eingerichtet worden, sondern zumindest gleichrangig für Belange des Gemeinwohls (Präventionsinteresse der gesetzlichen Unfallversicherung, Erkennen von Mortalitäts- bzw. Morbiditätsrisiken Dritter, Aufklärung der Dunkelziffer bei bestimmten Berufskrankheiten). Der Arzt sollte in solchen Fällen möglichst im Einvernehmen mit dem Versicherten die Anzeige erstatten, aber der Berufsgenossenschaft zugleich mitteilen, daß der Versicherte ein berufsgenossenschaftliches Feststellungsverfahren nicht wünscht (vgl. § 46 SGB I). Die Berufsgenossenschaft wird den Versicherten über die Bedeutung einer derartigen Willenserklärung und über ihre Rechtsfolgen aufklären. Beharrt der Versicherte auf seinem Standpunkt, so wird das Feststellungsverfahren unterlassen bzw. nicht fortgeführt.

Die Auskunftspflicht von behandelnden Ärzten und Zahnärzten gegenüber den Unfallversicherungsträgern ist in den §§ 201 und 203 SGB VII geregelt.

---

[46] für echte Anzeigepflicht: Sokoll: Rechtliche Aspekte der Schweigepflicht und des Datenschutzes bei arbeitsmedizinischen Erhebungen, in: Die BG 1981, S. 401; dagegen: Spinnarke-Schork: Arbeitssicherheitsrecht. § 8 Anm. 1.2.5 m.w.N.; ders.: Betriebsarzt und Schweigepflicht, arbeitsmedizin aktuell, 14, Anm. 2.3

1.8.4 Datenschutz[47]

Das Bundesdatenschutzgesetz vom 20. Dezember 1990[48] enthält in § 1 Abs. 4 das Prinzip der Subsidiarität dieses Gesetzes, aber nur bei deckungsgleichen Regelungen (Tatbestandskongruenz) mit anderen Rechtsvorschriften des Bundes. Die im BDSG über die in § 203 StGB enthaltene Verpflichtung zur Wahrung des ärztlichen Berufsgeheimnisses hinausführenden besonderen Regelungen sind daher gleichfalls zu beachten.
Ärztliche Bescheinigungen oder die Vorsorgekartei können, jedenfalls bei Verwendung der offiziellen Formulare, nicht als „interne" Daten im Sinne des § 1 Abs. 3 Nr. 2 BDSG bezeichnet werden, für die das BDSG nur eingeschränkt gelten würde (§§ 5, 9, 39 und 40 BDSG). Diese Daten sind zur Übermittlung an Dritte (z. B. den Unternehmer) bestimmt bzw. werden im Einzelfall an Dritte übermittelt. Sie unterfallen dem Dateibegriff des § 3 Abs. 2 BDSG, auch wenn sie im herkömmlichen manuellen Verfahren geführt werden. Das BDSG gilt uneingeschränkt.
Im nicht-automatisierten Verfahren erstellte Arztunterlagen („Gesundheitsakten") sind im allgemeinen nicht zur Übermittlung an Dritte bestimmt, also „interne Daten" (§ 1 Abs. 3 Nr. 2 BDSG). Wird aber im Einzelfall übermittelt, so gelten die entsprechenden Vorschriften des BDSG. Die VBG 100 schreibt unter bestimmten Umständen die Weitergabe der Gesundheitsakte vor (§ 14), setzt hierbei aber die Einwilligung des Versicherten oder das Vorliegen der sonstigen Zulässigkeitsvoraussetzungen des BDSG voraus.
Die Verarbeitung personenbezogener Dateien in arbeitsmedizinischen Daten ist daher nur zulässig, wenn
– der Betroffene – in der Regel schriftlich – eingewilligt hat,
– eine spezielle Rechtsvorschrift die Datenverarbeitung gestattet,
– das BDSG selbst die Datenverarbeitung gestattet.
In jedem Fall hat der ermächtigte Arzt dafür zu sorgen, daß die von ihm in einer internen Datei erfaßten Daten gegen den unbefugten Zugriff gesichert werden (§ 9 BDSG). Sie unterliegen dem Datengeheimnis (§ 5 BDSG).

---

[47] weiterführende Literatur: Sokoll: Rechtliche Aspekte der Schweigepflicht und des Datenschutzes bei arbeitsmedizinischen Erhebungen, in: Die BG 1981, S. 401; Budde/Witting: Datenverarbeitung in der betriebsärztlichen Praxis – Fragen zum rechtlichen Rahmen, in: MedR 1987, S. 88
[48] BGBl. I S. 2954

Ist für Versicherte erkennbar, daß mehrere Ärzte bei einem größeren örtlichen Arbeitsmedizinischen Dienst im Sinne der Mit-, Vertretungs-, Weiter- oder Nachbetreuung beteiligt sind, so kann von einem im Sinne des § 203 StGB relevanten stillschweigenden Einverständnis des Versicherten in einen Informations- und Datenaustausch zwischen den Ärzten ausgegangen werden (s. § 9 Abs. 4 Berufsordnung für die deutschen Ärztinnen und Ärzte 1997).

1.9 Leistungen und Maßnahmen der Individualprävention

1.9.1 Berufskrankheit

Das Bundessozialgericht hat mit einer Grundsatzentscheidung im Jahr 1989[49] den Versicherungsfall „Berufskrankheit" klar definiert: Er ist ein Gesundheitsschaden im Sinne eines regelwidrigen Körper- und/oder Geisteszustandes, der sämtliche Tatbestandsmerkmale erfüllt, die in der jeweiligen Listen-Nr. der Anlage der BKV als Berufskrankheit bezeichnet sind. Zu den Tatbestandsmerkmalen der Liste gehört auch ein darin etwa enthaltenes sogenanntes versicherungsrechtliches Tatbestandselement (z. B. Tätigkeitsaufgabe).
Ab diesem Zeitpunkt hat der Versicherte Anspruch auf Feststellung durch Verwaltungsakt, daß seine Krankheit eine Berufskrankheit ist. Diese Rechtsprechung hat besondere Bedeutung für die Lärmschwerhörigkeit und für die Pneumokoniosen. Die berufsgenossenschaftliche Praxis folgt der neuen Rechtsprechung des Bundessozialgerichtes[50].
Bei Berufskrankheiten wird der konkrete Zeitpunkt für den Beginn und die Berechnung der Leistungen zwecks erleichterter Feststellung gesondert bestimmt (§ 9 Abs. 5 SGB VII). Es gelten als Bezugspunkt alternativ nach dem Günstigkeitsprinzip entweder der Zeitpunkt des Beginns der Arbeitsunfähigkeit oder der Behandlungsbedürftigkeit oder der Beginn des Anspruchs auf Rentenleistungen.
Berufskrankheit ist nach der formalen Definition des § 9 Abs. 1 Satz 1 SGB VII eine Krankheit, welche die Bundesregierung durch Rechtsverordnung mit Zustimmung des Bundesrates in

---

[49] 2 RU 54/88 = BSG SozR 2200 § 551Nr. 35 = HVInfo 1989, S. 2430. Vgl. dazu: Lauterbach-Koch, UV-SGB VII, § 9 Rdnr. 50 ff mwN.; Mehrtens/Perlebach: Die Berufskrankheitenverordnung. § 9 SGB VII Rdnr. 6
[50] Rdschr. HVBG VB 38/92

der Anlage der BKV bezeichnet (Listensystem) und die Versicherte **infolge einer versicherten Tätigkeit** erleiden. Der Gesetzgeber folgt mit dieser Definition also dem Listen- oder Enumerationsprinzip, d. h., Berufskrankheiten können ausnahmslos nur Krankheiten sein, die in der Liste (Anlage der BKV) aufgeführt sind.

Andere als in der Berufskrankheitenliste aufgeführte Erkrankungen können im Einzelfall wie eine Berufskrankheit als Versicherungsfall anerkannt werden (§ 9 Abs. 2 SGB VII). Danach haben die Unfallversicherungsträger eine Krankheit, die nicht in der Rechtsverordnung bezeichnet ist oder bei der die dort bestimmten Voraussetzungen nicht vorliegen, wie eine Berufskrankheit als Versicherungsfall anzuerkennen, sofern in Zeiten der Entscheidung nach neuen Erkenntnissen die Voraussetzungen für eine Bezeichnung nach § 9 Abs. 1 Satz 2 SGB VII erfüllt sind.

Die Berufskrankheitenanzeige (§ 202 SGB VII) ist zu erstatten, wenn ein Arzt oder Zahnarzt den begründeten Verdacht hat, daß bei einem Versicherten eine Berufskrankheit oder eine Erkrankung nach § 9 Abs. 2 SGB VII besteht. Das ist der Fall, wenn der medizinische und versicherungsrechtliche Grundtatbestand der Listen-Nr. gegeben ist[51] und aufgrund der Umstände für den Versicherten der Eintritt eines späteren Leistungsfalles nicht ausgeschlossen werden kann. Im Zweifel sollte der Arzt anzeigen[52].
(Weitere Ausführungen zur Anzeigepflicht s. Abschn. 1.8.3)

1.9.2 Individualprävention: Geltungsbereich des § 3 BKV

Auch bereits vor Eintritt des Versicherungsfalles stehen den Trägern der Unfallversicherung zur Prävention alle Maßnahmen technischer und medizinischer Art, vor allem aber auch schadenverhütende Berufshilfe zur Verfügung (§ 3 BKV)[53].
Normzweck ist die Berufskrankheitenprophylaxe. Die Vorschrift dient der Verhütung von Gesundheitsschäden, insbesondere vor Eintritt des BK-Versicherungsfalles. Dafür stellt § 3 BKV Maßnahmen zur Vorbeugung der Krankheitsverhütung zur Verfügung. Sie sollen das Entstehen von Entschädigungs-

---

[51] Wortlaut des § 9 SGB VII s. Abschn. 1.10.1, S. 58
[52] Allgemein zu den rechtlichen Voraussetzungen für eine BK-Anzeige: Watermann: Arzt und Berufskrankheiten-Anzeige, in: Arbeitsmedizin, Sozialmedizin, Präventivmedizin 1984, S. 177
[53] Wortlaut des § 3 BKV, s. Abschn. 1.10.2, S. 63

ansprüchen verhindern oder die Auswirkung bereits eingetretener Versicherungsfälle beeinflussen. Der Einsatz dieser Präventionsmaßnahmen muß sich auf die Verhütung von Berufskrankheiten beziehen. Diejenigen Präventionsbemühungen, die auf die Verhütung sonstiger arbeitsmedizinisch relevanter Erkrankungen ausgerichtet sind, fallen nicht in den Schutzbereich der Norm. Daher kann die Vorschrift nicht auf die Prävention arbeitsbedingter Gesundheitsgefahren (s. § 14 Abs. 1 Satz 2 SGB VII) oder auf eine unspezifische Erkrankungsgefahr eines Unfallverletzten angewendet werden, auch nicht entsprechend.

Leistungen auf der Grundlage des § 3 BKV[54] kommen in Betracht, wenn die Gefahr besteht, daß eine Berufskrankheit oder eine Erkrankung nach § 9 Abs. 2 SGB VII entsteht, wiederauflebt oder sich verschlimmert. Das abstrakt-generelle Gesundheits- und Unfallrisiko, das die allgemeine oder spezielle arbeitsmedizinische Vorsorge veranlaßte, muß zur konkreten, individuellen Gefahr einer Berufskrankheit geführt haben.

Es ist somit eine **Kausalitätsprognose** erforderlich. Deren Voraussetzungen sind in der Rechtsprechung des Bundessozialgerichts und in der Litaratur umstritten. Das Bundessozialgericht hat den Begriff des „individuell erhöhten Risikos" eingeführt, das statistisch begründet wird. Das Schädigungsrisiko müsse im Einzelfall nicht unerheblich über jenes hinausgehen, welches zur Aufnahme in die Liste zur Anlage der BKV geführt hat[55].

Rechtsprechung und Literatur lassen sich zu folgender Formel für die Kausalitätsprognose bei § 3 BKV zusammenfassen: Gefahr im Sinne des § 3 BKV bedeutet die Eintrittswahrscheinlichkeit eines Krankheitsverlaufs, der bei fortgesetzter gefährdender Tätigkeit erwarten läßt, daß die berufliche (Mit-)Verursachung oder Verschlimmerung des Erkrankungsgeschehens im Sinne der BK-Liste nachzuweisen sein wird (im Sinne der Anforderungen des unfallversicherungsrechtlichen Kausalbegriffs).

---

[54] Zu § 3 BKV: Lauterbach -Koch, Unfallversicherung – SGB VII, § 9 Anh. III; Mehrtens/Perlebach, BkV G § 3
[55] BSG vom 25.10.1989, HV-Info 1990, 260, 264 „Delta-Virus"; vgl. auch BSG vom 22.03.1983, Rdschr. HVBG VB 3/84 „Dicker Asbestarbeiter"; BSG vom 05.08.1993, HV-Info 1993, 2314 „Getreidestaub". Das Bundessozialgericht definiert den Begriff „Gefahr" als „statistisch erhöhte Möglichkeit" des Entstehens oder der Verschlimmerung einer Berufskrankheit: BSG, Urteil vom 25.10.1989. Dagegen: Benz/Borsch-Galetke/Prieberer: Die allergische obstruktive Atemwegserkrankung (Nr. 4301 der Anlage 1 BKV) und § 3 BKV (Gefahrbegriff, Diagnosen, Präventivmaßnahmen), in: Die BG 1991, S. 667 ff

Versicherte, bei denen die Tätigkeitsaufgabe letztes Mittel zur Beseitigung der Gefahrenlage ist, können **Übergangsleistungen** erhalten (§ 3 Abs. 2 BKV). Die Übergangsleistungen haben den Zweck, den Versicherten zur Aufgabe der ihn gefährdenden Tätigkeit zu veranlassen. Diese Leistungen sollen dem Versicherten die durch die Tätigkeitsaufgabe verursachten wirtschaftlichen Nachteile ausgleichen[56].

Rentenleistungen wegen der Berufskrankheit dürfen bei der Entscheidung über die Höhe der Übergangsleistung nicht leistungsmindernd berücksichtigt werden (BSG vom 31.05.1996, BSGE 78, 261 = HV-Info 1996, 2204).

Die Anzeigepflicht des Arztes (§ 202 SGB VII) setzt den begründeten Verdacht des Arztes voraus, daß bei Versicherten eine Berufskrankheit **besteht**. Die Berufsgenossenschaften wünschen darüber hinaus eine rechtzeitige Information, wenn Befunde vorliegen, die sich nach arbeitsmedizinischer **Erfahrung zu einer Berufskrankheit entwickeln können**. Sie wollen rechtzeitig präventive Maßnahmen im Sinne des § 3 BKV einsetzen. Diesem Ziel dienen auch die in der Erprobung befindlichen BK-Beratungen durch bestimmte ermächtigte Ärzte. Daher schreibt **§ 9 Abs. 3 VBG 100** dem ermächtigten Arzt vor, der Berufsgenossenschaft rechtzeitig die Fälle mitzuteilen, bei denen er die Gefahr des Entstehens, Wiederauflebens und der Verschlimmerung einer Berufskrankheit sieht. Für diese Mitteilung ist die Einwilligung des Versicherten erforderlich. Ein Formblatt „Mitteilung und Vorschlag für Maßnahmen der Prävention bei Berufskrankheiten nach § 3 BKV"[57] liegt vor.

1.9.3 Information der Ärzte über das Ergebnis eines BK-Verfahrens

Der Betriebsarzt muß, um zur Verhütung, Früherkennung sowie zur Verhinderung des Wiederauflebens oder der Verschlimmerung von Berufskrankheiten beitragen zu können, über das Ergebnis eines Berufskrankheiten-Verfahrens unterrichtet sein. Unter diesen Voraussetzungen ist die Berufsgenossenschaft zur Weitergabe der Ergebnisse eines Berufskrankheiten-Verfahrens berechtigt (§ 69 Abs. 1 Nr. 1 SGB X in Verbindung mit

---

[56] Siehe Benz, Die Übergangsleistungen nach § 3 Abs. 2 und 3 BeKV, in: Die BG 1996, 496
[57] Vordruck A 7210, vgl. Anhang 3. Der Vordruck wird auf Anfrage von den Berufsgenossenschaften und ihren Landesverbänden zur Verfügung gestellt.

§ 22 Abs. 1 Nr. 1 SGB I). Liegen diese Voraussetzungen nicht vor oder geht es um die Information sonstiger, eine BK-Anzeige erstattender Ärzte, setzt die Information voraus, daß sich der Versicherte gegenüber der Berufsgenossenschaft mit der Weitergabe des Ergebnisses einverstanden erklärt hat.
Benötigt der über das Ergebnis informierte Arzt aus Gründen der Prävention oder Rehabilitation Untersuchungsbefunde, so sollte er diesen Wunsch der Berufsgenossenschaft übermitteln und zugleich eine Einwilligungserklärung des Versicherten beifügen, die dem Unfallversicherungsträger die Weitergabe der Daten ermöglicht.

1.9.4 Einschalten anderer Leistungsträger

Im Falle eines drohenden Beschäftigungsverbotes sollten die Betriebsärzte oder ermächtigten Ärzte rechtzeitig dem Kassenarzt Hinweise auf die Diagnose und die eventuell erforderlichen Rehabilitationsmaßnahmen geben, um dem Kassenarzt die nach den Rehabilitationsrichtlinien[58] vorgesehene Mitteilung an die gesetzliche Krankenversicherung zu ermöglichen. Die Mitteilung des Arztes bezieht sich auf die aus seiner Sicht bestehende Notwendigkeit, Rehabilitationsmaßnahmen einzuleiten.

Das Verfahren richtet sich noch nach den Rehabilitationsrichtlinien vom 17. Dezember 1975 und dem dazu zwischen den Bundesverbänden der Krankenkassen und der kassenärztlichen Vereinigung geschlossenen Vertrag nach § 368 r RVO vom 01. Juli 1976. Diese vertraglichen Regelungen gelten auf der Grundlage des Beschlusses des Bundesausschusses der Ärzte und Krankenkassen vom 12.01.1989 (BArbBl. 1989, Heft 3, S 67) bis zur Ergänzung der Rehabilitations-Richtlinien auf der Grundlage des § 92 SGB V weiter.

Neue Aspekte der Zusammenarbeit zwischen den Krankenkassen und den Unfallversicherungsträgern ergeben sich aus der im Anschluß an § 20 SGB V und § 14 Abs. 2 SGB VII geschlossenen „Rahmenvereinbarung der Spitzenverbände der gesetzlichen Krankenkassen und der Träger der gesetzlichen Unfallversicherung zur Zusammenarbeit bei der Verhütung arbeitsbedingter Gesundheitsgefahren"[59].

---

[58] Richtlinien des Bundesausschusses der Ärzte und Krankenkassen über Verträge nach § 368 r RVO vom 17. Dezember 1976 . BAnz 1976 Nr. 55
[59] veröffentlicht in: Die BG, 1998, 25 ff.; siehe dazu Coenen/Bindzius, Verhütung arbeitsbedingter Gesundheitsgefahren, in: Die BG, 1998, 24

1.10 Rechtsvorschriften in Auszügen

1.10.1 Siebtes Buch Sozialgesetzbuch (SGB VII)

§ 9 Berufskrankheit

(1) Berufskrankheiten sind Krankheiten, die die Bundesregierung durch Rechtsverordnung mit Zustimmung des Bundesrates als Berufskrankheiten bezeichnet und die Versicherte infolge einer den Versicherungsschutz nach §§ 2, 3 oder 6 begründenden Tätigkeit erleiden. Die Bundesregierung wird ermächtigt, in der Rechtsverordnung solche Krankheiten als Berufskrankheiten zu bezeichnen, die nach den Erkenntnissen der medizinischen Wissenschaft durch besondere Einwirkungen verursacht sind, denen bestimmte Personengruppen durch ihre versicherte Tätigkeit in erheblich höherem Grade als die übrige Bevölkerung ausgesetzt sind; sie kann dabei bestimmen, daß die Krankheiten nur dann Berufskrankheiten sind, wenn sie durch Tätigkeiten in bestimmten Gefährdungsbereichen verursacht worden sind oder wenn sie zur Unterlassung aller Tätigkeiten geführt haben, die für die Entstehung, die Verschlimmerung oder das Wiederaufleben der Krankheit ursächlich waren oder sein können. In der Rechtsverordnung kann ferner bestimmt werden, inwieweit Versicherte in Unternehmen der Seefahrt auch in der Zeit gegen Berufskrankheiten versichert sind, in der sie an Land beurlaubt sind.
(2) Die Unfallversicherungsträger haben eine Krankheit, die nicht in der Rechtsverordnung bezeichnet ist oder bei der die dort bestimmten Voraussetzungen nicht vorliegen, wie eine Berufskrankheit als Versicherungsfall anzuerkennen, sofern im Zeitpunkt der Entscheidung nach neuen Erkenntnissen der medizinischen Wissenschaft die Voraussetzungen für eine Bezeichnung nach Absatz 1 Satz 2 erfüllt sind.
(3) Erkranken Versicherte, die infolge der besonderen Bedingungen ihrer versicherten Tätigkeit in erhöhtem Maße der Gefahr der Erkrankung an einer in der Rechtsverordnung nach Absatz 1 genannten Berufskrankheit ausgesetzt waren, an einer solchen Krankheit und können Anhaltspunkte für eine Verursachung außerhalb der versicherten Tätigkeit nicht festgestellt werden, wird vermutet, daß diese infolge der versicherten Tätigkeit verursacht worden ist.
(4) Setzt die Anerkennung einer Krankheit als Berufskrankheit die Unterlassung aller Tätigkeiten voraus, die für die Entstehung, die Verschlimmerung oder das Wiederaufleben der

Krankheit ursächlich waren oder sein können, haben die Unfallversicherungsträger vor Unterlassung einer noch verrichteten gefährdenden Tätigkeit darüber zu entscheiden, ob die übrigen Voraussetzungen für die Anerkennung einer Berufskrankheit erfüllt sind.

(5) Soweit Vorschriften über Leistungen auf den Zeitpunkt des Versicherungsfalls abstellen, ist bei Berufskrankheiten auf den Beginn der Arbeitsunfähigkeit oder der Behandlungsbedürftigkeit oder, wenn dies für den Versicherten günstiger ist, auf den Beginn der rentenberechtigenden Minderung der Erwerbsfähigkeit abzustellen.

(6) Die Bundesregierung regelt durch Rechtsverordnung mit Zustimmung des Bundesrates
1. Voraussetzungen, Art und Umfang von Leistungen zur Verhütung des Entstehens, der Verschlimmerung oder des Wiederauflebens von Berufskrankheiten,
2. die Mitwirkung der für den medizinischen Arbeitsschutz zuständigen Stellen bei der Feststellung von Berufskrankheiten sowie von Krankheiten, die nach Absatz 2 wie Berufskrankheiten zu entschädigen sind; dabei kann bestimmt werden, daß die für den medizinischen Arbeitsschutz zuständigen Stellen berechtigt sind, Zusammenhangsgutachten zu erstellen sowie zur Vorbereitung ihrer Gutachten Versicherte zu untersuchen oder auf Kosten der Unfallversicherungsträger andere Ärzte mit der Vornahme der Untersuchungen zu beauftragen,
3. die von den Unfallversicherungsträgern für die Tätigkeiten der Stellen nach Nummer 2 zu entrichtenden Gebühren; diese Gebühren richten sich nach dem für die Begutachtung erforderlichen Aufwand und den dadurch entstehenden Kosten.

(7) Die Unfallversicherungsträger haben die für den medizinischen Arbeitsschutz zuständige Stelle über den Ausgang des Berufskrankheitenverfahrens zu unterrichten, soweit ihre Entscheidung von der gutachterlichen Stellungnahme der zuständigen Stelle abweicht.

(8) Die Unfallversicherungsträger wirken bei der Gewinnung neuer medizinisch-wissenschaftlicher Erkenntnisse insbesondere zur Fortentwicklung des Berufskrankheitenrechts mit; sie sollen durch eigene Forschung oder durch Beteiligung an fremden Forschungsvorhaben dazu beitragen, den Ursachenzusammenhang zwischen Erkrankungshäufigkeiten in einer bestimmten Personengruppe und gesundheitsschädlichen Einwirkungen im Zusammenhang mit der versicherten Tätigkeit aufzuklären.

(9) Die für den medizinischen Arbeitsschutz zuständigen Stellen dürfen zur Feststellung von Berufskrankheiten sowie von Krankheiten, die nach Absatz 2 wie Berufskrankheiten zu entschädigen sind, Daten erheben, verarbeiten oder nutzen sowie zur Vorbereitung von Gutachten Versicherte untersuchen, soweit dies im Rahmen ihrer Mitwirkung nach Absatz 6 Nr. 2 erforderlich ist; sie dürfen diese Daten insbesondere an den zuständigen Unfallversicherungsträger übermitteln. Die erhobenen Daten dürfen auch zur Verhütung von Arbeitsunfällen, Berufskrankheiten und arbeitsbedingten Gesundheitsgefahren verarbeitet oder genutzt werden. Soweit die in Satz 1 genannten Stellen andere Ärzte mit der Vornahme von Untersuchungen beauftragen, ist die Übermittlung von Daten zwischen diesen Stellen und den beauftragten Ärzten zulässig, soweit dies im Rahmen des Untersuchungsauftrages erforderlich ist.

§ 15 Unfallverhütungsvorschriften

(1) Die Unfallversicherungsträger erlassen als autonomes Recht Unfallverhütungsvorschriften über
1. Einrichtungen, Anordnung und Maßnahmen, welche die Unternehmer zur Verhütung von Arbeitsunfällen, Berufskrankheiten und arbeitsbedingten Gesundheitsgefahren zu treffen haben, sowie die Form der Übertragung dieser Aufgaben auf andere Personen,
2. das Verhalten der Versicherten zur Verhütung von Arbeitsunfällen, Berufskrankheiten und arbeitsbedingten Gesundheitsgefahren,
3. vom Unternehmer zu veranlassende arbeitsmedizinische Untersuchungen und sonstige arbeitsmedizinische Maßnahmen vor, während und nach der Verrichtung von Arbeiten, die für Versicherte oder für Dritte mit arbeitsbedingten Gefahren für Leben und Gesundheit verbunden sind,
4. Voraussetzungen, die der Arzt, der mit Untersuchungen oder Maßnahmen nach Nummer 3 beauftragt ist, zu erfüllen hat, sofern die ärztliche Untersuchung nicht durch eine staatliche Rechtsvorschrift vorgesehen ist,
5. die Sicherstellung einer wirksamen Ersten Hilfe durch den Unternehmer,
6. die Maßnahmen, die der Unternehmer zur Erfüllung der sich aus dem Gesetz über Betriebsärzte, Sicherheitsingenieure und andere Fachkräfte für Arbeitssicherheit ergebenden Pflichten zu treffen hat,
7. die Zahl der Sicherheitsbeauftragten, die nach § 22 unter Berücksichtigung der in den Unternehmen für Leben und

Gesundheit der Versicherten bestehenden arbeitsbedingten Gefahren und der Zahl der Beschäftigten zu bestellen sind.
In der Unfallverhütungsvorschrift nach Satz 1 Nr. 3 kann bestimmt werden, daß arbeitsmedizinische Vorsorgeuntersuchungen auch durch den Unfallversicherungsträger veranlaßt werden können.
(2) Soweit die Unfallversicherungsträger Vorschriften nach Absatz 1 Satz 1 Nr. 3 erlassen, können sie zu den dort genannten Zwecken auch die Erhebung, Verarbeitung und Nutzung von folgenden Daten über die untersuchten Personen durch den Unternehmer vorsehen:
1. Vor- und Familienname, Geburtsdatum sowie Geschlecht,
2. Wohnanschrift,
3. Tag der Einstellung und des Ausscheidens,
4. Ordnungsnummer,
5. zuständige Krankenkasse,
6. Art der vom Arbeitsplatz ausgehenden Gefährdungen
7. Art der Tätigkeit mit Angabe des Beginns und des Endes der Tätigkeit,
8. Angaben über Art und Zeiten früherer Tätigkeiten, bei denen eine Gefährdung bestand, soweit dies bekannt ist,
9. Datum und Ergebnis der ärztlichen Vorsorgeuntersuchungen; die Übermittlung von Diagnosedaten an den Unternehmer ist nicht zulässig,
10. Datum der nächsten regelmäßigen Nachuntersuchung,
11. Name und Anschrift des untersuchenden Arztes.
Soweit die Unfallversicherungsträger Vorschriften nach Absatz 1 Satz 2 erlassen, gelten Satz 1 sowie § 24 Abs. 1 Satz 3 und 4 entsprechend.
(3) Absatz 1 Satz 1 Nr. 1 bis 5 gilt nicht für die unter bergbehördlicher Aufsicht stehenden Unternehmen.
(4) Die Vorschriften nach Absatz 1 bedürfen der Genehmigung durch das Bundesministerium für Arbeit und Sozialordnung. Die Entscheidung hierüber wird im Benehmen mit den zuständigen obersten Verwaltungsbehörden der Länder getroffen. Soweit die Vorschriften von einem Unfallversicherungsträger erlassen werden, welcher der Aufsicht eines Landes untersteht, entscheidet die zuständige oberste Landesbehörde über die Genehmigung im Benehmen mit dem Bundesministerium für Arbeit und Sozialordnung.
(5) Die Unternehmer sind über die Vorschriften nach Absatz 1 zu unterrichten und zur Unterrichtung der Versicherten verpflichtet.

§ 16 Geltung bei Zuständigkeit anderer Unfallversicherungsträger und für ausländische Unternehmen

(1) Die Unfallverhütungsvorschriften eines Unfallversicherungsträgers gelten auch, soweit in dem oder für das Unternehmen Versicherte tätig werden, für die ein anderer Unfallversicherungsträger zuständig ist.

(2) Die Unfallverhütungsvorschriften eines Unfallversicherungsträgers gelten auch für Unternehmer und Beschäftigte von ausländischen Unternehmen, die eine Tätigkeit im Inland ausüben, ohne einem Unfallversicherungsträger anzugehören.

§ 17 Überwachung und Beratung

(1) Die Unfallversicherungsträger haben die Durchführung der Maßnahmen zur Verhütung von Arbeitsunfällen, Berufskrankheiten, arbeitsbedingten Gesundheitsgefahren und für eine wirksame Erste Hilfe in den Unternehmen zu überwachen sowie die Unternehmer und die Versicherten zu beraten. Sie können im Einzelfall anordnen, welche Maßnahmen Unternehmer oder Versicherte zu treffen haben
1. zur Erfüllung ihrer Pflichten aufgrund der Unfallverhütungsvorschriften nach § 15,
2. zur Abwendung besonderer Unfall- und Gesundheitsgefahren.

Absätze (2) – (5) nicht abgedruckt

§ 202 Anzeigepflicht von Ärzten bei Berufskrankheiten

Haben Ärzte oder Zahnärzte den begründeten Verdacht, daß bei Versicherten eine Berufskrankheit besteht, haben sie dies dem Unfallversicherungsträger oder der für den medizinischen Arbeitsschutz zuständigen Stelle in der für die Anzeige von Berufskrankheiten vorgeschriebenen Form (§ 193 Abs. 8) unverzüglich anzuzeigen. Die Ärzte oder Zahnärzte haben die Versicherten über den Inhalt der Anzeige zu unterrichten und ihnen den Unfallversicherungsträger und die Stelle zu nennen, denen sie die Anzeige übersenden. § 193 Abs. 7 Satz 3 und 4 gilt entsprechend.

1.10.2 Berufskrankheiten-Verordnung (BKV) vom 31. Oktober 1997 (BGBl. I S. 2623)

§ 1 und § 2 nicht abgedruckt

§ 3 Maßnahmen gegen Berufskrankheiten, Übergangsleistung

(1) Besteht für Versicherte die Gefahr, daß eine Berufskrankheit entsteht, wiederauflebt oder sich verschlimmert, haben die Unfallversicherungsträger dieser Gefahr mit allen geeigneten Mitteln entgegenzuwirken. Ist die Gefahr gleichwohl nicht zu beseitigen, haben die Unfallversicherungsträger darauf hinzuwirken, daß die Versicherten die gefährdende Tätigkeit unterlassen. Den für den medizinischen Arbeitsschutz zuständigen Stellen ist Gelegenheit zur Äußerung zu geben.
(2) Versicherte, die die gefährdende Tätigkeit unterlassen, weil die Gefahr fortbesteht, haben zum Ausgleich hierdurch verursachter Minderungen des Verdienstes oder sonstiger wirtschaftlicher Nachteile gegen den Unfallversicherungsträger Anspruch auf Übergangsleistungen. Als Übergangsleistung wird
1. ein einmaliger Betrag bis zur Höhe der Vollrente oder
2. eine monatlich wiederkehrende Zahlung bis zur Höhe eines Zwölftels der Vollrente längstens für die Dauer von fünf Jahren gezahlt. Renten wegen Minderung der Erwerbsfähigkeit sind nicht zu berücksichtigen.

§ 4 Mitwirkung der für den medizinischen Arbeitsschutz zuständigen Stellen

(1) Die für den medizinischen Arbeitsschutz zuständigen Stellen wirken bei der Feststellung von Berufskrankheiten und von Krankheiten, die nach § 9 Abs. 2 des Siebten Buches Sozialgesetzbuch wie Berufskrankheiten anzuerkennen sind, nach Maßgabe der Absätze 2 bis 4 mit.
(2) Die Unfallversicherungsträger haben die für den medizinischen Arbeitsschutz zuständigen Stellen über die Einleitung eines Feststellungsverfahrens unverzüglich schriftlich zu unterrichten; als Unterrichtung gilt auch die Übersendung der Anzeige nach § 193 Abs. 2 und 7 oder § 202 des Siebten Buches Sozialgesetzbuch. Die Unfallversicherungsträger beteiligen die für den medizinischen Arbeitsschutz zuständigen Stellen an dem weiteren Feststellungsverfahren; das nähere Verfahren können die Unfallversicherungsträger mit den für den medizinischen Arbeitsschutz zuständigen Stellen durch Vereinbarung regeln.
(3) In den Fällen der weiteren Beteiligung nach Absatz 2 Satz 2 haben die Unfallversicherungsträger vor der abschließenden Entscheidung die für den medizinischen Arbeitsschutz zu-

ständigen Stellen über die Ergebnisse ihrer Ermittlungen zu unterrichten. Soweit die Ermittlungsergebnisse aus Sicht der für den medizinischen Arbeitsschutz zuständigen Stellen nicht vollständig sind, können sie den Unfallversicherungsträgern ergänzende Beweiserhebungen vorschlagen; diesen Vorschlägen haben die Unfallversicherungsträger zu folgen.
(4) Nach Vorliegen aller Ermittlungsergebnisse können die für den medizinischen Arbeitsschutz zuständigen Stellen ein Zusammenhangsgutachten erstellen. Zur Vorbereitung dieser Gutachten können sie die Versicherten untersuchen oder andere Ärzte auf Kosten der Unfallversicherungsträger mit Untersuchungen beauftragen.

§ 5 Gebühren

(1) Erstellen die für den medizinischen Arbeitsschutz zuständigen Stellen ein Zusammenhangsgutachten nach § 4 Abs. 4, erhalten sie von den Unfallversicherungsträgern jeweils eine Gebühr in Höhe von 300 Deutsche Mark. Mit dieser Gebühr sind alle Personal- und Sachkosten, die bei der Erstellung des Gutachtens entstehen, einschließlich der Kosten für die ärztliche Untersuchung von Versicherten durch die für den medizinischen Arbeitsschutz zuständigen Stellen abgegolten.
(2) Ein Gutachten im Sinne des Absatzes 1 setzt voraus, daß der Gutachter unter Würdigung
1. der Arbeitsanamnese des Versicherten und der festgestellten Einwirkungen am Arbeitsplatz,
2. der Beschwerden, der vorliegenden Befunde und der Diagnose eine eigenständig begründete schriftliche Bewertung des Ursachenzusammenhangs zwischen der Erkrankung und den tätigkeitsbezogenen Gefährdungen unter Berücksichtigung der besonderen für die gesetzliche Unfallversicherung geltenden Bestimmungen vornimmt.

(§ 6 nicht abgedruckt)

§ 7 Berufskrankheitenanzeige

Für die Anzeige von Berufskrankheiten durch Unternehmer, Ärzte und Zahnärzte sind § 4 Abs. 2, § 5 Abs. 1 Satz 2 und § 6 sowie die Anlagen 2 und 3 der Berufskrankheiten-Verordnung vom 20. Juni 1968 (BGBl. I S. 721), die zuletzt durch Artikel 1 der Verordnung vom 18. Dezember 1992 (BGBl. I S. 2343) geändert worden ist, anzuwenden.

(§ 8 nicht abgedruckt)
(Anlage zur BKV nicht abgedruckt)

1.10.3 Unfallverhütungsvorschrift „Allgemeine Vorschriften" (VBG 1/GUV 0.1)

(in Auszügen abgedruck)

§ 2 Allgemeine Anforderungen

(1) Der Unternehmer hat zur Verhütung von Arbeitsunfällen Einrichtungen, Anordnungen und Maßnahmen zu treffen, die den Bestimmungen dieser Unfallverhütungsvorschrift und den für ihn sonst geltenden Unfallverhütungsvorschriften und im übrigen den allgemein anerkannten sicherheitstechnischen und arbeitsmedizinischen Regeln entsprechen. Soweit in anderen Rechtsvorschriften, insbesondere in Arbeitsschutzvorschriften, Anforderungen gestellt werden, bleiben diese Vorschriften unberührt.
(Absatz (2) nicht abgedruckt)

Verzeichnis der vom Hauptverband der gewerblichen Berufsgenossenschaften herausgegebenen Auswahlkriterien

Auswahlkriterien für die spezielle arbeitsmedizinische Vorsorge, ZH 1/600 (Oktober 1998), Ausschuß ARBEITSMEDIZIN beim Hauptverband der gewerblichen Berufsgenossenschaften e.V., Carl Heymanns Verlag KG, Luxemburger Str. 449, 50939 Köln.

Inhaltsverzeichnis (alphabetisch)

ZH 1 / 600.40a	Acrylnitril
ZH 1 / 600.0	Allgemeiner Teil
ZH 1 / 600.41	Arbeiten mit Absturzgefahr
ZH 1/600.35	Arbeitsaufenthalt im Ausland unter besonderen klimatischen und gesundheitlichen Belastungen
ZH 1 / 600.4	Arbeitsstoffe, die Hautkrebs oder zur Krebsbildung neigende Hautveränderungen hervorrufen (in Vorbereitung)
ZH 1 / 600.33	Aromatische Nitro- oder Aminoverbindungen
ZH 1 / 600.16	Arsen oder seine Verbindungen (mit Ausnahme des Arsenwasserstoffs)
ZH 1 / 600.26	Atemschutzgeräte
ZH 1 / 600.40b	Benzo(a)pyren
ZH 1 / 600.8	Benzol

ZH 1 / 600.40c	Beryllium
ZH 1 / 600.37	Bildschirmarbeitsplätze
ZH 1 / 600.43	Biotechnologie
ZH 1 / 600.2	Blei oder seine Verbindungen (mit Ausnahme der Bleialkyle)
ZH 1 / 600.3	Bleialkyle (Bleitetramethyl oder Bleitetraethyl)
ZH 1 / 600.44	Buchen- und Eichenholzstaub
ZH 1 / 600.40d	1,3-Butadien
ZH 1 / 600.32	Cadmium oder seine Verbindungen
ZH 1 / 600.40e	1-Chlor-2,3-epoxypropan (Epichlorhydrin)
ZH 1 / 600.15	Chrom-VI-Verbindungen
ZH 1 / 600.40f	Cobalt und seine Verbindungen
ZH 1 / 600.40g	Dimethylsulfat
ZH 1 / 600.5	Ethylenglykoldinitrat oder Glycerintrinitrat (Nitroglykol oder Nitroglycerin)
ZH 1 / 600.25	Fahr-, Steuer- und Überwachungstätigkeiten
ZH 1 / 600.34	Fluor oder seine anorganischen Verbindungen
ZH 1 / 600.1.1	Mineralischer Staub, Teil 1: Quarzhaltiger Staub
ZH 1 / 600.1.2	Mineralischer Staub, Teil 2: Asbestfaserhaltiger Staub
ZH 1 / 600.1.3	Mineralischer Staub, Teil 3: Keramikfaserhaltiger Staub
ZH 1 / 600.24	Hauterkrankungen (in Vorbereitung)
ZH 1 / 600.30	Hitzearbeiten
ZH 1 / 600.40h	Hydrazin
ZH 1 / 600.27	Isocyanate
ZH 1 / 600.21	Kältearbeiten
ZH 1 / 600.6	Kohlendisulfid (Schwefelkohlenstoff)
ZH 1 / 600.7	Kohlenmonoxid
ZH 1 / 600.20	Lärm
ZH 1 / 600.10	Methanol
ZH 1 / 600.28	Monochlormethan (Methylchlorid)
ZH 1 / 600.38	Nickel oder seine Verbindungen
ZH 1 / 600.23	Obstruktive Atemwegserkrankungen (in Vorbereitung)
ZH 1 / 600.12	Phosphor (weißer)
ZH 1 / 600.9	Quecksilber oder seine Verbindungen
ZH 1 / 600.22	Säureschäden der Zähne (nicht vorgesehen)
ZH 1 / 600.11	Schwefelwasserstoff
ZH 1 / 600.39	Schweißrauche
ZH 1 / 600.45	Styrol
ZH 1 / 600.42	Tätigkeiten mit Infektionsgefährdung
ZH 1 / 600.18	Tetrachlorethan oder Pentachlorethan
ZH 1 / 600.17	Tetrachlorethylen (Perchlorethylen) (Tetrachlorethen)
ZH 1 / 600.13	Tetrachlormethan (Tetrachlorkohlenstoff)
ZH 1 / 600.29	Toluol, Xylole
ZH 1 / 600.14	Trichlorethen
ZH 1 / 600.31	Überdruck
ZH 1 / 600.36	Vinylchlorid

2 Basisuntersuchungsprogramm (BAPRO)

2 Basisuntersuchungsprogramm (BAPRO)

2.1 Grundlagen

Die wesentliche Aspekte des betriebsärztlichen Handelns beziehen sich auf die Beurteilung arbeitsbedingter Gesundheitsgefahren, die Beratung des Unternehmers und des Arbeitnehmers sowie die arbeitsmedizinische Untersuchung.

Während dem Betriebsarzt (und/oder ermächtigten Arzt) für die arbeitsmedizinische Untersuchung bei besonderen Gesundheitsgefahren seit jeher „Berufsgenossenschaftliche Grundsätze" als Empfehlung für ein einheitliches Vorgehen zur Verfügung standen, fehlte dies für die sogenannte allgemeine arbeitsmedizinsche Vorsorge.

Das Basisuntersuchungsprogramm (BAPRO) schließt nunmehr diese Lücke und stellt eine Empfehlung zu Umfang und Dokumentation der **allgemeinen arbeitsmedizinischen Vorsorgeuntersuchung** dar. Selbstverständlich ist das BAPRO ebenso wie die GRUNDSÄTZE selbst keine Rechtsnorm.

Die Grundlage für das BAPRO ist in § 3 des Arbeitssicherheitsgesetzes (ASiG) enthalten. Zur Anwendung kommt es dann, wenn sich eine konkrete arbeitsmedizinische Fragestellung aufgrund der Gefährdungsbeurteilung, die der Unternehmer nach dem Arbeitsschutzgesetz zu veranlassen hat, ergibt.

Der Betriebsarzt wird im Rahmen einer arbeitsmedizinischen Untersuchung die Daten erheben, die sich in Abhängigkeit von der konkreten Fragestellung als notwendig für die Beurteilung der Gefährdung und die Beratung des Arbeitnehmers erweisen.

Mit dem BAPRO wird ein entscheidender Beitrag dazu geliefert, das Gesamtkonzept der arbeitsmedizinischen Vorsorge im Sinne eines modernen Gesundheitsschutzes bei der Arbeit weiter zu entwickeln: So dient arbeitsmedizinische Vorsorge dazu, Beschäftigte über die mit ihrer Arbeit verbundenen Risiken für ihre Gesundheit aufzuklären und zu beraten, die Früherkennung arbeitsbedingter Gesundheitsstörungen zu ermöglichen, Ursachen für arbeitsbedingte Erkrankungen aufzudecken, Erkenntnisse für notwendige Verbesserungen der Arbeits-

bedingungen zu gewinnen und Auswirkungen vorhandener oder drohender Gesundheitsgefahren zu begegnen.
Das BAPRO geht inhaltlich über den engen Ansatz der monokausal ausgerichteten Grundsatzuntersuchungen hinaus. Durch seinen standardisierten Aufbau bietet es die Möglichkeit der systematischen Erfassung und Dokumentation, um so Zusammenhänge zwischen Arbeitsbedingungen und möglichen Erkrankungen aufdecken zu können. Somit lassen sich mit Hilfe dieses ganzheitlich ausgerichteten arbeitsmedizinischen Vorsorgeinstrumentariums Häufungen von Erkrankungen in bestimmten Arbeitsbereichen erkennen. Die so auffälligen Tätigkeitsbereiche können dann einer betriebsinternen oder im Einzelfall denkbaren betriebsübergreifenden Auswertung zugeführt werden.
In Verbindung mit den **speziellen arbeitsmedizinischen Vorsorgeuntersuchungen** im Sinne der „Berufsgenossenschaftlichen Grundsätze" kann das BAPRO eine Hilfe sein, indem die dort immer wiederkehrenden Begriffe „Allgemeine Anamnese", „Arbeitsanamnese", „Beschwerden" näher ausgeführt werden. Ein weiterer Vorteil besteht darin, daß allgemeine und immer wiederkehrende Parameter der speziellen arbeitsmedizinischen Vorsorgeuntersuchungen, z. B. klinisch und laborchemische Untersuchungsbefunde, bereits im BAPRO enthalten sind, so daß nach Durchführung einer Basisuntersuchung nur noch die Spezifika der jeweiligen Grundsätze anzufügen sind.

2.2 Aufbau

Das BAPRO besteht aus:
(1) Erfassungsbogen für aktuelle Beschwerden
(2) Erfassungsbogen für Belastungen am Arbeitsplatz
(3) Anamnesebogen (Arbeits-, Sozial-, und Familienanamnese)
(4) Erhebungsbogen für die Krankheitsvorgeschichte
(5) Dokumentationsbogen für körperliche und med.-techn. Untersuchungsbefunde
(6) Epikrisebogen zur zusammenfassenden Bewertung.
Die vom Ausschuß Arbeitsmedizin empfohlene Form des BAPRO – beziehbar beim Verlag Kepnerdruck – ist nachfolgend abgedruckt.
Die Erfassungsbögen für Beschwerden und Belastungen (1+2) sind so gestaltet, daß sie ggf. vom Arbeitnehmer selbst ausgefüllt werden können. Für Anamnesebogen (3) und Krankheits-

vorgeschichte (4) stehen eigenständige Versionen für die Erst- bzw. die Nachuntersuchung zur Verfügung. Im Epikrisenbogen kann der Betriebsarzt die wesentlichen Daten zusammenfassen, so daß sich die Möglichkeit einer Verlaufsbeobachtung im Einzelfall wie auch über verschiedene Arbeitsbereiche hin eröffnet.

2.3 Muster

Angaben zur Person der/des Versicherten

Versicherungs-Nr. des Rentenversicherungsträgers | Tag Monat Jahr Geburtsdatum

Basisuntersuchungsprogramm

BAPRO

Familienname	Vorname
Geburtsname	Staatsangehörigkeit
Straße und Haus-Nr.	
Postleitzahl und Ort	Krankenkasse	Personal-Nr.

Anschrift des Arbeitgebers

Betriebs-Nr. des Arbeitsamtes | Mitglieds-Nr. des Betriebes beim Unfallversicherungsträger | Nr. des Unfallversicherungsträgers

Name

Straße und Haus-Nr.

Postleitzahl und Ort

Epikrise

Untersuchungsdatum: ☐☐☐☐☐☐   **Geschlecht:** ☐ 1 = männlich 2 = weiblich   **Alter:** ☐☐ Jahre

A. Anlaß der Untersuchung

☐ Allgemein. arbeitsmed. Vorsorgeuntersuchung
☐ Auf Veranlassung des Arbeitgebers
☐ Aufgrund sonstiger Rechtsvorschriften _____

☐ Arbeitsmed. Vorsorgeuntersuchung nach G-Nr.:
☐ Auf Wunsch des Arbeitnehmers
☐ Auf Veranlassung eines Sozialvers.-trägers _____

☐☐☐☐

☐ Sonstiges _____

B. Art der Untersuchung

G-Nr. / anderer Anlaß (= X)

Erstuntersuchung ☐☐☐☐☐   Nachuntersuchung ☐☐☐☐☐   Nachgehende Untersuchung ☐☐☐☐☐

C. Jetzige Tätigkeit

| Klartext | | seit | | | | Schlüssel der Bundesanstalt für Arbeit | | | |

D. Belastungen am Arbeitsplatz

	jetzige	frühere
Gefahrstoffe	☐	☐
Körperliche Schwerarbeit	☐	☐
Lärm	☐	☐
Sonstige physikalische Belastungen	☐	☐
Infektionsgefährdung	☐	☐
Atemwegbelastung	☐	☐
Hautbelastung	☐	☐
Belastungen durch die Körperhaltung	☐	☐
Nachtarbeit	☐	☐
Psychosoziale Belastungen	☐	☐
Sonstige Belastungen		

E. Diagnosen (in der Reihenfolge ihrer arbeitsmedizinischen Relevanz; Legende zu a) bis f) siehe unten)

Klartext	Schlüssel (ICD10)	a)	b)	c)	d)	e)	f)	Kommentar des Untersuchenden

Legende zu E:
a) Zusatz: 1 = z. Z. relevant; 2 = Zustand nach; 3 = z. Z. erscheinungsfrei
b) Diagnosesicherheit: 1 = gesicherte Diagnose; 2 = gesicherte Fremddiagnose; 3 = Vom Patienten mitgeteilte Diagnose; 4 = Verdacht auf
c) Schweregrad: 1 = gering; 2 = mittel; 3 = hoch
d) Einsatzfähigkeit: 1 = nicht einschränkend; 2 = nicht einschränkend unter bestimmten Voraussetzungen; 3 = befristet einschränkend; 4 = dauernd einschränkend
e) Gefährdung: 1 = nicht gefährdet am jetzigen Arbeitsplatz; 2 = nicht gefährdet unter bestimmten Voraussetzungen; 3 = erhöhtes Erkrankungs-/Unfallrisiko
f) Ursache: 1 = Arbeitsunfall; 2 = Berufskrankheit; 3 = wahrscheinlich durch die Arbeit beeinflußt; 4 = kein Zusammenhang mit der Arbeit

Basisuntersuchungsprogramm 73

F. Beurteilung

G-Nr.	anderer Anlaß	Beurteilung
☐ ☐ ☐ ☐	☐	☐ Keine gesundheitlichen Bedenken
☐ ☐ ☐ ☐	☐	☐ Keine gesundheitlichen Bedenken unter best. Voraussetzungen
☐ ☐ ☐ ☐	☐	☐ Dauernde gesundheitlichen Bedenken
☐ ☐ ☐ ☐	☐	☐ Befristete gesundheitliche Bedenken bis ☐☐☐☐ G-Nr. / anderer Anlaß ☐

Nächste Untersuchung:

G-Nr. ☐☐☐☐   G-Nr. ☐☐☐☐   G-Nr. ☐☐☐☐   G-Nr. ☐☐☐☐   anderer Anlaß ☐☐☐☐

G. Besondere Beratung
hinsichtlich Risikofaktoren, Erkrankungen, Unfallgefährdungen

	erforderlich	nicht erforderlich	Kommentar des Untersuchers
Risikofaktoren	☐	☐	
Herz-Kreislauf	☐	☐	
Muskel-Skelett	☐	☐	
Haut	☐	☐	
Verdauungsorgane	☐	☐	
Stoffwechsel	☐	☐	
Infektionen	☐	☐	
Neoplasie	☐	☐	
Gehör	☐	☐	
Sehvermögen	☐	☐	
Nervensystem / Psyche	☐	☐	
Sonstiges	☐	☐	

H. Berufliche Leistungsfähigkeit

☐ Einschränkung nicht zu erwarten   ☐ Einschränkung der allgemeinen Einsatzfähigkeit zu erwarten   ☐ Fortsetzung der derzeitigen Tätigkeit gefährdet

I. Maßnahmen

1. ☐ Technische Maßnahmen
2. ☐ Organisatorische Maßnahmen
3. ☐ Körperschutzmaßnahmen
4. ☐ Stufenweise Wiedereingliederung
5. ☐ Arbeitsplatzwechsel
6. ☐ weitere ärztliche Abklärung/Behandlung
7. ☐ arbeitsplatzbezogene Beratung des Arbeitnehmers
8. ☐ Beratung des Arbeitgebers
9. ☐ BK-Anzeige
10. ☐ Maßnahmen nach § 3 BKV
11. ☐ Rehabilitationsmaßnahmen
12. ☐ Umschulung
13. ☐ Sonstige Maßnahmen _____

Folgende Maßnahmen (bitte Ziffern eintragen)   empfohlen am ☐☐☐☐

Abschlußdatum ☐☐☐☐

Unterschrift/Stempel des beurteilenden Arztes/Institution

BAPRO

Jetzige Beschwerden
(in den vergangenen 12 Monaten bzw. seit der letzten Untersuchung)

Nachfolgend sind Beschwerden aufgelistet. Bitte kreuzen Sie an, ob Sie nie, gelegentlich oder häufig an diesen Beschwerden leiden und ob die Beschwerden bei der Arbeit stören.

☐ Erstuntersuchung   ☐ Nachuntersuchung

Beschwerden	nie	gelegentlich	häufig	Beschwerden stören bei der Arbeit	Kommentar des Untersuchers
1. Haut (Jucken, Rötungen, Ausschlag, erhöhte Lichtempfindlichkeit)	☐	☐	☐	☐	
2. Augentränen, -reizung	☐	☐	☐	☐	
3. Behinderte Nasenatmung, Niesen, Fließschnupfen	☐	☐	☐	☐	
4. Sehstörungen	☐	☐	☐	☐	
5. Hörstörungen	☐	☐	☐	☐	
6. Schwindelgefühl	☐	☐	☐	☐	
7. Herzjagen, Herzstolpern	☐	☐	☐	☐	
8. Schmerzen im Brustkorb	☐	☐	☐	☐	
9. Atemnot, Kurzatmigkeit	☐	☐	☐	☐	
10. Husten, Hustenreiz, Auswurf	☐	☐	☐	☐	
11. Heiserkeit	☐	☐	☐	☐	
12. Schmerzen in Nacken, Schultern, Armen, Händen	☐	☐	☐	☐	
13. Rückenschmerzen, Kreuzschmerzen	☐	☐	☐	☐	
14. Kribbeln, Pelzigkeit	☐	☐	☐	☐	
15. Schmerzen in Hüften, Beinen, Füßen	☐	☐	☐	☐	
16. Magenschmerzen, Bauchschmerzen	☐	☐	☐	☐	
17. Gewichtsverlust	☐	☐	☐	☐	
18. Übelkeit, Brechreiz	☐	☐	☐	☐	
19. Unverträglichkeit von Nahrungsmitteln	☐	☐	☐	☐	
20. Blut im Stuhl	☐	☐	☐	☐	
21. Durchfall oder Verstopfung	☐	☐	☐	☐	
22. Schwierigkeiten beim Wasserlassen	☐	☐	☐	☐	
23. Nervosität, innere Unruhe, Reizbarkeit	☐	☐	☐	☐	
24. Schweißausbrüche	☐	☐	☐	☐	
25. Konzentrationsschwäche	☐	☐	☐	☐	
26. Müdigkeit, Erschöpfung	☐	☐	☐	☐	
27. Schlafstörungen	☐	☐	☐	☐	
28. Kopfschmerzen	☐	☐	☐	☐	
29. Ohnmacht, Kollaps, Krampfanfälle	☐	☐	☐	☐	

Sonstige Beschwerden

30. _____	☐	☐	☐	☐	
31. _____	☐	☐	☐	☐	
32. _____	☐	☐	☐	☐	

Basisuntersuchungsprogramm

Belastungen am jetzigen Arbeitsplatz — BAPRO

Bitte kreuzen Sie an, ob Sie den folgenden Belastungen am Arbeitsplatz ausgesetzt sind, ggf. wie oft, und ob diese Belastungen zu Beschwerden führen.

Belastungen	nie	gelegentlich	häufig	Belastungen führen zu Beschwerden	Kommentar des Untersuchers
1. Einseitige Körperhaltung	☐	☐	☐	☐	
2. Arbeit im Stehen	☐	☐	☐	☐	
3. Gebeugte Arbeitshaltung	☐	☐	☐	☐	
4. Hocken oder Knien	☐	☐	☐	☐	
5. Überkopfarbeit	☐	☐	☐	☐	
6. Schweres Heben oder Tragen	☐	☐	☐	☐	
7. Umgang mit Gefahrstoffen	☐	☐	☐	☐	
8. Lösemittel	☐	☐	☐	☐	
9. Stäube	☐	☐	☐	☐	
10. Rauche, Gase, Dämpfe	☐	☐	☐	☐	
11. Hautbelastungen	☐	☐	☐	☐	
12. Hitze	☐	☐	☐	☐	
13. Kälte	☐	☐	☐	☐	
14. Nässe	☐	☐	☐	☐	
15. Arbeit im Freien, ungeschützt	☐	☐	☐	☐	
16. Zu geringe Beleuchtung	☐	☐	☐	☐	
17. Vibrationen	☐	☐	☐	☐	
18. Lärm	☐	☐	☐	☐	
19. Nachtarbeit	☐	☐	☐	☐	
20. Wechselschicht	☐	☐	☐	☐	
21. Arbeitsaufenthalte im Ausland	☐	☐	☐	☐	
22. Akkordarbeit	☐	☐	☐	☐	
23. Zeit- oder Termindruck	☐	☐	☐	☐	
24. Hohe Konzentrationsanforderungen	☐	☐	☐	☐	
25. Störungen des Arbeitsablaufs	☐	☐	☐	☐	
26. Unzufriedenheit bei der Arbeit	☐	☐	☐	☐	

Sonstige Belastungen

	nie	gelegentlich	häufig	Belastungen führen zu Beschwerden	Kommentar des Untersuchers
27. Nebentätigkeit _____	☐	☐	☐	☐	
28. _____	☐	☐	☐	☐	
29. _____	☐	☐	☐	☐	
30. _____	☐	☐	☐	☐	

BAPRO

Arbeitsanamnese – Sozialanamnese – Familienanamnese
(Erstuntersuchung)

Alle angegebenen bzw. aktenkundigen Erkrankungen eintragen. Bei Nachtrag Datum der Eintragung vermerken. Für Ergänzungen evtl. Einlegeblatt nutzen.

Arbeitsanamnese

1. Jetzige(r) Tätigkeit/Arbeitsplatz _____ seit ☐☐☐
2. Belastungen am jetzigen Arbeitsplatz _____
3. Schutzmaßnahmen (organisatorische/technische/persönliche) _____
4. Arbeitsplatzbeschreibung/ Gefährdungsanalyse   liegt vor ☐   liegt nicht vor ☐
5. Erlernter Beruf _____
6. Frühere Tätigkeiten/ Arbeitsplätze – von / bis _____

7. Arbeitsunfähigkeiten im letzten Jahr   ☐ keine   ☐ mehr als 3 x   ☐ länger als 6 Wo. _____
8. Arbeitsumsetzung aus gesundheitlichen Gründen   ☐ nein   ☐ ja (warum) _____
9. Arbeitsunfälle mit Folgeschäden   Art _____ Jahr _____
10. Anerkannte Berufskrankheit   ☐ nein   ☐ ja (welche) _____
11. Rente   ☐ nein   ☐ ja (warum) _____
12. MdE   ☐ nein   ☐ ja (wie hoch / %) _____
13. Sonstige Angaben _____

Sozialanamnese

1. Familienstand   ☐ verh.   ☐ ledig   ☐ gesch.   ☐ verw.
2. Geburtsjahr der Kinder _____
3. Sport   Häufigkeit/Woche _____ welcher _____
4. Schulabschluß   ☐ Haupt.   ☐ Realsch.   ☐ Abitur   ☐ ohne
5. Grad der Behinderung   ____ % (_____)
6. Sonstige Angaben _____

Familienanamnese

	nein/nicht bekannt	ja
1. Atopische Erkrankungen (Ekzem/Asthma/Fließschnupfen)	☐	☐
2. Zuckerkrankheit	☐	☐
3. Herz-, Kreislauferkrankungen	☐	☐
4. Krebserkrankungen	☐	☐
5. Seelische Leiden	☐	☐
6. Anfallsleiden	☐	☐
7. Sonstige Erkrankungen	☐	☐

Hausarzt

Name _____
Straße und Hausnummer _____
Postleitzahl und Ort _____

Krankheitsvorgeschichte *
(Erstuntersuchung)

BAPRO

Alle angegebenen bzw. aktenkundigen Erkrankungen eintragen. Bei Nachtrag Datum der Eintragung vermerken. Für Ergänzungen evtl. Einlegeblatt nutzen.

Erkrankungen (Diagnosen)	Kommentar des Untersuchers	nein/nicht bekannt	ja	Jahr
1. Augen		☐	☐	
2. Ohren		☐	☐	
3. Mund / Nase / Rachen		☐	☐	
4. Atemwege / Lungen		☐	☐	
5. Herz		☐	☐	
6. Kreislauf		☐	☐	
7. Nerven / Psyche		☐	☐	
8. Magen / Darm		☐	☐	
9. Leber / Galle / Bauchspeicheldrüse		☐	☐	
10. Nieren / Harnwege		☐	☐	
11. Gynäkologische Erkrankungen		☐	☐	
12. Hernien		☐	☐	
13. Stütz- und Bewegungsapparat		☐	☐	
14. Haut		☐	☐	
15. Stoffwechsel		☐	☐	
16. Infektionen		☐	☐	
17. Blut / bösartige Erkrankungen		☐	☐	
18. Unfälle mit Folgeschäden		☐	☐	
19. Krankenhausaufenthalte / Operationen		☐	☐	
20. Impfungen		☐	☐	

			nein	ja
21. Regelmäßige Medikamenteneinnahme / welche? _____			☐	☐
22. Rauchen / was? _____	pro Tag _____ seit/von _____ bis _____		☐	☐
23. Alkohol / Drogen / was? _____	pro Tag _____ seit/von _____ bis _____		☐	☐

* siehe Anhang: Krankheitsvorgeschichte

BAPRO

Arbeitsanamnese – Sozialanamnese – Familienanamnese
(Zwischenanamnese seit der letzten Untersuchung)

Alle angegebenen bzw. aktenkundigen Erkrankungen eintragen. Bei Nachtrag Datum der Eintragung vermerken. Für Ergänzungen evtl. Einlegeblatt nutzen.

Arbeitsanamnese

1. Jetzige(r) Tätigkeit/Arbeitsplatz _____ seit | | | |
2. Belastungen am jetzigen Arbeitsplatz _____
3. Schutzmaßnahmen (organisatorische/technische/persönliche) _____
4. Arbeitsplatzbeschreibung/ Gefährdungsanalyse   liegt vor ☐   liegt nicht vor ☐
5. Berufliche Weiterqualifikation _____
6. Tätigkeiten/Arbeitsplätze seit der letzten Untersuchung – von / bis _____

7. Arbeitsunfähigkeiten im letzten Jahr   ☐ keine   ☐ mehr als 3 x   ☐ länger als 6 Wo. _____
8. Arbeitsumsetzung aus gesundheitlichen Gründen   ☐ nein   ☐ ja (warum) _____
9. Arbeitsunfälle mit Folgeschäden   Art _____ Jahr _____
10. Anerkannte Berufskrankheit   ☐ nein   ☐ ja (welche) _____
11. Rente   ☐ nein   ☐ ja (warum) _____
12. MdE   ☐ nein   ☐ ja (wie hoch / %) _____
13. Sonstige Angaben _____

Sozialanamnese
(ggf. Änderungen eintragen)

Familienanamnese
(ggf. Änderungen eintragen)

Hausarzt
(ggf. Änderungen eintragen)

Name _____

Straße und Hausnummer _____

Postleitzahl und Ort _____

Krankheitsvorgeschichte *
(Zwischenanamnese seit der letzten Untersuchung)

BAPRO

Alle angegebenen bzw. aktenkundigen Erkrankungen eintragen. Bei Nachtrag Datum der Eintragung vermerken. Für Ergänzungen evtl. Einlegeblatt nutzen.

Erkrankungen (Diagnosen)	Kommentar des Untersuchers	nein/nicht bekannt	ja	Jahr
1. Augen		☐	☐	
2. Ohren		☐	☐	
3. Mund / Nase / Rachen		☐	☐	
4. Atemwege / Lungen		☐	☐	
5. Herz		☐	☐	
6. Kreislauf		☐	☐	
7. Nerven / Psyche		☐	☐	
8. Magen / Darm		☐	☐	
9. Leber / Galle / Bauchspeicheldrüse		☐	☐	
10. Nieren / Harnwege		☐	☐	
11. Gynäkologische Erkrankungen		☐	☐	
12. Hernien		☐	☐	
13. Stütz- und Bewegungsapparat		☐	☐	
14. Haut		☐	☐	
15. Stoffwechsel		☐	☐	
16. Infektionen		☐	☐	
17. Blut / bösartige Erkrankungen		☐	☐	
18. Unfälle mit Folgeschäden		☐	☐	
19. Krankenhausaufenthalte / Operationen		☐	☐	
20. Impfungen		☐	☐	

		nein	ja
21. Regelmäßige Medikamenteneinnahme / welche? _____		☐	☐
22. Rauchen / was? _____ pro Tag _____ seit/von _____ bis _____		☐	☐
23. Alkohol / Drogen / was? _____ pro Tag _____ seit/von _____ bis _____		☐	☐

* siehe Anhang: Krankheitsvorgeschichte

BAPRO — Körperliche Untersuchungsbefunde

Größe: _____ cm Gewicht: _____ kg Übergewicht: _____ % Broca
Blutdruck: ____ / ____ mm Hg Puls: _____ /min

	ja (auffällig)	nein	Kommentar des Untersuchers
Allgemeinzustand	☐	☐	_____
Konstitution	☐	☐	_____
Kopf	☐	☐	_____
Augen	☐	☐	_____
Äußere Ohren	☐	☐	_____
Trommelfell	☐	☐	_____
Nase / Septum	☐	☐	_____
Mundhöhle	☐	☐	_____
Gebiß	☐	☐	_____
Rachen	☐	☐	_____
Hals /Schilddrüse	☐	☐	_____
Lymphknoten	☐	☐	_____
Thorax	☐	☐	_____
Lunge	☐	☐	_____
Herz	☐	☐	_____
Abdomen	☐	☐	_____
Leber / Galle	☐	☐	_____
Nieren	☐	☐	_____
Bruchpforten	☐	☐	_____
Wirbelsäulenform	☐	☐	_____
WS-Beweglichkeit	☐	☐	_____
Rückenmuskulatur	☐	☐	_____
Schulter / Arme / Hände	☐	☐	_____
Hüften / Beine / Füße	☐	☐	_____
Gefäßsystem	☐	☐	_____
Haut	☐	☐	_____
Nervensystem	☐	☐	_____
Vegetativum	☐	☐	_____
Psyche	☐	☐	_____

Basisuntersuchungsprogramm

Medizinisch-technische Untersuchungsbefunde — **BAPRO**

	auffällig ja	nein	Kommentar des Untersuchers

Sehvermögen

Fernvisus
- ohne Sehhilfe rechts _____ links _____ bds. _____ ☐ ja ☐ nein _____
- mit Sehhilfe rechts _____ links _____ bds. _____ ☐ ja ☐ nein _____

Nahvisus
- ohne Sehhilfe rechts _____ links _____ bds. _____ ☐ ja ☐ nein _____
- mit Sehhilfe rechts _____ links _____ bds. _____ ☐ ja ☐ nein _____

Farbensinn ☐ ja ☐ nein _____

Hörvermögen

nicht durchgeführt

Audiogramm ☐ nicht durchgeführt ☐ ja ☐ nein _____

Lungenfunktion

- VC ☐ ☐ ☐ _____
- FEV_1 / IVC ☐ ☐ ☐ _____

Ruhe-EKG

☐ ☐ ☐ _____

Laboruntersuchungen

- BSG ☐ ☐ ☐ _____
- Kleines Blutbild ☐ ☐ ☐ _____
- Urinstatus (Mehrfachteststreifen) ☐ ☐ ☐ _____
- Klin.-chem. Labor ☐ ☐ ☐ _____

Erforderliche Zusatzuntersuchungen

_____	☐	☐	_____
_____	☐	☐	_____
_____	☐	☐	_____

G-Nr. * ☐☐ ☐☐ ☐☐

* 1 = Veranlassung aufgrund des Befundes
2 = Veranlassung aufgrund der Belastung

BAPRO

Anhang: Krankheitsvorgeschichte

Die Legende gibt Hinweise auf die Erkrankungen und Störungen und deren mögliche Lokalisation, nach denen bei der Erhebung der Krankheitsvorgeschichte **mindestens** zu fragen ist. Bei der Erstuntersuchung sind alle relevanten Vorerkrankungen zu erheben, bei Nachuntersuchungen die Erkrankungen seit der letzten Untersuchung.

Zu 1.:
a) Reizungen
b) Augeninnendruckerhöhung
c) höhergradige Sehstörung

Zu 2.:
a) Gehörgänge / Trommelfelle
b) Hörsturz
c) höhergradige Hörstörung

Zu 3.:
a) Zähne / Schleimhäute
b) Nasen- und -nebenhöhlenerkrankungen
c) Behinderte Nasenatmung/Fließschnupfen

Zu 4.:
a) chronische Bronchitis
b) allergische Atemwegserkrankungen
c) nicht allergisches Asthma bronchiale
d) Lungen / Rippenfellerkrankungen

Zu 5.:
a) Koronare Herzerkrankungen
b) Rhythmusstörungen
c) entzündliche Erkrankungen

Zu 6.:
a) Blutdruck
b) Durchblutungsstörung des Gehirns
c) Durchblutungsstörung der Arme und Beine
d) variköser Symptomkomplex

Zu 7.:
a) Krampfanfälle
b) Lähmungen /Sensibilitätsstörungen
c) Depressionen / Phobien / Versagenszustände

Zu 8.:
a) chronische Entzündungen
b) Geschwüre

Zu 9.:
a) Leberentzündung / Gelbsucht
b) Koliken
c) Chronische Bauchspeicheldrüsenerkrankungen

Zu 10.:
a) Nierenkoliken
b) chronische Nierenentzündungen
c) Blasenerkrankungen
d) Prostata-Erkrankungen

Zu 11.:
a) Brusterkrankungen
b) Unterleibserkrankungen
c) Schwangerschaftskomplikationen

Zu 13.:
a) Wirbelsäulenerkrankungen
b) Gelenkerkrankungen
c) Muskel- und Sehnenerkrankungen

Zu 14.:
a) Beugenekzeme in der Kindheit
b) Lichtempfindlichkeit
c) allergische Hauterkrankungen
d) degenerative Hauterkrankungen
e) Psoriasis

Zu 15.:
a) Gicht
b) Zuckerkrankheit
c) Fettstoffwechselstörung
d) Schilddrüsenerkrankung

Zu 16.:
a) erhöhte Infektanfälligkeit
b) durchgemachte Infektionserkrankungen

Zu 20.:
a) Tetanus
b) Polio
c) Diphtherie
d) Hepatitis A / Hepatitis B
e) sonstige

1 Berufsgenossenschaftliche Grundsätze für arbeitsmedizinische Vorsorgeuntersuchungen

G 1.1 Mineralischer Staub, Teil 1: Quarzhaltiger Staub

Bearbeitung: Ausschuß ARBEITSMEDIZIN, Arbeitskreis 4 „Berufsbedingte Gefährdung der Lunge", Bergbau-Berufsgenossenschaft, Bochum

1 **Anwendungsbereich**
Dieser Grundsatz gibt Anhaltspunkte für gezielte arbeitsmedizinische Vorsorgeuntersuchungen und deren Beurteilung, um Erkrankungen zu verhindern oder frühzeitig zu erkennen, die durch Einatmung von alveolengängigem Quarzstaub (einschließlich Cristobalit und Tridymit) entstehen können.
Hinweise für die Auswahl des zu untersuchenden Personenkreises geben die „Auswahlkriterien für die spezielle arbeitsmedizinische Vorsorge" (ZH 1/600.1.1).

2 **Untersuchungsarten**

2.1 **Erstuntersuchung**
vor Aufnahme einer Tätigkeit an einem Arbeitsplatz, an dem der Luftgrenzwert für alveolengängigen Quarzstaub nicht eingehalten wird oder andere Auswahlkriterien erfüllt sind

2.2 **Nachuntersuchungen**
während dieser Tätigkeit

2.3 **Nachgehende Untersuchung**
nur im Geltungsbereich der GesBergV

3 **Erstuntersuchung**

3.1 **Allgemeine Untersuchung**

3.1.1 **Feststellung der Vorgeschichte**
(allgemeine Anamnese, qualifizierte Arbeitsanamnese, Beschwerden, Rauchgewohnheiten)

3.1.2 Untersuchung im Hinblick auf die Tätigkeit

3.2 Spezielle Untersuchung
- Untersuchung der Atmungs- und Kreislauforgane
- Spirometrie (s. Anhang 1 „Lungenfunktionsprüfung") in begründeten Fällen andere oder weitere ergänzende Untersuchungen, z. B. bei Broca > 30% und < 40% ergänzende Lungenfunktionsprüfung (s. Anhang 1)
- Röntgenaufnahme des Thorax im Großformat mit Hartstrahltechnik in p.a.-Strahlengang bzw. Berücksichtigung eines derartigen Röntgenbildes nicht älter als 1 Jahr

3.3 Arbeitsmedizinische Kriterien

3.3.1 gesundheitliche Bedenken

3.3.1.1 dauernde gesundheitliche Bedenken
bei Personen mit Vorerkrankungen und/oder funktionellen Beeinträchtigungen insbesondere im Bereich des cardiopulmonalen Systems, bei denen durch die Exposition gegenüber alveolengängigen Quarzstaub eine klinisch relevante Verschlimmerung des Gesundheitszustandes zu erwarten ist.
Beispielhaft sind insbesondere zu nennen:
- erhebliche Störungen der Lungenfunktion und des Herz-Kreislauf-Systems
- chronische Bronchitis, Bronchialasthma, Lungenemphysem
- Pleuritis, chronische oder rezidivierende
- röntgenologisch faßbare Staublungen sowie andere fibrotische und granulomatöse Veränderungen der Lunge
- Mißbildungen, Geschwülste, chronische Entzündungen, Pleuraschwarten oder andere Schäden, die die Funktion der Luftwege oder der Lunge wesentlich beeinträchtigen oder die Entstehung von Erkrankungen des bronchopulmonalen Systems begünstigen
- Deformierungen des Brustkorbes oder der Wirbelsäule, sofern hierdurch die Atmung beeinträchtigt ist
- Zustand nach Lungenresektion oder -verletzungen mit Funktionsbeeinträchtigung der Brustorgane
- aktive, auch geschlossene Tuberkulose, ausgedehnte inaktive Tuberkulose
- reduzierter Ernährungs- und Kräftezustand, Übergewicht von mehr als 30% des Normalgewichts nach Broca (Körpergröße in cm minus 100 = kg Sollgewicht) sowie konstitutionelle Mängel und Schwächen

- manifeste oder vorzeitig zu erwartende Herzinsuffizienz, wie bei gesichertem Herzklappenfehler, anderen organischen Herzschäden oder nach erst kurze Zeit zurückliegenden Krankheiten, die erfahrungsgemäß häufig zu vorzeitiger Herzinsuffizienz führen können
- Bluthochdruck, insbesondere wenn dieser therapeutisch nicht einstellbar ist
- sonstige chronische Krankheiten, die die allgemeine Widerstandskraft herabsetzen

3.3.1.2 befristete gesundheitliche Bedenken
Personen wie unter 3.3.1.1, soweit eine Wiederherstellung zu erwarten ist

3.3.2 keine gesundheitlichen Bedenken unter bestimmten Voraussetzungen
Sind die in 3.3.1.1 genannten Erkrankungen oder körperlichen Beeinträchtigungen weniger ausgeprägt, so bleibt durch den untersuchenden Arzt zu prüfen, ob unter bestimmten Voraussetzungen eine Beschäftigung möglich ist. Hierbei wird gedacht an einen Einsatz im Bereich von Arbeitsplätzen mit nachgewiesener geringerer Konzentration von alveolengängigem Quarzstaub, an verkürzte Nachuntersuchungsfristen usw.

3.3.3 keine gesundheitlichen Bedenken
alle anderen Personen, soweit keine Beschäftigungsbeschränkungen bestehen (siehe 6.6.3)

4. Nachuntersuchungen

4.1 Nachuntersuchungsfristen

4.1.1 erste Nachuntersuchung
36 Monate

4.1.2 weitere Nachuntersuchungen
36 Monate

4.1.3 vorzeitige Nachuntersuchung
- nach mehrwöchiger Erkrankung oder körperlicher Beeinträchtigung, die Anlaß zu Bedenken gegen eine Weiterbeschäftigung gibt
- nach ärztlichem Ermessen in Einzelfällen (z. B. bei befristeten gesundheitlichen Bedenken)

– auf Wunsch eines Arbeitnehmers, der einen ursächlichen Zusammenhang zwischen seiner Erkrankung und seiner Tätigkeit am Arbeitsplatz vermutet

4.2 Allgemeine Untersuchung

4.2.1 Zwischenanamnese
(einschließlich qualifizierter Arbeitsanamnese)

4.2.2 Untersuchung im Hinblick auf die Tätigkeit

4.3 Spezielle Untersuchung
siehe 3.2
Bei der Beurteilung der Röntgenaufnahmen sind, soweit möglich, frühere Aufnahmen ebenfalls heranzuziehen

4.4 Arbeitsmedizinische Kriterien

4.4.1 gesundheitliche Bedenken

4.4.1.1 dauernde gesundheitliche Bedenken
– wie unter 3.3.1.1
– bei Personen mit röntgenologisch eindeutigen silikotischen Veränderungen der Lunge der Form p, q, r und der Streuung > 1/1 und/oder Hiluslymphknotenveränderungen (es)
- vor Vollendung des 30. Lebensjahres bei einer weniger als 10jährigen Tätigkeit an Arbeitsplätzen mit Einwirkung von silikogenem Staub
- vor Vollendung des 40. Lebensjahres bei einer weniger als 15jährigen Tätigkeit an Arbeitsplätzen mit Einwirkung von silikogenem Staub
- vor Vollendung des 50. Lebensjahres bei einer weniger als 20jährigen Tätigkeit an Arbeitsplätzen mit Einwirkung von silikogenem Staub

4.4.1.2 befristete gesundheitliche Bedenken
bei Personen wie unter 3.3.1.1, soweit eine Wiederherstellung zu erwarten ist

4.4.2 keine gesundheitlichen Bedenken unter bestimmten Voraussetzungen
Sind die in 3.3.1.1 genannten Erkrankungen bzw. Veränderungen weniger ausgeprägt, so bleibt durch den untersuchenden Arzt zu prüfen, ob unter bestimmten Voraussetzungen eine

G 1.1

Weiterbeschäftigung möglich ist. Hierbei wird gedacht an einen Einsatz im Bereich von Arbeitsplätzen mit nachgewiesener geringerer Konzentration alveolengängigen Quarzstaubs, verkürzte Nachuntersuchungsfristen usw.

4.4.3 keine gesundheitlichen Bedenken
alle anderen Personen, soweit keine Beschäftigungsbeschränkungen bestehen (siehe 6.6.3)

5 Nachgehende Untersuchungen
VBG 100 / GUV 0.6: entfällt
GesBergV: siehe dort § 2 Abs. 4 und § 3

6 Ergänzende Hinweise

6.1 Physikalisch-chemische Eigenschaften und MAK-Wert
Die kristallinen SiO_2-Modifikationen Quarz, Cristobalit und Tridymit werden als kristalline Kieselsäure bezeichnet. Alveolengängiger Staub, der freie kristalline Kieselsäure enthält, hat silikogene Wirkung. Dieser umfaßt ein Staubkollektiv, das ein Abscheidesystem passiert, das in seiner Wirkung der theoretischen Funktion eines Sedimentationsabscheiders entspricht, der Teilchen mit einem aerodynamischen Durchmesser von 5 µm zu 50% abscheidet.
MAK-Werte TRGS 900 (in der jeweils gültigen Fassung)
November 1997: Quarz (einschl. Cristobalit u. Tridymit)
0,15 A*) mg/m³

6.2 Vorkommen und Gefahrenquellen
Eine Vielzahl mineralischer Arbeitsstoffe und Hilfsstoffe bzw. industriell hergestellter Produkte enthält freie kristalline Kieselsäure, insbesondere Quarz. Bei der Gewinnung der Rohstoffe, ihrer Be- und Verarbeitung bzw. bei den Verfahren zur Herstellung der Produkte kann silikogener Staub entstehen. Industriebereiche mit Gefahrenquellen sind z. B.:
Berg- und Stollenbau (Vortrieb, Abbau, Förderung), Stein- und Bauindustrie (Bohren, Abbauen, Zerkleinern, Schneiden, Schleifen, Strahlen, Bauarbeiten unter Tage),
keramische Industrie (Herstellung von Porzellan, Steingut, Steinzeug, feuerfesten Erzeugnissen), Gießereiindustrie (Putzen, Formen und Strahlen)

---

*) A = alveolengängige Fraktion

6.3 **Aufnahme**
ausschließlich durch die Atemwege

6.4 **Wirkungsweise**
Die Wirkung von Quarzstaub (einschließlich Cristobalit und Tridymit) wird durch den Gehalt an freier Kieselsäure, die Menge und Rhytmik des in den Atemtrakt gelangenden Feinstaubes sowie die individuelle Disposition bestimmt. Im Alveolarbereich kommt es zu einem Kontakt zwischen SiO_2-Partikeln und Alveolarmakrophagen. Die phagozytierten Partikel führen zum Untergang der Makrophagen. Die dabei freigesetzten Partikel werden erneut phagozytiert und können dadurch ihre zellschädigende Wirkung wiederholen. Der Makrophagenzerfall gilt als Voraussetzung der retikulären und kollagenen Bindegewebsneubildung. Die Bindegewebsneubildung erfolgt im Lungeninterstitium meist knötchenförmig. Die Hiluslymphknoten sind ebenfalls oft betroffen. Charakteristisch ist die Schrumpfungstendenz der Silikoseknötchen, die zur Ausbildung des sogenannten perifokalen Emphysems führt. Durch Größenzunahme und Konfluenz zusammenliegender Knötchen kommt es zur Schwielenbildung mit Deformierungen im Bereich der Atemwege, Lungengefäße und Lymphbahnen.

6.5 **Krankheitsbild**
Das Krankheitsbild der Quarzstaublunge hängt von Art und Ausmaß der strukturellen und funktionellen Veränderungen ab. Abgesehen von der Lungentuberkulose stellen das chronisch unspezifische respiratorische Syndrom (CURS)**[)] und im Spätstadium das chronische Cor pulmonale die praktisch wichtigsten Folgen der Quarzstaublunge dar. Beim Silikosepatienten wird die Beschwerdetrias Luftnot, Husten und Auswurf meist maßgeblich durch die Schwere des CURS geprägt. Das gleiche gilt für den physikalischen Befund, z. B. von Atemnebengeräuschen und hypersonorem Klopfschall. Das CURS kann auch anderweitig als durch Silikose verursacht sein. Die schwere fortgeschrittene Silikose kann allein aufgrund restriktiver Ventilationsstörungen in seltenen Fällen zu Luftnot und chronischem Cor pulmonale führen.
Die Diagnose der Quarzstaublungenerkrankung wird bei entsprechender Arbeitsvorgeschichte aus dem Röntgenbild gestellt. Im Verlauf stellen sich die knötchenförmigen Fibrosierun-

---

**[)] Unter CURS werden verstanden: chronische Bronchitis, unspezifische bronchiale Atemwegserkrankungen, Lungenemphysem und ihre Kombinationen

gen als rundliche Schatten, Größe p, q, r, dar. Sie betreffen bevorzugt beide Lungenmäntel. Röntgenologsiche Kennzeichen der fortgeschrittenen Stadien sind Schwielen (A,B,C), die vorwiegend die Lungenoberlappen betreffen. Die drei röntgenologischen Stadien der „leichten", „mittelschweren" und „schweren" Silikose weisen nicht selten erhebliche Diskrepanzen zum subjektiven Befinden, dem physikalischen Befund und den lungenfunktionsanalytisch nachweisbaren Störungen auf. An Stelle der Bewertung eines „Schweregrades" der Silikose nach dem Röntgenbild ist die qualitative und quantitative Beschreibung der röntgenmorphologischen Veränderungen nach ILO Staublungenklassifikation vorzunehmen.

Pathophysiologisch interessieren bei der Silikose insbesondere der Nachweis einer restriktiven und/oder obstruktiven Ventilationsstörung, ventilatorischen Verteilungsstörung, Lungenüberblähung, Störung des respiratorischen Gasaustausches und/oder Druckerhöhung im Lungenkreislauf.

Die Quarzstaublungenerkrankung verläuft meist langsam progredient. Die Dauer der Exposition gegenüber silikogenem Staub bis zum Auftreten einer Silikose beträgt heute größenordnungsmäßig 15 Jahre und mehr. Sogenannte akute Silikosen mit einer Expositionsdauer von nur wenigen Jahren kommen vor. Quarzstaublungenveränderungen können auch nach Expositionsende auftreten bzw. fortschreiten. Gleichzeitig mit einer Silikose vorkommende Lungentuberkulosen verlaufen im allgemeinen relativ schwer und sind therapieresistenter als Tuberkulosen ohne Silikose.

6.6 Rechtsgrundlagen

6.6.1 Rechtsgrundlagen für spezielle arbeitsmedizinische Vorsorgeuntersuchungen
§ 28 Gefahrstoffverordnung (GefStoffV), Anhang VI,
§ 3 UVV „Arbeitsmedizinische Vorsorge" (VBG 100)
Anlage 1
§ 6 Gesundheitsschutz-Bergverordnung (GesBergV)

6.6.2 Berufskrankheit
§ 9 Abs. 1 Siebtes Buch Sozialgesetzbuch (SGB VII)
Nr. 4101 der Anlage zur Berufskrankheitenverordnung (BKV) „Quarzstaublungenerkrankung (Silikose)".
Nr. 4102 der Anlage zur Berufskrankheitenverordnung (BKV) „Quarzstaublungenerkrankung in Verbindung mit aktiver Lungentuberkulose (Siliko-Tuberkulose)"

6.6.3 Beschäftigungsbeschränkungen
§ 22 Jugendarbeitsschutzgesetz (JArbSchG) i.d.F. vom 24.02.1997 (BGBl. I S. 311)
§ 4 Mutterschutzgesetz (MuSchG) i.d.F. vom 17.01.1997 (BGBl. I S. 21) i.V.m.
§ 5 Abs. 1 Nr. 3 Mutterschutzrichtlinienverordnung (MuSchRiV) vom 15.04.1997 (BGBl. I S. 782)
§ 6 Gesundheitsschutz-Bergverordnung (GesBergV)

6.7 Literatur:
BAUER, H.-D.: Möglichkeiten zum Schutz gegen gesundheitsgefährliche Einwirkungen silikogener Stäube. Bergbau 4, 1979, 196-202
BOHLIG, H., HAIN, E., WOITOWITZ, H.-J.: Die ILO U/C 1971 Staublungenklassifikation und ihre Bedeutung für die Vorsorgeuntersuchung staubgefährdeter Arbeitnehmer. Prax. Pneumol. 26, 1972, 688-700
REICHEL, G: Die Silikose, in: Pneumokoniosen – Handbuch der Inneren Medizin, Band IV/1, 159-279 Berlin, Heidelberg, New York: Springer Verlag
SCHUTZ, A: Der MAK-Wert für Quarzfeinstaub unter dem Gesichtspunkt der Verhältnisse in der obertagigen Industrie Staub-Reinhalt Luft 31, 1971, 443-448
Auswahlkriterien für die spezielle arbeitsmedizinische Vorsorge, ZH1/600.1.1 „Mineralischer Staub, Teil 1: Quarzhaltiger Staub", Hauptverband der gewerblichen Berufsgenossenschaften, Köln: Carl Heymanns Verlag
Merkblatt Nr. C 1 a „Silikose". Brüssel: Merkblätter zu der Berufskrankheitenliste der Europäischen Gemeinschaften
VBG 48 Strahlarbeiten. Köln: Carl Heymanns Verlag

G 1.2 Mineralischer Staub, Teil 2: Asbestfaserhaltiger Staub

Bearbeitung: Ausschuß ARBEITSMEDIZIN, Arbeitskreis 4 „Berufsbedingte Gefährdung der Lunge", Bergbau-Berufsgenossenschaft, Bochum

1 Anwendungsbereich

Dieser Grundsatz gibt Anhaltspunkte für gezielte arbeitsmedizinische Vorsorgeuntersuchungen und deren Beurteilung, um Erkrankungen zu verhindern oder frühzeitig zu erkennen, die durch Einatmung von asbestfaserhaltigem Staub entstehen können.

Hinweise für die Auswahl des zu untersuchenden Personenkreises geben die „Auswahlkriterien für die spezielle arbeitsmedizinische Vorsorge" (ZH 1/600.1.2).

2 Untersuchungsarten

2.1 Erstuntersuchung
– im Falle von Abbruch-, Sanierungs- und Instandhaltungsarbeiten, wenn die Asbestfaserkonzentration von 15 000 Fasern/m^3 überschritten wird (s. TRGS 519)
– vor Aufnahme einer Tätigkeit an einem Arbeitsplatz, an dem chrysotilhaltiger Staub vorkommt

2.2 Nachuntersuchung
während dieser Tätigkeit

2.3 Nachgehende Untersuchungen
– nach Ausscheiden aus einer mindestens insgesamt 3monatigen Tätigkeit mit Überschreitung der Auslöseschwelle von asbestfaserhaltigem Staub
– im Falle von Abbruch-, Sanierungs- und Instandhaltungsarbeiten (s. auch TRGS 519)

3 Erstuntersuchung

3.1 Allgemeine Untersuchung

3.1.1 Feststellung der Vorgeschichte
(allgemeine Anamnese, qualifizierte Arbeitsanamnese, Rauchgewohnheiten, Beschwerden) wegen Larynxkarzinom besonders zu achten auf: anhaltende Heiserkeit (> 3 Wochen), Phonationsstörungen, Mißempfindungen, Alkoholanamnese

3.1.2 Untersuchung im Hinblick auf die Tätigkeit

3.2 Spezielle Untersuchung
– Untersuchung der Atmungs- und Kreislauforgane
– Funktionsanalyse zur Feststellung der Vitalkapazität und des Atemstoßwertes (s. Anhang 1 „Lungenfunktionsprüfung")
– Röntgenaufnahme des Thorax im Großformat mit Hartstrahltechnik in p.a.-Strahlengang bzw. Berücksichtigung eines derartigen Röntgenbildes nicht älter als 1 Jahr
– In begründeten Fällen (Lungen- und/oder Kehlkopf-Erkrankungen) andere oder weitere ergänzende Untersuchungen

3.3 Arbeitsmedizinische Kriterien

3.3.1 gesundheitliche Bedenken

3.3.1.1 dauernde gesundheitliche Bedenken
bei Personen mit Vorerkrankungen und/oder funktionellen Beeinträchtigungen insbesondere im Bereich des cardiopulmonalen Systems, bei denen durch die Exposition gegenüber asbestfaserhaltigem Staub eine klinisch relevante Verschlimmerung des Gesundheitszustandes zu erwarten ist.
Beispielhaft sind insbesondere zu nennen:
– erhebliche Störungen der Lungenfunktion und des Herz-Kreislauf-Systems
– chronische Bronchitis, Bronchialasthma, Lungenemphysem
– Pleuritis, chronische oder rezidivierende
– röntgenologisch faßbare Staublungen sowie andere fibrotische und granulomatöse Veränderungen der Lunge
– Mißbildungen, Geschwülste, chronische Entzündungen, Pleuraschwarten oder andere Schäden, die die Funktion der Luftwege oder der Lunge wesentlich beeinträchtigen oder die Entstehung von Erkrankungen des bronchopulmonalen Systems begünstigen
– Deformierungen des Brustkorbes oder der Wirbelsäule, sofern hierdurch die Atmung beeinträchtigt ist

- Zustand nach Lungenresektion oder -verletzungen mit Funktionsbeeinträchtigung der Brustorgane
- chronische Kehlkopferkrankung mit Funktionsbeeinträchtigung
- Zustand nach Neubildungen mit Stimmband- oder Kehlkopf-Teil-/Gesamt-Resektion bzw. Strahlentherapie
- aktive, auch geschlossene Tuberkulose, ausgedehnte inaktive Tuberkulose
- reduzierter Ernährungs- und Kräftezustand, Übergewicht von mehr als 30% des Normalgewichts nach Broca (Körpergröße in cm minus 100 = kg Sollgewicht) sowie konstitutionelle Mängel und Schwächen
- manifeste oder vorzeitig zu erwartende Herzinsuffizienz wie bei gesichertem Herzklappenfehler, anderen organischen Herzschäden oder nach erst kurze Zeit zurückliegenden Krankheiten, die erfahrungsgemäß häufig zu vorzeitiger Herzinsuffizienz führen können
- Bluthochdruck, insbesondere wenn dieser therapeutisch nicht einstellbar ist
- sonstige chronische Krankheiten, die die allgemeine Widerstandskraft herabsetzen

3.3.1.2 befristete gesundheitliche Bedenken
Personen wie unter 3.3.1.1, soweit eine Wiederherstellung zu erwarten ist

3.3.2 keine gesundheitlichen Bedenken unter bestimmten Voraussetzungen
Sind die in 3.3.1.1 genannten Erkrankungen oder körperlichen Beeinträchtigungen weniger ausgeprägt, so bleibt durch den untersuchenden Arzt zu prüfen, ob unter bestimmten Voraussetzungen eine Beschäftigung möglich ist. Hierbei wird gedacht an verkürzte Nachuntersuchungsfristen usw.
Im Einzelfall sind Angaben über die Höhe der Exposition gegebenenfalls durch meßtechnische Überprüfung des Arbeitsplatzes zu machen (vgl. § 18 GefStoffV „Überwachungspflicht").

3.3.3 keine gesundheitlichen Bedenken
alle anderen Personen, soweit keine Beschäftigungsbeschränkungen bestehen (siehe 6.6.3)

4. Nachuntersuchungen

4.1 Nachuntersuchungsfristen

4.1.1 Regelmäßige Nachuntersuchungen
12–36 Monate
je nach Expositionsbeginn (Latenzzeit)
- im allgemeinen sind nach bisheriger Erfahrung bis 15 Jahre nach Expositionsbeginn Nachuntersuchungen im Abstand von 36 Monaten ausreichend
- bei mehr als 15 Jahren nach Expositionsbeginn sind, in Abhängigkeit von der kumulativen Expositionshöhe und dem Befund, kürzere Nachuntersuchungsfristen (unter 36 Monate) in Betracht zu ziehen

4.1.2 vorzeitige Nachuntersuchung
- nach mehrwöchiger Erkrankung oder körperlicher Beeinträchtigung, die Anlaß zu Bedenken gegen eine Weiterbeschäftigung gibt
- nach ärztlichem Ermessen in Einzelfällen (z. B. bei befristeten gesundheitlichen Bedenken)
- auf Wunsch eines Arbeitnehmers, der einen ursächlichen Zusammenhang zwischen seiner Erkrankung und seiner Tätigkeit am Arbeitsplatz vermutet

4.2 Allgemeine Untersuchung

4.2.1 Zwischenanamnese (einschließlich qualifizierter Arbeitsanamnese)
siehe 3.1.1

4.2.2 Untersuchung im Hinblick auf die Tätigkeit

4.3 Spezielle Untersuchung
siehe 3.2
Zusätzlich:
Individuell kann die Anfertigung von Seit- und/oder Schrägaufnahmen (RAO und LAO 35–40°) angezeigt sein. Die Entscheidung muß abhängig gemacht werden von
- der ärztlichen Indikation
- der p.a.-Aufnahme
- Latenzzeit (> 15 Jahre)
- Dauer und Höhe der Exposition
- inhalativen Rauchgewohnheiten
- und Voraufnahmen

G 1.2

Wenn die röntgenologischen Befunde der konventionellen Thoraxaufnahmen hinsichtlich ihrer Morphologie keine eindeutige Aussage zulassen, kann die Anfertigung eines Computertomogramms des Thorax (HRCT) indiziert sein. Der ermächtigte Arzt hat dazu vorher einen Zweitbeurteiler zu hören (Verzeichnis bei ZAs bzw. Landesverbände), der die Entscheidung trifft. Die Veranlassung der Untersuchung erfolgt durch den ermächtigten Arzt.

Besteht der begründete Verdacht auf Vorliegen einer malignen Erkrankung, sind weitergehende Untersuchungen ohne Einschaltung eines Zweitbeurteilers zu veranlassen. Die Kosten trägt zunächst die Krankenversicherung.

4.4 Arbeitsmedizinische Kriterien

4.4.1 gesundheitliche Bedenken

4.4.1.1 dauernde gesundheitliche Bedenken
Personen wie unter 3.3.1.1

4.4.1.2 befristete gesundheitliche Bedenken
Personen wie unter 3.3.1.1, soweit eine Wiederherstellung zu erwarten ist

4.4.2 keine gesundheitlichen Bedenken unter bestimmten Voraussetzungen

Sind die in 3.3.1.1 genannten Erkrankungen bzw. Veränderungen weniger ausgeprägt, so bleibt durch den untersuchenden Arzt zu prüfen, ob unter bestimmten Voraussetzungen eine Weiterbeschäftigung möglich ist.
Dies gilt auch
– bei einer anzeigepflichtigen Asbestfibrose der Lungen
– bei anzeigepflichtigen asbestinduzierten pleuralen Veränderungen
– bei anzeigepflichtigen asbestassoziierten Kehlkopferkrankungen
  bis zum Abschluß des BK-Feststellungsverfahren (siehe auch Merkblatt zur BK Nr. 4103)
Als Voraussetzungen kommen verkürzte Nachuntersuchungsfristen in Betracht.
Im Einzelfall sind Angaben über die Höhe der Exposition gegebenenfalls durch meßtechnische Überprüfung des Arbeitsplatzes zu machen (vgl. auch § 18 GefStoffV).

4.4.3 keine gesundheitlichen Bedenken
alle anderen Personen, soweit keine Beschäftigungsbeschränkungen bestehen (siehe 6.6.3)

5 Nachgehende Untersuchungen
Voraussetzung:
- Ausscheiden aus einer mindestens insgesamt 3monatigen Tätigkeit mit Überschreitung der Auslöseschwelle von asbestfaserhaltigem Staub
- Ausscheiden aus Abbruch-, Sanierungs- und Instandhaltungsarbeiten, wenn die Asbestfaserkonzentration von 15 000 Fasern/m^3 überschritten war (s. auch TRGS 519)

Untersuchungsfristen:
- bis 15 Jahre nach Expositionsbeginn: vor Ablauf von 60 Monaten
- mehr als 15 Jahre nach Expositionsbeginn: 12–36 Monaten in Abhängigkeit von der kumulativen Expositionshöhe und dem Befund

Untersuchungsumfang: siehe 4.2 und 4.3

6 Ergänzende Hinweise

6.1 Physikalisch-chemische Eigenschaften
Asbest ist ein Sammelbegriff für faserförmig kristallisierte silikatische Mineralien, aus denen sich durch Aufbereitung technisch verwendbare Fasern gewinnen lassen. Die verschiedenen Asbestarten können beim Menschen bösartige Tumore (Karzinome und Mesotheliome) erzeugen.
Bei „Abbruch-, Sanierungs- und Instandhaltungsarbeiten" werden, gestützt auf die Annahme des ungünstigsten Falles, zunächst alle Schutzmaßnahmen nach der Gefahrstoffverordnung gefordert. Ausnahmen werden zugelassen, wenn die Ermittlungen und die Überwachung nach §§ 16 und 18 GefStoffV ergeben haben, daß die Asbestfaserkonzentration am Arbeitsplatz < 15 000 F/m^3 liegt (siehe TRGS 519).

6.2 Vorkommen und Gefahrenquellen
Nach § 15 der Gefahrstoffverordnung besteht ein Herstellungs- und Verwendungsverbot für Asbest. Nach §§ 15 Abs. 1 und 15a Abs. 1 in Verbindung mit Anhang IV Nr. 1 Abs. 1 sind Ausnahmen geregelt. Hinsichtlich der Übergangsvorschriften wird auf § 54 der Gefahrstoffverordnung verwiesen. Die bedeutendsten und für den Abbau wichtigsten Vorkommen an Asbest lagen vor Eintritt des Herstellungs- und Verwendungs-Verbotes in der früheren Sowjetunion, in Kanada und

in Südafrika. Etwa 93% aller gewonnenen Asbeste waren Chrysotil. Bei der Aufbereitung von Asbestmineralien, dem Transportieren und Lagern von Rohasbest (Asbestfasern) sowie bei der Herstellung und der Be- und Verarbeitung asbesthaltiger Produkte entstanden Asbestfasern.
Industriezweige mit Gefahrenquellen sind bzw. waren zum Beispiel:
Asbesttextilindustrie (Garne, Gewebe, Seile)
Asbestzementindustrie (Platten, Rohre)
Bauindustrie (Bearbeitung von Asbestzementprodukten)
Chemische Industrie (Füllstoffe für Farben und Dichtungsmassen, Kunstharzpreßmassen, Thermoplaste, Gummiartikel)
Isolieren (als Wärme-, Schall- und Feuerschutz)
Papierindustrie (Asbestpapiere und -pappen)
Reibbelagindustrie (Brems- und Kupplungsbeläge)
Schiffs- und Waggonbau

6.3 Aufnahme
ausschließlich durch die Atemwege

6.4 Wirkungsweise
Die Wirkungsweise wird bestimmt durch den Gehalt an Asbest (Chrysotil, Krokydolith, Amosit, Antophyllit, Aktinolith, Tremolit), die Dosis und Dauer des in den Atemtrakt gelangenden Faserstaubes sowie durch die individuelle Disposition. Fasern bis zu 400 µm Länge bevorzugen den direkten Weg in die Lungenuntergeschosse. Von Länge, Durchmesser und Form der Asbestfasern hängt es ab, ob es zu einer Deposition in den Alveolen, den peripheren oder zentralen Atemwegen, einschließlich des Kehlkopfes oder zu einer Penetration in den Pleurabereich sowie zur Phagozytose und Zellschädigung kommt.
Im Rahmen zellulärer Abwehrreaktionen kommt es zur Bildung von Asbestkörperchen, die im Auswurf und im Lungengewebe nachweisbar sein können. Der fibrogene Effekt eingeatmeter Asbestfasern wird auf eine direkte Zellschädigung in Wiederholung sowie auf diskrete, schwelende Entzündungsprozesse zurückgeführt. Die unmittelbare Folge ist eine peribronchiale und perivasale diffus verteilte Bindegewebsneubildung. Sie führt zu einer Verödung der dem Gasaustausch dienenden Lungenbläschen mit entsprechenden restriktiven Störungen der Ventilation und einer Beeinträchtigung des alveolären Gasaustausches. Diese Veränderungen werden Asbestlungenfibrose oder Asbestose genannt. Durch die Pleuradrift (Pleurotropie) können sich an der Pleura eine diffuse Fibrose und hy-

aline und verkalkende Plaques ausbilden. Auch Rippenfellergüsse („Asbestpleuritis") werden beobachtet und können Hinweise auf ein begleitendes Mesotheliom sein.
Asbestexponierte Personen weisen eine erhöhte Häufigkeit von Bronchialkarzinomen und Mesotheliomen des Rippen- und Bauchfells und Perikards auf. Dies scheint für das Mesotheliom nach Exposition gegenüber Krokydolith am stärksten ausgeprägt zu sein. Für die Entstehung eines Mesothelioms kann bereits eine kurze Expositionszeit ausreichend sein. Bei Larynxkarzinomen infolge Asbestexposition werden Expositionszeiten von weniger als 10 Jahren selten angegeben (Konetzke, 1994). Bei Inhalation von Zigarettenrauch ist die multiplikative Zunahme des Risikos, nach Asbestfaserexposition an einem Lungenkrebs zu erkranken, zu beachten.

6.5 Krankheitsbild

Das Krankheitsbild der Asbestlungenfibrose hängt in der Regel vom Ausmaß der anatomischen Veränderungen ab. Komplikationen können das Krankheitsbild wesentlich beeinträchtigen. Am Beginn bestehen restriktive Funktionsstörungen. Die chronische Bronchitis mit oder ohne Obstruktion und die pulmonale Hypertension mit dem chronischen Cor pulmonale, Bronchiektasen und bronchopneumonische Prozesse stellen die praktisch wichtigsten Folgen der Asbestose dar. Daneben ist auf Pleuraverdickungen, -ergüsse, -plaques besonders zu achten. Pleuraergüsse treten häufig als Begleiterkrankung von Mesotheliomen auf. Sie können aber auch der Manifestation eines Mesothelioms langzeitig vorausgehen.
Bei Asbestosepatienten wird die Beschwerdetrias Reizhusten, Luftnot und Auswurf maßgeblich durch das Ausmaß der Lungenfibrose und die Schwere der chronischen Bronchitis geprägt. Das gleiche gilt für den Auskultationsbefund z. B. von feinblasigen Rasselgeräuschen (Knisterrasseln) und trockenen Atemnebengeräuschen. Die Diagnose der Asbeststaublungenerkrankung wird bei entsprechender Arbeitsvorgeschichte aus dem Röntgenbild gestellt.
Daneben kommt es in den fortgeschrittenen Stadien zu Schrumpfungserscheinungen im Bereich der am stärksten fibrotisch veränderten Lungenabschnitte. Die drei röntgenologischen Stadien der „leichten", „mittelschweren" und „schweren" Asbestose weisen nicht selten erhebliche Diskrepanzen zum subjektiven Befinden, dem physikalischen Befund und den lungenfunktionsanalytisch nachweisbaren Störungen auf. Zu Beginn finden sich röntgenologisch feine, unregelmäßige oder lineare Schatten der Größen s, t oder u der ILO Staublun-

G 1.2

genklassifikation mit einer Streuung 1/0 bis 1/1, bevorzugt in beiden Mittel- und Unterfeldern.
An Stelle der röntgenologischen Einteilung nach „Schweregraden" der Asbestose nach dem Röntgenbild ist daher die semiquantitative Beschreibung der röntgenmorphologischen Veränderungen nach der ILO Staublungenklassifikation vorzuziehen.
Pathophysiologisch interessieren bei der Asbestlungenfibrose insbesondere der Nachweis einer restriktiven und/oder obstruktiven Ventilationsstörung, Störung des respiratorischen Gasaustausches, ventilatorischen Verteilungsstörung, Lungenüberblähung und/oder Druckerhöhung im Lungenkreislauf.
Die Asbestlungenfibrose verläuft meist langsam progredient. In Fällen mit einer entschädigungspflichtigen Asbestose konnte eine Expositionsdauer gegenüber asbestfaserhaltigem Staub meist von mehreren Jahren ermittelt werden. Asbestoseerkrankungen mit einer Expositionsdauer von weniger als einem Jahr sind bei langer Latenzzeit nachgewiesen worden. Eine Asbestlungenfibrose kann auch nach Expositionsende auftreten bzw. fortschreiten. In der Regel beträgt die Latenzdauer für durch Asbestfaserstaub verursachte Bronchialkarzinome und Mesotheliome mehr als 10 Jahre. Mesotheliome können schon nach vergleichsweise geringer und kurzzeitiger Exposition induziert werden.
Für asbestfaserverursachte Bronchialkarzinome wird die kumulative Asbestfaserstaubdosis bei 25 Faserjahren und mehr als wesentlich angesehen. Als besondere, durch Asbestfasern verursachte, nicht bösartige Erkrankungen der Pleura sind insbesondere anzusehen:
– bindegewebige (hyaline) Pleuraplaques
– verkalkte Pleuraplaques
– insbesondere beidseitige diffuse Pleurafibrose
– Pleuraerguß ohne/mit bindegewebig-schwartigen Veränderungen (Hyalinosis complicata)
Das asbestverursachte Larynxkarzinom weist klinisch und diagnostisch keine wesentlichen Unterscheidungsmerkmale gegenüber Larynxkarzinomen anderer Ätiologien auf. Die Erkrankung beginnt mit Heiserkeit, Schluckbeschwerden und Fremdkörpergefühl. Später kommen Luftnot bzw. Halslymphknotenschwellungen hinzu. Die Diagnosesicherung erfolgt u.a. mittels Kehlkopfspiegelung und bioptischer Verfahren zur histologischen Differenzierung. Meist handelt es sich um verhornende Plattenepithelkarzinome, seltener um gering oder undifferenzierte Karzinome.

6.6 Rechtsgrundlagen

6.6.1 Rechtsgrundlagen für spezielle arbeitsmedizinische Vorsorgeuntersuchungen

§ 28 Gefahrstoffverordnung (GefStoffV), Anhang IV Nr. 1 und Anhang VI

§§ 3, 15 UVV „Arbeitsmedizinische Vorsorge" (VBG 100), Anlage 1

§ 6 der Gesundheitsschutz-Bergverordnung (GesBergV)

TRGS 519 Asbest Abbruch-, Sanierungs- oder Instandhaltungsarbeiten

6.6.2 Berufskrankheit

§ 9 Abs. 1 Siebtes Buch Sozialgesetzbuch (SGB VII)

Nr. 4103 der Anlage zur Berufskrankheitenverordnung (BKV) „Asbeststaublungenerkrankung (Asbestose) oder durch Asbeststaub verursachte Erkrankungen der Pleura".

Nr. 4104 der Anlage zur Berufskrankheitenverordnung (BKV) „Lungenkrebs und/oder Kehlkopfkrebs
- in Verbindung mit Asbeststaublungenerkrankung (Asbestose)
- in Verbindung mit durch Asbeststaub verursachter Erkrankung der Pleura oder
- bei Nachweis der Einwirkung einer kumulativen Asbestfaserstaub-Dosis am Arbeitsplatz von mindestens 25 Faserjahren"

Nr. 4105 der Anlage zur Berufskrankheitenverordnung (BKV) „Durch Asbest verursachtes Mesotheliom des Rippenfells und des Bauchfells und des Perikards".

6.6.3 Beschäftigungsbeschränkungen

TRGS 519 Asbest Abbruch-, Sanierungs- oder Instandhaltungsarbeiten

§ 22 Jugendarbeitsschutzgesetz (JArbSchG) i.d.F. vom 24.02.1997 (BGBl. I S. 311)

§ 4 Mutterschutzgesetz (MuSchG),i.d.F. vom 17.01.1997 (BGBl. I. S. 21) i.V.m. §§ 3 bis 5 Abs. 1 Nr. 3 Mutterschutzrichtlinienverordnung (MuSchRiV) vom 15.04.1997 (BGBl. I S. 782)

§ 6 Gesundheitsschutz-Bergverordnung (GesBergV)

6.7 Literatur:

BAUER, H.D., BLOME, H., BLOME, O., GELSDORF, H., HEIDERMANNS, G., JORDAN, R., KEMPF, E., KIESER, D., Schmidt, I., SCHNEIDER, J., SCHÜRMANN, J., SOHNLE, F., SONNENSCHEIN, G., STÜCKRATH, M.: BK-Report 1/97, Faserjahre: Berufsgenossenschaftliche Hinweise zur Ermittlung der kumulativen Asbestfaserstaub-Dosis am Arbeitsplatz (Faserjahre) und Bearbeitungshinweise zur Berufskrankheit Nr. 4104 (Lungenkrebs). Sankt Augustin: Hauptverband der gewerblichen Berufsgenossenschaften, 1997

BERGER, J., CHANG-CLAUDE; J., MÖHNER, M, WICHMANN, H.E.: Larynx-Karzinom und Asbestexposition: Eine Bewertung aus epidemiologischer Sicht. Zbl Arbeitsmed 46, 1996, 166–188

BOHLIG, H., HAIN, E., WOITOWITZ, H.-J.: Die ILO U/C 1971 Staublungenklassifikation und ihre Bedeutung für die Vorsorgeuntersuchung staubgefährdeter Arbeitnehmer. Prax. Pneumol. 26, 1972, 688–700

BOHLIG, H., WOITOWITZ, H.-J.: Zur Problematik der Vorsorgeuntersuchung nach G 1 (Einwirkung von Asbestfeinstaub). Arbeitsmedizin, Sozialmedizin, Präventivmedizin. 15, 1980, 127–130

COENEN, W., SCHENK, H.: Ermittlung differenzierter Vorsorgegruppen bei Asbestexponierten. BIA-Report 1/91, Sankt Augustin: Hauptverband der gewerblichen Berufsgenossenschaften, 1991

DEITMER, T.: Larynxkarzinom und Asbestexposition – Eine kritische Literaturübersicht. Laryngo-Rhino-Otol 69, 1990, 589–594

HERING, K.G., RAITHEL, H.J., WIEBE, V.: Computertomographie der Pleura und des Parenchyms bei asbestexponierten Beschäftigten. Röntgenpraxis, 1993; 46:1–6

HENSCHLER, D.: Gesundheitsschädliche Arbeitsstoffe, Toxikologisch-arbeitsmedizinische Begründung von MAK-Werten. Weinheim: Verlag Chemie, 1978

KLEINSASSER, O.: Tumoren des Larynx und des Hypo-Pharynx. Stuttgart: Thieme, 1987

KONETZKE, G.W.: Das Larynxkarzinom aus arbeitsmedizinischer und onkologischer Sicht unter Berücksichtigung der in der ehemaligen DDR zur Frage des Ursachenzusammenhanges gewonnenen Erkenntnisse, in: Hauptverband der gewerblichen Berufsgenossenschaften (Hrsg): BK-Report 2/94, Sankt Augustin

RAITHEL, H.J., KRAUS, T., HERING, K.G., LEHNERT, G.: Asbestbedingte Berufskrankheiten – Aktuelle arbeitsmedizinische

und klinisch-diagnostische Aspekte. Deutsches Ärzteblatt 93, Heft 11, 1996, 685–693
RÖSLER, J. A., WOITOWITZ, H.-J., LANGE, H.-J., ULM, K., WOITOWITZ, R. H., RÖDELSPERGER, K.: Forschungsbericht, Asbest IV: „Asbesteinwirkung am Arbeitsplatz und Sterblichkeit an bösartigen Tumoren in der Bundesrepublik Deutschland". Eingrenzung von Hochrisikogruppen anhand standardisierter proportionaler Mortalitätsraten der „Berufskrebsstudie Asbest". Sankt Augustin: Hauptverband der gewerblichen Berufsgenossenschaften, 1993
SCHMIDT, K., WOITOWITZ, H.-J.: Berufsgenossenschaftliche Aspekte der Asbestose. Verhandlungsbericht der Deutschen Gesellschaft für Arbeitsmedizin, 12. Jahrestagung Dortmund, 25.-28.10.1972, S. 305–311
VALENTIN, H., KLOSTERKÖTTER, W., LEHNERT, G., PETRY, H., RUTENFRANZ, J., WEBER, G., WENZEL, H.-G., WITTGENS, H.: Arbeitsmedizin, Band I: Grundlagen für Prävention und Begutachtung. Stuttgart: Georg Thieme, 1985
VALENTIN, H., LEHNERT, G., PETRY, H., WEBER, G., WITTGENS, H., WOITOWITZ, H.-J.: Arbeitsmedizin, Band II: Berufskrankheiten. Stuttgart: Georg Thieme, 1985
WOITOWITZ, H.-J., ETZ, P., BÖCKING, A., LANGE, H.-J.,: Forschungsbericht, Asbest I: Sputumdiagnostisches Biomonitoring fakultativer Präkanzerosen des Bronchialkarzinoms bei einer Asbestfaserstaubgefährdeten Risikogruppe. Sankt Augustin: Hauptverband der gewerblichen Berufsgenossenschaften, 1989
WOITOWITZ, H.-J., LANGE, H.-J., RÖDELSPERGER, K., PACHE, L., WOITOWITZ, R. H., ULM, K.: Forschungsbericht, Asbest II: Berufskrebsstudie Asbest: Beitrag zur Eingrenzung von Hochrisikogruppen. Sankt Augustin: Hauptverband der gewerblichen Berufsgenossenschaften, 1989
WOITOWITZ, H.-J., LANGE, H.-J., RÖDELSPERGER, K., PACHE, L., WOITOWITZ, R. H., ULM, K., RÖSLER, J.: Forschungsbericht, Asbest III: Medizinische Eingrenzung von Hochrisikogruppen ehemals asbeststaubexponierter Arbeitnehmer. Sankt Augustin: Hauptverband der gewerblichen Berufsgenossenschaften, 1991
TRGS 102 Technische Richtkonzentrationen (TRK) für gefährliche Stoffe. Köln: Carl Heymanns Verlag
Hauptverband der gewerblichen Berufsgenossenschaften (Hrsg.:): Auswahlkriterien für die spezielle arbeitsmedizinische Vorsorge nach dem Berufsgenossenschaftlichen Grundsatz G 1.2 „Mineralischer Staub, Teil 2: Asbestfaserhaltiger Staub" ZH 1/600.1.2

Merkblatt Nr. C 1 b „Asbestose". Brüssel: Merkblätter zu der
Berufskrankheiten-Liste der Europäischen Gemeinschaften
Von den Berufsgenossenschaften anerkannte Analyseverfahren zur Feststellung der Konzentration krebserregender Arbeitsstoffe in der Luft in Arbeitsbereichen: Verfahren zur Bestimmung von lungengängigen Fasern ZH 1/120.31;
Carl Heymanns Verlag KG, Köln
Verzeichnis der Zweitbeurteiler, Zentrale Erfassungsstelle asbeststaubgefährdeter Arbeitnehmer (ZAs), Augsburg, 1998

G 1.2

Anlage

Sollwerte für die Spirometrie bei nachgehenden Untersuchungen nach dem Berufsgenossenschaftlichen Grundsatz G 1.2. Der Sollwert der VK für den Probanden ist aus den Normwert-Tabellen der Kommission der Europäischen Gemeinschaften zu entnehmen (siehe Seite 106ff).
Für die Bewertung der VK ist nicht der in den Tabellen angegebene, fettgedruckte Mittelwert zu berücksichtigen, sondern der jeweils darunter kleingedruckte Mindest-Sollwert (dieser entspricht der unteren 2-sigma-Grenze).
Als wahrscheinlich krankhaft vermindert ist die gemessene VK erst dann anzusehen, wenn sie mindestens um 10% unter dem vorgenannten Mindest-Sollwert liegt. Eine VK-Erniedrigung infolge mangelnder Mitarbeit muß dabei ausgeschlossen sein.
Für die Bewertung des Atemstoßtestes (AST = Atemstoßwert/s) ist es ausreichend, für das Prozentverhältnis des Atemstoßes zur Ist-Vitalkapazität (AST/VKI) die folgenden Werte als Mindestnorm anzusehen:

Alter (Jahre)	Männer (%)	Frauen (%)
20–40	über 70	über 70
41–60	über 65	über 65
61 und älter	über 60	über 60

Tabelle 1: Vitalkapazität (Männer*). Vitalkapazität in Litern unter alveolaren Bedingungen, in Funktion von Alter und Körpergröße. Die **mittleren Werte sind fett gedruckt,** während die mageren Ziffern die Werte von -2σ des Mittelwertes angeben (untere Grenze des Normalen und Beginn des Pathologischen).

Größe Meter	18–19 Jahre	20–29 Jahre	30–34 Jahre	35–39 Jahre	40–44 Jahre	45–49 Jahre	50–54 Jahre	55–59 Jahre	60–64 Jahre
1,50	**3,34** 2,77	**3,46** 2,87	**3,44** 2,85	**3,41** 2,83	**3,38** 2,81	**3,34** 2,76	**3,27** 2,71	**3,21** 2,66	**3,14** 2,61
1,51	**3,41** 2,83	**3,53** 2,93	**3,51** 2,91	**3,47** 2,89	**3,44** 2,86	**3,41** 2,83	**3,34** 2,77	**3,27** 2,71	**3,20** 2,66
1,52	**3,48** 2,89	**3,60** 2,99	**3,58** 2,97	**3,54** 2,95	**3,51** 2,91	**3,48** 2,89	**3,41** 2,83	**3,34** 2,77	**3,27** 2,71
1,53	**3,55** 2,95	**3,67** 3,04	**3,65** 3,03	**3,61** 3,00	**3,58** 2,97	**3,55** 2,95	**3,47** 2,88	**3,40** 2,82	**3,33** 2,76
1,54	**3,62** 3,00	**3,74** 3,10	**3,72** 3,09	**3,68** 3,06	**3,65** 3,03	**3,62** 3,00	**3,54** 2,94	**3,47** 2,88	**3,40** 2,82
1,55	**3,69** 3,06	**3,82** 3,16	**3,80** 3,15	**3,76** 3,12	**3,72** 3,09	**3,69** 3,06	**3,61** 2,99	**3,54** 2,94	**3,46** 2,87
1,56	**3,76** 3,12	**3,90** 3,23	**3,88** 3,21	**3,84** 3,18	**3,80** 3,15	**3,76** 3,12	**3,68** 3,05	**3,61** 2,99	**3,53** 2,93
1,57	**3,83** 3,18	**3,97** 3,29	**3,95** 3,27	**3,91** 3,24	**3,87** 3,21	**3,83** 3,18	**3,75** 3,12	**3,68** 3,05	**3,60** 2,99
1,58	**3,90** 3,24	**4,04** 3,35	**4,02** 3,33	**3,98** 3,30	**3,94** 3,27	**3,90** 3,24	**3,82** 3,18	**3,75** 3,11	**3,67** 3,04
1,59	**3,98** 3,30	**4,12** 3,42	**4,10** 3,40	**4,06** 3,37	**4,02** 3,34	**3,98** 3,30	**3,90** 3,24	**3,82** 3,17	**3,74** 3,10
1,60	**4,06** 3,37	**4,20** 3,49	**4,18** 3,47	**4,14** 3,44	**4,10** 3,40	**4,05** 3,36	**3,97** 3,30	**3,89** 3,23	**3,81** 3,16
1,61	**4,13** 3,43	**4,28** 3,55	**4,26** 3,53	**4,22** 3,50	**4,18** 3,46	**4,13** 3,42	**4,04** 3,36	**3,96** 3,29	**3,88** 3,22
1,62	**4,21** 3,49	**4,36** 3,62	**4,34** 3,60	**4,30** 3,57	**4,26** 3,53	**4,21** 3,49	**4,12** 3,42	**4,04** 3,35	**3,95** 3,28
1,63	**4,29** 3,55	**4,44** 3,68	**4,42** 3,66	**4,38** 3,63	**4,34** 3,59	**4,29** 3,55	**4,20** 3,48	**4,11** 3,41	**4,03** 3,34
1,64	**4,37** 3,62	**4,52** 3,75	**4,50** 3,73	**4,46** 3,70	**4,42** 3,66	**4,37** 3,62	**4,28** 3,55	**4,19** 3,48	**4,10** 3,40
1,65	**4,45** 3,69	**4,60** 3,82	**4,58** 3,80	**4,54** 3,77	**4,50** 3,73	**4,45** 3,69	**4,36** 3,62	**4,27** 3,54	**4,18** 3,46
1,66	**4,53** 3,76	**4,69** 3,89	**4,67** 3,87	**4,63** 3,84	**4,58** 3,80	**4,53** 3,76	**4,44** 3,69	**4,35** 3,61	**4,25** 3,53
1,67	**4,61** 3,83	**4,77** 3,96	**4,75** 3,94	**4,71** 3,91	**4,66** 3,87	**4,61** 3,83	**4,52** 3,75	**4,43** 3,67	**4,33** 3,59
1,68	**4,69** 3,90	**4,86** 4,03	**4,83** 4,01	**4,79** 3,96	**4,74** 3,94	**4,69** 3,90	**4,60** 3,82	**4,51** 3,74	**4,41** 3,66
1,69	**4,77** 3,97	**4,95** 4,10	**4,92** 4,06	**4,87** 4,05	**4,82** 4,01	**4,77** 3,97	**4,68** 3,89	**4,59** 3,81	**4,49** 3,72

Tabelle 1: (Fortsetzung) – Vitalkapazität (Männer*).

G 1.2

Größe Meter	18–19 Jahre	20–29 Jahre	30–34 Jahre	35–39 Jahre	40–44 Jahre	45–49 Jahre	50–54 Jahre	55–59 Jahre	60–64 Jahre
1,70	4,86 / 4,04	5,04 / 4,18	5,01 / 4,16	4,96 / 4,13	4,91 / 4,08	4,86 / 4,04	4,77 / 3,96	4,67 / 3,86	4,57 / 3,79
1,71	4,95 / 4,11	5,13 / 4,25	5,10 / 4,23	5,05 / 4,20	5,00 / 4,15	4,95 / 4,11	4,85 / 4,03	4,75 / 3,95	4,65 / 3,86
1,72	5,04 / 4,18	5,22 / 4,33	5,19 / 4,31	5,14 / 4,27	5,09 / 4,22	5,04 / 4,18	4,94 / 4,10	4,83 / 4,02	4,73 / 3,93
1,73	5,13 / 4,25	5,31 / 4,40	5,28 / 4,38	5,23 / 4,34	5,18 / 4,29	5,13 / 4,25	5,02 / 4,17	4,92 / 4,09	4,82 / 4,00
1,74	5,22 / 4,33	5,40 / 4,48	5,37 / 4,46	5,32 / 4,42	5,27 / 4,37	5,22 / 4,33	5,11 / 4,24	5,00 / 4,16	4,90 / 4,07
1,75	5,31 / 4,40	5,49 / 4,56	5,46 / 4,53	5,41 / 4,49	5,36 / 4,44	5,31 / 4,40	5,20 / 4,31	5,09 / 4,23	4,98 / 4,14
1,76	5,40 / 4,48	5,59 / 4,64	5,56 / 4,61	5,51 / 4,57	5,45 / 4,52	5,40 / 4,48	5,29 / 4,39	5,18 / 4,30	5,07 / 4,21
1,77	5,49 / 4,55	5,68 / 4,72	5,65 / 4,69	5,60 / 4,65	5,54 / 4,60	5,49 / 4,55	5,38 / 4,46	5,27 / 4,37	5,16 / 4,28
1,78	5,58 / 4,63	5,78 / 4,80	5,75 / 4,77	5,69 / 4,73	5,63 / 4,68	5,58 / 4,63	5,47 / 4,54	5,36 / 4,45	5,24 / 4,35
1,79	5,67 / 4,71	5,88 / 4,88	5,85 / 4,85	5,79 / 4,81	5,73 / 4,76	5,67 / 4,71	5,56 / 4,62	5,45 / 4,52	5,33 / 4,42
1,80	5,77 / 4,79	5,98 / 4,96	5,95 / 4,93	5,89 / 4,89	5,83 / 4,84	5,77 / 4,79	5,66 / 4,70	5,54 / 4,60	5,42 / 4,50
1,81	5,87 / 4,87	6,08 / 5,04	6,05 / 5,01	5,99 / 4,97	5,93 / 4,92	5,87 / 4,87	5,75 / 4,77	5,63 / 4,67	5,51 / 4,57
1,82	5,97 / 4,96	6,18 / 5,13	6,15 / 5,10	6,09 / 5,05	6,03 / 5,00	5,97 / 4,95	5,85 / 4,85	5,73 / 4,75	5,60 / 4,65
1,83	6,07 / 5,04	6,28 / 5,21	6,25 / 5,18	6,19 / 5,13	6,13 / 5,08	6,07 / 5,03	5,94 / 4,93	5,82 / 4,83	5,69 / 4,72
1,84	6,17 / 5,12	6,39 / 5,30	6,35 / 5,27	6,29 / 5,22	6,23 / 5,17	6,17 / 5,12	6,04 / 5,01	5,92 / 4,91	5,78 / 4,80
1,85	6,27 / 5,20	6,49 / 5,39	6,45 / 5,36	6,39 / 5,31	6,33 / 5,26	6,27 / 5,20	6,14 / 5,10	6,01 / 4,99	5,88 / 4,88
1,86	6,37 / 5,29	6,60 / 5,48	6,56 / 5,45	6,50 / 5,40	6,44 / 5,35	6,37 / 5,29	6,24 / 5,18	6,11 / 5,07	5,98 / 4,96
1,87	6,47 / 5,37	6,70 / 5,56	6,67 / 5,53	6,60 / 5,48	6,54 / 5,43	6,47 / 5,37	6,34 / 5,26	6,21 / 5,15	6,08 / 5,04
1,88	6,58 / 5,46	6,81 / 5,65	6,78 / 5,62	6,71 / 5,57	6,65 / 5,52	6,58 / 5,46	6,44 / 5,35	6,31 / 5,24	6,18 / 5,13
1,89	6,68 / 5,55	6,92 / 5,74	6,89 / 5,71	6,82 / 5,66	6,75 / 5,60	6,68 / 5,54	6,54 / 5,43	6,41 / 5,32	6,28 / 5,21
1,90	6,79 / 5,64	7,03 / 5,83	7,00 / 5,80	6,93 / 5,75	6,86 / 5,69	6,79 / 5,63	6,65 / 5,52	6,52 / 5,41	6,38 / 5,30
1,91	6,90 / 5,73	7,14 / 5,92	7,11 / 5,88	7,04 / 5,84	6,97 / 5,78	6,90 / 5,72	6,76 / 5,61	6,62 / 5,50	6,48 / 5,38

Tabelle 1: (Fortsetzung) – Vitalkapazität (Männer*).

Größe Meter	18–19 Jahre	20–29 Jahre	30–34 Jahre	35–39 Jahre	40–44 Jahre	45–49 Jahre	50–54 Jahre	55–59 Jahre	60–64 Jahre
1,92	7,01 5,82	7,25 6,02	7,22 5,96	7,15 5,93	7,08 5,87	7,01 5,81	6,87 5,70	6,72 5,58	6,58 5,46
1,93	7,12 5,91	7,36 6,11	7,33 6,06	7,26 6,03	7,19 5,97	7,12 5,91	6,98 5,79	6,83 5,67	6,68 5,54
1,94	7,23 6,00	7,48 6,20	7,45 6,17	7,37 6,12	7,30 6,06	7,23 6,00	7,08 5,88	6,94 5,76	6,79 5,64
1,95	7,34 6,09	7,60 6,30	7,55 6,27	7,49 6,22	7,42 6,16	7,34 6,09	7,19 5,97	7,04 5,85	6,90 5,73

* Aus: Kommission der Europäischen Gemeinschaft – EGKS, Schriftenreihe Arbeitshygiene und Arbeitsmedizin Nr. 11, zweite überarbeitete und vervollständigte Ausgabe, Luxemburg 1973.

Tabelle 1: (Fortsetzung) – Vitalkapazität – Männer (über 64jährige Probanden)

Größe Meter	65–69 Jahre	70–74 Jahre	75–79 Jahre
1,50	3,03 2,42	2,92 2,35	2,76 2,22
1,51	3,05 2,57	2,98 2,47	2,82 2,33
1,52	3,16 2,82	3,04 2,62	2,87 2,37
1,53	3,23 2,88	3,09 2,67	2,93 2,42
1,54	3,30 2,74	3,19 2,63	2,98 2,48
1,55	3,36 2,78	3,22 2,68	3,04 2,52
1,56	3,42 2,83	3,28 2,72	3,10 2,56
1,57	3,49 2,89	3,35 2,78	3,16 2,62
1,58	3,55 2,95	3,41 2,83	3,22 2,76
1,59	3,62 3,00	3,48 2,89	3,28 2,72
1,60	3,69 3,06	3,54 2,94	3,34 2,77
1,61	3,76 3,12	3,61 3,00	3,41 2,82
1,62	3,83 3,18	3,68 3,05	3,47 2,86
1,63	3,90 3,24	3,75 3,11	3,53 2,83
1,64	3,98 3,33	3,81 3,17	3,60 2,96
1,65	4,05 3,36	3,89 3,23	3,67 3,04
1,66	4,12 3,42	3,96 3,28	3,73 3,09
1,67	4,20 3,49	4,04 3,35	3,81 3,15
1,68	4,27 3,55	4,11 3,41	3,87 3,21
1,69	4,34 3,60	4,17 3,46	3,94 3,26
1,70	4,43 3,68	4,26 3,53	4,01 3,32
1,71	4,51 3,74	4,33 3,58	4,09 3,38
1,72	4,59 3,80	4,40 3,66	4,16 3,44
1,73	4,66 3,86	4,48 3,72	4,22 3,50
1,74	4,75 3,94	4,56 3,79	4,30 3,58
1,75	4,83 4,01	4,64 3,85	4,38 3,63

Tabelle 1: (Fortsetzung) – Vitalkapazität – Männer (über 64jährige Probanden).

G 1.2

Größe Meter	65–69 Jahre	70–74 Jahre	75–79 Jahre	Größe Meter	65–69 Jahre	70–74 Jahre	75–79 Jahre
1,76	4,91 4,07	4,72 3,91	4,45 3,69	1,86	5,80 4,81	5,57 4,83	5,26 4,35
1,77	5,00 4,15	4,80 3,99	4,53 3,75	1,87	5,88 4,96	5,65 4,80	5,34 4,42
1,78	5,09 4,22	4,88 4,06	4,61 3,82	1,88	5,99 4,97	5,75 4,78	5,43 4,40
1,79	5,17 4,29	4,96 4,12	4,68 3,86	1,89	6,08 5,05	5,84 4,85	5,52 4,57
1,80	5,26 4,36	5,05 4,19	4,76 3,95	1,90	6,18 5,13	5,94 4,93	5,60 4,64
1,81	5,35 4,43	5,14 4,26	4,84 4,01	1,91	6,28 5,21	6,03 5,01	5,69 4,71
1,82	5,44 4,51	5,22 4,33	4,92 4,08	1,92	6,37 5,28	6,12 5,08	5,77 4,78
1,83	5,52 4,58	5,30 4,40	5,00 4,14	1,93	6,48 5,38	6,22 5,17	5,87 4,86
1,84	5,61 4,66	5,39 4,48	5,09 4,21	1,94	6,58 5,46	6,32 5,25	5,96 4,94
1,85	5,70 4,73	5,48 4,54	5,17 4,26	1,95	6,68 5,54	6,42 5,33	6,05 5,01

Tabelle 2: Vitalkapazität (Frauen)*. Vitalkapazität in Litern unter alveolaren Bedingungen, in Funktion von Alter und Körpergröße. Die **mittleren Werte sind fett gedruckt**, während die mageren Ziffern die Werte von -2σ des Mittelwertes angeben (untere Grenze des Normalen und Beginn des Pathologischen).

Größe Meter	18–19 Jahre	20–29 Jahre	30–34 Jahre	35–39 Jahre	40–44 Jahre	45–49 Jahre	50–54 Jahre	55–59 Jahre	60–64 Jahre
1,50	3,01 2,49	3,12 2,59	3,10 2,57	3,07 2,54	3,05 2,52	3,01 2,49	2,95 2,44	2,89 2,40	2,83 2,35
1,51	3,07 2,54	3,18 2,65	3,16 2,63	3,13 2,60	3,10 2,57	3,07 2,54	3,01 2,49	2,95 2,44	2,89 2,40
1,52	3,14 2,61	3,24 2,69	3,23 2,68	3,19 2,66	3,16 2,63	3,14 2,61	3,07 2,54	3,01 2,49	2,95 2,44
1,53	3,20 2,67	3,31 2,74	3,29 2,73	3,25 2,70	3,23 2,68	3,20 2,67	3,13 2,60	3,07 2,54	3,00 2,48
1,54	3,26 2,71	3,37 2,79	3,36 2,78	3,32 2,75	3,29 2,73	3,26 2,71	3,19 2,66	3,13 2,60	3,06 2,53
1,55	3,33 2,76	3,44 2,86	3,43 2,85	3,39 2,81	3,35 2,77	3,32 2,75	3,25 2,70	3,19 2,66	3,12 2,59
1,56	3,39 2,81	3,51 2,91	3,50 2,90	3,46 2,88	3,42 2,84	3,39 2,81	3,32 2,75	3,25 2,70	3,18 2,65

Tabelle 2: (Fortsetzung) – Vitalkapazität (Frauen*).

Größe Meter	18–19 Jahre	20–29 Jahre	30–34 Jahre	35–39 Jahre	40–44 Jahre	45–49 Jahre	50–54 Jahre	55–59 Jahre	60–64 Jahre
1,57	3,45 / 2,87	3,58 / 2,98	3,56 / 2,96	3,52 / 2,92	3,49 / 2,89	3,45 / 2,87	3,38 / 2,80	3,32 / 2,75	3,24 / 2,69
1,58	3,52 / 2,92	3,64 / 3,02	3,62 / 3,00	3,59 / 2,98	3,55 / 2,95	3,51 / 2,91	3,44 / 2,86	3,38 / 2,80	3,31 / 2,74
1,59	3,59 / 2,99	3,71 / 3,08	3,69 / 3,06	3,66 / 3,04	3,62 / 3,00	3,58 / 2,96	3,51 / 2,91	3,44 / 2,86	3,37 / 2,79
1,60	3,66 / 3,04	3,78 / 3,13	3,77 / 3,12	3,73 / 3,10	3,69 / 3,06	3,65 / 3,03	3,58 / 2,96	3,51 / 2,91	3,43 / 2,85
1,61	3,73 / 3,10	3,86 / 3,20	3,84 / 3,18	3,80 / 3,15	3,77 / 3,12	3,72 / 3,09	3,64 / 3,02	3,57 / 2,97	3,50 / 2,90
1,62	3,80 / 3,15	3,93 / 3,26	3,91 / 3,24	3,87 / 3,21	3,84 / 3,18	3,79 / 3,14	3,71 / 3,06	3,64 / 3,02	3,56 / 2,96
1,63	3,87 / 3,21	4,00 / 3,32	3,98 / 3,30	3,95 / 3,28	3,91 / 3,24	3,87 / 3,21	3,78 / 3,13	3,70 / 3,07	3,63 / 3,01
1,64	3,94 / 3,27	4,07 / 3,38	4,05 / 3,36	4,02 / 3,34	3,98 / 3,30	3,94 / 3,27	3,86 / 3,20	3,78 / 3,13	3,69 / 3,06
1,65	4,01 / 3,33	4,15 / 3,44	4,13 / 3,42	4,10 / 3,40	4,05 / 3,35	4,01 / 3,33	3,93 / 3,26	3,85 / 3,19	3,76 / 3,11
1,66	4,08 / 3,38	4,22 / 3,50	4,21 / 3,49	4,17 / 3,45	4,13 / 3,42	4,08 / 3,38	4,00 / 3,32	3,92 / 3,25	3,84 / 3,18
1,67	4,15 / 3,44	4,30 / 3,58	4,28 / 3,56	4,24 / 3,52	4,20 / 3,48	4,15 / 3,44	4,07 / 3,37	3,99 / 3,31	3,91 / 3,24
1,68	4,23 / 3,51	4,38 / 3,64	4,33 / 3,61	4,31 / 3,60	4,27 / 3,55	4,23 / 3,51	4,14 / 3,43	4,06 / 3,36	3,97 / 3,31
1,69	4,30 / 3,58	4,46 / 3,70	4,43 / 3,66	4,39 / 3,65	4,33 / 3,61	4,30 / 3,58	4,22 / 3,50	4,14 / 3,43	4,05 / 3,35
1,70	4,38 / 3,64	4,54 / 3,76	4,51 / 3,73	4,47 / 3,71	4,42 / 3,68	4,38 / 3,64	4,30 / 3,58	4,22 / 3,50	4,13 / 3,42
1,71	4,46 / 3,70	4,62 / 3,83	4,59 / 3,81	4,55 / 3,77	4,50 / 3,74	4,46 / 3,70	4,36 / 3,63	4,28 / 3,56	4,19 / 3,47
1,72	4,54 / 3,76	4,70 / 3,91	4,68 / 3,89	4,63 / 3,84	4,58 / 3,80	4,54 / 3,76	4,43 / 3,69	4,35 / 3,62	4,26 / 3,54
1,73	4,62 / 3,83	4,78 / 3,97	4,76 / 3,95	4,70 / 3,91	4,66 / 3,87	4,62 / 3,83	4,52 / 3,74	4,43 / 3,68	4,35 / 3,62
1,74	4,70 / 3,91	4,86 / 4,03	4,84 / 4,02	4,79 / 3,96	4,75 / 3,94	4,70 / 3,91	4,60 / 3,82	4,51 / 3,73	4,41 / 3,67
1,75	4,78 / 3,97	4,95 / 4,11	4,92 / 4,08	4,87 / 4,04	4,83 / 4,01	4,78 / 3,97	4,68 / 3,89	4,59 / 3,81	4,49 / 3,73
1,76	4,86 / 4,03	5,04 / 4,18	5,01 / 4,16	4,96 / 4,12	4,91 / 4,07	4,86 / 4,03	4,77 / 3,96	4,67 / 3,86	4,57 / 3,79
1,77	4,95 / 4,11	5,12 / 4,24	5,09 / 4,22	5,04 / 4,18	4,99 / 4,14	4,95 / 4,11	4,85 / 4,02	4,75 / 3,94	4,65 / 3,86
1,78	5,02 / 4,17	5,21 / 4,32	5,18 / 4,30	5,13 / 4,25	5,09 / 4,22	5,02 / 4,17	4,93 / 4,08	4,83 / 4,01	4,72 / 3,93

Tabelle 2: (Fortsetzung) – Vitalkapazität (Frauen*).

G 1.2

Größe Meter	18–19 Jahre	20–29 Jahre	30–34 Jahre	35–39 Jahre	40–44 Jahre	45–49 Jahre	50–54 Jahre	55–59 Jahre	60–64 Jahre
1,79	5,12 / 4,24	5,30 / 4,38	5,27 / 4,36	5,22 / 4,33	5,17 / 4,29	5,11 / 4,23	5,01 / 4,16	4,91 / 4,07	4,80 / 3,99
1,80	5,20 / 4,31	5,39 / 4,48	5,36 / 4,45	5,31 / 4,40	5,25 / 4,35	5,20 / 4,31	5,09 / 4,22	4,99 / 4,14	4,88 / 4,06
1,81	5,29 / 4,36	5,48 / 4,56	5,44 / 4,52	5,39 / 4,48	5,34 / 4,43	5,29 / 4,38	5,18 / 4,30	5,07 / 4,20	4,96 / 4,12
1,82	5,38 / 4,47	5,57 / 4,83	5,54 / 4,80	5,48 / 4,56	5,43 / 4,51	5,38 / 4,47	5,27 / 4,36	5,16 / 4,28	5,04 / 4,18
1,83	5,47 / 4,56	5,66 / 4,71	5,63 / 4,67	5,58 / 4,64	5,52 / 4,58	5,47 / 4,55	5,35 / 4,44	5,24 / 4,34	5,13 / 4,25
1,84	5,56 / 4,62	5,76 / 4,78	5,72 / 4,75	5,67 / 4,70	5,61 / 4,66	5,56 / 4,61	5,44 / 4,52	5,33 / 4,42	5,21 / 4,32
1,85	5,65 / 4,70	5,85 / 4,86	5,81 / 4,83	5,76 / 4,78	5,69 / 4,73	5,65 / 4,70	5,53 / 4,60	5,41 / 4,48	5,30 / 4,38
1,86	5,74 / 4,76	5,94 / 4,93	5,89 / 4,90	5,85 / 4,86	5,80 / 4,82	5,74 / 4,76	5,62 / 4,67	5,48 / 4,56	5,39 / 4,48
1,87	5,83 / 4,84	6,03 / 5,00	6,02 / 4,96	5,94 / 4,93	5,89 / 4,90	5,83 / 4,84	5,69 / 4,73	5,59 / 4,66	5,48 / 4,56
1,88	5,93 / 4,92	6,13 / 5,08	6,09 / 5,06	6,04 / 5,01	5,99 / 4,96	5,93 / 4,92	5,80 / 4,82	5,68 / 4,72	5,57 / 4,63
1,89	6,02 / 4,99	6,23 / 5,17	6,21 / 5,15	6,14 / 5,08	6,08 / 5,05	6,02 / 4,96	5,89 / 4,90	5,77 / 4,79	5,66 / 4,71
1,90	6,12 / 5,07	6,33 / 5,25	6,30 / 5,22	6,24 / 5,18	6,18 / 5,13	6,12 / 5,07	5,99 / 4,96	5,87 / 4,88	5,75 / 4,77
1,91	6,21 / 5,15	6,43 / 5,33	6,40 / 5,30	6,34 / 5,26	6,27 / 5,21	6,21 / 5,15	6,09 / 5,06	5,96 / 4,96	5,84 / 4,85
1,92	6,31 / 5,24	6,53 / 5,43	6,50 / 5,40	6,44 / 5,34	6,37 / 5,29	6,31 / 5,23	6,19 / 5,14	6,05 / 5,02	5,93 / 4,92
1,93	6,41 / 5,31	6,63 / 5,50	6,59 / 5,48	6,54 / 5,44	6,47 / 5,37	6,41 / 5,31	6,27 / 5,21	6,15 / 5,10	6,02 / 4,98
1,94	6,51 / 5,41	6,73 / 5,60	6,70 / 5,57	6,64 / 5,51	6,57 / 5,47	6,51 / 5,41	6,38 / 5,30	6,25 / 5,19	6,12 / 5,07
1,95	6,59 / 5,49	6,84 / 5,70	6,79 / 5,65	6,75 / 5,61	6,68 / 5,55	6,59 / 5,49	6,48 / 5,36	6,34 / 5,26	6,21 / 5,15

* Aus: Kommission der Europäischen Gemeinschaft – EGKS, Schriftenreihe Arbeitshygiene und Arbeitsmedizin Nr. 11, zweite überarbeitete und vervollständigte Ausgabe, Luxemburg 1973

Tabelle 2: (Fortsetzung) – Vitalkapazität – Frauen (über 64jährige Probanden)

Größe Meter	65–69 Jahre	70–74 Jahre	75–79 Jahre	Größe Meter	65–69 Jahre	70–74 Jahre	75–79 Jahre
1,50	2,73 2,26	2,63 2,18	2,49 2,05	1,73	4,20 3,48	4,06 3,36	3,80 3,15
1,51	2,79 2,32	2,69 2,23	2,54 2,10	1,74	4,28 3,56	4,13 3,42	3,87 3,21
1,52	2,85 2,37	2,74 2,27	2,59 2,14	1,75	4,33 3,61	4,18 3,46	3,94 3,27
1,53	2,91 2,42	2,79 2,32	2,64 2,19	1,76	4,41 3,67	4,25 3,54	4,01 3,33
1,54	2,97 2,46	2,84 2,36	2,69 2,23	1,77	4,50 3,74	4,32 3,60	4,08 3,36
1,55	3,03 2,51	2,90 2,41	2,74 2,27	1,78	4,58 3,80	4,40 3,66	4,15 3,44
1,56	3,07 2,54	2,96 2,45	2,79 2,31	1,79	4,66 3,87	4,47 3,71	4,22 3,50
1,57	3,15 2,61	3,02 2,50	2,85 2,37	1,80	4,72 3,93	4,55 3,77	4,29 3,57
1,58	3,21 2,66	3,08 2,55	2,90 2,41	1,81	4,81 4,00	4,63 3,84	4,36 3,63
1,59	3,17 2,64	3,14 2,61	2,95 2,45	1,82	4,90 4,06	4,70 3,91	4,43 3,69
1,60	3,33 2,76	3,19 2,66	3,01 2,48	1,83	4,98 4,13	4,77 3,96	4,50 3,74
1,61	3,39 2,81	3,25 2,70	3,07 2,54	1,84	5,07 4,20	4,85 4,02	4,58 3,79
1,62	3,45 2,87	3,32 2,75	3,13 2,60	1,85	5,14 4,26	4,93 4,08	4,66 3,86
1,63	3,51 2,91	3,38 2,80	3,18 2,65	1,86	5,22 4,33	5,02 4,17	4,74 3,82
1,64	3,58 2,98	3,44 2,88	3,24 2,68	1,87	5,30 4,30	5,11 4,23	4,81 3,96
1,65	3,65 3,03	3,51 2,91	3,31 2,74	1,88	5,39 4,48	5,18 4,30	4,89 4,06
1,66	3,71 3,09	3,56 2,96	3,36 2,78	1,89	5,48 4,56	5,24 4,34	4,97 4,12
1,67	3,78 3,13	3,64 3,02	3,43 2,95	1,90	5,57 4,63	5,35 4,44	5,04 4,16
1,68	3,85 3,19	3,70 3,07	3,49 2,89	1,91	5,66 4,71	5,43 4,51	5,13 4,25
1,69	3,91 3,25	3,76 3,11	3,55 2,95	1,92	5,74 4,76	5,51 4,58	5,20 4,31
1,70	3,99 3,31	3,84 3,16	3,62 3,00	1,93	5,84 4,86	5,60 4,66	5,29 4,36
1,71	4,06 3,36	3,91 3,24	3,68 3,06	1,94	5,93 4,92	5,69 4,73	5,37 4,46
1,72	4,13 3,42	3,98 3,30	3,73 3,10	1,95	6,02 4,90	5,78 4,80	5,45 4,53

G 1.3 Mineralischer Staub,
Teil 3: Keramikfaserhaltiger Staub

Bearbeitung: Ausschuß ARBEITSMEDIZIN, Arbeitskreis 4 „Berufsbedingte Gefährdung der Lunge", Bergbau-Berufsgenossenschaft, Bochum

1 **Anwendungsbereich**
Dieser Grundsatz gibt Anhaltspunkte für gezielte arbeitsmedizinische Vorsorgeuntersuchungen und deren Beurteilung, um Erkrankungen zu verhindern oder frühzeitig zu erkennen, die durch Einatmung von keramikfaserhaltigen Stäuben entstehen können. Keramische Fasern mit einem Kanzerogenitätsindex KI $\geq$ 40 sind nicht Gegenstand dieses Grundsatzes.
Hinweise für die Auswahl des zu untersuchenden Personenkreises geben die „Auswahlkriterien für die spezielle arbeitsmedizinische Vorsorge" (ZH 1/600.1.3).

2 **Untersuchungsarten**

2.1 **Erstuntersuchung**
vor Aufnahme einer Tätigkeit an einem Arbeitsplatz, an dem der Luftgrenzwert für keramische Fasern nicht eingehalten ist oder andere Auswahlkriterien erfüllt sind

2.2 **Nachuntersuchungen**
während dieser Tätigkeit

2.3 **Nachgehende Untersuchungen**
nach Ausscheiden aus einer mindestens 6monatigen Tätigkeit, bei der der Luftgrenzwert für keramische Fasern nicht eingehalten wurde

3 Erstuntersuchung

3.1 Allgemeine Untersuchung

3.1.1 Feststellung der Vorgeschichte
(allgemeine Anamnese, qualifizierte Arbeitsanamnese unter besonderer Berücksichtigung einer möglichen inhalativen Belastung mit asbesthaltigen, quarzhaltigen oder anderen fibrogenen Stäuben, Beschwerden)

3.1.2 Untersuchung im Hinblick auf die Tätigkeit

3.2 Spezielle Untersuchung
– Lungenfunktionsanalyse zur Feststellung der Vitalkapazität und des Atemstoßwertes (s. Anhang 1 „Lungenfunktionsprüfung"),
– Röntgenaufnahme des Thorax im Großformat mit Hartstrahltechnik in p.a.-Strahlengang bzw. Berücksichtigung eines derartigen Röntgenbildes nicht älter als 1 Jahr,
– in begründeten Fällen andere oder weitere ergänzende Untersuchungen

3.3 Arbeitsmedizinische Kriterien

3.3.1 gesundheitliche Bedenken

3.3.1.1 dauernde gesundheitliche Bedenken
bei Personen mit Vorerkrankungen und/oder funktionellen Beeinträchtigungen insbesondere im Bereich des cardiopulmonalen Systems, bei denen durch die Exposition gegenüber keramikfaserhaltigen Stäuben eine klinisch relevante Verschlimmerung des Gesundheitszustandes möglich ist:
Beispielhaft sind insbesondere zu nennen:
– erhebliche Störungen der Lungenfunktion und des Herz-Kreislauf-Systems
– chronische i.b. obstruktive Bronchitis mit Funktionsstörungen, Bronchialasthma, Lungenemphysem
– röntgenologisch faßbare Staublungen sowie andere fibrotische und granulomatöse Veränderungen der Lunge
– Mißbildungen, Geschwülste, chronische Entzündungen, Pleuraschwarten oder andere Schäden, die die Funktion der Luftwege oder der Lunge wesentlich beeinträchtigen oder die Entstehung von Erkrankungen des bronchopulmonalen Systems begünstigen
– Deformierungen des Brustkorbes oder der Wirbelsäule, sofern hierdurch die Atmung beeinträchtigt ist

– Zustand nach Lungenresektion oder -verletzungen mit Funktionsbeeinträchtigung der Brustorgane
– aktive, auch geschlossene Tuberkulose, ausgedehnte inaktive Tuberkulose sowie Zustand nach nicht sicher ausgeheilter Pleuritis
– manifeste oder vorzeitig zu erwartende Herzinsuffizienz wie bei gesichertem Herzklappenfehler, anderen organischen Herzschäden oder nach erst kurze Zeit zurückliegenden Krankheiten, die erfahrungsgemäß häufig zu vorzeitiger Herzinsuffizienz führen können
– Bluthochdruck, insbesondere wenn dieser therapeutisch nicht einstellbar ist
– sonstige chronische Krankheiten, die die allgemeine Widerstandskraft herabsetzen

G 1.3

3.3.1.2　befristete gesundheitliche Bedenken
Personen wie unter 3.3.1.1, soweit eine Wiederherstellung zu erwarten ist

3.3.2　keine gesundheitlichen Bedenken unter bestimmten Voraussetzungen
Sind die in 3.3.1.1 genannten Erkrankungen oder körperlichen Beeinträchtigungen weniger ausgeprägt, so bleibt durch den untersuchenden Arzt zu prüfen, ob unter bestimmten Voraussetzungen eine Beschäftigung möglich ist. Hierbei wird gedacht an einen Einsatz im Bereich von Arbeitsplätzen mit nachgewiesener geringer Konzentration keramischer Fasern, an verkürzte Nachuntersuchungsfristen usw.
Im Einzelfall sind Angaben über die Höhe der Exposition gegebenenfalls durch meßtechnische Überprüfung des Arbeitsplatzes zu machen (vgl. § 18 GefStoffV „Überwachungspflicht").

3.3.3　keine gesundheitlichen Bedenken
alle anderen Personen, soweit keine Beschäftigungsbeschränkungen bestehen (siehe 6.6.3)

4　Nachuntersuchungen

4.1　Nachuntersuchungsfristen

4.1.1　Regelmäßige Nachuntersuchungen
– bis 15 Jahre nach Expositionsbeginn: 60 Monate
– mehr als 15 Jahre nach Expositionsbeginn: 36 Monate
(in Abhängigkeit von der kumulativen Expositionshöhe, anderen Faserexpositionen und dem Befund)

Hinweis: eine wegen einer (früheren) Asbestfaserstaub-Exposition vorgesehene Untersuchung sollte mit der Nachuntersuchung nach G 1.3 verbunden werden (siehe auch § 6 Abs. 2 der UVV „Arbeitsmedizinische Vorsorge" [VBG 100])

4.1.2 vorzeitige Nachuntersuchung
- nach mehrwöchiger Erkrankung oder körperlicher Beeinträchtigung, die Anlaß zu Bedenken gegen eine Weiterbeschäftigung gibt
- nach ärztlichem Ermessen in Einzelfällen (z. B. bei befristeten gesundheitlichen Bedenken)
- auf Wunsch eines Arbeitnehmers, der einen ursächlichen Zusammenhang zwischen seiner Erkrankung und seiner Tätigkeit am Arbeitsplatz vermutet

4.2 Allgemeine Untersuchung

4.2.1 Zwischenanamnese
(einschließlich qualifizierter Arbeitsanamnese)

4.2.2 Untersuchung im Hinblick auf die Tätigkeit

4.3 Spezielle Untersuchung
siehe 3.2
Zusätzlich:
Individuell kann die Anfertigung von Seit- und/oder Schrägaufnahmen (RAO und LAO 35– 40°) angezeigt sein. Die Entscheidung muß abhängig gemacht werden von
- Latenzzeit (> 15 Jahre)
- Dauer und Höhe der Exposition
- inhalativen Rauchgewohnheiten
- und Voraufnahmen

4.4 Arbeitsmedizinische Kriterien

4.4.1 gesundheitliche Bedenken

4.4.1.1 dauernde gesundheitliche Bedenken
Personen wie unter 3.3.1.1

4.4.1.2 befristete gesundheitliche Bedenken
Personen wie unter 3.3.1.1, soweit eine Wiederherstellung zu erwarten ist

4.4.2 keine gesundheitlichen Bedenken unter bestimmten Voraussetzungen

Sind die in 3.3.1.1 genannten Erkrankungen bzw. Veränderungen weniger ausgeprägt, so bleibt durch den untersuchenden Arzt zu prüfen, ob unter bestimmten Voraussetzungen eine Weiterbeschäftigung möglich ist.

Als Voraussetzungen kommen in Betracht:
- Einsatz an Arbeitsplätzen mit nachgewiesener geringerer Konzentration von keramischen Fasern
- verkürzte Nachuntersuchungsfristen usw.

Im Einzelfall sind Angaben über die Höhe der Exposition gegebenenfalls durch meßtechnische Überprüfung des Arbeitsplatzes zu machen (vgl. auch § 18 GefStoffV).

G 1.3

4.4.3 keine gesundheitlichen Bedenken

alle anderen Personen, soweit keine Beschäftigungsbeschränkungen bestehen (siehe 6.3)

5 Nachgehende Untersuchungen

Voraussetzung: nach Ausscheiden aus einer mindestens 6monatigen Tätigkeit, bei der der Luftgrenzwert für keramische Fasern nicht eingehalten wurde
Untersuchungsfrist: siehe 4
Untersuchungsumfang: siehe 4.1 und 4.2

6 Ergänzende Hinweise

6.1 Physikalisch-chemische Eigenschaften und TRK-Werte

Keramikfasern gehören zur Gruppe der künstlichen Mineralfasern (KMF). Hergestellt werden sie aus synthetischen, glasartigen Fasern durch Aufschmelzen und Zerfasern (Spinn- oder Blasverfahren) von natürlichen Rohstoffen wie Kaolin, Tonerde, Quarzsand und Zirkon (neben den glasartigen, silikatischen Keramikfasern finden auch polykristalline Fasern auf Basis von Al_2O_3 Verwendung). Durch Zusätze von Gleitmitteln (Ölemulsionen) wird ein frühzeitiges Brechen der Fasern verhindert, wodurch eine Verringerung des Staubanteils bewirkt wird.

Je nach Anwendungstemperatur enthalten die Keramikfasern unterschiedliche Mengen an Aluminiumoxid (Al_2O_3), Siliciumdioxid (SiO_2) und Zirkonoxid (ZrO_2). Mit Ausnahme der losen Wolle und der Matten sind die Produkte organisch und/oder anorganisch gebunden.

Herstellungsbedingt schwanken die Nenn-Durchmesser der Fasern zwischen

1 und 3 µm bei einer mittleren Länge von mehreren Zentimetern.

Keramikfasern rekristallisieren nach längerem Einsatz bei Temperaturen über 900 °C und bilden unter anderem Mullit oder Cristobalit. Mit steigender Temperatur nehmen der Mullit- wie der Cristobaltigehalt erheblich zu. Diese Vorgänge sind mit einem starken Kristallwachstum in Folge der Sammelkristallisation verbunden, die im Bereich der Anwendungstemperaturen zunächst zu einer Aufrauhung der Faseroberflächen und bei höheren Temperaturen und längeren Zeiten zu einer Veränderung der Faserabmessungen durch mechanische Prozesse führt, wenn die Kristallabmessungen etwa die Größe des Faserdurchmessers erreicht haben.

Der Ausschuß für Gefahrstoffe hat eine technische Richtkonzentration (TRK-Wert) von 500 000 Fasern/m^3 für künstliche Mineralfasern verabschiedet, die auch für keramische Fasern gilt. Für stationäre Altanlagen gilt bis 31.12.1995 ein Wert von 1 000 000 Fasern/m^3.

Es werden dabei alle Fasern erfaßt, die die Bedingungen erfüllen:
– Durchmesser < 3 µm
– Länge > 5 µm
– Länge/Durchmesser > 3:1.

Da auf speziellen Baustellen (z. B. im Ofen- und Schornsteinbau) vielfach auch unproblematische Gipsfasern vorliegen und eine getrennte Bestimmung der verschiedenen Fasern sehr viel Aufwand bedeuten würde, gilt hier eine besondere Regelung:

Auf Baustellen gilt der TRK-Wert von 500 000 Fasern/m^3 als eingehalten, wenn die Gesamtfaserzahl lichtmikroskopisch nachgewiesen unter 1 000 000 Fasern/m^3 beträgt.

6.2 Vorkommen und Gefahrenquellen

Keramikfasern werden vor allem zur thermischen Isolierung in industriellen Großanlagen und in Haushaltsgeräten eingesetzt. Bei der Be- und Verarbeitung der Faserprodukte entstehen durch das Brechen von Fasern auch kürzere, lungengängige Faserbruchstücke. In dem bei der Handhabung der Produkte entstehenden Staub können sich diese Fasern anreichern (bis zu 50% Fasern < 1 µm).

Arbeitsverfahren und -bereiche und Tätigkeiten mit einer besonderen Belastung durch keramische Fasern sind insbesondere: Ausbringen und Entfernen technischer Isolierungen im Hochtemperaturbereich (Isolierung von Öfen, Kesseln, Rohrleitungen, Ofenauskleidung), beim Ofenbau, bei der Herstellung von Katalysatoren und Wärmeschutzschilden, bei der Herstellung von Hochtemperaturdichtungen sowie bei der Herstellung und Bearbeitung von Vakuumformteilen, Faltmodulen, Filzen und Platten.

6.3 Aufnahme
Der für den Arbeitnehmer gefährdende Kontakt besteht in der Aufnahme über den Respirationstrakt. Generell gilt für Fasern, daß von einer relevanten Gefährdung durch lungengängige Fasern auszugehen ist, wenn die Länge der Fasern > 5 µm sowie der Durchmesser < 3 µm beträgt und die Fasern entsprechende Biobeständigkeit [KI < 40, s. TRGS 905] haben.

6.4 Wirkungsweise
Ausreichende Erfahrungen zur Humankanzerogenität keramischer Fasern liegen noch nicht vor. Allerdings muß nach derzeitigem Kenntnisstand im (wenig empfindlichen) inhalativen Tierexperiment von der Entwicklung eines dosisabhängigen Pleuramesothelioms ausgegangen werden.
Auch ein dosisabhängiger Anstieg der Proliferation von Mesothelialzellen der Pleura konnte im Intrapleural-Test bei Tieren nachgewiesen werden.

6.5 Krankheitsbild
Unter Berücksichtigung der Expositionshöhe und der Latenzzeit ist auf Krankheitszeichen zu achten, wie sie auch nach Asbestexposition auftreten können. Bei Krankheitszeichen ist aufgrund der Multikausalität die Exposition gegenüber anderen Stoffen zu prüfen.

6.6 Rechtsgrundlagen

6.6.1 Rechtsgrundlagen für spezielle arbeitsmedizinische Vorsorgeuntersuchungen
Gefahrstoffverordnung (GefStoffV), zuletzt geändert durch die Dritte Verordnung zur Änderung der Gefahrstoffverordnung vom 12. Juni 1998 (BGBl. I S. 1286–1287)

6.6.2 Berufskrankheit
entfällt

6.6.3 Beschäftigungsbeschränkungen
§ 22 Jugendarbeitsschutzgesetz (JArbSchG) i.d.F. vom 24.02.1997 (BGBl. I S. 311)

§ 4 Mutterschutzgesetz (MuSchG) i.d.F. vom 17.01.1997 (BGBl. I. S. 21) i.V.m.
§ 5 Abs. 1 Nr. 3 Mutterschutzrichtlinienverordnung (MuSchRiV) vom 15.04.1997, (BGBl. I S. 782)

6.7 Literatur:

BUNN W.B., BENDER, J.R., HESTERBERG T.W., CHASE G.R., Konzen J.L.: Recent studies on man-made vitreous fibers. Chronic animal inhalation studies. J. Occup.Med. 35, 1993, 101–113.

HENSCHLER D. Künstliche Mineralfasern, VCH-Verlagsgesellschaft, Weinheim, 1981.

VORATH; N.-J., LANG, K.-H.: Keramikfaserprodukte: Ersatzstoffe, Ersatzverfahren, Schutzmaßnahmen, Wirtschaftsverlag NW, Bremerhaven, 1997

Auswahlkriterien für die spezielle arbeitsmedizinische Vorsorge, ZH 1/600.1.3 „Mineralischer Staub, Teil 3: Keramikfaserhaltiger Staub", Hauptverband der gewerblichen Berufsgenossenschaften, Carl Heymanns Verlag KG, Luxemburger Straße 449, 50939 Köln.

MAK- und BAT-Werte-Liste 1994, Deutsche Forschungsgemeinschaft, VCH-Verlagsgesellschaft, Weinheim, 1994.

Gesundheitsschädliche Arbeitsstoffe. Toxikologisch-arbeitsmedizinische Be-gründungen von MAK-Werten. Faserstäube, Deutsche Forschungsgemeinschaft, VCH-Verlagsgesellschaft, Weinheim, 1994.

TRGS 521 – Faserstäube – Teil 1: Anorganische Faserstäube, Ausgabe Oktober 1996

G 2 Blei oder seine Verbindungen (mit Ausnahme der Bleialkyle)

Bearbeitung: Ausschuß ARBEITSMEDIZIN, Arbeitskreis „Gefährliche Stoffe", Berufsgenossenschaft der chemischen Industrie, Heidelberg

1 Anwendungsbereich

Dieser Grundsatz gibt Anhaltspunkte für gezielte arbeitsmedizinische Vorsorgeuntersuchungen, um Erkrankungen, die durch Blei oder seine Verbindungen (mit Ausnahme der Bleialkyle) entstehen können, zu verhindern oder frühzeitig zu erkennen.
Hinweise für die Auswahl des zu untersuchenden Personenkreises geben die Auswahlkriterien für die spezielle arbeitsmedizinische Vorsorge nach dem Berufsgenossenschaftlichen Grundsatz G 2 „Blei oder seine Verbindungen" (ZH 1/600.2).

2 Untersuchungsarten

2.1 Erstuntersuchung

vor Aufnahme einer Tätigkeit an Arbeitsplätzen, an denen der Luftgrenzwert für Blei oder seine Verbindungen (mit Ausnahme der Bleialkyle) nicht eingehalten wird oder andere Auswahlkriterien erfüllt sind.

2.2 Nachuntersuchungen

während dieser Tätigkeit

2.3 Nachgehende Untersuchungen

entfällt

3 Erstuntersuchung

3.1 Allgemeine Untersuchung

3.1.1 Feststellung der Vorgeschichte

(allgemeine Anamnese, Arbeitsanamnese, Beschwerden)
– besonders ist zu achten auf Erkrankungen des hämatopoetischen und des gastrointestinalen Systems, des peripheren und zentralen Nervensystems sowie der Nieren

3.1.2 Untersuchung im Hinblick auf die Tätigkeit
– der untersuchende Arzt muß sich mit den arbeitsplatzspezifischen Bedingungen der Bleiexposition vertraut machen

3.1.3 Urinstatus
Mehrfachteststreifen

3.2 Spezielle Untersuchung

3.2.1 erforderlich
großes Blutbild

3.2.2 erwünscht
entfällt, soweit nicht in besonderen Fällen vom untersuchenden Arzt bleispezifische Untersuchungen (siehe 4.3) für erforderlich gehalten werden, z. B. wenn anamnestische Hinweise für eine vorausgegangene Bleibelastung sprechen

3.3 Arbeitsmedizinische Kriterien

3.3.1 gesundheitliche Bedenken

3.3.1.1 dauernde gesundheitliche Bedenken
(Abschnitt 3.3.2 beachten)
Personen mit Erkrankungen
– der Leber
– der Niere
– des Blutes (Anämie, Thalassämie u.a.)
– des peripheren und zentralen Nervensystems
– des innersekretorischen Systems (insbesondere Diabetes und ausgeprägte Schilddrüsenüberfunktion)
– des Margen-Darm-Traktes
– der Gefäße (Angioneurose, Endangitis, Arteriosklerose u.a.)
ferner Personen mit
– ausgeprägter Hypertonie
– Tuberkulose
– allgemeiner Körperschwäche

3.3.1.2 befristete gesundheitliche Bedenken
Personen mit den unter 3.3.1.1 genannten Erkrankungen, soweit eine Wiederherstellung zu erwarten ist

3.3.2 keine gesundheitlichen Bedenken unter bestimmten Voraussetzungen
Sind die in 3.3.1.1 genannten Erkrankungen oder Funktionsstörungen weniger ausgeprägt, so soll der untersuchende Arzt prüfen, ob unter bestimmten Voraussetzungen eine Beschäftigung möglich ist.
Hierbei wird z. B. gedacht an
– verbesserte Arbeitsplatzverhältnisse
– verkürzte Nachuntersuchungsfristen
– Tätigkeit an Arbeitsplätzen mit geringerer Bleiexposition
– gegebenenfalls besondere persönliche Schutzausrüstungen

3.3.3 keine gesundheitlichen Bedenken
alle anderen Personen, soweit keine Beschäftigungsbeschränkungen bestehen (siehe 6.6.3)

4 Nachuntersuchungen

4.1 Nachuntersuchungsfristen

4.1.1 erste und weitere Nachuntersuchungen (siehe 4.2 und 4.3)
einschließlich der Untersuchung in biologischem Material (Biomonitoring) 12 Monate

4.1.2 Untersuchung in biologischem Material (siehe 4.3)
6 Monate nach der Erstuntersuchung und jeweils 6 Monate nach einer Nachuntersuchung muß eine Untersuchung in biologischem Material durchgeführt werden.
Auf die Untersuchung in biologischem Material zur Hälfte des einjährigen Untersuchungsintervalls kann verzichtet werden, wenn die Bleikonzentration in der Luft unter 100 µg/m^3 liegt und die Bleikonzentration bei der letzten Untersuchung 500 µg/l Vollblut nicht überschritten hat (siehe jedoch 6.7 – BAT-Wert für Frauen).

4.1.3 vorzeitige Nachuntersuchung (siehe 4.2 und 4.3)
– nach mehrwöchiger Erkrankung oder körperlicher Beeinträchtigung, die Anlaß zu Bedenken gegen eine Weiterbeschäftigung gibt
– nach ärztlichem Ermessen in Einzelfällen (z. B. bei befristeten gesundheitlichen Bedenken)
– auf Wunsch eines Arbeitnehmers, der einen ursächlichen Zusammenhang zwischen seiner Erkrankung und seiner Tätigkeit am Arbeitsplatz vermutet

4.1.4 vorzeitige Untersuchung in biologischem Material (siehe 4.3)
– spätestens binnen 3 Monaten, wenn der BAT-Wert von 700 µg Blei/l Vollbut überschritten war
– wenn aufgrund ungünstiger Expositionsbedingungen ein rascher Anstieg des Blutbleispiegels möglich ist

4.2 Allgemeine Untersuchung

4.2.1 Zwischenanamnese
siehe 3.1.1
besonders achten auf bleitypische Beschwerden (siehe 6.5.2)

4.2.2 Untersuchung im Hinblick auf die Tätigkeit
siehe 3.1.2

4.2.3 Urinstatus
siehe 3.1.3

4.3 Spezielle Untersuchung
Untersuchung in biologischem Material (siehe 6.7)

4.3.1 erforderlich
– Differentialblutbild (zum Ausschluß einer Anämie)
Wichtiger Hinweis: Das Blei im Blut ist überwiegend an die Erythrozytenmembran gebunden. Gleicher Blutbleispiegel vorausgesetzt, sind die Erythrozyten beim Anämiker wesentlich stärker mit Blei beladen als beim Nichtanämiker, was für eine höhere innere Belastung und damit für eine höhere Gefährdung des Anämikers spricht.
– Bestimmung der Konzentration des Bleis im Blut (siehe 6.7)
– Bestimmung der Konzentration der δ-Aminolävulinsäure im Urin, wenn der BAT-Wert für Blutblei überschritten ist (siehe 6.7)

4.3.2 erwünscht
Bestimmung der Konzentration
– der δ-Aminolävulinsäure im Urin (siehe 6.7)

4.3.3. bei unklaren Fällen
diagnostische Abklärung bei Verdacht auf Porphyrie

4.3.4. Die Bestimmung des Koproporphyrins III im Urin
(siehe MAPPES in 6.7) kann als Suchmethode auf Gruppenbasis brauchbar sein und bei bestimmten Erkrankungen differentialdiagnostische Hinweise geben (Leber, Porphyrie). Diese Bestimmung kann jedoch ebenso wenig wie die Bestimmung der δ-Aminolävulinsäure im Urin die Blutbleianalyse ersetzen. Zusätzliche Informationen kann die Bestimmung der freien Erythrozytenporphyrine im Blut geben (siehe LEWALTER und SCHALLER in 6.7).

G 2

4.4 Arbeitsmedizinische Kriterien

4.4.1 gesundheitliche Bedenken

4.4.1.1 dauernde gesundheitliche Bedenken
– siehe 3.3.1.1
– Personen, die gegenüber gleichartig Beschäftigten wiederholt eine übermäßig hohe Bleiaufnahme bzw. bleibedingte Wirkungen aufweisen (z. B. durch Ernährungsgewohnheiten, mangelnde persönliche Hygiene oder innere Ursachen).
Die Versetzung an einen Arbeitsplatz mit geringerer Bleiexposition kann häufig schon ausreichend sein, während dieser Zeit Kontrolle des Blutbleispiegels in kürzeren Abständen.

4.4.1.2 befristete gesundheitliche Bedenken
Personen mit den unter 3.3.1.1 genannten Erkrankungen, soweit eine Wiederherstellung zu erwarten ist.
Ferner Personen mit Überschreiten des BAT-Wertes von 700 µg Blei/l Vollblut (siehe jedoch 6.7 – BAT-Wert für Frauen).
Diese Befunde sind gegebenenfalls durch eine erneute Untersuchung in biologischem Material zu sichern.
Im Hinblick auf die biologische Halbwertszeit des Bleis sollten befristete Bedenken für mindestens 3 Monate ausgesprochen werden. Während dieser Zeit solle eine Beschäftigung ohne Bleiexposition erfolgen. Ist dies nicht möglich, ist eine Tätigkeit mit möglichst niedriger Bleiexposition zu fordern.

4.4.2 keine gesundheitlichen Bedenken unter bestimmten Voraussetzungen
Sind die in 3.3.1.1 genannten Erkrankungen oder Funktionsstörungen weniger ausgeprägt, so soll der untersuchende Arzt prüfen, ob unter bestimmten Voraussetzungen eine Weiterbeschäftigung möglich ist. Hierbei wird z. B. gedacht an

- verbesserte Arbeitsplatzverhältnisse
- verkürzte Nachuntersuchungsfristen
- Tätigkeit an Arbeitsplätzen mit geringerer Bleiexposition
- gegebenenfalls besondere persönliche Schutzausrüstungen

4.3 keine gesundheitlichen Bedenken
alle anderen Personen, soweit keine Beschäftigungsbeschränkungen bestehen (siehe 6.6.3)

5 Nachgehende Untersuchungen
entfällt

6 Ergänzende Hinweise

6.1 Physikalisch-chemische Eigenschaften und MAK-Wert
Blei ist ein weiches, graublaues Metall, das durch Verhüttung von Bleierzen – in erster Linie Bleiglanz (PbS) – gewonnen wird. In Dampfform (Verdampfung bereits ab 550 °C) wird es an der Luft zu Bleioxid (PbO) oxidiert. Der sogenannte Bleirauch besteht aus kolloidalen Bleioxidteilchen.
Blei tritt 2- und 4-wertig auf, ist in Salpetersäure gut löslich und wird von Phosphorsäure, Salzsäure und Schwefelsäure passiviert (Bildung der entsprechenden unlöslichen Salze). Es ist gegen Chlor und Flußsäure widerstandsfähig, von einigen organischen Säuren wird es langsam angegriffen.

Elementsymbol Pb
relative Atommasse 207,2
Schmelzpunkt 327 °C
Siedepunkt 1750 °C
Dichte (20 °C) 11,34 kg/l
MAK-Wert (1997) 0,1 mg/m^3 E
Spitzenbegrenzung: Kategorie III
Schwangerschaft: Gruppe B der MAK- und BAT-Werte-Liste
Nach dem vorliegenden Informationsmaterial muß ein Risiko der Fruchtschädigung als wahrscheinlich unterstellt werden. Bei Exposition Schwangerer kann eine solche Schädigung auch bei Einhaltung des MAK-Wertes und des BAT-Wertes nicht ausgeschlossen werden.
Die jeweils aktuelle Fassung der TRGS 900 „Luftgrenzwerte" ist zu beachten. Aussagen zum BAT-Wert siehe 6.7.
Kurzzeitwert (TRGS 900, Abschnitt 2.3)
- Schichtmittelwert einhalten
- Überschreitungsfaktor 4
- (= 0,4 mg/m^3) für 15 Minuten zulässig
- insgesamt nicht mehr als 1 Stunde pro Schicht

6.2 Vorkommen und Gefahrenquellen

Auszug aus Auswahlkriterien „Blei oder seine Verbindungen (mit Ausnahme der Bleialkyle" (ZH 1/600.2):
Spezielle arbeitsmedizinische Vorsorge bei Tätigkeiten mit Blei oder seinen Verbindungen ist insbesondere bei folgenden Betriebsarten, Arbeitsplätzen oder Tätigkeiten einschließlich Reinigungs- und Reparaturarbeiten erforderlich. Hier kann auf spezielle arbeitsmedizinische Vorsorge dann verzichtet werden, wenn durch Messungen belegt ist, daß der Luftgrenzwert für Blei bzw. der BAT-Wert für Blei eingehalten wird.

- Verhütten von Bleierzen und Bleikonzentraten
- Aufarbeiten und Einschmelzen von bleihaltigen Altmaterialien
- Verladen und Abfahren bleihaltiger Krätze, Asche oder anderen staubenden Materialien sowie Entleeren der Behälter
- Raffinieren von Blei
- Herstellen und Verarbeiten von Bleibronzen, Bleipigmenten, Bleiglasuren, Bleipulver und staubenden Bleiverbindungen
- Homogenverbleien
- Anrichten und Einlegen von bleihaltigen Mischungen und Zubereitungen
- Auftragen von bleihaltigen Anstrichstoffen oder anderen bleihaltigen Produkten im Spritzverfahren
- Verwendung von pulverförmigen Bleiverbindungen bei der Herstellung von Farben, Akkumulatoren und Gegenständen aus Kunststoffen
- Verwendung von pulverförmigen Bleiverbindungen im Siebdruck
- Herstellen, Transportieren und Einbauen von Ladungsträgern in der Akkumulatorenindustrie
- [*] Entfernen bleihaltiger Beschichtungen durch Schleifen, Abbrennen, Bürsten oder Strahlen
- [*] Schweißen oder Brennschneiden von bleihaltigen oder bleifarbenbedeckten Metallteilen, insbesondere bei Abbrucharbeiten
- [*] Bearbeiten von Blei, Bleilegierungen oder bleihaltigen Deckschichten durch Schleifen oder Polieren
- Bleipatentieranlagen und deren Wickelwerke
- Löten bleihaltiger Materialien
- Schmelzen bleihaltiger Materialien

---

[*] Bei diesen Tätigkeiten kann es sehr rasch zu einer gefährlichen Bleiaufnahme kommen. Der untersuchende Arzt soll daher prüfen, ob eine Verkürzung der Untersuchungsabstände erforderlich ist. Der Unternehmer hat Abschnitt „Verwendungsverbot" der TRGS 505 „Blei" (bestimmte Bleiverbindungen für Innenanstrich, Heimarbeit) zu beachten.

- Recycling von Leuchtstoffröhren
- Beräumen und Recyceln von bleihaltigen Beschichtungsrückständen und Strahlgut

6.3 Aufnahme
durch die Atemwege in Staub- oder Rauchform
durch den Magen-Darm-Trakt

6.4 Wirkungsweise
Blei wirkt vor allem auf
- die Hämoglobinsynthese und die Erythropoese
- die glatte Muskulatur
- das periphere und zentrale Nervensystem
- das Gefäßsystem

Für die drei letztgenannten Wirkungsorte sind die Mechanismen noch nicht restlos aufgeklärt. Das Blei wirkt hemmend auf bestimmte Enzyme der Hämoglobinsynthese. Dadurch kommt es zu einer erhöhten Ausscheidung von δ-Aminolävulinsäure und von Koproporphyrin II im Urin (siehe auch 6.7 „Analytik") sowie zu einer Hemmung des Eisen-II-Einbaus in das Protoporphyrin IX – eine Vorstufe des Hämoglobins. Ein Teil des Bleis wird als tertiäres Phosphat in den Knochen gebunden (Bleidepot).

6.5 Krankheitsbild

6.5.1 akute Gesundheitsschädigung
die akute Gesundheitsschädigung ist ohne besondere arbeitsmedizinische Bedeutung

6.5.2 subakute/chronische Gesundheitsschädigung
subakute und chronische Gesundheitsschädigung sind die Regel, sie können sich überschneiden und haben folgende Stadien:
klinisch stummes Vorstadium:
- verstärkte Ausscheidung von δ-Aminolävulinsäure und Koproporphyrin III im Urin
- Erhöhung des Bleispiegels im Blut
- Blässe von Haut und Schleimhäuten
- erhöhte vegetative Labilität

Kritisches Anfangsstadium:
- leichte Anämie, basophil getüpfelte Erythrozyten
- allgemeine Abgeschlagenheit
- Appetitlosigkeit
- Kopfschmerzen

- Schwächegefühl, eventuell Schmerzen in Gliedern und Gelenken
- Magen- und Darmstörungen
- Obstipation

ausgeprägte Bleikrankheit:
- vorgenannte Befunde in stärkerer Ausprägung
- Bleikoliken (heftige, oft langdauernde, unter Umständen mit Brechreiz verbundene Colonspasmen, schafkotartiger Stuhl)
- Bleikolorit

als Folge massiver Exposition (heute selten):
- Lähmung peripherer Nerven (besonders: Radialisparese)
- Enzephalopathie (starke Kopfschmerzen, meningitische Reizerscheinungen, Verwirrtheitszustände)
- arteriolosklerotische Prozesse (z. B. Schrumpfnieren)

Eine parenterale oder orale Behandlung der beruflichen Bleivergiftung mit EDTA ist in aller Regel kontraindiziert, da hierbei eine Belastung des Nierenepithels durch unvorhersehbar hohe toxische EDTA-Bleikomplex-Anflutungen droht.

6.6 Rechtsgrundlagen

6.6.1 Rechtsgrundlagen für spezielle arbeitsmedizinische Vorsorgeuntersuchungen

§ 28 Gefahrstoffverordnung (GefStoffV), Anhang VI zur GefStoffV (siehe auch TRGS 505 „Blei")
§ 3 UVV „Arbeitsmedizinische Vorsorge" (VBG 100), Anlage 1 zur UVV

6.6.2 Berufskrankheit

§ 9 Abs. 1 Siebtes Buch Sozialgesetzbuch (SGB VII)
Nr. 1101 der Anlage zur Berufskrankheitenverordnung (BKV)
„Erkrankungen durch Blei oder seine Verbindungen"

6.6.3 Beschäftigungsbeschränkungen

§ 22 Jugendarbeitsschutzgesetz (JArbSchG) i.d.F. vom 24.2.97 (BGBl. I S. 311)
§§ 4, 6 Mutterschutzgesetz (MuSchG) i.d.F. vom 17.1.97 (BGBl. I S. 24)
§§ 3–5 Mutterschutzrichtlinienverordnung (MuSchRiV) vom 15.4.97 (BGBl. I S. 782)
Gebärfähige Arbeitnehmerinnen dürfen nicht mit Arbeiten beschäftigt werden, die zu einer Erhöhung des Blutbleispiegels auf mehr als 300 µg/l Vollblut führen.

6.7 Analytik

BAT-Werte
Parameter: Blei
BAT-Wert: 700 µg/l Vollblut
Parameter: δ-Aminolävulinsäure
BAT-Wert: 15 mg/l Harn
BAT-Werte für gebärfähige Frauen (< 45 Jahre)
Parameter: Blei
BAT-Wert: 300 µg/l Vollblut
Parameter: δ-Aminolävulinsäure
BAT-Wert: 6 mg/l Harn
Einem Blutbleispiegel von 70 µg/100 ml entspricht bei großer Schwankungsbreite im Kollektiv eine Ausscheidung von 15 mg δ-Aminolävulinsäure/g Kreatinin.
Die Werte in biologischem Material sollen mit analytisch zuverlässigen Methoden überwacht werden und den Anforderungen der statistischen Qualitätssicherung genügen. Siehe Bekanntmachung der DGAUM und des VDBW „Anforderungen an die Qualitätssicherung arbeitsmedizinisch-toxikologischer Analysen in biologischem Material (Biomonitoring)" – ASU

Literatur zur Analytik
ANGERER, J., SCHALLER, K. H.: Analysen in biologischem Material. In: GREIM, H. (Hrsg.): Analytische Methoden zur Prüfung gesundheitsschädlicher Arbeitsstoffe. Weinheim: Wiley-VCH
LEWEALTER, J., SCHALLER, K. H.: Erythrozytenporphyrine: In: Analysen in biologischem Material. In: Henschler, D. (Hrsg): Analytische Methoden zur Prüfung gesundheitsschädlicher Arbeitsstoffe. Weinheim: VCH Verlagsgesellschaft mbH, 1991
MAPPES, R.: Photometrische Koproporphyrinbestimmung im Harn unter besonderer Berücksichtigung des Koproporphyrinogens. Int. Arch. Arbeitsmed. 28, 1971, 26
SCHALLER, K. H., ANGERER, J., LEHNERT, G.: Praktische Hinweise zum Biomonitoring in der Arbeits- und Umweltmedizin. In: Arbeitsmedizin aktuell. Stuttgart: Gustav Fischer, 1996

6.8 Bemerkungen

Wenn die Arbeitsanamnese nach 3.1.1 oder die Zwischenanamnese nach 4.2.1 zeigen, daß Atemschutzgeräte getragen werden müssen, soll der ermächtigte Arzt prüfen, ob Untersuchungen unter Beachtung des Grundsatzes G 26 „Atemschutzgeräte" erforderlich sind.

6.9 Literatur

Auswahlkriterien für spezielle arbeitsmedizinische Vorsorge „Blei oder seine Verbindungen (mit Ausnahme der Bleialkyle)", ZH 1/600.2, Hauptverband der gewerblichen Berufsgenossenschaften, Carl Heymanns Verlag KG, Luxemburger Straße 449, 50939 Köln

EG-Blei-Richtlinie: Richtlinie über den Schutz der Arbeitnehmer gegen Gefährdung durch metallisches Blei und seine Ionenverbindungen am Arbeitsplatz (82/605/EWG) vom 28. Juli 1982, Amtsblatt der EG Nr. L 247 S. 12–21

GIESEN, T., ZERLETT, G.: Berufskrankheiten und medizinischer Arbeitsschutz. Abschnitt C. Köln: Kohlhammer, 1996

GREIM, H. (Hrsg): Toxikologisch-arbeitsmedizinische Begründungen von MAK-Werten. Weinheim: Wiley-VCH

GREIM, H., LEHNERT, G. (Hrsg.): Biologische Arbeitsstoff-Toleranz-Werte (BAT-Werte) – Arbeitsmedizinisch-toxikologische Begründungen. Weinheim: Wiley-VCH

KÜHN-BIRETT: B 20 Blei, B 21 Bleiacetat, B 22 Blei-II-chromat, B 23 Bleidioxid, B 24 Bleinitrat. In: Merkblätter Gefährliche Arbeitsstoffe. Ecomed

LEHNERT, G., SZADKOWSKI, D.: Die Bleibelastung des Menschen. Weinheim: Verlag Chemie, 1983

MOESCHLIN, S.: Klinik und Therapie der Vergiftungen. Stuttgart: Georg Thieme, 1986

SCHIELE, R.; SCHALLER, K. H.: Diagnostische Kriterien einer erhöhten Bleiaufnahme in der Arbeitsmedizin. Therapie Woche 28, 1978, 8478–8483. Karlsruhe: G. Braun

TRGS 505 „Blei und bleihaltige Gefahrstoffe". Köln: Carl Heymanns Verlag, 1996

VALENTIN, H., LEHNERT, G., PETRY, H., WEBER, G., WITTGENS, H., WOITOWITZ, H.-J.: Arbeitsmedizin, Band 2: Berufskrankheiten. Stuttgart: Georg Thieme, 1985

WIRTH, W., HECHT, G., GLOXHUBER, CHR.: Toxikologie-Fibel. Stuttgart: Georg Thieme, 1994

Anlage

Auszug aus der Richtlinie des Rates

vom 28. Juli 1982
über den Schutz der Arbeitnehmer gegen Gefährdung durch metallisches Blei und seine Ionenverbindungen am Arbeitsplatz (Erste Einzelrichtlinie im Sinne des Artikels 8 der Richtlinie 80/1107/EWG) (82/605/EWG)
Artikel 4
(1) Die Arbeitnehmer sind medizinisch (ärztlich und biologisch) zu überwachen. Diese Überwachung muß vor oder bei Beginn der Exposition einsetzen. Die ärztliche Überwachung ist während der gesamten Dauer der Beschäftigung mindestens einmal pro Jahr durchzuführen; die biologische Überwachung ist gemäß Absatz 2 mindestens einmal halbjährlich durchzuführen.
Bei dieser Überwachung ist nicht nur das Ausmaß der Exposition, sondern auch die Anfälligkeit des einzelnen Arbeitnehmers gegenüber Blei zu berücksichtigen.
(2) Die biologische Überwachung umfaßt mit der in Absatz 3 genannten Ausnahme die Messung des Blutbleispiegels (PbB). Diese Überwachung kann ferner die Messung eines oder mehrerer der folgenden biologischen Indikatoren umfassen:
– Delta-Aminolävulinsäuregehalt im Urin (ALAU),
– Zink-Protoporphyrin (ZPP),
– Delta-Aminolävulinsäuredehydratasegehalt im Blut (ALAD).
Die Verfahren für die Messung der vorstehend genannten biologischen Indikatoren sind in Anhang III angegeben; sie können nach dem Verfahren des Artikels 10 der Richtlinie 80/1107/EWG angepaßt werden.
(3) Die Messung des PbB nach Absatz 2 kann bei Arbeitnehmern, die während weniger als einen Monat hohen Expositionsrisiken ausgesetzt waren, durch die Messung von ALAU ersetzt werden.
(4) Die Frequenz der biologischen Überwachung kann auf ein Mal im Jahr vermindert werden, wenn gleichzeitig
– die Ergebnisse der bei einzelnen Arbeitnehmern oder Arbeitnehmergruppen vorgenommenen Messungen bei den beiden aufeinanderfolgenden vorangegangenen Kontrollen eine Bleikonzentration in der Luft ergeben, die über dem in Artikel 2 Absatz 4 erster Gedankenstrich festgesetzten Wert und unter 100 µg/m^3 liegt;

– der individuelle Blutbleispiegel bei keinem Arbeitnehmer den in Artikel 2 Absatz 4 zweiter Gedankenstrich festgesetzten Wert überschreitet.

(5) Praktische Empfehlungen, welche die Mitgliedstaaten für die ärztliche Überwachung heranziehen können, sind in Anhang IV enthalten; sie können nach dem Verfahren des Artikel 10 der Richtlinie 80/1107/(EWG) angepaßt werden.

G 3 Bleialkyle

Bearbeitung: Ausschuß ARBEITSMEDIZIN, Arbeitskreis „Gefährliche Stoffe", Berufsgenossenschaft der chemischen Industrie, Heidelberg

1 Anwendungsbereich
Dieser Grundsatz gibt Anhaltspunkte für gezielte arbeitsmedizinische Vorsorgeuntersuchungen, um Erkrankungen, die durch Bleialkyle entstehen können, zu verhindern oder frühzeitig zu erkennen.
Hinweise für die Auswahl des zu untersuchenden Personenkreises geben die Auswahlkriterien für die spezielle arbeitsmedizinische Vorsorge nach dem Berufsgenossenschaftlichen Grundsatz G 3 „Bleialkyle" (ZH 1/600.3).

2 Untersuchungsarten

2.1 Erstuntersuchung
vor Aufnahme einer Tätigkeit an Arbeitsplätzen, an denen der Luftgrenzwert für Bleialkyle nicht eingehalten wird oder andere Auswahlkriterien erfüllt sind.

2.2 Nachuntersuchungen
während dieser Tätigkeit

2.3 Nachgehende Untersuchungen
entfällt

3 Erstuntersuchung

3.1 Allgemeine Untersuchung

3.1.1 Feststellung der Vorgeschichte
(allgemeine Anamnese, Arbeitsanamnese, Beschwerden)

3.1.2 Untersuchung im Hinblick auf die Tätigkeit

3.1.3 **Urinstatus**
Mehrfachteststreifen, Sediment

3.2 **Spezielle Untersuchung**

3.2.1 **erforderlich**
großes Blutbild

3.2.2 **erwünscht**
entfällt

3.3 **Arbeitsmedizinische Kriterien**

3.3.1 **gesundheitliche Bedenken**

3.3.1.1 **dauernde gesundheitliche Bedenken**
Personen mit Erkrankungen
– des Blutes
– des Herzens und des Kreislaufs
– der Lungen (Asthma, Tuberkulose usw.)
– des Nasen- und Rachenraumes
– der Leber
– der Niere
– des Stoffwechsels (Diabetes, Gicht usw.)
– des peripheren und des zentralen Nervensystems
ferner Personen mit
– Geisteskrankheiten
– Alkohol-, Medikamenten-, Drogenabhängigkeit
– unbehandelter und nicht ausgeheilter Syphilis
– allergischen und degenerativen Ekzemen
Personen, die lange Zeit in Bleibetrieben gearbeitet und Blei in vermehrtem Umfange aufgenommen bzw. bereits eine Bleivergiftung hatten

3.3.1.2 **befristete gesundheitliche Bedenken**
Personen mit den unter 3.3.1.1 genannten Erkrankungen, soweit eine Wiederherstellung zu erwarten ist

3.3.2 **keine gesundheitlichen Bedenken unter bestimmten Voraussetzungen**
Sind die in 3.3.1.1 genannten Erkrankungen oder Funktionsstörungen weniger ausgeprägt oder liegen die Laborwerte im Grenzbereich der Norm bzw. werden geringfügig über- oder unterschritten (siehe 6.7), so soll der untersuchende Arzt prüfen, ob unter bestimmten Voraussetzungen eine Beschäftigung

oder Weiterbeschäftigung möglich ist. Hierbei wird gedacht an verbesserte Arbeitsplatzverhältnisse, Verwenden persönlicher Schutzausrüstungen, verkürzte Nachuntersuchungsfristen usw.

3.3.3 **keine gesundheitlichen Bedenken**
alle anderen Personen, soweit keine Beschäftigungsbeschränkungen bestehen (siehe 6.6.3)

4 Nachuntersuchungen

4.1.1 **erste Nachuntersuchung**
3–6 Monate

4.1.2 **weitere Nachuntersuchungen**
12–24 Monate

4.1.3 **vorzeitige Nachuntersuchung**
– nach mehrwöchiger Erkrankung oder körperlicher Beeinträchtigung, die Anlaß zu Bedenken gegen eine Weiterbeschäftigung gibt
– nach ärztlichem Ermessen in Einzelfällen (z. B. bei befristeten gesundheitlichen Bedenken)
– auf Wunsch eines Arbeitnehmers, der einen ursächlichen Zusammenhang zwischen seiner Erkrankung und seiner Tätigkeit am Arbeitsplatz vermutet

4.2 Allgemeine Untersuchung

4.2.1 **Zwischenanamnese**
(einschließlich Arbeitsanamnese)
besonders achten auf ausgeprägte Angstträume, Schlafstörungen, stärkere Verstimmungszustände, Gewichtsabnahme, Händezittern, Übelkeit, Gereiztheit, Streitsucht (keine Suggestivfragen stellen!)

4.2.2 **Untersuchung im Hinblick auf die Tätigkeit**

4.2.3 **Urinstatus**
siehe 3.1.3

4.3 Spezielle Untersuchung

4.3.1 **erforderlich**
großes Blutbild

4.3.2 erwünscht
entfällt

4.3.3 bei unklaren Fällen
falls die unter 4.2.1 angegebenen Beschwerden oder die unter 4.3.1 ermittelten Werten dazu Anlaß geben, ist eine quantitative Bleibestimmung im Urin durchzuführen (siehe 6.7)

4.4 Arbeitsmedizinische Kriterien

4.4.1 gesundheitliche Bedenken

4.4.1.1 dauernde gesundheitliche Bedenken
Personen mit bleibenden Schäden wie unter 3.3.1.1 bei Fortbestehen eindeutiger Anzeichen einer Intoxikation (erhöhter Blutbleispiegel, erhöhter Urinbleispiegel, Depression, schizoide Verwirrtheitszustände, chronische Erkrankungen des Blutes oder des Nervensystems)

4.4.1.2 befristete gesundheitliche Bedenken
siehe 3.3.1.2 und bei Personen mit eindeutigen Anzeichen einer Intoxikation oder mit dem dringenden Verdacht darauf sowie Personen mit einem Urinbleigehalt > 50 µg/l bis zum Abklingen der Symptome

4.4.2 keine gesundheitlichen Bedenken unter bestimmten Voraussetzungen
siehe 3.3.2

4.4.3 keine gesundheitlichen Bedenken
alle anderen Personen, soweit keine Beschäftigungsbeschränkungen bestehen (siehe 6.6.3)

5 Nachgehende Untersuchungen
entfällt

6 Ergänzende Hinweise

6.1 Physikalisch-chemische Eigenschaften und MAK-Wert
Es sind farblose, schwere ölige Flüssigkeiten von süßlichem, etherähnlichem Geruch, mit organischen Lösungsmitteln mischbar, in Wasser praktisch unlöslich. Sie reagieren leicht mit den meisten anorganischen Säuren und vielen organischen Säu-

ren. Bei schärferen Reaktionsbedingungen entstehen Blei-II-Salze. Sie werden unter Licht fotolytisch, bei erhöhten Temperaturen (> 100 °C) thermolytisch zu Blei und Kohlenwasserstoffen bzw. deren Oxidationsprodukten zersetzt. Wichtigste Substanzen dieser Gruppe sind Bleitetramethyl und Bleitetraethyl.

	Bleitetramethyl	Bleitetraethyl
Formel	Pb $(CH_3)_4$	PB $(C_2H_5)_4$
relative Molekülmasse	267,33	323,5
Siedepunkt	110 °C	78 °C (1,3 kPa; 10 Torr) bei > 100 °C beginnende Zersetzung
Schmelzpunkt	–27,5 °C	–136 °C
Dichte (20 °C)	1,99 kg/l	1,65 kg/l
Dampfdruck (20 °C)	3 kPa (23,7 Torr)	0,03 kPa (0,26 Torr)
Dampfdichte (Luft = 1)	9,2	11,1
Sättigungskonzentration	–	2,69 g/m^3
MAK-Wert (1997) (als Pb berechnet)	0,05 mg/m^3	0,05 mg/m^3

Schwangerschaft: Gruppe D der MAK- und BAT-Werte-Liste
Eine Einstufung in eine der Gruppen A – C ist noch nicht möglich, weil die vorliegenden Daten wohl einen Trend erkennen lassen, aber für eine abschließende Bewertung nicht ausreichen.
Spitenbegrenzung: Kategorie 11, 1
Kurzzeitwert (TRGS 900, Abschnitt 2.3)
– Schichtmittelwert einhalten
– Überschreitungsfaktor 4 (= 0,2 mg/m3)
– für 15 Minuten zulässig
– insgesamt nicht mehr als 1 Stunde pro Schicht
Die jeweils aktuelle Fassung der TRGS 900 „Luftgrenzwerte" ist zu beachten.

6.2 Vorkommen und Gefahrenquellen

Spezielle arbeitsmedizinische Vorsorge bei Tätigkeiten mit Bleialkylen ist insbesondere bei folgenden Betriebsarten, Arbeitsplätzen oder Tätigkeiten einschließlich Reinigungs- und Reparaturarbeiten erforderlich. Hier kann auf spezielle arbeitsmedizinische Vorsorge dann verzichtet werden, wenn durch Messungen belegt ist, daß der Luftgrenzwert für Bleialkyle bzw. der BAT-Wert für Bleialkyle eingehalten wird.

- Herstellen
- Zumischen von Vergaserkraftstoffen
- Befüllen und Entladen von Tankfahrzeugen und Kesselwagen mit Bleitetramethyl oder Bleitetraethyl, insbesondere beim Anschließen und Abschlagen der Füllschläuche
- Reinigen von Kesselwagen, Tanks und Rohrleitungen, die mit Bleitetramethyl oder Bleitetraethyl oder verbleiten Vergaserkraftstoffen befüllt werden
- Wartung und Reparatur von Zapfsäulen verbleiter Vergaserkraftstoffe
- Tankstellensanierung mit möglichem Hautkontakt

6.3 Aufnahme

6.3.1 durch die Atemwege

6.3.2 durch die Haut (erhöhte Resorptionsgefahr)
Bleitetramethyl wird wesentlich weniger durch die Haut resorbiert als Bleitetraethyl, dagegen wird es wegen seiner größeren Flüchtigkeit leichter durch die Lunge aufgenommen.

6.4 Wirkungsweise
Die Bleialkyle werden in der Leber zu den Bleitrialkylverbindungen und Blei metabolisiert. Für die akut-toxische Wirkung sind die Bleitrialkylverbindungen verantwortlich. Sie wirken speziell auf das Zentralnervensystem. Sie werden langsam durch die Urin ausgeschieden, so daß es zu Kumulationen kommen kann.

6.5 Krankheitsbild

6.5.1 akute/subakute Gesundheitsschädigung
Übelkeit, Erbrechen, Verwirrtheitszustände, Kreislaufkollaps, in hohen Konzentrationen Tod
Schlafstörungen, Angstträume, Kopfschmerzen, Erregbarkeit, Angstgefühle, Zittern, Gesichtsblässe, Appetitlosigkeit, metallischer Geschmack im Munde, verlangsamter Puls.

6.5.2 chronische Gesundheitsschädigung
Gewichtsabnahme, Temperatursenkung, Blutdruckerniedrigung, gesteigerte Reflexe, Tremor der Hände, Muskelschwäche und -zittern, Ataxie, Verdauungsstörungen, Schlafstörungen, stärkere Verstimmungszustände sowie ausgeprägte Angstträume, mitunter erhebliche Verwirrtheitszustände von schizoidem Charakter.

Die bekannten Anzeichen einer anorganischen Bleivergiftung wie Anämie, erhöhte Anzahl von basophil getüpfelten Erythrozyten, Schädigung der motorischen Nerven mit Radialislähmung und Fallhand sowie Bleisaum am Zahnfleisch treten bei Intoxikation mit Bleialkylen nicht auf. Auch die unter 6.5.1 und 6.5.2 erwähnten Symptome sind für sich allein nicht charakteristisch und können auch mit Alkoholismus, Rauschmittelsucht, Schizophrenie und Lues III verwechselt werden. Entscheidend für die Differentialdiagnose ist allein der relative Bleigehalt im Blut und im Urin.

6.6 Rechtsgrundlagen

6.6.1 Rechtsgrundlagen für spezielle arbeitsmedizinische Vorsorgeuntersuchungen
§ 28 Gefahrstoffverordnung (GefStoffV), Anhang VI zur GefStoffV
§ 3 UVV „Arbeitsmedizinische Vorsorge" (VBG 100), Anlage 1 zur UVV

6.6.2 Berufskrankheit
§ 9 Abs. 1 Siebtes Buch Sozialgesetzbuch (SGB VII)
Nr. 1101 der Anlage zur Berufskrankheitenverordnung (BKV) „Erkrankungen durch Blei oder seine Verbindungen"

6.6.3 Beschäftigungsbeschränkungen
§ 22 Jugendarbeitsschutzgesetz (JArbSchG) i.d.F. vom 24.2.97 (BGBl. I S. 311)
§§ 4, 6 Mutterschutzgesetz (MuSchG) i.d.F. vom 17.1.97 (BGBl. I S. 24)
§§ 3 – 5 Mutterschutzrichtlinienverordnung (MuSchRiV) vom 15.4.97 (BGBl. I S. 782)

6.7 Analytik
aus MAK-Werte-Liste 1997. VIII Stoffliste „Bleitetraethyl"
Parameter   Diethylblei
BAT-Wert   25 µg/l Urin, als Pb berechnet
Parameter   Gesamtblei (gilt auch für Gemische mit Bleitetramethyl)
BAT-Wert   50 µg/l Urin
Probenahmezeitpunkt: Expositionsende bzw. Schichtende
Bleitetramethyl siehe Bleitetraethyl
Die jeweils aktuelle Fassung der TRGS 903 „Biologische Arbeitsplatztoleranzwerte" ist zu beachten

Die Werte in biologischem Material sollen mit analytisch zuverlässigen Methoden überwacht werden und den Anforderungen der statistischen Qualitätssicherung genügen. Siehe Bekanntmachung der DGAUM und des VDBW „Anforderungen an die Qualitätssicherung arbeitsmedizinisch-toxikologischer Analysen in biologischem Material (Biomonitoring)" - ASU

Literatur zur Analytik
Biologische Arbeitsplatztoleranzwerte in MAK- und BAT-Werte-Liste 1997. Weinheim: Wiley-VCH
ANGERER, J., SCHALLER, K. H.: Analysen in biologischem Material. In: GREIM, H. (Hrsg): Analytische Methoden zur Prüfung gesundheitsschädlicher Arbeitsstoffe. Weinheim: Wiley-VCH

6.8 Bemerkungen
keine

6.9 Literatur
Auswahlkriterien für die spezielle arbeitsmedizinische Vorsorge „Bleialkyle", ZH 1/600.3, Hauptverband der gewerblichen Berufsgenossenschaften. Köln: Carl Heymann
GIESEN, TH., ZERLETT, G.: Berufskrankheiten und medizinischer Arbeitsschutz. Abschnitt C. Köln: Kohlhammer, 1996
GREIM, H.: Gesundheitsschädliche Arbeitsstoffe. Toxikologisch-arbeitsmedizinische Begründungen von MAK-Werten. Weinheim: Wiley-VCH
KÜHN-BIRETT: B 25 Bleitetraethyl. In: Merkblätter Gefährliche Arbeitsstoffe. Ecomed
LUDEWIG, R. LOHS, K: H.: Akute Vergiftungen. Jena: Gustav-Fischer, 1981
MOESCHLIN, S.: Klinik und Therapie der Vergiftungen. Stuttgart: Georg Thieme, 1986
PLUNKETT: Handbook of Industrial Toxicology. London. Heyden and Son, 1981
SCHALLER, K. H., ANGERER, J., LEHNERT, G.: Praktische Hinweise zum Biomonitoring in der Arbeits- und Umweltmedizin. In: Arbeitsmedizin aktuell. Stuttgart: Gustav Fischer, 1966
DE TREVILLE, R. T. P., WHEELER, H. W. und STERLIN, T.: Occupational Exposure to Organic Lead Compounds. Arch. environ. Hlth. 5, 1962, 532
Ullmanns Enzyklopädie der technischen Chemie. Bd. 8. Weinheim: Verlag Chemie, 1987
WIRTH, W., HECHT, G., GLOXHUBER, CHR.: Toxikologie-Fibel. Suttgart: Georg Thieme, 1994

G 4 Gefahrstoffe, die Hautkrebs oder zur Krebsbildung neigende Hautveränderungen hervorrufen

Bearbeitung: Ausschuß ARBEITSMEDIZIN; Arbeitskreis „Gefährliche Stoffe", Berufsgenossenschaft der chemischen Industrie, Heidelberg

1 Anwendungsbereich
Dieser Grundsatz gibt Anhaltspunkte für gezielte arbeitsmedizinische Vorsorgeuntersuchungen, um Erkrankungen durch Gefahrstoffe, die Hautkrebs oder zur Krebsbildung neigende Hautveränderungen hervorrufen, zu verhindern oder frühzeitig zu erkennen.

2 Untersuchungsarten

2.1 Erstuntersuchung
vor Aufnahme einer Tätigkeit an Arbeitsplätzen, an denen der Luftgrenzwert für Gefahrstoffe, die Hautkrebs oder zur Hautkrebsbildung neigende Hauterkrankungen hervorrufen, nicht eingehalten wird oder andere Auswahlkriterien erfüllt sind.

2.2 Nachuntersuchungen
während dieser Tätigkeit

2.3 Nachgehende Untersuchungen
nach Ausscheiden aus dieser Tätigkeit

3 Erstuntersuchung

3.1 Allgemeine Untersuchung

3.1.1 Feststellung der Vorgeschichte
(allgemeine Anamnese, Arbeitsanamnese, Beschwerden)

3.1.2 Untersuchung im Hinblick auf die Tätigkeit

3.1.3 Urinstatus
Mehrfachteststreifen

3.2 Spezielle Untersuchung

3.2.1 erforderlich
entfällt

3.2.2 erwünscht
Wenn nicht nur die Gefahr eines Hautkontaktes, sondern gleichzeitig die Gefahr einer erhöhten inhalativen Exposition besteht, ist zu prüfen, ob die Untersuchungen nicht unter Beachtung des Grundsatzes G 40 „Krebserzeugende Gefahrstoffe – allgemein" durchzuführen sind. (siehe 6.8)

3.3 Arbeitsmedizinische Kriterien

3.3.1 gesundheitliche Bedenken

3.3.1.1 dauernde gesundheitliche Bedenken
Personen mit
- anamnestisch bekannter Empfindlichkeit der Haut gegenüber UV-Strahlen, einer ausgeprägten Seborrhoe
- ausgedehnter Vitiligo
- schon deutlich ausgebildeten Veränderungen der Haut im Sinn einer Seemanns- oder Landmannshaut
- Hautkrebserkrankung, auch wenn diese überstanden ist
- einer ausgeprägten Ichthyose
- einer Porphyria cutanea tarda

3.3.1.2 befristete gesundheitliche Bedenken
entfällt

3.3.2 keine gesundheitliche Bedenken unter bestimmten Voraussetzungen
Sind die in 3.3.1.1 genannten Erkrankungen oder Funktionsstörungen weniger ausgeprägt, so soll der untersuchende Arzt prüfen, ob unter bestimmten Voraussetzungen eine Beschäftigung oder Weiterbeschäftigung möglich ist. Hierbei wird gedacht an verbesserte Arbeitsplatzverhältnisse, Verwenden persönlicher Schutzausrüstungen, besondere Sorgfalt beim Umgang mit den Gefahrstoffen, persönliche Hygiene, Verwenden von Hautschutzmitteln, verkürzte Nachuntersuchungsfristen usw.
In Abständen von 12 Monaten sollten z. B. untersucht werden
- Rothaarige und Hellblonde (auf UV-Empfindlichkeit achten)
- Personen mit Akne (außer einfacher Akne juvenilis)
- Personen mit mäßig ausgeprägter Seborrhoe
- Ekzematiker

| 3.3.3 | **keine gesundheitlichen Bedenken**
alle anderen Personen, soweit keine Beschäftigungsbeschränkungen bestehen (siehe 6.6.3) |

| 4 | **Nachuntersuchungen** |

| 4.1 | **Nachuntersuchungsfristen** |

| 4.1.1 | **erste Nachuntersuchung**
24–36 Monate |

| 4.1.2 | **weitere Nachuntersuchungen**
24–36 Monate |

| 4.2 | **Allgemeine Untersuchung**
siehe 3.1 |

| 4.3 | **Spezielle Untersuchung** |

| 4.3.1 | **erforderlich**
– Ganzkörperinspektion, besonders zu achten auf suspekte Hautveränderungen im Sinne von Komedonen, Follikulitiden, Zysten, umschriebenen Melanosen, Keratosen, Hyperkeratosen, Ekzemen, Pseudosklerodermien, Leukomelanosen, flachen Papillomen, Leukoplakien, Teer-Pechwarzen, Seemanns- oder Landmannshaut, Basaliomen, Plattenepithelkarzinomen
– bei Vorhandensein von Warzen hautfachärztliche Untersuchung, eventuell Excision und histologische Untersuchung |

| 4.3.2 | **erwünscht**
siehe 3.2.2 |

| 4.4 | **Arbeitsmedizinische Kriterien** |

| 4.4.1 | **gesundheitliche Bedenken**
siehe 3.3.1 |

| 4.4.2 | **keine gesundheitlichen Bedenken unter bestimmten Voraussetzungen**
siehe 3.3.2 und Personen, bei denen sich eine sogenannte Teerhaut entwickelt hat |

| 4.4.3 | **keine gesundheitlichen Bedenken**
siehe 3.3.3 |

G 4

5 Nachgehende Untersuchungen

Nachgehende Untersuchungen sind in Abständen von weniger als 60 Monaten für Versicherte vorzunehmen, die nach dem 1. Oktober 1984 (eventuell abweichende Stichtage in den neuen Bundesländern sind zu beachten) eine Tätigkeit mit Gefahrstoffen, die Hautkrebs oder zur Krebsbildung neigende Hautveränderungen hervorrufen können, beendet haben und der Luftgrenzwert für Benzo(a)pyren (Strangpechherstellung und -verladung, Ofenbereich von Kokereien 0,005 mg/m^3, im übrigen 0,002 mg/m^3) nicht eingehalten wurde oder andere Auswahlkriterien erfüllt waren. Diese Tätigkeit muß so lange ausgeübt worden sein, daß mindestens eine Nachuntersuchung zu veranlassen war.
Untersuchungsumfang wie in 4.2 und 4.3
Die vom Organisationsdienst für nachgehende Untersuchungen (ODIN) nach Ausscheiden aus dem Unternehmen zu veranlassenden nachgehenden Untersuchungen werden nach einer Vereinbarung mit den angeschlossenen Unfallversicherungsträgern durchgeführt. Sie erfolgen zunächst, wenn die betreffende Tätigkeit länger als zwei Jahre gedauert hat, und werden in einem einheitlichen Abstand von zwei Jahren wiederholt.

6 Ergänzende Hinweise

6.1 Physikalisch-chemische Eigenschaften und TRK-Wert

Wegen der großen Variationsbreite dieser Substanzen muß auf die Angabe der Eigenschaften von Einzelsubstanzen verzichtet werden. Auf den Abschnitt „Pyrolyseprodukte aus organischem Material" der MAK-Werte-Liste (1997) wird verwiesen.
Benzo(a)pyren dient als Leitkomponente für Pyrolyseprodukte aus organischem Material.
TRK-Wert:
– Strangpechherstellung und -verladung, } 0,005 mg/m^3
  Ofenbereich von Kokereien
– im übrigen 0,002 mg/m^3
Die jeweils aktuelle Fassung der TRGS 102 „TRK-Werte" bzw. der TRGS 900 „Luftgrenzwerte" ist zu beachten.
Kurzzeitwert (TRGS 900, Abschnitt 2.3)
– Schichtmittelwert einhalten
– Überschreitungsfaktor 4 für 15 Minuten zulässig
– Strangpechherstellung und -verladung, } 0,02 mg/m^3
  Ofenbereich von Kokereien
– im übrigen: 0,008 mg/m^3
– insgesamt nicht mehr als 1 Stunde pro Schicht

6.2 Vorkommen und Gefahrenquellen

(Diese Aufzählung orientiert sich am Inhalt des Merkblattes zur BK-Nr. 5102 – siehe 6.6.2)

Mit einer Exposition gegen Gefahrstoffe, die Hautkrebs oder zur Krebsbildung neigende Hautveränderungen hervorrufen können, ist insbesondere dann zu rechnen, wenn mit den untengenannten Stoffen nicht ordnungsgemäß umgegangen wird, ein intensiver Hautkontakt besteht (verunreinigte Kleidung beachten!) und die Gefahrstoffe krebserzeugende polycyclische aromatische Kohlenwasserstoffe enthalten. Dies kann der Fall sein bei:

Rohparaffin
wird gewonnen aus bituminöser Braunkohle, Ölschiefer, Erdöl und Erdwachs. Es wird in der Zündholz-, Papier-, Faserplatten-, Spanplatten- und Sprengstoffindustrie verwendet. Gereinigtes Paraffin enthält keine krebserzeugenden Stoffe.

Teer
wird als Destillationsprodukt von Stein- und Braunkohle, Torf und Holz in Kokereien und Gasfabriken gewonnen. Steinkohlenteer wird in speziellen Raffinerien zu chemischen Rohstoffen ausgearbeitet. Die anderen Teere werden verbrannt.

Anthrazen
ist ein Stoff, der aus Teer gewonnen wird. Es wird verwendet als Rohstoff für die Farbstoffsynthesen. Wichtig ist hier der Hinweis darauf, daß Anthrazen nicht krebserzeugend wird. Von den Inhaltsstoffen der hochsiedenden sogenannten „Anthrazenöle" wird ganz wenigen Stoffen, die in sehr kleinen Mengen in ihnen enthalten sind, ein krebserzeugendes Potential zugeschrieben.

Pech
ist der Rückstand der Steinkohlenteerdestillation. Pech wird fast ausschließlich für die Herstellung von Kohlenstoff und Graphitelektroden verwenden.

Ruß
entsteht als feinflockiger Kohlenstaub bei unvollständiger Verbrennung von Kohlenwasserstoffen. Er wird bei der Herstellung von Tusche, Wichse, Farben, Kunststoffen und besonders in der Gummiindustrie benötigt. Ruß wirkt nur dann krebserzeugend, wenn er einen hohen Anteil polycyclischer aromatischer Kohlenwasserstoffe enthält. Dies ist bei der Mehrzahl technisch hergestellter Rußsorten (carbon black) nicht der Fall.

„Sonstige Stoffe" sind solche mit ähnlich biologischer Wirkung. Hierzu gehören z. B. verschiedene Erdwachse, Asphalte, Masut und Mineral-, Schmier-, Zylinder- und Bohröle, die bei 300 °C und mehr sieden. Eine Gefährdung besteht insbesondere dann, wenn diese Stoffe bereits gebraucht sind (z. B. gebrauchte Motorenöle). Mineralöle gehören im allgemeinen nicht zu den Stoffen, die zu Hautkrebs oder zur Krebsbildung neigenden Hautveränderungen führen. Ausnahme sind aromatische Extrakte und nicht intensiv behandelte Mineralölfraktionen („Mineral Oils") in: IARC-Monographs (1984) Vol. 33).

Bitumen ist kein Pyrolyseprodukt, es wird bei der schonenden Aufbereitung von Erdölen gewonnen. In der MAK-Werte-Liste (1997) ist es in Gruppe III B „Stoffe mit begründetem Verdacht auf krebserzeugendes Potential" eingestuft.

Der Personenkreis, der mit diesen Stoffen umgeht, ist sehr groß, so daß der Hinweis wichtig ist, daß der normale, ordnungsgemäße Umgang mit den unter „Sonstige Stoffe" genannten Arbeitsstoffen nicht mit der Gefahr des Entstehens eines Hautkrebses verbunden ist. Der Unternehmer sollte in Zusammenarbeit mit dem ihn beratenden Arbeitsmediziner seine Aufmerksamkeit jedoch auf die Versicherten richten, die besonders intensiven Hautkontakt haben bzw. es an der persönlichen Hygiene mangeln lassen.

6.3 Aufnahme
durch die Haut

6.4 Wirkungsweise
Chemische Karzinogene können die Haut durch direkte Einwirkung, aber auch durch Staub und Dämpfe oder durch mit diesen Stoffen behaftete Arbeitskleidung schädigen. Hitze und mechanische Reize können dies begünstigen.
Physikalische Karzinogene, z. B. UV-Licht, insbesondere dessen UV-B-Anteil, können die Haut an deren lichtexponierten Stellen schädigen. Die Expositionszeit bis zur Entstehung von Hautkrebs oder zur Krebsbildung neigender Hautveränderungen durch die genannten Stoffe beträgt in der Regel mehrere Jahre bis Jahrzehnte. Auch nach Wegfall der Exposition ist diese Entwicklung möglich
(siehe auch 6.8).

6.5 Krankheitsbild
Die Einwirkung obengenannter Produkte kann zu entzündlicher Rötung und Dermatitis (Ekzem) mit Juckreiz führen. Bei weiterer Exposition entwickeln sich diffuse Hyperpigmentierungen, die in eine diffuse oder circumskripter Melanose überge-

hen können, ferner Follikulitiden und Akne. Auf derartig veränderter Haut, aber auch ohne dieses Vorstadium, ist die Entstehung einzelner oder multipler verschieden großer sogenannter Teer- oder Pechwarzen, die sich äußerlich von der Verruca vulgaris nicht unterscheiden, möglich. Diese Warzen neigen zu karzinomatöser Entartung. Die Pech- oder Teerwarzen können nach relativ kurzer Zeit, vielfach aber erst nach mehreren Jahren, besonders im Gesicht und am Handrücken, mitunter auch am Unterarm, Unterbauch und Scrotum auftreten.

6.6 Rechtsgrundlagen

6.6.1 Rechtsgrundlagen für spezielle arbeitsmedizinische Vorsorgeuntersuchungen
Als Bezugssubstanz für krebserzeugende polycyclische aromatische Kohlenwasserstoffe (PAH) in Pyrolyseprodukten aus organischem Material dient das Benzo(a)pyren.
§ 28 Gefahrstoffverordnung (GefStoffV), Anhang VI zur GefStoffV
§§ 3, 15 UVV „Arbeitsmedizinische Vorsorge" (VBG 100), Anlage 1 zur UVV

6.6.2 Berufskrankheit
§ 9 Abs. 1 Siebtes Buch Sozialgesetzbuch (SGB VII)
Nr. 5102 der Anlage zur Berufskrankheitenverordnung (BKV) „Hautkrebs oder zur Krebsbildung neigende Hautveränderungen durch Ruß, Rohparaffin, Teer, Anthrazen, Pech oder ähnliche Stoffe"

6.6.3 Beschäftigungsbeschränkungen
§ 22 Jugendarbeitsschutzgesetz (JArbSchG) i.d.F. des. 24.2.97 (BGBl. I S. 311)
§§ 4, 6 Mutterschutzgesetz (MuSchG) i.d.F. vom 17.1.97 (BGBl. I S. 24)
§§ 3 – 5 Mutterschutzrichtlinienverordnung (MuSchRiV) vom 15.4.97 (BGBl. I S. 782)

6.7 Analytik
ZH 1/20.25 „Verfahren zur Bestimmung von Benzo(a)pyren und anderen polycylischen aromatischen Kohlenwasserstoffen (PAH)" herausgegeben vom Hauptverband der gewerblichen Berufsgenossenschaften. Köln. Heymanns-Verlag, 1989

6.8 Bemerkungen

Die unter 6.2 aufgeführten Gefahrstoffe sind flüssige bis feste hochmolekulare Kohlenwasserstoffgemische (von aliphatischen bis polycyclischen Aromaten). Entsprechend ihrer Verarbeitung bzw. Verarbeitungstemperatur ist auch mit einer inhalativen Aufnahme dieser Stoffe zu rechnen. so daß im Einzelfall systemische Karzinome wie Blasen-, Kehlkopf- oder Lungenkrebs auftreten können. Dies sollte bei der Untersuchung der Arbeitnehmer berücksichtigt und es sollte geprüft werden, ob anstelle des Grundsatzes G 4 nicht Untersuchungen unter Beachtung des Grundsatzes G 40 „Krebserzeugende Gefahrstoffe – allgemein" angezeigt sind.

6.9 Literatur

DREXLER, H., et. al. „Hauttumoren als Berufskrankheit", Dermatosen 45 (Heft 5), 1977, S. 296-297

GIESEN, TH., ZERLETT, G.: Berufskrankheiten und medizinischer Arbeitsschutz. Abschnitt C. Köln: Kohlhammer, 1996

GROSS: Berufskrebs: Bericht der Deutschen Forschungsgemeinschaft über die frühere Kommission für Berufskrebs, 1967

KÜHL, M.: Diskussionsbeitrag zum Thema Hautarztbericht oder/und ärztliche Anzeige des begründeten Verdachts einer Berufskrankheit. Dermatosen 30, S. 20–25

KÜHL, M.; Zum Zeitpunkt des Versicherungsfalls – BK Nr. 5101. Dermatosen 40, 1992, 164–166

WICHMANN, SCHLIPKÖTER, FÜLLGRAF „Handbuch Umweltmedizin", 1997

G 5 Ethylenglykoldinitrat oder Glycerintrinitrat (Nitroglykol oder Nitroglycerin)

Bearbeitung: Ausschuß ARBEITSMEDIZIN, Arbeitskreis „Gefährliche Stoffe", Berufsgenossenschaft der chemischen Industrie, Heidelberg

1 Anwendungsbereich

Dieser Grundsatz gibt Anhaltspunkte für gezielte arbeitsmedizinische Vorsorgeuntersuchungen, um Erkrankungen, die durch Ethylenglykoldinitrat (Nitroglykol) oder Glycerintrinitrat (Nitroglycerin) – in Klammern stehen die früher üblichen Bezeichnungen, die in diesem Grundsatz nicht mehr verwendet werden – entstehen können, zu verhindern oder frühzeitig zu erkennen.

Hinweise für die Auswahl des zu untersuchenden Personenkreises geben die Auswahlkriterien für die spezielle arbeitsmedizinische Vorsorge nach dem Berufsgenossenschaftlichen Grundsatz G 5 „Ethylenglykoldinitrat oder Glycerintrinitrat (Nitroglykol oder Nitroglycerin)"
(ZH 1/600.5)

2 Untersuchungsarten

2.1 Erstuntersuchung

vor Aufnahme einer Tätigkeit an Arbeitsplätzen, an denen der Luftgrenzwert für Ethylenglykoldinitrat oder Glycerintrinitrat (Nitroglykol oder Nitroglycerin) nicht eingehalten wird oder andere Auswahlkriterien erfüllt sind.

2.2 Nachuntersuchungen

während dieser Tätigkeit

2.3 Nachgehende Untersuchungen

entfällt

3 Erstuntersuchung

3.1 Allgemeine Untersuchung

3.1.1 Feststellung der Vorgeschichte
(allgemeine Anamnese, Arbeitsanamnese, Beschwerden)

3.1.2 Untersuchung im Hinblick auf die Tätigkeit

3.1.3 Urinstatus
Mehrfachteststreifen, Sediment

3.2 Spezielle Untersuchung

3.2.1 erforderlich
– großes Blutbild
– Ergometrie (siehe Anhang 2, Leitfaden „Ergometrie")
– bei Verwendung sonstiger Zusatzstoffe (z. B. TNT) ist auf deren spezifische Giftwirkung zu achten

3.2.2 erwünscht
Kreislauffunktionsprüfung (z. B. Schellong)

3.3 Arbeitsmedizinische Kriterien

3.3.1 gesundheitliche Bedenken

3.3.1.1 dauernde gesundheitliche Bedenken
Personen mit
– Herzkrankheiten
– EKG-Veränderungen von Krankheitswert
– Blutdruckwerten
    a) systolisch   über 20 kPa   (150 mmHg)
                            unter 13 kPa   (100 mmHg)
    b) diastolisch   über 12 kPa   (90 mmHg)
                            unter 8 kPa   (60 mmHg)
    c) Amplitude   unter 4 kPa   (30 mmHg)
– Herz und Kreislaufbelastungen durch anderweitige Organschäden hochgradiger vegetativer Labilität

3.3.1.2 befristete gesundheitliche Bedenken
Personen mit den unter 3.3.1.1 genannten Erkrankungen, soweit eine Wiederherstellung zu erwarten ist

3.3.2 keine gesundheitlichen Bedenken unter bestimmten Voraussetzungen
Sind die in 3.3.1.1 genannten Erkrankungen oder Funktionsstörungen weniger ausgeprägt, so soll der untersuchende Arzt prüfen, ob unter bestimmten Voraussetzungen eine Beschäftigung oder Weiterbeschäftigung möglich ist. Hierbei wird gedacht an verbesserte Arbeitsplatzverhältnisse, Verwenden persönlicher Schutzausrüstungen, verkürzte Nachuntersuchungsfristen usw.

3.3.3 keine gesundheitlichen Bedenken
alle anderen Personen, soweit keine Beschäftigungsbeschränkungen bestehen
(siehe 6.6.3)

4 Nachuntersuchungen

4.1 Nachuntersuchungsfristen

4.1.1 erste Nachuntersuchung
3–6 Monate

4.1.2 weitere Nachuntersuchungen
6–18 Monate

4.1.3 vorzeitige Nachuntersuchung
– nach mehrwöchiger Erkrankung oder körperlicher Beeinträchtigung, die Anlaß zu Bedenken gegen eine Weiterbeschäftigung gibt
– nach ärztlichem Ermessen in Einzelfällen (z. B. bei befristeten gesundheitlichen Bedenken)
– auf Wunsch eines Arbeitnehmers, der einen ursächlichen Zusammenhang zwischen seiner Erkrankung und seiner Tätigkeit am Arbeitsplatz vermutet

4.2 Allgemeine Untersuchung
siehe 3.1

4.3 Spezielle Untersuchung
siehe 3.2

4.4 Arbeitsmedizinische Kriterien
siehe 3.3

5 Nachgehende Untersuchungen
entfällt

6 Ergänzende Hinweise

6.1 Physikalisch-chemische Eigenschaften und MAK-Wert

Bei Ethylenglykoldinitrat und Glycerintrinitrat handelt es sich um Ester der Salpetersäure mit mehrwertigen Alkoholen (Glycerin, Glykol).
Es sind farblose, ölige Flüssigkeiten. Sie sind empfindlich gegenüber Schlag, Stoß und Erschütterungen sowie plötzlicher Erwärmung. In organischen Lösungsmitteln sind sie im allgemeinen gut löslich, in Wasser weniger:
Glycerintrinitrat (20 °C) 0,18 g/100 ml Wasser
Ethylenglykoldinitrat (20 °C) 0,68 g/100 ml Wasser.
Bei normaler Temperatur sind sie stabil, also zeitlich unbegrenzt haltbar. Das Ethylenglykoldinitrat ist entsprechend seines höheren Dampfdruckes gegenüber dem Glycerintrinitrat (ca. 30fach) bedeutend flüchtiger, die Sättigungskonzentration bei 20 °C beträgt 380 mg/m^3 Luft, bei 30 °C bereits 950 mg/m^3.
Sie werden in der Sprengstoffherstellung oft kombiniert. Dadurch wird eine hohe Stabilität des Sprengstoffes gegenüber Frosteinwirkung erreicht (bedingt durch den niedrigeren Schmelzpunkt des Ethylenglykoldinitrat).

	Glycerintrinitrat	Ethylenglykoldinitrat
Formel	CH_2-O-NO_2 | CH-O-NO_2 | CH_2-O-NO_2	CH_2-O-NO_2 | CH_2-O-NO_2
relative Molekülmasse	227,1	152,1
Siedepunkt	160/ 20 °C	105,5/ 25 °C
Schmelzpunkt	13,1 °C	−22,3 °C
Dichte (15 °C)	1,6 kg/l	1,5 kg/l
Dampfdruck (20 °C)	$2 \cdot 10^{-4}$ kPa ($1,5 \cdot 10^{-3}$ Torr)	$6,8 \cdot 10^{-3}$ kPa ($4,8 \cdot 10^{-2}$ Torr)
Sättigungskonzentration (20 °C)	5 mg/m^3	380 mg/m^3
MAK-Wert (1997)	0,05 ml/m^3 0,47 mg/m^3	0,05 ml/m^3 0,32 mg/m^3
Spitzenbegrenzung:	Kategorie II, 1	

Kurzzeitwert (TRGS 900, Abschnitt 2.3)
- Schichtmittelwert einhalten
- Überschreitungsfaktor 4 (für Glycerintrinitrat = 0,2 ml/m^3 bzw. 1,88 mg/m^3 und für Ethylenglykoldinitrat = 0,2 ml/m^3 bzw. 1,28 mg/m^3) für 15 Minuten zulässig
- insgesamt nicht mehr als 1 Stunde pro Schicht

Die jeweils aktuelle Fassung der TRGS 900 „Luftgrenzwerte" ist zu beachten.

6.2. Vorkommen und Gefahrenquellen

Auszug aus Auswahlkriterien „Ethylenglykoldinitrat oder Glycerintrinitrat (Nitroglykol oder Nitroglycerin)" ZH 1/600.5): Spezielle arbeitsmedizinische Vorsorge bei Tätigkeiten mit Ethylenglykoldinitrat oder Glycerintrinitrat ist insbesondere bei folgenden Betriebsarten, Arbeitsplätzen oder Tätigkeiten einschließlich Reinigungs- und Reparaturarbeiten erforderlich. Hier kann auf spezielle arbeitsmedizinische Vorsorge dann verzichtet werden, wenn durch Messungen belegt ist, daß der Luftgrenzwert für Glycerintrinitrat oder Ethylenglykoldinitrat bzw. der BAT-Wert eingehalten wird:
- Nitrieren des Glycerins oder Ethylenglykols
- Innerbetriebliches Befördern von Sprengölen und Sprengstoffen
- Gelatinieren der Salpetersäureester
- Fertigung von Pulverrohmasse
- Mischen und Patronieren von Sprengstoffen
- Aufarbeiten
- Vernichten von Ausschußmaterial

6.3 Aufnahme

6.3.1 durch die Atemwege

6.3.2 durch die Haut

6.4 Wirkungsweise

Nach Exposition gegen Ethylenglykoldinitrat oder Glycerintrinitrat kommt es zur Blutgefäßerweiterung mit Absinken zunächst des systolischen und bei weiterer Exposition auch des diastolischen Blutdruckes.
Neben der peripheren Kreislaufwirkung mit ihren Folgen ist ein durch diese Stoffe bedingter zentraler Effekt möglich.
Die chronische Exposition gegen kleinere Mengen bewirkt – auch als Ausdruck eingetretener Gegenregulationen – langsam eine Erhöhung des diastolischen Blutdruckes. Dadurch wird die Blutdruckamplitude kleiner.

6.5 Krankheitsbild

6.5.1 akute/subakute Gesundheitsschädigung
- Kopfschmerzen
- Schwindel
- Brechreiz
- Gesichtsrötung
- Hitzegefühl
- Appetitlosigkeit
- Schlafstörungen
- Schmerzzustände in der Herzgegend
- erniedrigter Blutdruck
- Bradykardie

6.5.2 chronische Gesundheitsschädigung
Nach langjähriger stärkerer Exposition, z. B. als Mischer oder Patronierer, können plötzliche Todesfälle durch akutes Herzversagen auftreten.

6.6. Rechtsgrundlagen

6.6.1 Rechtsgrundlagen für spezielle arbeitsmedizinische Vorsorgeuntersuchungen
§ 28 Gefahrstoffverordnung (GefStoffV), Anhang VI zur GefStoffV
§ 3 UVV „Arbeitsmedizinische Vorsorge" (VBG 100), Anlage 1 zur UVV

6.6.2 Berufskrankheit
§ 9 Abs. 1 Siebtes Buch Sozialgesetzbuch (SGB VII) Nr. 1309 der Anlage zur Berufskrankheitenverordnung (BKV) „Erkrankungen durch Salpetersäureester"

6.6.3 Beschäftigungsbeschränkungen
§ 22 Jugendarbeitsschutzgesetz (JArbSchG) i.d.F. vom 24.2.97 (BGBl. I S. 311)
§§ 4, 6 Mutterschutzgesetz (MuSchG) i.d.F. vom 17.1.971 (BGBl. I S. 24)
§§ 3–5 Mutterschutzrichtlinienverordnung (MuSchRiV) vom 15.4.97 (BGBl. I S. 782)

6.7 Analytik
aus MAK-Werte-Liste 1997 VIII Stoffliste
Ethylenglykoldinitrat
Parameter Ethylenglykoldinitrat
BAT-Wert 0,3 µg/l Blut
Probennahmezeitpunkt: Expositionsende bzw. Schichtende
Glycerintrinitrat
Parameter 1,2-Glycerindinitrat
BAT-Wert 0,5 µg/l Plasma/Serum
Parameter 1,3-Glycerindinitrat
BAT-Wert 0,5 µg/l Plasma/Serum
Probennahmezeitpunkt: Expositionsende bzw. Schichtende
Die Werte in biologischem Material sollen mit analytisch zuverlässigen Methoden überwacht werden und den Anforderungen der statistischen Qualitätssicherung genügen. Siehe Bekanntmachung der DGAUM und des VDBW „Anforderungen an die Qualitätssicherung arbeitsmedizinisch-toxikologischer Analysen in biologischem Material (Biomonitoring)" – ASU
Die jeweils aktuelle Fassung der TRGS 903 „Biologische Arbeitsplatztoleranzwerte" ist zu beachten.

Literatur zur Analytik
Biologische Arbeitsplatztoleranzwerte in MAK- und BAT-Werte-Liste 1997. Weinheim: Wiley-VCH
ANGERER, J., SCHALLER, K. H.: Analysen in biologischen Material. In: GREIM, H. (Hrsg.): Analytische Methoden zur Prüfung gesundheitsschädlicher Arbeitsstoffe. Weinheim: Wiley-VCH

6.8 Bemerkungen
keine

6.9 Literatur
Auswahlkriterien für die spezielle arbeitsmedizinische Vorsorge „Ethylenglykoldinitrat oder Glycerintrinitrat (Nitroglykol oder Nitroglycerin)", ZH 1/600.5, Hauptverband der gewerblichen Berufsgenossenschaften, Carl Heymanns Verlag KG, Luxemburger Straße 449, 50939 Köln
FORTH, W., HENSCHLER, D., RUMMEL, W.: Allgemeine und spezielle Pharmkologie und Toxikologie. Mannheim-Wien-Zürich: Bibliographisches Institut Wissenschaftsverlag, 1991
FRIMMER, M., GROSS, E., KIESE, M., RESAG, K..: Resorption von Aethylenglykoldinitrat durch die Lunge. Arch. Toxikol. 18, 1960, 200–204

GIESEN, TH., ZERLETT, G.: Berufskrankheiten und medizinischer Arbeitsschutz. Abschnitt C. Köln: Kohlhammer, 1996
GROSS, E., KIESE, M., RESAG, K.: Resorption von Aethylenglykoldinitrat durch die Haut. Arch. Toxikol. 18, 1960, 194–199
GROSS, E., KIESE, M., RESAG, K.: Resorption von Glycerinnitrat durch die Haut. Arch. Toxikol. 18, 1960, 331–334
GREIM, H.: Gesundheitsschädliche Arbeitsstoffe. Toxikologisch-arbeitsmedizinische Begründungen von MAK-Werten. Weinheim: Wiley-VCH
MOESCHLIN, S.: Klinik und Therapie der Vergiftungen. Stuttgart: Georg Thieme, 1986
SYMANSKI, H.: Die gewerbliche Dinitroglykolvergiftung, ihre Bedeutung und Prophylaxe. Vortrag. Intern. Kongr. prophyl. med. und Sozialhyg., Innsbruck, Heft 5, 1960, 112–114
Ullmanns Enzyklopädie der technischen Chemie. Bd. 7, Weinheim: Verlag Chemie, 1987
WIRTH, W., HECHT, G., GLOXHUBER, CHR.; Toxikologie-Fibel. Stuttgart: Georg Thieme, 1994
ZERLETT, G.: Erkrankungen durch Salpetersäureester. Ergo Med. 9, Heft 4, 8–9, 1985

G 6 Kohlendisulfid (Schwefelkohlenstoff)

Bearbeitung: Ausschuß ARBEITSMEDIZIN, Arbeitskreis „Gefährliche Stoffe", Berufsgenossenschaft der chemischen Industrie, Heidelberg

1 Anwendungsbereich
Dieser Grundsatz gibt Anhaltspunkte für gezielte arbeitsmedizinische Vorsorgeuntersuchungen, um Erkrankungen, die durch Kohlendisulfid entstehen können, zu verhindern oder frühzeitig zu erkennen.
Hinweise für die Auswahl des zu untersuchenden Personenkreises geben die Auswahlkriterien für die spezielle arbeitsmedizinische Vorsorge nach dem Berufsgenossenschaftlichen Grundsatz G 6 „Kohlendisulfid (Schwefelkohlenstoff)" (ZH 1/600.6)

2 Untersuchungsarten

2.1 Erstuntersuchung
vor Aufnahme einer Tätigkeit an Arbeitsplätzen, an denen der Luftgrenzwert für Kohlendisulfid (Schwefelkohlenstoff) nicht eingehalten wird oder andere Auswahlkriterien erfüllt sind

2.2 Nachuntersuchungen
während dieser Tätigkeit

2.3 Nachgehende Untersuchungen
entfällt

3 Erstuntersuchung

3.1 Allgemeine Untersuchung

3.1.1 Feststellung der Vorgeschichte
(allgemeine Anamnese, Arbeitsanamnese, Beschwerden)

3.1.2 Untersuchung im Hinblick auf die Tätigkeit

3.1.3 Urinstatus
Mehrfachteststreifen, Sediment

3.2 Spezielle Untersuchung

3.2.1 erforderlich
Ergometrie (siehe Anhang 2, Leitfaden „Ergometrie")
Prüfung des Vibrationsempfindens mittels 128 Hz Stimmgabel

3.2.2 erwünscht
- Cholesterin und Triglyceride
- γ-GT, SGPT (ALT)

3.3 Arbeitsmedizinische Kriterien

3.3.1 gesundheitliche Bedenken

3.3.1.1 dauernde gesundheitliche Bedenken
Personen mit
- Erkrankungen des peripheren und zentralen Nervensystems, insbesondere mit anamnestischen oder klinischen Hinweisen auf Polyneuropathien und psychischen Erkrankungen
- hämodynamisch wirksamen Herzerkrankungen
- Arteriosklerose, insbesondere relevanten Herzkrankheiten
- ausgeprägter vegetativer Labilität
  Hypertonie mit Blutdruckwerten
  systolisch über 21 kPa (160 mmHg)
  diastolisch über 13 kPA (100 mmHg)
- primärer oder sekundärer Anämie
- Magen-Darm-Geschwüren
- Nierenleiden
- stärkerer Schädigung des Leberparenchyms
- Alkohol- oder Rauschmittelabhängigkeit

3.3.1.2 befristete gesundheitliche Bedenken
Personen mit den unter 3.3.1.1 genannten Erkrankungen, soweit eine Wiederherstellung zu erwarten ist

3.3.2 keine gesundheitliche Bedenken unter bestimmten Voraussetzungen
Sind die in 3.3.1.1 genannten Erkrankungen oder Funktionsstörungen weniger ausgeprägt, so soll der untersuchende Arzt prüfen, ob unter bestimmten Voraussetzungen eine Beschäftigung oder Weiterbeschäftigung möglich ist. Hierbei wird ge-

dacht an verbesserte Arbeitsplatzverhältnisse, Verwenden persönlicher Schutzausrüstungen, verkürzte Nachuntersuchungsfristen usw.
Bei Personen mit großflächigen Hauterkrankungen (z. B. Psoriasis vulgaris, großflächigen toxischen oder allergischen Dermatosen) ist durch ein biologisches Monitoring zu prüfen, ob infolge der gestörten dermalen Barriere eine unerwartet hohe innere Belastung vorliegt.

3.3.3 keine gesundheitlichen Bedenken
alle anderen Personen, soweit keine Beschäftigungsbeschränkungen bestehen (siehe 6.6.3)

4 Nachuntersuchungen

4.1 Nachuntersuchungsfristen

4.1.1 erste Nachuntersuchung
3–6 Monate

4.1.2 weitere Nachuntersuchungen
6–18 Monate

4.1.3 vorzeitige Nachuntersuchung
– nach mehrwöchiger Erkrankung oder körperlicher Beeinträchtigung, die Anlaß zu Bedenken gegen eine Weiterbeschäftigung gibt
– nach ärztlichem Ermessen in Einzelfällen (z. B. bei befristeten gesundheitlichen Bedenken)
– auf Wunsch eines Arbeitnehmers, der einen ursächlichen Zusammenhang zwischen seiner Erkrankung und seiner Tätigkeit am Arbeitsplatz vermutet

4.2 Allgemeine Untersuchung

4.2.1 Zwischenanamnese
(einschließlich Arbeitsanamnese)
zu achten auf:
– eine detaillierte Arbeitsanamnese (z. B. betriebliche Vorwarnung)
– die Intensität der Schwefelkohlenstoffexposition (eventuell kurzzeitige Überschreitung des MAK-Wertes)
– eine genaue Krankheitsanamnese zwischen den Untersuchungsterminen

- genaue Schilderung der Beschwerden (z. B. Inappetenz, Gewichtsverlust, Überempfindlichkeit gegenüber Alkohol, Schlaflosigkeit, Gedächtnisschwäche, Verwirrtheitszustände, geistige Abstumpfung, gelegentliche Euphorie, Gereiztheit, Streitsucht)

4.2.2 Untersuchungen im Hinblick auf die Tätigkeit
achten insbesondere auf Sensibilitätsstörungen (distal betonte Parästhesien, Hypästhesien, Hypalgesien, Dysästhesien). Reflexstörungen (Abschwächung der Achillessehnenreflexe im Vergleich zu Reflexen der oberen Extremität). Tremor der Extremitäten, Parkinson-Symptome, Störungen im Farbsehen, psychische Auffälligkeiten (Reizbarkeit, Depression, Schlafstörungen), Gewichtsabnahme, Palpation der Arteria dorsalis pedis und der Arteria tibialis posterior.

4.2.3 Urinstatus
siehe 3.1.3

4.3 Spezielle Untersuchung

4.3.1 erforderlich
- Ergometrie (siehe Anhang 2, Leitfaden „Ergometrie")
- Bestimmung der 2-Thio-thiazolidin-4-carboxylsäure im Urin
- Augenhintergrundspiegelung (jährlich)
- Prüfung des Vibrationsempfindens mittels 128 Hz Stimmgabel

4.3.2 erwünscht
entfällt

4.3.3 bei unklaren Fällen
bei Verdachtsfällen, die durch die in 4.2 genannten allgemeinen ärztlichen Untersuchungen nicht abgeklärt werden können, fachneurologische und/oder psychiatrische Kontrolle mit eventuell EEG und Elektroneuro- und Myographie

4.4 Arbeitsmedizinische Kriterien

4.4.1 gesundheitliche Bedenken

4.4.1.1 dauernde gesundheitliche Bedenken
Personen mit bleibenden Schäden wie unter 3.3.1.1

4.4.1.2 befristete gesundheitliche Bedenken
– siehe 3.3.1.2
– Personen mit Anzeichen einer Schwefelkohlenstoffvergiftung in Folge einer außergewöhnlichen hohen Exposition im Rahmen eines Stör- oder Unfalls bis zur Normalisierung der klinischen Befunde
zu beachten: bei erneutem Einsatz kann eine Überempfindlichkeit gegen Schwefelkohlenstoff bestehen

4.4.2 keine gesundheitlichen Bedenken unter bestimmten Voraussetzungen
siehe 3.3.2

4.4.3 keine gesundheitlichen Bedenken
alle anderen Personen, soweit keine Beschäftigungsbeschränkungen bestehen
(siehe 6.6.3)

5 Nachgehende Untersuchungen
entfällt

6 Ergänzende Hinweise

6.1 Physikalisch-chemische Eigenschaften und MAK-Wert
Kohlendisulfid ist – je nach Reinheitsgrad – eine wasserhelle bis gelbliche, stark lichtbrechende, faulig nach Rettich riechende Flüssigkeit.
Kohlendisulfid ist mit vielen organischen Lösungsmitteln, z. B. Benzol, Ether, Ethanol, Tetrachlorkohlenstoff, Chloroform usw. mischbar, mit Methanol allerdings nur begrenzt. Es ist selbst auch ein gutes Lösungsmittel für Phosphor, Schwefel, Selen, Brom, Jod, Fette, Harze, Kautschuk usw. Die Wasserlöslichkeit bei 20 °C beträgt 1790 g/m^3. Es wird an Aktivkohle sehr gut adsorbiert. Entsprechend seinem hohen Dampfdruck verdunstet Kohlendisulfid bereits bei Normaltemperatur erheblich – siehe Sättigungskonzentration.

Formel	CS_2
relative Molekülmasse	76,2
Siedepunkt	46 °C
Schmelzpunkt	–111,6 °C
Dichte	1,27 kg/l
Dampfdruck (20 °C)	37,3 kPa (280 Torr)
Dampfdichte (Luft = 1)	2,64

Verdunstungszahl (Ether = 1)	1,8
Sättigungskonzentration (20 °C)	1244 g/m³
MAK-Wert (1997)	Kohlendisulfid 5 ml/m³ bzw. 16 mg/m³
Spitzenbegrenzung:	Kategorie II, 1
Schwangerschaft:	Gruppe B der MAK- und BAT-Werte-Liste

Nach dem vorliegenden Informationsmaterial muß ein Risiko der Fruchtschädigung als wahrscheinlich unterstellt werden. Bei Exposition Schwangerer kann eine solche Schädigung auch bei Einhaltung des MAK-Wertes und des BAT-Wertes nicht ausgeschlossen werden.
Die jeweils aktuelle Fassung der TRGS 900 „Luftgrenzwerte" ist zu beachten. Aussagen zum BAT-Wert siehe 6.7
Kurzzeitwert (TRGS 900, Abschnitt 2.3)
– Schichtmittelwert einhalten
– Überschreitungsfaktor 4 (= 20 ml/m³ bzw. 64 mg/m³) für 15 Minuten zulässig
– insgesamt nicht mehr als 1 Stunde pro Schicht

6.2 Vorkommen und Gefahrenquellen

Auszug aus Auswahlkriterien „Kohlendisulfid (Schwefelkohlenstoff)"
(ZH 1/600.6):
Spezielle arbeitsmedizinische Vorsorge bei Tätigkeiten mit Kohlendisulfid ist insbesondere bei folgenden Betriebsarten, Arbeitsplätzen oder Tätigkeiten einschließlich Reinigungs- und Reparaturarbeiten erforderlich. Hier kann auf spezielle arbeitsmedizinische Vorsorge dann verzichtet werden, wenn durch Messungen belegt ist, daß der Luftgrenzwert für Kohlendisulfid bzw. der BAT-Wert für Kohlendisulfid eingehalten wird:
– Herstellen von Kohlendisulfid
– Herstellen von Tetrachlorkohlenstoff aus Kohlendisulfid
– Viskoseherstellung und -verarbeitung
– Extraktion von Fetten aus ölhaltigen Samen, Knochenabfällen, Wolle, Häuten
– Extraktion von Schwefel aus Gestein
– Reinigen von Rohparaffin

6.3 Aufnahme

6.3.1 durch die Atemwege

6.3.2 durch die Haut

6.4 Wirkungsweise

In den Körper aufgenommenes Kohlendisulfid (CS_2) wird in Erythrozyten und im Blutplasma in gebundener und ungebundener Form transportiert und rasch an die Gewebe abgegeben. Die hohe Fettlöslichkeit der Substanz und deren Fähigkeit, mit Aminogruppen kovalente Bindungen einzugehen, erklärt die hohe Affinität von CS_2 zu allen Organen. Vorwiegend im endoplasmatischen Retikulum der Leberzelle wird Schwefelkohlenstoff durch das Enzym Cytochrom P-450 zu Carbonylsulfid und atomaren Schwefel metabolisiert. Der reaktive Schwefel bindet an die Sulfhydrilgruppen von Proteinen und stört dadurch wahrscheinlich die Funktion von Enzymen. Durch direkte Reaktion des CS_2 mit Aminogruppen und Sulfhydrilgruppen von Aminosäuren entstehen Verbindungen wie Dithiocarbaminsäuren, Trithiocarbaminsäuren und Xanthogensäuren. Das Kondensationsprodukt von CS_2 mit der Aminosäure Cystein, die 2-Thio-thiazoldin-4-carbonsäure (TTCA) wird im festen Verhältnis zur CS_2-Belastung im Urin ausgeschieden und eignet sich daher gut als Parameter der inneren Belastung.

Der Pathomechanismus neurotoxischer Schwefelkohlenstoffeffekte ist trotz der intensiven Bemühungen biochemisch nicht definitiv aufgeklärt. Schwefelkohlenstoff kann das periphere und das zentrale Nervensystem schädigen. An peripheren Nerven kommt es zur Schwellung und Fragmentierung der Axone im Sinne einer Waller'schen Degeneration, also zu einer primär axonalen Degeneration. Im zentralen Nervensystem wird nach CS_2-Exposition eine primäre neuronale Degeneration mit Schwellung oder Schrumpfung des Cytoplasmas gefunden. Die bevorzugten zentralnervösen Strukturen sind dabei offenbar von Spezies zu Spezies verschieden. Zentralnervöse Läsionen können darüber hinaus auch Folge schwefelkohlenstoffinduzierter vaskulärer Veränderungen mit konsekutiven Durchblutungsstörungen sein.

Von klinischer Relevanz sind auch die Wirkungen des Schwefelkohlenstoffes auf das kardiovaskuläre System, da sich diese bei Langzeitexponierten, insbesondere unter Expositionsbedingungen in der Viskoseindustrie vor Einführung der Grenzwerte nachweisen ließen. Eine mit einer chronischen CS_2-Exposition verbundene erhöhte Mortalitätsrate für koronare Herzerkrankungen wurde unabhängig voneinander in mehreren Kollektiven gefunden. Als kritische Toxizität müssen derzeit die adversen Effekte des CS_2 auf das Herzkreislaufsystem und das periphere Nervensystem betrachtet werden.

6.5 Krankheitsbild

6.5.1 akute/subakute Gesundheitsschädigung

bei hoher Dosierung ausgesprochen narkotische Wirkung. Erregungszustand, rasche, tiefe Bewußtlosigkeit bis zum tödlichen Ausgang, Unruhe, Schlaflosigkeit, Logorrhoe, psychische Störungen.
Die akuten Gesundheitsschädigungen sind abhängig von der Konzentration (pro m^3 Luft):
relativ schnell tödlich:
4800 cm^3 bzw. 15000 mg
lebensgefährlich nach 30 Minuten:
3200–3900 cm^3 bzw. 10000–12000 mg
ernste Symptome nach 30 Minuten:
1200 cm^3 bzw. 3600 mg
mäßige Symptome:
420–510 cm^3 bzw. 1500–1600 mg
leichte Symptome nach mehreren Stunden:
320–390 cm^3 bzw. 1000–1200 mg
geringe Beschwerden:
160–230 cm^3 bzw. 500–750 mg
keine Zeichen einer Intoxikation:
unter 10 cm^3 bzw. 30 mg

6.5.2 chronische Gesundheitsschädigung

– Zeichen einer Schädigung des zentralen, peripheren oder autonomen Nervensystems (insbesondere Polyneuropathien mit distal betonten Sensibilitätsstörungen, distal abgeschwächten Muskeleigenreflexen)
– Gefäßschädigungen mit Einfluß auf die Gehirn-, Herz-, Nieren- und Extremitätendurchblutung im Sinne einer Gefäßsklerose
– psychische Veränderungen vorwiegend exzitativer oder depressiver Art
– Psychosen, Leistungsinsuffizienz, Verlust der Konzentrationsfähigkeit, schnelle Ermüdbarkeit, emotionelle Labilität, neurasthenische Symptome mit vasculärer Labilität
– Neigung zu Magen-Darm-Störungen, konstanter Gewichtsverlust, Appetitlosigkeit

6.6 Rechtsgrundlagen

6.6.1 Rechtsgrundlagen für spezielle arbeitsmedizinische Vorsorgeuntersuchungen

§ 28 Gefahrstoffverordnung (GefStoffV), Anhang VI zur GefStoffV
§ 3 UVV „Arbeitsmedizinische Vorsorge" (VBG 100), Anlage 1 zur UVV

6.6.2 Berufskrankheit
§ 9 Abs. 1 Siebtes Buch Sozialgesetzbuch (SGB VII) Nr. 1305 der Anlage zur Berufskrankheitenverordnung (BKV) „Erkrankungen durch Schwefelkohlenstoff"

6.6.3 Beschäftigungsbeschränkungen
§ 22 Jugendarbeitsschutzgesetz (JArbSchG) i.d.F. vom 24.2.97(BGBl. I S. 311)
§§ 4, 6 Mutterschutzgesetz (MuSchG) i.d.F. vom 17.1.97 (BGBl. I S. 21)
§§ 3 – 5 Mutterschutzrichtlinienverordnung (MuSchRiV) vom 15.4.97 (BGBl. I S. 782)

6.7 Analytik
Kohlendisulfid
aus MAK-Werte-Liste 1997 VIII Stoffliste
Parameter: 2-Thio-thiazolidin-4-carboxylsäure
BAT-Wert: 4 mg/g Kreatinin
Probennahmezeitpunkt: Expositions- bzw. Schichtende
Die jeweils aktuelle Fassung der TRGS 903 „Biologische Arbeitsplatztoleranzwerte" ist zu beachten.
Die Werte in biologischem Material sollen mit analytisch zuverlässigen Methoden überwacht werden und den Anforderungen der statistischen Qualitätssicherung genügen. Siehe Bekanntmachung der DGAUM und des VDBW „Anforderungen an die Qualitätssicherung arbeitsmedizinisch-toxikologischer Analysen in biologischem Material (Biomonitoring)" – ASU

Literatur zur Analytik
ANGERER, J., SCHALLER, K. H.: Analysen in biologischem Material. In: GREIM, H. (Hrsg.): Analytische Methoden zur Prüfung gesundheitsschädlicher Arbeitsstoffe. Weinheim: Wiley-VCH
Die Werte im biologischen Material sollen mit analytisch zuverlässigen Methoden überwacht werden und den Anforderungen der statistischen Qualitätssicherung genügen – siehe TRgA 410 „Statistische Qualitätssicherung" sowie deren Anhang mit den Richtlinien der Bundesärztekammer zur Durchführung der statistischen Qualitätskontrollen und von Ringversuchen

6.8 Bemerkungen
keine

6.9 Literatur

Auswahlkriterien für die spezielle arbeitsmedizinische Vorsorge „Kohlendisulfid (Schwefelkohlenstoff)", ZH 1/600.6, Hauptverband der gewerblichen Berufsgenossenschaften, Carl Heymanns Verlag KG, Luxemburger Straße 449, 50939 Köln
FREUDLSPERGER, F. P., MADAUS, W.-P.: Erfahrungen mit dem BAT-Wert für Schwefelkohlenstoff. Arbeitsmed. Sozialmed. Präventivmed. 24, S. 71–74
Gesellschaft Deutscher Chemiker (GDCh). Beratergremium für umweltrelevante Altstoffe (BUA). „Schwefelkohlenstoff (Kohlendisulfid)", BUA-Bericht 83, 1991
GIESEN, T., ZERLETT, G.: Berufskrankheiten und medizinischer Arbeitsschutz. Abschnitt C. Köln: Kohlhammer, 1996
GREIM, H. (Hrsg.): Schwefelkohlenstoff – Toxikologisch-arbeitsmedizinische Begründung von MAK-Werten. VCH-Verlagsgesellschaft Weinheim
KÜHN-BIRETT: S 11 Schwefelkohlenstoff. In: Merkblätter Gefährliche Arbeitsstoffe. Ecomed
MOESCHLIN, S.: Klinik und Therapie der Vergiftungen. Stuttgart: Georg Thieme, 1986
REINHARDT, F., H. DREXLER, A. BICKEL, D. CLAUS, J. ANGERER, K. ULM, G. LEHNERT, B. NEUNDÖRFER: Neurotoxicity of long-term low-level exposure to carbon disulfide: results of questionaire, clinical neurological examination and neuropsychological testing. Int. Arch. Occup. Einvironm. Health 69, 1997, 332–338
REINHARDT, F., H. DREXLER, A. BICKEL, D. CLAUS, K. ULM, J. ANGERER, G. LEHNERT, B. NEUNDÖRFER: Electrophysiological investigation of central, peripheral and autonomic nerve function in workers with long-term low-level exposure to carbon disulphide in the viscose industry. Int. Arch. Occup. Environm. Health 70, 1997, 249–256
SWAEN, G. M. H., C. BRAUN, J. J. M. SLANGEN: Mortality of Dutch workers exposend to carbon disulfide. Int. Arch. Occup. Environm. Health 66, 1994, 103–110
SWEETNAM, P. M., S. W. C. TAYLOR, P. C. ELWOOD: Exposure to carbon disulfide and ischaemic heart disease in a viscose rayon factory. Br. J. Ind. med. 44, 1987, 220–227
TOLONEN, M., M. NURMINEN, S. HERNBERG. Ten-years coronary mortality of workers exposed to carbon disulfide. Scand. J. Work Environm. Health 5, 1979, 109–114
VALENTINE, W. M., V. AMARNATH, K. AMARNATH, F. RIMMELE, D. G. GRAHAM: Carbon disulfide mediated protein cross-linking by N,N-diethyldithiocarbamate. Chem-Res-Toxicol 8 (1), 1995, 96–102

VAN DOORN, R., L. P. C. Delbressine, CH.-M. LEIJDEKKERS, P. G. VERTIN, P. Th. HENDERSON: Indentification and determination of 2-thiothiazoldine-4-carboxylic acid in urine of workers exposed to carbon disulfide. Arch. Toxicol. 47, 1981, 51–58

WIRTH, W., HECHT, G. GLOXHUBER, CHR.: Toxikologie-Fibel. Stuttgart: Georg Thieme, 1994

WHO (World Health Organization): Environmental Health Criteria 10, Carbon disulfide. World Health Organization, Geneva, 1979

G 7   Kohlenmonoxid

Beratung: Ausschuß ARBEITSMEDIZIN, Arbeitskreis „Gefährliche Stoffe", Berufsgenossenschaft der chemischen Industrie, Heidelberg

1 Anwendungsbereich
Dieser Grundsatz gibt Anhaltspunkte für gezielte arbeitsmedizinische Vorsorgeuntersuchungen, um Erkrankungen, die durch Kohlenmonoxid entstehen können, zu verhindern oder frühzeitig zu erkennen.
Hinweise für die Auswahl des zu untersuchenden Personenkreises geben die Auswahlkriterien für spezielle arbeitsmedizinische Vorsorge nach dem Berufsgenossenschaftlichen Grundsatz G 7 „Kohlenmonoxid" (ZH 1/600.7)

2 Untersuchungsarten

2.1 Erstuntersuchung
vor Aufnahme einer Tätigkeit an Arbeitsplätzen, an denen der Luftgrenzwert für Kohlenmonoxid nicht eingehalten wird oder andere Auswahlkriterien erfüllt sind.

2.2 Nachuntersuchungen
während dieser Tätigkeit

2.3 Nachgehende Untersuchungen
entfällt

3 Erstuntersuchung

3.1 Allgemeine Untersuchung

3.1.1 Feststellung der Vorgeschichte
(allgemeine Anamnese, Arbeitsanamnese, Beschwerden)

3.1.2 Untersuchung im Hinblick auf die Tätigkeit
besonders zu achten auf Herzbefunde sowie neurologische und psychische Auffälligkeiten

3.1.3 Urinstatus
Mehrfachteststreifen

3.2 Spezielle Untersuchung

3.2.1 erforderlich
- Hämoglobin, Erythrozyten
- Ergometrie (siehe Anhang 2, Leitfaden „Ergometrie")

3.2.2 erwünscht
entfällt

3.3 Arbeitsmedizinische Kriterien

3.3.1 gesundheitliche Bedenken

3.3.1.1 dauernde gesundheitliche Bedenken
Personen mit
- organischen Herzkrankheiten (insbesondere Koronarleiden)
- EGK von Krankheitswert
- ausgeprägter Arteriosklerose
- Hyperthyreose
- Anämie
- hirntraumatischen oder sonstigen Störungen des Zentralnervensystems

3.3.1.2 befristete gesundheitliche Bedenken
Personen mit den unter 3.3.1.1 genannten Erkrankungen, soweit eine Wiederherstellung zu erwarten ist

3.3.2 keine gesundheitlichen Bedenken unter bestimmten Voraussetzungen
Sind die in 3.3.1.1. genannten Erkrankungen oder Funktionsstörungen weniger ausgeprägt, so soll der untersuchende Arzt prüfen, ob unter bestimmten Voraussetzungen eine Beschäftigung oder Weiterbeschäftigung möglich ist. Hierbei wird gedacht an verbesserte Arbeitsplatzverhältnisse, Verwenden persönlicher Schutzausrüstungen, verkürzte Nachuntersuchungsfristen usw.

3.3.3 keine gesundheitlichen Bedenken
alle anderen Personen, soweit keine Beschäftigungsbeschränkungen bestehen (siehe 6.6.3)

4 Nachuntersuchungen

4.1. Nachuntersuchungsfristen

4.1.1 erste Nachuntersuchung
24 Monate

4.1.2 weitere Nachuntersuchungen
24 Monate

4.2 Allgemeine Untersuchung

4.2.1 Zwischenanamnese (einschließlich Arbeitsanamnese)
zu achten auf Kopfschmerzen, Schwindel, allgemeine Mattigkeit, leichte Ermüdbarkeit, Reizbarkeit, Schlaflosigkeit und ähnliche neurasthenische Beschwerden, Gedächtnisschwäche (Suggestivfragen vermeiden)!, unter Umständen ist zu achten auf neurovegetative sowie ataktische Störungen (vieldeutig!)

4.2.2 Untersuchung im Hinblick auf die Tätigkeit

4.2.3 Urinstatus
siehe 3.1.3

4.3 Spezielle Untersuchung

4.3.1 erforderlich
bei Verdacht auf sogenannte chronische Kohlenmonoxidvergiftung wiederholte Blutuntersuchungen auf CO-Hb (siehe 6.7); das Blut am Arbeitsplatz gegen Schichtende entnehmen und spektrometrisch das CO-Hb bestimmen oder zur Untersuchung an geeignete Institute schicken.

4.3.2 erwünscht
entfällt

4.3.3 bei unklaren Fällen
siehe 4.3.1

4.4 Arbeitsmedizinische Kriterien
siehe 3.3

5 Nachgehende Untersuchungen
entfällt

6 Ergänzende Hinweise

6.1 Physikalisch-chemische Eigenschaften und MAK-Wert

Kohlenmonoxid ist ein farbloses, geschmack- und geruchloses, brennbares, giftiges Gas. Es hat ein sehr hohes Diffusionsvermögen (dringt durch Decken und Wände).

Formel	CO
relative Molekülmasse	28,1
Siedepunkt	–191,5 °C
Schmelzpunkt	–205 °C
Dichte (0 °C)	1,25 g/l
Dampfdichte (Luft = 1)	0,97
MAK-Wert (1997)	30 ml/m^3 bzw. 35 mg/m^3
Spitzenbegrenzung:	Kategorie II, 1
Schwangerschaft:	Gruppe B der MAK- und BAT-WerteListe

Nach dem vorliegenden Informationsmaterial muß ein Risiko der Fruchtschädigung als wahrscheinlich unterstellt werden. Bei Exposition Schwangerer kann eine solche Schädigung auch bei Einhaltung des MAK-Wertes und des BAT-Wertes nicht ausgeschlossen werden

Kurzzeitwert (TRGS 900, Abschnitt 2.3)
– Schichtmittelwert einhalten
– Überschreitungsfaktor 4 (= 120 ml/m^3 bzw. 140 mg/m^3) für 15 Minuten zulässig
– insgesamt nicht mehr als 1 Stunde pro Schicht

Die jeweils aktuelle Fassung der TRGS 900 „Luftgrenzwerte" ist zu beachten.

6.2 Vorkommen und Gefahrenquellen

Auszug aus Auswahlkriterien „Kohlenmonoxid" (ZH 1/600.7):
Spezielle arbeitsmedizinische Vorsorge bei Tätigkeiten mit Kohlenmonoxid ist insbesondere bei folgenden Betriebsarten, Arbeitsplätzen oder Tätigkeiten einschließlich Reinigungs- und Reparaturarbeiten erforderlich. Hier kann auf spezielle arbeitsmedizinische Vorsorge dann verzichtet werden, wenn durch Messungen belegt ist, daß der Luftgrenzwert bzw. BAT-Wert für Kohlenmonoxid eingehalten wird:

– Arbeitsplätze, an denen Kohlenmonoxid als Produkt unvollständiger Oxidation bei der Verbrennung kohlenstoffhaltigen Materials auftritt
– Arbeitsplätze, an denen Kohlenmonoxid im Stadtgas, Generatorgas, Kokereigas, Gichtgas, Rauchgas, Explosionsschwaden usw. auftritt
– Arbeitsplätze an gichtgas- oder stadtgasbeheizten Wärmebehandlungsöfen (Glühofen)

- an Hochöfen oberhalb der Blasformen (Windleitungen)
- bei Tätigkeiten am Kupolofen
- in Gießereien beim Abgießen von Formen und an der Abkühlstrecke
- an Koksöfen, aber u.U. auch in Hüttenlaboratorien
- Arbeitsplätze im Feuerungs- und Schornsteinbau, wenn unter Betrieb oder in der Nähe in Betrieb befindlicher Anlagen gearbeitet werden muß
- Tätigkeiten in weitgehend geschlossenen Räumen, in denen mit dem Auftreten von Kohlenmonoxid als Bestandteil der Auspuffgase – insbesondere der Ottomotoren, weniger der Dieselmotoren – zu rechen ist
- Tätigkeiten in Behältern und engen Räumen, bei welchen Kohlenmonoxid entstehen kann, z. B. Löten mit „weißer Flamme".

Wie weit die Überlegungen des verantwortlichen Unternehmers u.U. gehen müssen, soll die Tatsache zeigen, daß auch auf Seeschiffen mit einer Einwirkung von Kohlenmonoxid gerechnet werden muß, und zwar bei den Versicherten, die in Wagendecks während des – manchmal stundenlangen – An- und Vorbordfahrens tätig sind.

Achtung! Dieselmotor-Emissionen (Gruppe III A2 im Tierversuch krebserzeugend der MAK-Werte-Liste) können Anlaß für arbeitsmedizinische Vorsorgeuntersuchungen unter Beachtung des Grundsatzes G 40 „Krebserzeugende Gefahrstoffe – allgemein" sein.

6.3 Aufnahme
durch die Atemwege

6.4 Wirkungsweise
Kohlenmonoxid ist ein Atemgift. Die Toxizität beruht auf seiner hohen Affinität zum Hämoglobin und auf der durch Bildung von Kohlenoxidhämoglobin bedingten Hypoxämie. Die Bindung ist allerdings reversibel.
Seine Affinität ist gegenüber der des Sauerstoffs zum Hämoglobin ca. 300mal so groß. Die Toxizität des Kohlenmonoxids ist in erster Linie eine Funktion der CO-Hb-Bildung. Diese ist abhängig von der Konzentration von Kohlenmonoxid
- in der Atemluft
- dem Atem-Minuten-Volumen
- der Einwirkungszeit
- dem Hämoglobinbestand

Kohlenmonoxid wird nicht metabolisiert und wieder über die Atemwege ausgeschieden

6.5 Krankheitsbild

6.5.1 akute/subakute Gesundheitsschädigung
von etwa 20 % Kohlenoxidhämoglobin an zunehmend
- Kopfschmerzen
- Schwindel
- Brechreiz
- Tachykardie und Blutdrucksteigerung
- gelegentlich pectanginöse Beschwerden
- Ohrensausen
- Augenflimmern
- allgemeine Schwäche
- Apathie
- gelegentliche Krämpfe
- manchmal Verwirrtheit
- Bewußtlosigkeit (bei etwa 50 % Kohlenoxidhämoglobin)
- Tod (bei 60-70 % Kohlenoxidhämoglobin)

Nachkrankheiten betreffen vorwiegend das Zentralnervensystem und das Herz
- bei akuten Intoxikationen sofortige Kohlenmonoxidbestimmung in der Ausatemluft und/oder Bestimmung von CO-Hb (siehe 6.7)
- sofortiges EKG
- Kontroll-EKG spätestens vor Wiederaufnahme der Arbeit
- in besonderen Fällen EEG

6.5.2 chronische Gesundheitsschädigung
Eine chronische Kohlenmonoxidvergiftung im eigentlichen Sinn ist bisher nicht wahrscheinlich gemacht. Psychovegetative Störungen werden als Folge häufig wiederholter, abortiver bzw. subakuter Intoxikationen diskutiert.

6.6 Rechtsgrundlagen

6.6.1 Rechtsgrundlagen für spezielle arbeitsmedizinische Vorsorgeuntersuchungen
§ 29 Abs. 2 Satz 2 Nr. 3 Gefahrstoffverordnung (GefStoffV), Anhang VI zur GefStoffV
§ 5 Abs. 3 UVV „Arbeitsmedizinische Vorsorge" (VBG 100), Anlage 1 zur UVV

6.6.2 Berufskrankheit
§ 9 Abs. 1 Siebtes Buch Sozialgesetzbuch (SGB VII) Nr. 1201 der Anlage zur Berufskrankheitenverordnung (BKV) „Erkrankungen durch Kohlenmonoxid"

Auch akute Kohlenmonoxidvergiftungen sind als Berufskrankheit zu melden.

6.6.3 Beschäftigungsbeschränkungen
§ 22 Jugendarbeitsschutzgesetz (JArbSchG) i.d.F. vom 24.2.97 (BGBl. I S. 311)
§§ 4, 6 Mutterschutzgesetz (MuSchG) i.d.F. vom 17.1.97 (BGBl. I S. 21)
§§ 3 – 5 Mutterschutzrichtlinienverordnung (MuSchRiV) vom 15.4.97 (BGBl. I S. 782)

6.7 Analytik
aus MAK-Werte-Liste 1997, VIII Stoffliste
Parameter: CO-Hb
BAT-Wert: 5% im Vollblut
Probennahmezeitpunkt: Expositionierende bzw. Schichtende
Es ist zu berücksichtigen, daß der CO-Hb-Gehalt bei Rauchern bis zu 25% betragen kann (durchschnittlich 10%), normaler CO-Hb-Gehalt bei Menschen ca. 1%.
Die jeweils aktuelle Fassung der TRGS 903 „Biologische Arbeitsplatztoleranzwerte" ist zu beachten

Literatur zur Analytik
Biologische Arbeitsplatztoleranzwerte in MAK- und BAT-Werte-Liste 1997. Weinheim: Wiley-VCH
ANGERER, J., SCHALLER, K. H.: Analysen in biologischem Material. In: GREIM, H. (Hrsg.): Analytische Methoden zur Prüfung gesundheitsschädlicher Arbeitsstoffe. Weinheim: Wiley-VCH
Die Werte in biologischem Material sollen mit analytisch zuverlässigen Methoden überwacht werden und den Anforderungen der statistischen Qualitätssicherung genügen. Siehe Bekanntmachung der DGAUM und des VDBW „Anforderungen an die Qualitätssicherung arbeitsmedizinisch-toxikologischer Analysen in biologischem Material (Biomonitoring)" – ASU
Zur ersten Information über das Vorliegen und das Ausmaß einer akuten Vergiftung wird in der Praxis die CO-Konzentration in der Ausatemluft bestimmt, wahlweise mit
– Atembeutel, Prüfröhrchen und dazugehörender Saugpumpe
– digitalanzeigendem Gerät mit elektrochemischer Brennzelle

6.8 Bemerkungen
keine

6.9 Literatur

Auswahlkriterien für spezielle arbeitsmedizinische Vorsorge „Kohlenmonoxid", ZH 1/600.7, Hauptverband der gewerblichen Berufsgenossenschaften, Carl Heymann Verlag KG, Luxemburger Straße 449, 50939 Köln

BRATZKE, H., MAXEINER, H.: Kohlenmonoxidvergiftungen. Immer häufiger werden sie verkannt. Notfallmedizin 11, Heft 14, 1985, 1395–1408

BURMEISTER, H., NEUHAUS, G. A.: Kohlenmonoxidintoxikation. In: Innere Medizin in Praxis und Klinik. Stuttgart. Georg Thieme, 1978

GIESEN, T., ZERLETT, G.: Berufskrankheiten und medizinischer Arbeitsschutz. Abschnitt C. Köln: Kohlhammer, 1996

GREIM, H.: Gesundheitsschädliche Arbeitsstoffe, Toxikologisch-arbeitsmedizinische Begründungen von MAK-Werten. Weinheim: Wiley-VCH

GREIM, H., LEHNERT, G.: Biologische Arbeitsstoff-Toleranz-Werte (BAT-Werte) – Arbeitsmedizinisch-toxikologische Begründungen. Weinheim: Wiley-VCH

Ullmanns Enzyklopädie der technischen Chemie, Bd. 14. Weinheim: Verlag Chemie, 1987

VALENTIN, H. u.a.: Arbeitsmedizin. Stuttgart: Georg Thieme, 1979

WIRTH, W., HECHT, G., GLOXHUBER, CHR.: Toxikologie-Fibel. Stuttgart: Georg Thieme, 1994

G 8 Benzol

Bearbeitung: Ausschuß ARBEITSMEDIZIN, Arbeitskreis „Gefährliche Stoffe", Berufsgenossenschaft der chemischen Industrie, Heidelberg

1 Anwendungsbereich

Hinweise für die Auswahl des zu untersuchenden Personenkreises geben die Auswahlkriterien für die spezielle arbeitsmedizinische Vorsorge nach dem Berufsgenossenschaftlichen Grundsatz G 8 „Benzol" (ZH 1/600.8).

2 Untersuchungsarten

2.1 Erstuntersuchung

vor Aufnahme einer Tätigkeit an Arbeitsplätzen, an denen der arbeitsmedizinisch begründete stoffspezifische Wert von 1 ml/m^3 für Benzol nicht eingehalten wird oder andere Auswahlkriterien erfüllt sind

2.2 Nachuntersuchungen

während dieser Tätigkeit

2.3 Nachgehende Untersuchungen

nach Ausscheiden aus dieser Tätigkeit

3 Erstuntersuchung

3.1 Allgemeine Untersuchung

3.1.1 Feststellung der Vorgeschichte

(allgemeine Anamnese, Arbeitsanamnese, Beschwerden)

3.1.2 Untersuchung im Hinblick auf die Tätigkeit

3.1.3 Urinstatus

Mehrfachteststreifen

3.2 Spezielle Untersuchung

3.2.1 erforderlich
großes Blutbild

3.2.2 erwünscht
entfällt

3.3 Arbeitsmedizinische Kriterien

3.3.1 gesundheitliche Bedenken

3.3.1.1 dauernde gesundheitliche Bedenken
Personen mit
- Erkrankungen des Blutes
- Erkrankungen der blutbildenden Organe
- chronischen bakteriellen Infektionen
- Alkoholabhängigkeit

3.3.1.2 befristete gesundheitliche Bedenken
Personen mit den unter 3.3.1.1 genannten Erkrankung, soweit eine Wiederherstellung zu erwarten ist

3.3.2 keine gesundheitlichen Bedenken unter bestimmten Voraussetzungen
sind die in 3.3.1.1 genannten Erkrankungen oder Funktionsstörungen weniger ausgeprägt, so soll der untersuchende Arzt prüfen, ob unter bestimmten Voraussetzungen eine Beschäftigung oder Weiterbeschäftigung möglich ist. Hierbei wird gedacht an verbesserte Arbeitsplatzverhältnisse, Verwenden persönlicher Schutzausrüstungen, verkürzte Nachuntersuchungsfristen usw.

3.3.3 keine gesundheitlichen Bedenken
alle anderen Personen, soweit keine Beschäftigungsbeschränkungen bestehen (siehe 6.6.3)

4 Nachuntersuchungen

4.1 Nachuntersuchungsfristen

4.1.1 erste Nachuntersuchung
vor Ablauf von 2 Monaten

4.1.2 weitere Nachuntersuchungen
3–6 Monate

4.1.3 vorzeitige Nachuntersuchung
nach mehrwöchiger Erkrankung oder körperlicher Beeinträchtigung, die Anlaß zu Bedenken gegen eine Weiterbeschäftigung gibt
– nach ärztlichem Ermessen in Einzelfällen (z. B. bei befristeten gesundheitlichen Bedenken)
– auf Wunsch eines Arbeitnehmers, der einen ursächlichen Zusammenhang zwischen seiner Erkrankung und seiner Tätigkeit am Arbeitsplatz vermutet

4.2 Allgemeine Untersuchung

4.2.1 Zwischenanamnese (einschließlich Arbeitsanamnese)

4.2.2 Untersuchung im Hinblick auf die Tätigkeit
zu achten ist auf erhöhte Blutungsneigung
(z. B. Blutungen des Zahnfleisches, Auftreten von Sugillationen schon bei geringfügigen Traumen, Menorrhagien)

4.2.3 Urinstatus
siehe 3.1.3

4.3 Spezielle Untersuchung

4.3.1 erforderlich
siehe 3.2.1

4.3.2 erwünscht
Biomonitoring (siehe 6.7)

4.3.3 bei unklaren Fällen
hämatologische Klärung

4.4 Arbeitsmedizinische Kriterien
siehe 3.3

5 Nachgehende Untersuchungen
Nachgehende Untersuchungen sind in Abständen von weniger als 60 Monaten für Versicherte vorzunehmen, die nach dem 1. Oktober 1984 (eventuell abweichende Stichtage in den neuen Bundesländern sind zu beachten) eine Tätigkeit beendet haben, bei der der arbeitsmedizinisch begründete stoffspezifische Wert von 1 ml/m^3 für Benzol nicht eingehalten wurde oder andere Auswahlkriterien erfüllt waren. Diese Tätigkeit muß so lange ausgeübt worden sein, daß mindestens

eine Nachuntersuchung zu veranlassen war. Untersuchungsumfang wie in 4.3, wobei das Biomonitoring (4.3.2) in der Regel entfallen kann.

Die vom Organisationsdienst für nachgehende Untersuchungen (ODIN) nach Ausscheiden aus dem Unternehmen zu veranlassenden nachgehenden Untersuchungen werden nach einer Vereinbarung mit den angeschlossenen Unfallversicherungsträgern durchgeführt. Sie erfolgen zunächst, wenn die betreffende Tätigkeit länger als zwei Jahre gedauert hat und werden in einem einheitlichen Abstand von zwei Jahren wiederholt.

6 Ergänzende Hinweise

6.1 Physikalisch-chemische Eigenschaften und TRK-Wert

Benzol ist eine farblose, stark lichtbrechende, brennbare Flüssigkeit von charakteristischem Geruch. Es ist ein gutes Lösemittel, mit anderen organischen Lösemitteln in jedem Verhältnis mischbar. Gegen thermische (bis ca. 650 °C) sowie oxidative Einwirkung ist es beständig, allerdings verdunstet es sehr stark (siehe Sättigungskonzentration).

Formel	C_6H_6
relative Molekülmasse	78,1
Siedepunkt	80,1 °C
Schmelzpunkt	5,5 °C
Dichte	0,88 kg/l
Dampfdruck (20 °C)	10,0 kPa (76 Torr)
Dampfdichte (Luft = 1)	2,7
Verdunstungszahl (Ether = 1)	3,0
Sättigungskonzentration (20 °C)	319 g/m^3
TRK-Wert (1997)	– Kokereien (Dickteerabscheider, Kondensation, Gassaugerhaus 2,5 ml/m^3 bzw. 8 mg/m^3 – Tankfeld in der Minalölindustrie 2,5 ml/m^3 bzw. 8 mg/m^3 – Reparatur und Wartung von Ottokraftstoff bzw. Benzol führenden Teilen 2,5 ml/m^3 bzw. 8 mg/m^3 – im übrigen 1 ml/m^3 bzw. 3,2 mg/m^3

arbeitsmedizinisch begründeter stoffspezifischer Wert 1 ml/m^3 bzw. 3,2 mg/m^3 (Bundesarbeitsblatt, 7–8 (1995) 52–53

Die jeweils aktuelle Fassung der TRGS 102 „TRK-Werte" bzw. der TRGS 900 „Luftgrenzwerte" ist zu beachten.
Benzol ist ein Stoff der Gruppe III A 1 (beim Menschen krebserzeugend) der MAK-Werte-Liste. Die jeweils aktuelle Einstufung gemäß TRGS 905 „Verzeichnis krebserzeugender, erbgutverändernder oder fortpflanzungsgefährdender Stoffe" ist zu beachten.
Kurzzeitwert (TRGS 900, Abschnitt 2.3)
– Schichtmittelwert eingehalten
– Überschreitungsfaktor 4 für 15 Minuten zulässig
 Kokereien, Tankfeld in der Mineralölindustrie, Reparatur und Wartung von Ottokraftstoff bzw. Benzol führenden Teilen
 10 ml/m3 bzw. 32 mg/m^3
 im übrigen
 4 ml/m^3 bzw. 12,8 mg/m^3
– insgesamt nicht mehr als 1 Stunde pro Schicht

6.2 Vorkommen und Gefahrenquellen
Auszug aus Auswahlkriterien „Benzol" (ZH 1/600.8)
Spezielle arbeitsmedizinische Vorsorge bei Tätigkeiten mit Benzol ist insbesondere bei folgenden Betriebsarten, Arbeitsplätzen oder Tätigkeiten einschließlich Reinigungs- und Reparaturarbeiten erforderlich. Hier kann auf spezielle arbeitsmedizinische Vorsorge dann verzichtet werden, wenn durch Messungen belegt ist, daß der arbeitsmedizinisch begründete stoffspezifische Wert von 1 ml/m^3 überschritten ist:
– Füllen und Entleeren mit Lösen von Schlauch- und Rohrverbindungen oder Ziehen von Tauchrohren sowie Abfüllen von Fässern beim Herstellen, Gewinnen, Weiterverarbeiten und beim Transport von Benzol oder benzolhaltigen Produkten
– Filter- und Katalysatorwechsel sowie Probenahme beim Herstellen, Gewinnen, Weiterverarbeiten und beim Transport von Benzol und benzolhaltigen Nebenprodukten
– Abbruch- und Reparaturarbeiten an Produktionsanlagen für Benzol
– Kraftfahrzeugherstellung (Betanken ohne Absaugung von Nutzfahrzeugen mit Ottomotoren im Herstellerwerk)
– Ottomotorprüfstände (An- und Abschließen der Kraftstoffzuleitungen)
– Wartung und Reinigung von Zapfsäulen und Tanks
– Kraftfahrzeug-Monteur-Arbeiten am Ottokraftstoff führenden System mit häufiger Exposition
– Arbeiten im Oberofenbereich von Kokereien

6.3 **Aufnahme**

6.3.1 **durch die Atemwege**

6.3.2 **durch die Haut (bei intensiver, großflächiger Benetzung)**

6.4 **Wirkungsweise**
Benzol reizt die Haut und die Schleimhäute. Die Hautresorption ist von den Bedingungen der Exposition abhängig. Bei Inhalation wird Benzol zu ca. 50% abgeatmet und zu ca. 50% metabolisiert. Die hierbei über die Bildung eines Benzolepoxids entstehenden Benzochinone stellen wahrscheinlich die Reaktionsprodukte des Benzols dar, die u.a. auch mit der DNA reagieren können und damit als die ultimalen kanzerogenen Metaboliten anzusehen sind.
Im Harn sind u.a. Phenol, S-Phenylmercaptursäure und t,t-Muconsäure als Stoffwechselprodukte nachweisbar, wobei die richtige Wahl der Sammelzeitpunkte und Sammelintervalle von großer Bedeutung ist.
Bei der akuten Intoxikation nach Einatmung hoher Benzolkonzentrationen steht die narkotische Wirkung ganz im Vordergrund. Durch chronische Einwirkung kann vor allem das hämatopoetische System geschädigt werden, wobei eine Beeinträchtigung aller Knochenmarksfunktionen einzeln oder gemeinsam möglich ist. So sind bei chronischer oder diskontinuierlicher Benzoleinwirkung in Konzentrationen deutlich oberhalb des TRK-Wertes reversible Schädigungen des hämatopoetischen Systems wie z. B. aplastische Anämie und Panzytopenie ebenso beschrieben wie auch das Auftreten von Leukämie bei langdauernder Exposition gegen hohe Benzolkonzentrationen, wobei die Latenzzeit bis zu 20 Jahre betragen kann.

6.5 **Krankheitsbild**

6.5.1 **akute /subakute Gesundheitsschädigung**
narkotische Wirkung

6.5.2 **chronische Gesundheitsschädigung**
Störung bzw. Schädigung des hämatopoetischen Systems

6.6 **Rechtsgrundlagen**

6.6.1 **Rechtsgrundlagen für spezielle arbeitsmedizinische Vorsorgeuntersuchungen**
§ 28 Gefahrstoffverordnung (GefStoffV), Anhang VI zur GefStoffV

§§ 3,15 UVV „Arbeitsmedizinische Vorsorge" (VBG 100), Anlage 1 zur UVV

6.6.2 Berufskrankheit
§ 9 Abs. 1 Siebtes Buch Sozialgesetzbuch (SGB VII) Nr. 1303 der Anlage zur Berufskrankheitenverordnung (BKV) „Erkrankungen durch Benzol, seine Homologe oder durch Styrol"

6.6.3 Beschäftigungsbeschränkungen
§ 22 Jugendarbeitsschutzgesetz (JArbSchG) i.d.F. vom 24.2.97 (BGBl. I S. 311)
§§ 4, 6 Mutterschutzgesetz (MuSchG) i.d.F. vom 17.1.97 (BGBl. I S. 21)
§§ 3–5 Mutterschutzrichtlinienverordnung (MuSchRiV) vom 15.4.97 (BGBl. I S. 782)

6.7 Analytik
aus MAK-Werte-Liste 1993, VIII. Krebserzeugende Arbeitsstoffe
Expositionsäquivalente für krebserzeugende Arbeitsstoffe (EKA)

Luft Benzol		Probennahmezeitpunkt: Expositionsende bzw. Schichtende		
		Vollblut Benzol (μg/l)	Urin	
(ml/m^3)	(mg/m^3)		S-Phenylmerkaptursäure (mg/g Kreatinin)	trans, trans-Muconsäure (mg/l)
0,3	1,0	0,9	0,010	–
0,6	2,0	2,4	0,025	1,6
0,9	3,0	4,4	0,040	–
*) 1,0	3,3	5	0,045	2
1,2	4,0	–	0,055	–
2	6,5	14	0,090	3
4	13	38	0,180	5
6	19,5	–	0,270	7
8	26	100	–	9
10	32	–	–	11
16	52	270	–	–

*) = TRK-Wert

Literatur zu Analytik
Biologische Arbeitsstofftoleranzwerte in: MAK- und BAT-Werte-Liste 1997. Weinheim: Wiley-VCH
ANGERER, J., SCHALLER, K. H.: Analysen in biologischem Material. In: GREIM, H.(Hrsg.): Analytische Methoden zur Prüfung gesundheitsschädlicher Arbeitsstoffe. Weinheim: Wiley-VCH
Die jeweils aktuelle Fassung der TRGS 903 „Biologische Arbeitsplatztoleranzwerte" ist zu beachten. Die Werte in biologischem Material sollen mit analytisch zuverlässigen Methoden überwacht werden und den Anforderungen der statistischen Qualitätssicherung genügen. Siehe Bekanntmachung der DGAUM und des VDBW „Anforderungen an die Qualitätssicherung arbeitsmedizinisch-toxikologischer Analysen in biologischem Material (Biomonitoring)" – ASU
Eine erhöhte Benzolexposition ist auch dann anzunehmen, wenn Abweichung von den nachstehenden Normalwerten der Blutbestandteile festgestellt werden, die nicht durch andere Krankheitsursachen zu erklären sind:

Hämoglobin:	Männer 15,7 g% (14,0–17,5 g%)
	Frauen 13,7 g% (12,5–15,0 g%)
Erythrozyten:	Männer 5,2 Millionen / µl (4,4–6,0)
	Frauen 4,4 Millionen / µl (4,0–5,0)
Retikulozyten:	rel. 7,5‰ (1,3–13,7)
	abs. 10 000–50 000 / µl
Leukozyten	7000 / µl (4000–10 000)
Thrombozyten:	250 000 / µl (133 000–367 000)

6.8 Bemerkungen
keine

6.9 Literatur
Auswahlkriterien für die spezielle arbeitsmedizinische Vorsorge „Benzol", ZH 1/600.8, Hauptverband der gewerblichen Berufsgenossenschaften, Carl Heymanns Verlag KG, Luxemburger Straße 449, 50939 Köln
Benzol-BUA Stoffbericht 24 (August 1988). (Hrsg.): Beratergremium für umweltrelevante Altstoffe der Gesellschaft Deutscher Chemiker. VCH-Verlag, 1988
Berufsgenossenschaft der chemischen Industrie „Benzol" (Merkblatt M 025/1997). Jedermann-Verlag Dr. Otto Pfeffer oHgG, Postfach 10 31 40 , 69021 Heidelberg
BIA-Report 03/03 Arbeitsumweltdossier Benzol. HVBG. Oktober 1993, DCM-Druck Center Meckenheim

Deutsche Gesellschaft für Mineralölwissenschaft und Kohlchemie e.V.: Wirkung von Benzol auf Mensch und Tier. (DGMK-Projekt 174-6), 1980
EIKMANN, Th.: Kriterien zur biologischen Erfassung von Umweltschadstoffen: Wirkung von Benzol auf den Menschen. Erich Schmidt Verlag, 1987
FORTH, W., HENSCHLER, D., RUMMEL, W.: Allgemeine und spezielle Pharmakologie und Toxikologie. Mannheim-Wien-Zürich: Bibliographisches Institut, Wissenschaftsverlag, 1991
GIESEN, T., ZERLETT, G.: Berufskrankheiten und medizinischer Arbeitsschutz. Abschnitt C. Köln: Kohlhammer, 1996
GREIM, H.: Gesundheitsschädliche Arbeitsstoffe. Toxikologisch-arbeitsmedizinische Begründungen von MAK-Werten. Weinheim: Wiley-VCH
GREIM, H., LEHNERT, G.: Krebserzeugende Arbeitsstoffe mit biologischen Expositionsäquivalenten (EKA) – Arbeitsmedizinisch-toxikologische Begründungen. Weimheim: Wiley-VCH
KÜHN-BIRETT: B 12 Benzol. In: Merkblätter Gefährliche Arbeitsstoffe. Ecomed
MOESCHLIN, S.: Klinik und Therapie der Vergiftungen, Stuttgart: Georg Thieme, 1986
SCHALLER, K. H., ANGERER, J., LEHNERT, G.: Praktische Hinweise zum Biomonitoring in der Arbeits- und Umweltmedizin. In. Arbeitsmedizin aktuell. Stuttgart: Gustav Fischer, 1996
TRGS 901 „Begründungen und Erläuterungen zu Grenzwerten in der Luft am Arbeitsplatz" Nr. 15. Köln: Carl Heymanns, 1997
Ullmanns Enzyklopädie der technischen Chemie, Bd. 8 Weinheim: Verlag Chemie, 1987
VALENTIN, H., u.a.: Arbeitsmedizin. Stuttgart: Georg Thieme, 1979
WIRTH, W., HECHT, G., GLOXHUBER, Chr.: Toxikologie-Fibel. Stuttgart: Georg Thieme, 1994

G 8

G9 Quecksilber oder seine Verbindungen

Bearbeitung: Ausschuß ARBEITSMEDIZIN, Arbeitskreis „Gefährliche Stoffe", Berufsgenossenschaft der chemischen Industrie, Heidelberg

1 Anwendungsbereich

Dieser Grundsatz gibt Anhaltspunkte für gezielte arbeitsmedizinische Vorsorgeuntersuchungen, um Erkrankungen, die durch Quecksilber oder seine Verbindungen entstehen können, zu verhindern oder frühzeitig zu erkennen. Hierbei sind zu unterscheiden:
a) metallisches Quecksilber,
b) anorganische und instabile organische Quecksilberverbindungen,
c) stabile Alkyl-Quecksilberverbindungen.

Wegen des bei chronischer Exposition ähnlichen toxikologischen Verhaltens gelten für a) und b) gleichartige Untersuchungszeiträume, -verfahren und Grenzwerte, für c) bestehen zum Teil Abweichungen, die gesondert aufgeführt sind.

Hinweise für die Auswahl des zu untersuchenden Personenkreises geben die Auswahlkriterien für die spezielle arbeitsmedizinische Vorsorge nach dem Berufsgenossenschaftlichen Grundsatz G 9 „Quecksilber oder seine Verbindungen" (ZH 1/600.9).

2 Untersuchungsarten

2.1 Erstuntersuchung
vor Aufnahme einer Tätigkeit an Arbeitsplätzen, an denen der Luftgrenzwert für Quecksilber oder seine Verbindungen nicht eingehalten wird oder andere Auswahlkriterien erfüllt sind.

2.2 Nachuntersuchungen
während dieser Tätigkeit

2.3 Nachgehende Untersuchungen
entfällt

3 Erstuntersuchung

3.1 Allgemeine Untersuchung

3.1.1 Feststellung der Vorgeschichte
(allgemeine Anamnese, Arbeitsanamnese, Beschwerden)

3.1.2 Untersuchung im Hinblick auf die Tätigkeit
besonders zu beachten:
- Zustand des Gebisses (sanieren lassen!)
- Nierenschaden
- neurologische und psychische Auffälligkeiten
- Schilddrüsenüberfunktion
- psycho-vegetative Störungen
- Hinweis auf Alkohol-, Drogen-, Medikamentenabhängigkeit

3.1.3 Urinstatus
Mehrfachteststreifen, Sediment

3.2 Spezielle Untersuchung

3.2.1 erforderlich
bei früherer Quecksilber-Exposition: Biomonitoring (siehe 6.7)

3.2.2 erwünscht
- quantitative Eiweißbestimmung im Urin
- bei Verdacht auf das Vorliegen einer Nierenerkrankung
  α1-Mikroglobulin oder β-NAG

3.3 Arbeitsmedizinische Kriterien

3.3.1 gesundheitliche Bedenken

3.3.1.1 dauernde gesundheitliche Bedenken
Personen mit
- überstandenen schweren Quecksilbervergiftungen
- Nierenleiden
- neurologischen Krankheiten
- ausgeprägten psycho-vegetativen Störungen
- manifester Schilddrüsenüberfunktion
- Alkohol-, Drogen-, Medikamentenabhängigkeit

3.3.1.2 befristete gesundheitliche Bedenken
Personen mit den unter 3.3.1.1 genannten Erkrankungen, soweit eine Wiederherstellung zu erwarten ist (außer überstandene schwere Quecksilbervergiftungen)

3.3.2 keine gesundheitlichen Bedenken unter bestimmten Voraussetzungen
Sind die in 3.3.1.1 genannten Erkrankungen oder Funktionsstörungen weniger ausgeprägt, so soll der untersuchende Arzt prüfen, ob unter bestimmten Voraussetzungen eine Beschäftigung oder Weiterbeschäftigung möglich ist. Hierbei wird gedacht an verbesserte Arbeitsplatzverhältnisse, Verwenden persönlicher Schutzausrüstungen, verkürzte Nachuntersuchungsfristen usw.

3.3.3 keine gesundheitlichen Bedenken
alle anderen Personen, soweit keine Beschäftigungsbeschränkungen bestehen (siehe 6.6.3)

4 Nachuntersuchungen

4.1 Nachuntersuchungsfristen

4.1.1 erste Nachuntersuchung
bei Alkyl-Quecksilberverbindungen:
3–6 Monate
bei metallischem Quecksilber, anorganischen und organischen Nicht-Alkyl-Quecksilberverbindungen:
6–9 Monate

4.1.2 weitere Nachuntersuchungen
6–12 Monate

4.1.3 vorzeitige Nachuntersuchung
– nach mehrwöchiger Erkrankung oder körperlicher Beeinträchtigung, die Anlaß zu Bedenken gegen eine Weiterbeschäftigung gibt
– nach ärztlichem Ermessen in Einzelfällen (z. B. bei befristeten gesundheitlichen Bedenken)
– auf Wunsch eines Arbeitnehmers, der einen ursächlichen Zusammenhang zwischen seiner Erkrankung und seiner Tätigkeit am Arbeitsplatz vermutet

4.2 Allgemeine Untersuchung

4.2.1 Zwischenanamnese (einschließlich Arbeitsanamnese)
achten auf Klagen über Mattigkeit, Kopf- und Gliederschmerzen

G 9

4.2.2 Untersuchung im Hinblick auf die Tätigkeit

Inspektion der Mundhöhle (Stomatitis, Gingivitis). Achten auf Quecksilbersaum am Zahnfleisch (selten). Neurologischer und psychischer Befund (Tremor, Psellismus, Stimmungslabilität, Erethismus, vegetative Störungen) einschließlich Schriftprobe unter Beobachtung (siehe auch 6.5.2)

4.2.3 Urinstatus
siehe 3.1.3

4.3 Spezielle Untersuchung

4.3.1 erforderlich
Biomonitoring (siehe 6.7)

4.3.2 erwünscht
siehe 3.2.2

4.4 Arbeitsmedizinische Kriterien
siehe 3.3

5 Nachgehende Untersuchungen
entfällt

6 Ergänzende Hinweise

6.1 Physikalisch-chemische Eigenschaften und MAK-Wert

Quecksilber ist ein silberglänzendes, flüssiges Metall. Es ist bereits bei Zimmertemperatur flüchtig. Die Quecksilberdampfdruckerhöhung im Vergleich von 10 °C zu 30 °C beträgt das 6fache. Die geruch- und geschmacklosen Dämpfe sind sehr giftig. Quecksilber löst viele Metalle (Amalgan-Bildung) Es tritt 1- und 2wertig auf. Die Quecksilber-II-Verbindungen sind am beständigsten.

Elementsymbol	Hg
relative Atommasse	200,59
Siedepunkt	357 °C
Schmelzpunkt	–38,9 °C
Dichte	13,6 kg/l
Dampfdruck (120 °C)	$1,6 \cdot 10^{-4}$ kPa ($1,2 \cdot 10^{-3}$ Torr)
Dampfdichte (Luft = 1)	7,0
Sättigungskonzentration (20 °C)	15 mg/m^3
MAK-Wert (1997)	metallisches Quecksilber und anorganische Quecksilberverbindungen (als Hg berechnet) 0,012 ml/m^3 bzw. 0,1 mg/m^3

Schwangerschaft: organische Quecksilberverbindungen (als Hg berechnet) 0,01 mg/m³ E
Methylquecksilber 0,01 mg/m³ E
Gruppe A der MAK- und BAT-Werte-Liste

Ein Risiko der Fruchtschädigung ist sicher nachgewiesen. Bei Exposition Schwangerer kann auch bei Einhaltung des MAK-Wertes und des BAT-Wertes eine Schädigung der Leibesfrucht auftreten.
Die jeweils aktuelle Fassung der TRGS 900 „Luftgrenzwerte" ist zu beachten
Spitzenbegrenzung: Kategorie III
Kurzzeitwert (TRGS 900, Abschnitt 2.3)
– Schichtmittelwert einhalten
– Überschreitungsfaktor 4 (= Quecksilber) und anorganische Quecksilberverbindungen 0,048 ml/m³ bzw. 0,4 mg/m³: organische Quecksilberverbindungen und Methylquecksilber 0,04 mg/m³ E) für 15 Minuten zulässig
– insgesamt nicht mehr als 1 Stunde pro Schicht

Anorganische Quecksilberverbindungen:
die 2wertigen Quecksilberverbindungen sind bei oraler Aufnahme giftiger als die 1wertigen. Mit zunehmender Wasserlöslichkeit und Löslichkeit in verdünnter Salzsäure steigt die Toxizität der Verbindungen. Die Quecksilber-II-Verbindungen sind in der Regel wasserlöslicher als die Quecksilber-I-Verbindungen.

Organische Quecksilberverbindungen:
Die organischen Quecksilberverbindungen sind gut lopoidlöslich. Sie haben eine große Affinität zum Zentralnervensystem und teilweise eine lange biologische Halbwertszeit. Sie neigen dementsprechend zur Kumulation. Aus toxikologischer Sicht sind zwei Gruppen von organischen Quecksilberverbindungen zu unterscheiden:

a) Die instabilen (schnell metabolisierten) organischen Nicht-Alkyl-Quecksilberverbindungen. Zu dieser Gruppe zählen die Aryl- und Alkoxialkyl-Quecksilberverbindungen und ihre Derivate. Diese Verbindungen entsprechen in ihrem toxikologischen Verhalten weitgehend den anorganischen Quecksilberverbindungen.

G 9

b) Die Alkyl-Quecksilberverbindungen sind besonders flüchtig (hohe Sättigungskonzentration, von Propyl- zu Methyl-Quecksilberverbindungen steigend). Sie sind relativ stabil und passieren leicht die Bluthirnschranke. Dabei ist das Dimethylquecksilber dominant. Anorganische Quecksilberverbindungen können durch Bakterien in wäßriger Lösung zu Methyl-Quecksilberverbindungen umgebaut werden.

6.2 Vorkommen und Gefahrenquellen

Auszug aus Auswahlkriterien „Quecksilber oder seine Verbindungen" (ZH 1/600.9):

Spezielle arbeitsmedizinische Vorsorge bei Tätigkeiten mit Quecksilber oder seine Verbindungen ist insbesondere bei folgenden Betriebsarten, Arbeitsplätzen oder Tätigkeiten einschließlich Reinigungs- und Reparaturarbeiten erforderlich. Hier kann auf spezielle arbeitsmedizinische Vorsorge dann verzichtet werden, wenn durch Messungen belegt ist, daß der Luftgrenzwert bzw. BAT-Wert für Quecksilber oder seine Verbindungen eingehalten wird:

– Herstellen und Aufbereiten von Quecksilber und seinen Verbindungen (Filtrieren, Reinigen, Oxidieren, Destillieren)
– Herstellen quecksilberhaltiger Meß- und Regelgeräte (Barometer, Thermometer), insbesondere bei deren Wartung und Reparatur (Glasbläserei)
– Verwenden von Quecksilber in der Elektrotechnik (Gleichrichter, Unterbrecher, Quecksilberdampflampen, Leuchtstoffröhren, Pelletrieren von Quecksilberoxid für Knopfzellen)
– Hochvakuumtechnik (Quecksilberpumpen)
– Sperrflüssigkeit in Gaslaboratorien
– Recycling von Leuchtstoffröhren
– Elektrolysen mit Quecksilberkathoden (Chloralkalielektrolyse)
– Verwenden als Katalysator (Aldehydherstellung)
– Amalgamieren (z. B. Batterieherstellung)
– Herstellen und Verarbeiten von Quecksilberverbindungen zu pyrotechnischen Gegenständen und Explosivstoffen (Fulminate, Rhodanide)
– Herstellen von Alkoholaten (Umsetzen von Natriumamalgam und Alkoholen)
– Verwenden von quecksilberhaltigen Antifoulingfarben
– Abbruch- und Sanierungsarbeiten in Bereichen, die durch Quecksilber und seine Verbindungen kontaminiert sind

6.3 Aufnahme

6.3.1 durch die Atemwege
in Form von Dämpfen metallischen Quecksilbers oder organischer Quecksilberverbindungen (vor allem Alkyl-Quecksilberverbindungen) oder in Form von Stäuben der Quecksilberverbindungen

6.3.2 durch die Haut
(vor allem gut lipoidlösliche Quecksilberverbindungen)

6.4 Wirkungsweise
Quecksilber oder seine Verbindungen haben spezifische Wirkungen auf bestimmte Regionen des Zentralnervensystems und auf einige Enzyme der Nierentubuli. Sie wirken als Enzyminhibitoren durch Blockade von Sulfhydril(SH)-Gruppen; Interaktion auch mit Phosphor-, Carboxyl, Amino- u.a. Gruppen. Anorganische Quecksilberverbindungen reichern sich vor allem in der Nierenrinde an, etwas weniger auch in der Leber. Organische Quecksilberverbindungen werden vorwiegend im Fettgewbe und Gehirn gespeichert. Sie neigen entsprechen ihrer langen biologischen Halbwertszeit zur Kumulation. Die ätzenden anorganischen Quecksilberverbindungen fällen Eiweiße (Eiweißdenaturierung).

6.5 Krankheitsbild
Die aufgeführten Symptome entsprechenden den Vergiftungsbildern durch Quecksilber oder anorganische Quecksilbersalze. Die stabilen Alkyl-Quecksilberverbindungen führen primär zu Störungen des Zentralnervensystems.

6.5.1 akute/subakute Gesundheitsschädigung
- gastroenteritische Erscheinungen
- Nierenfunktionsstörungen bis zur Anurie
- bei Einatmung, Reizung der Luftwege (Tracheobronchitis, Bronchopneumonie)
- Entzündung der Mundschleimhaut (Stomatitis, Gingivitis, nicht selten schmierig belegte Ulcera, vornehmlich im Bereich kariöser Zähne)
- Salivation
- Zahnlockerung
- vermehrte Diurese
- Albuminurie
- Erythrozyturie

6.5.2 chronische Gesundheitsschädigung
Störungen im Zentralnervensystem wie:
- Überregbarkeit
- ängstliche Befangenheit und Stimmungslabilität („Erethismus mercurialis")
- Fingertremor, Schüttelbewegungen der Arme, der Beine und des Kopfes („Tremor mercurialis") und stotternde und verwaschene Sprache („Psellismus mercurialis")
- verstärkte vegetative Stigmata
- irreversible braune Verfärbung der vorderen Linsenkapsel („Mercuria lentis") nur bei extremen Konzentrationen

6.6 Rechtsgrundlagen

6.6.1 Rechtsgrundlagen für spezielle arbeitsmedizinische Vorsorgeuntersuchungen
§ 28 Gefahrstoffverordnung (GefStoffV), Anhang VI zur GefStoffV
§ 3 UVV „Arbeitsmedizinische Vorsorge" (VBG 100), Anlage 1 zur UVV

6.6.2 Berufskrankheit
§ 9 Abs. 1 Siebtes Buch Sozialgesetzbuch (SGB VII) Nr. 1102 der Anlage zur Berufskrankheitenverordnung (BKV) „Erkrankungen durch Quecksilber oder seine Verbindungen"

6.6.3 Beschäftigungsbeschränkungen
§ 22 Jugendarbeitsschutzgesetz (JArbSchG) i.d.F. vom 24.2.97 (BGBl. I S. 311)
§§ 4, 6 Mutterschutzgesetz (MuSchG) i.d.F. vom 17.1.97 (BGBl. I S. 21)
§§ 3–5 Mutterschutzrichtlinienverordnung (MuSchRiV) vom 15.4.97 (BGBl. I S. 782)

6.7 Analytik
aus MAK-Werte-Liste 1997, VIII Stoffliste
metallisches Quecksilber und anorganische Quecksilberverbindungen
Parameter   Quecksilber
BAT-Wert   50 µg/l Vollblut
Parameter   Quecksilber
BAT-Wert   200 µg/l Harn
organische Quecksilberverbindung
Parameter   Quecksilber
BAT-Wert   100 µg/l Vollblut

Literatur zur Analytik
Biologische Arbeitsplatztoleranzwerte. In: MAK- und BAT-Werte-Liste 1997. Weinheim: Wiley-VCH
ANGERER, J., SCHALLER, K. H.: Analysen in biologischem Material. In: GREIM, H. (Hrsg.): Analytische Methoden zur Prüfung gesundheitsschädlicher Arbeitsstoffe. Weinheim: Wiley-VCH
Die Werte in biologischem Material sollen mit analytisch zuverlässigen Methoden überwacht werden und den Anforderungen der statistischen Qualitätssicherung genügen. Siehe Bekanntmachung der DGAUM und des VDBW „Anforderungen an die Qualitätssicherung arbeitsmedizinisch-toxikologischer Analysen in biologischem Material (Biomonitoring)" – ASU

6.8 Bemerkungen
keine

6.9 Literatur
Auswahlkriterien für spezielle arbeitsmedizinische Vorsorge „Quecksilber oder seine Verbindungen", ZH 1/600.9. Hauptverband der gewerblichen Berufsgenossenschaften, Carl Heymanns Verlag KG, Luxemburger Straße 449, 50939 Köln
Berufsgenossenschaft der chemischen Industrie: „Quecksilber und seine Verbindungen" (Merkblatt M 024/1985). Jedermann-Verlag Dr. Otto Pfeffer oGH, Postfach 10 31 40, 69021 Heidelberg
DRASCH, G. et. al.: Aussagekraft des DMPS-Tests auf Quecksilber. Umweltmed. Forschung Prax. 2, 1997
FORTH, W., HENSCHLER, D., RUMMEL, W.: Allgemeine und spezielle Pharmakologie und Toxikologie. Mannheim-Wien-Zürich: Bibliographisches Institut, Wissenschaftsverlag, 1991
GIESEN, T., ZERLETT, G.: Berufskrankheiten und medizinischer Arbeitsschutz. Abschnitt C. Köln: Kohlhammer, 1996
GREIM, H.: Gesundheitsschädliche Arbeitsstoffe. Toxikologisch-arbeitsmedizinische Begründungen von MAK-Werten. Weinheim: Wiley-VCH
GREIM, H., LEHNERT, G. (Hrsg.): Biologische Arbeitsstoff-Toleranz-Werte (BAT-Werte) – Arbeitsmedizinisch-toxikologische Begründungen. Weinheim: Wiley-VCH
KLIMMER, O. R.: Pflanzenschutz- und Schädlingsbekämpfungsmittel, Abriß einer Toxikologie und Therapie von Vergiftungen. Hundt, 1984
KOBAL, A. B.: Quecksilber aus Idrija – Historisch und aktuell – eine arbeitsmedizinische Betrachtung. Zbl. Arbeitsmed. 44, 1994, 200-210

KÜHN-BIRETT: Q 001 Quecksilber. In: Merkblätter Gefährliche Arbeitsstoffe. Ecomed
LUDEWIG, R. LOHS, K. H.: Akute Vergiftungen. Jena: Gustav Fischer, 1981
MOESCHLIN, S.: Klinik und Therapie der Vergiftungen. Stuttgart: Georg Thieme, 1994
SCHALLER, K. H., ANGERER, J., LEHNERT, G.: Praktische Hinweise zum Biomonitoring in der Arbeits- und Umweltmedizin. In: Arbeitsmedizin aktuell. Stuttgart: Gustav Fischer, 1996
SCHIELE, R.: Quecksilber – arbeitsmedizinische und umwelthygienische Bedeutung. Fortschritte der Medizin, 1980
Ullmanns Enzyklopädie der technischen Chemie. Bd. 12. Weinheim: Verlag Chemie, 1987
VALENTIN, H. u.a: Arbeitsmedizin, 2. Auflage. Stuttgart: Georg Thieme, 1979
WIRTH, W., HECHT, G., GLOXHUBER, CHR.: Toxikologie-Fibel. Stuttgart: Georg Thieme, 1994

G 10 Methanol

Bearbeitung: Ausschuß ARBEITSMEDIZIN, Arbeitskreis „Gefährliche Stoffe", Berufsgenossenschaft der chemischen Industrie, Heidelberg

1 Anwendungsbereich

Dieser Grundsatz gibt Anhaltspunkte für gezielte arbeitsmedizinische Vorsorgeuntersuchungen, um Erkrankungen, die durch Methanol entstehen können, zu verhindern oder frühzeitig zu erkennen.

Hinweise für die Auswahl des zu untersuchenden Personenkreises geben die Auswahlkriterien für die spezielle arbeitsmedizinische Vorsorge nach dem Berufsgenossenschaftlichen Grundsatz G 10 „Methanol" (ZH 1/600.10).

2 Untersuchungsarten

2.1 Erstuntersuchung
Vor Aufnahme einer Tätigkeit an Arbeitsplätzen, an denen der Luftgrenzwert für Methanol nicht eingehalten wird oder andere Auswahlkriterien erfüllt sind.

2.2 Nachuntersuchungen
während dieser Tätigkeit

2.3 Nachgehende Untersuchungen
entfällt

3 Erstuntersuchung

3.1 Allgemeine Untersuchung

3.1.1 Feststellung der Vorgeschichte
(allgemeine Anamnese, Arbeitsanamnese, Beschwerden)

3.1.2 Untersuchung im Hinblick auf die Tätigkeit

3.1.3 Urinstatus
Mehrfachteststreifen, Sediment

3.2 Spezielle Untersuchung

3.2.1 erforderlich
– Sehtest einschließlich Farbtüchtigkeitsprüfung (bei gestörter Farbtüchtigkeit Gesichtsfeldprüfung durch den Augenarzt)
– SGPT (ALT)

3.2.2 erwünscht
Augenhintergrundspiegelung

3.3 Arbeitsmedizinische Kriterien

3.3.1 gesundheitliche Bedenken

3.3.1.1 dauernde gesundheitliche Bedenken
Personen mit
– Erkrankungen des peripheren oder zentralen Nervensystems
– Veränderungen am Sehnerv
– chronischen Leber- und Nierenkrankheiten
– Zuckerkrankheit
– Alkoholismus

3.3.1.2 befristete gesundheitliche Bedenken
Personen mit den unter 3.3.1.1 genannten Erkrankungen, soweit eine Wiederherstellung zu erwarten ist

3.3.2 keine gesundheitlichen Bedenken unter bestimmten Voraussetzungen
Sind die in 3.3.1.1 genannten Erkrankungen oder Funktionsstörungen weniger ausgeprägt, so soll der untersuchende Arzt prüfen, ob unter bestimmten Voraussetzungen eine Beschäftigung oder Weiterbeschäftigung möglich ist. Hierbei wird gedacht an verbesserte Arbeitsplatzverhältnisse, Verwenden persönlicher Schutzausrüstungen, verkürzte Nachuntersuchungsfristen usw.

3.3.3 keine gesundheitlichen Bedenken
alle anderen Personen, soweit keine Beschäftigungsbeschränkungen bestehen (siehe 6.6.3)

4 Nachuntersuchungen

4.1 Nachuntersuchungsfristen

4.1.1 erste Nachuntersuchung
12–18 Monate

4.1.2 weitere Nachuntersuchungen
12–24 Monate

4.1.3 vorzeitige Nachuntersuchung
– nach mehrwöchiger Erkrankung oder körperlicher Beeinträchtigung, die Anlaß zu Bedenken gegen eine Weiterbeschäftigung gibt
– nach ärztlichem Ermessen in Einzelfällen (z. B. bei befristeten gesundheitlichen Bedenken)
– auf Wunsch eines Arbeitnehmers, der einen ursächlichen Zusammenhang zwischen seiner Erkrankung und seiner Tätigkeit am Arbeitsplatz vermutet

4.2 Allgemeine Untersuchung
siehe 3.1

4.3 Spezielle Untersuchung

4.3.1 erforderlich
siehe 3.2.1

4.3.2 erwünscht
entfällt

4.3.3 bei unklaren Fällen
– fachärztliche Untersuchung durch Augenarzt
– eventuell leberspezifische Untersuchungen
– fachärztliche Untersuchung durch Neurologen

4.4 Arbeitsmedizinische Kriterien
siehe 3.3

5 Nachgehende Untersuchungen
entfällt

6 Ergänzende Hinweise

6.1 Physikalisch-chemische Eigenschaften und MAK-Wert

Methanol (Methylalkohol) ist eine farblose, brennbare, giftige Flüssigkeit, die mit Wasser und vielen organischen Flüssigkeiten in beliebigem Verhältnis mischbar ist. Es hat allerdings nur ein geringes Fettlösungsvermögen.

Methanol wird durch Sonnenlicht zu Formaldehyd umgesetzt, mit Salzsäure entsteht Methylchlorid, mit Schwefelsäure über Dimethylether und Methylschwefelsäure Dimethylsulfat, mit salpetriger Säure setzt es sich zu Methylnitrit um.

Mit Alkalimetallen entstehen Alkalimethylate, weiterhin wird es als Methylierungsmittel vor allem für Benzol und Tolulol eingesetzt.

Formel	CH_3OH
relative Molekülmasse	32,04
Siedepunkt	65 °C
Schmelzpunkt	–98 °C
Dichte (20 °C)	0,79 kg/l
Dampfdruck (20 °C)	11,8 kPa (89 Torr)
Dampfdichte (Luft = 1)	1,1
Verdunstungszahl (Ether = 1)	6,3
Sättigungskonzentration (20 °C)	166 g/m^3
MAk-Wert (1997)	200 ml/m^3 bzw. 270 mg/m^3
Spitzenbegrenzung:	Kategorie II, 1
Schwangerschaft:	C der MAK- und BAT-Werte-Liste

Ein Risiko der Fruchtschädigung braucht bei Einhaltung des MAK- und des BAT-Wertes nicht befürchtet zu werden. Die jeweils aktuelle Fassung der TRGS 900 „Luftgrenzwerte" ist zu beachten.

Kurzzeitwert (TRGS 900, Abschnitt 2.3)
– Schichtmittelwert einhalten
– Überschreitungsfaktor 4 (= 800 ml/m^3 bzw. 1080 mg/m^3) für 15 Minuten zulässig
– insgesamt nicht mehr als 1 Stunde pro Schicht.

6.2 Vorkommen und Gefahrenquellen

Auszug aus Auswahlkriterien „Methanol" (ZH 1/600.10)
Spezielle arbeitsmedizinische Vorsorge bei Tätigkeiten mit Methanol ist insbesondere bei folgenden Betriebsarten, Arbeitsplätzen oder Tätigkeiten einschließlich Reinigungs- und Reparaturarbeiten erforderlich. Hier kann auf spezielle arbeitsmedizinische Vorsorge dann verzichtet werden, wenn durch Messungen belegt ist, daß der Luftgrenzwert für Methanol bzw. der BAT-Wert für Methanol eingehalten wird.

- Herstellen und Abfüllen
- Verwenden von Methanol zur Synthese von Formaldehyd, Methylacrylat, Dimethylsulfid, Ameisensäure, Essigsäure, Methalamine, Dimethylsulfat usw.
- Verwenden als Antifrost- und Kälteübertragungsmittel, Lösemittel, Flugzeugtreibstoff und als Vergaserzusatz sowie als Inhibitor (Reaktionshemmer), weiterhin als Weichmachungs-, Verdünnungs- und Reinigungsmittel
- Verwenden von methanolhaltigen Vorstrichen und Bodenbelagsklebstoffen
- Verwenden als Bestandteil von Kaltreinigern zur offenen Metallentfettung
- Verwenden von Farblösern im Druckbereich
- Betanken von Kraftfahrzeugen unter Verwendung von Methanolkraftstoffen als Tankwart oder in ähnlicher Funktion

6.3 Aufnahme

6.3.1 durch die Atemwege

6.3.2 durch die Haut

6.4 Wirkungsweise

Methanoldämpfe wirken reizend auf die Augen und die Schleimhäute der Atemwege.

Bei Benetzung der Haut wird diese entfettet, trocknet aus und wird rissig, dadurch kann es zur Bildung von Ekzemen oder zu Empfindlichkeit gegenüber Infektionen kommen.

Bei Inhalation oder Aufnahme durch den Mund kommt es zu narkotischen Vergiftungserscheinungen (ähnlich wie beim Ethylalkohol); bei Aufnahme durch den Mund infolge einer Verwechslung können bereits 30 ml Methanol zum Tod führen. Während ein Teil des aufgenommenen Methanols über die Lunge ausgeschieden wird (30-60 %), wird der Rest im Körper zu Formaldehyd oxidiert, der sich rasch zu Ameisensäure umsetzt. Letztere akkumuliert im Organismus und wird als wesentlicher toxischer Metabolit des Methanols angesehen, da ihre Entgiftung im C1-Stoffwechsel durch den beim Menschen geringen Folsäurebestand begrenzt ist. Daraus resultiert eine schwere Azidose mit ausgeprägtem Abfall der Alkaliwerte, die als typisches Vergiftungsbild neben neurotoxischen Schäden vor allem eine Schädigung der Sehnerven mit nachfolgenden Sehstörungen oder sogar Erblindung verursachen kann. Als Frühsymptom gilt daher eine nachweisliche Beeinträchtigung des Farbsehvermögens. Allerdings differiert die Empfindlichkeit gegen Methanol infolge der individuell unterschiedlichen Entgiftungsfähigkeit nicht unerheblich.

6.5 Krankheitsbild

6.5.1 akute/subakute Gesundheitsschädigung
(fast ausschließlich bei Aufnahme durch den Mund, selten durch die Atemwege oder die Haut)
- „Kater"-Beschwerden:
Schwindel, Schwächegefühl, Kopfschmerzen, frühzeitig Sehstörungen, („nebliges Sehen"), Übelkeit, Erbrechen, kolikartige Magen-Darm-Schmerzen, Krämpfe, Atemnot bis zur Lähmung des Atemzentrums, Kreislaufversagen
- Reizerscheinungen an den Augen und Schleimhäuten der Atemwege durch Methanoldämpfe

6.5.2 chronische Gesundheitsschädigung
zentralnervöse Störungen, Anzeichen einer peripheren Polyneuritis, Acusticusneuritis und Symptome ähnlich einer Parkinsonschen Erkrankung, Leberparenchymschädigung (Leberzirrhose)
Anmerkung: Die Existenz einer chronischen Gesundheitsschädigung durch Methanol ist in der wissenschaftlichen Literatur grundsätzlich umstritten.

6.6 Rechtsgrundlagen

6.6.1 Rechtsgrundlagen für spezielle arbeitsmedizinische Vorsorgeuntersuchungen
§ 28 Gefahrstoffverordnung (GefStoffV), Anhang VI zur GefStoffV
§ 3 UVV „Arbeitsmedizinische Vorsorge" (VBG 100), Anlage 1 zur UVV

6.6.2 Berufskrankheit
§ 9 Abs.1 Siebtes Buch Sozialgesetzbuch (SGB VII) Nr. 1306 der Anlage zur Berufskrankheitenverordnung (BKV) „Erkrankungen durch Methylalkohol (Methanol")

6.6.3 Beschäftigungsbeschränkungen
§ 22 Jugendarbeitsschutzgesetz (JArbSchG) i.d.F. vom 24.2.97 (BGBl. I S. 311)
§§ 4, 6 Mutterschutzgesetz (MuSchG) i.d.F. vom 17.1.97 (BGBl. I S. 21)

§§ 3–5 Mutterschutzrichtlinienverordnung (MuSchRiV) vom 15.4.97 (BGBl. I S. 782)

6.7 **Analytik**
aus MAK-Werte-Liste 1997, VIII Stoffliste
Parameter: Methanol
BAT-Wert: 30 mg/l Harn
Probennahmezeitpunkt: Expositionsende bzw. Schichtende bei Langzeitexposition nach vorangegangenen Schichten
Die jeweils aktuelle Fassung der TRGS 903 „Biologische Arbeitsplatztoleranzwerte" ist zu beachten.

Literatur zur Analytik
Biologische Arbeitsplatztoleranzwerte in MAK- und BAT-Werte-Liste 1997. Weinheim: Wiley-VCH
ANGERER, J., SCHALLER, K. H.: Analysen in biologischem Material. In: GREIM, H. (Hrsg.): Analytische Methoden zur Prüfung gesundheitsschädlicher Arbeitsstoffe. Weinheim: Wiley-VCH
Die Werte in biologischem Material sollen mit analytisch zuverlässigen Methoden überwacht werden und den Anforderungen der statistischen Qualitätssicherung genügen. Siehe Bekanntmachung der DGAUM und des VDBW „Anforderungen an die Qualitätssicherung arbeitsmedizinisch-toxikologischer Analysen in biologischem Material (Biomonitoring)" – ASU

6.8 **Bemerkungen**
keine

6.9 **Literatur**
Auswahlkriterien für die spezielle arbeitsmedizinische Vorsorge „Methanol", ZH 1/600.10, Hauptverband der gewerblichen Berufsgenossenschaften, Carl Heymanns Verlag KG, Luxemburger Straße 449, 50939 Köln
Deutsche Gesellschaft für Mineralölwissenschaft und Kohlechemie e.V.: „Wirkung von Methanol auf Mensch und Tier" (DGMK-Projekt 260-07), 1982
FORTH, W., HENSCHLER, D., RUMMEL; W.: Allgemeine und spezielle Pharmakologie und Toxikologie. Mannheim-Wien-Zürich: Bibliographisches Institut, Wissenschaftsverlag, 1991
GIESEN, T., ZERLETT, G.: Berufskrankheiten und medizinischer Arbeitsschutz. Abschnitt C. Köln: Kohlhammer, 1996

GREIM, H., LEHNERT, G.: Biologische Arbeitsstoff-Toleranz-Werte (BAT-Werte) – Arbeitsmedizinisch-toxikologische Begründungen. Weinheim: Wiley-VCH
KÜHN-BIRETT: M 10 Methanol. In: Merkblätter Gefährliche Arbeitsstoffe. Ecomed
LUDEWIG, R., LOHS, K. H.: Akute Vergiftungen. Jena: Gustav Fischer, 1981
MOESCHLIN, S.: Klinik und Therapie der Vergiftungen. Stuttgart: Georg Thieme, 1986
Ullmanns Enzyklopädie der technischen Chemie, Bd. 16. Weinheim: Verlag Chemie, 1987
WIRTH, W., HECHT, G., GLOXHUBER, CHR.: Toxikologie-Fibel. Stuttgart: Georg Thieme, 1985

G 11 Schwefelwasserstoff

Bearbeitung: Ausschuß ARBEITSMEDIZIN, Arbeitskreis „Gefährliche Stoffe", Berufsgenossenschaft der chemischen Industrie, Heidelberg

1 Anwendungsbereich
Dieser Grundsatz gibt Anhaltspunkte für gezielte arbeitsmedizinische Vorsorgeuntersuchungen, um Erkrankungen, die durch Schwefelwasserstoff entstehen können, zu verhindern oder frühzeitig zu erkennen.
Hinweise für die Auswahl des zu untersuchenden Personenkreises geben die Auswahlkriterien für die spezielle arbeitsmedizinische Vorsorge nach dem Berufsgenossenschaftlichen Grundsatz G 11 „Schwefelwasserstoff" (ZH 1/600.11).

2 Untersuchungsarten

2.1 Erstuntersuchung
Vor Aufnahme einer Tätigkeit an Arbeitsplätzen, an denen der Luftgrenzwert für Schwefelwasserstoff nicht eingehalten wird oder andere Auswahlkriterien erfüllt sind.

2.2 Nachuntersuchungen
während dieser Tätigkeit

2.3 Nachgehende Untersuchungen
entfällt

3 Erstuntersuchung

3.1 Allgemeine Untersuchung

3.1.1 Feststellung der Vorgeschichte
(allgemeine Anamnese, Arbeitsanamnese, Beschwerden)

3.1.2 Untersuchung im Hinblick auf die Tätigkeit
besonders zu achten auf Erkrankungen der oberen und tieferen Luftwege, Herz- und Kreislaufschäden, neurologische und psychische Auffälligkeiten

3.1.3 Urinstatus
Mehrfachteststreifen

3.2 Spezielle Untersuchung

3.2.1 erforderlich
Ergometrie (siehe Anhang 2, Leitfaden „Ergometrie")

3.2.2 erwünscht
Hämoglobin, Erythrozyten (oxydativer Stoffwechsel, O_2-Abgabe)

3.3 Arbeitsmedizinische Kriterien

3.3.1 gesundheitliche Bedenken

3.3.1.1 dauernde gesundheitliche Bedenken
Personen mit
- hämodynamisch wirksamen Herz- und Kreislauferkrankungen
- Lungenemphysem oder anderen Lungenveränderungen und -krankheiten, die mit einer erheblichen Funktionsstörung verbunden sind
- Erkrankungen und Reizungen der Augenbindehäute und der Schleimhäute der oberen und tieferen Luftwege
- Störungen des Geruchsvermögens
- Anämie
- ausgeprägten psychovegetativen Störungen
- ausgeprägten neurologischen und psychischen Krankheiten

3.3.1.2 befristete gesundheitliche Bedenken
Personen mit den unter 3.3.1.1 genannten Erkrankungen, soweit eine Wiederherstellung zu erwarten ist

3.3.2 keine gesundheitlichen Bedenken unter bestimmten Voraussetzungen
Sind die in 3.3.1.1 genannten Erkrankungen oder Funktionsstörungen weniger ausgeprägt, so soll der untersuchende Arzt prüfen, ob unter bestimmten Voraussetzungen eine Beschäftigung oder Weiterbeschäftigung möglich ist. Hierbei wird ge-

dacht an verbesserte Arbeitsplatzverhältnisse, Verwenden persönlicher Schutzausrüstungen, verkürzte Nachuntersuchungsfristen usw.

3.3.3 keine gesundheitlichen Bedenken
alle anderen Personen, soweit keine Beschäftigungsbeschränkungen bestehen (siehe 6.6.3)

4 Nachuntersuchungen

4.1 Nachungersuchungsfristen

4.1.1 erste Nachuntersuchung
6–12 Monate

4.1.2 weitere Nachuntersuchungen
12–24 Monate

4.1.3 vorzeitige Nachuntersuchung
– nach mehrwöchiger Erkrankung oder körperlicher Beeinträchtigung, die Anlaß zu Bedenken gegen eine Weiterbeschäftigung gibt
– nach ärztlichem Ermessen in Einzelfällen (z. B. bei befristeten gesundheitlichen Bedenken)
– auf Wunsch eines Arbeitnehmers, der einen ursächlichen Zusammenhang zwischen seiner Erkrankung und seiner Tätigkeit am Arbeitsplatz vermutet

4.2 Allgemeine Untersuchung

4.2.1 Zwischenanamnese (einschließlich Arbeitsanamnese)

4.2.2 Untersuchung im Hinblick auf die Tätigkeit
besonders achten auf
– Schleimhäute:
Konjunktivitis, Tracheopharyngitis, Bronchitis, Kurzluftigkeit
– Nervensystem:
Kopfschmerzen, Gleichgewichtsstörungen, Müdigkeit, leichte Reizbarkeit, Schwindelerscheinungen, psychische Auffälligkeiten (insbesondere Verwirrtheitszustände), extrapyramidale Störungen
– Kreislauf:
Hypotonie (systolischer Wert <13 kPa; <100 mm/Hg), Herzmuskelschädigungen, Extrasystolie, stenokardische Zustände

- Magen-Darm-Trakt:
  metallischer Geschmack, Erbrechen, Durchfall, Appetitverlust, Gewichtsverlust
- Haut:
  akute und chronische Entzündungen

4.2.3 Urinstatus
siehe 3.1.3

4.3 Spezielle Untersuchung
siehe 3.2

4.4 Arbeitsmedizinische Kriterien
siehe 3.3

5 Nachgehende Untersuchungen
entfällt

6 Ergänzende Hinweise

6.1 Physikalisch-chemische Eigenschaften und MAK-Wert
Schwefelwasserstoff ist ein farbloses, giftiges Gas, das auch in starker Verdünnung einen intensiven Geruch nach faulen Eiern aufweist. Schwefelwasserstoff ist brennbar und im Gemisch mit Luft explosionsfähig.
Er ist in Wasser gut löslich, 2.6 l H_2S/l Wasser bei 20 °C, in Alkohol sehr gut löslich, 11,8 l H_2S/l Alkohol bei 10 °C. In wäßriger Lösung ist Schwefelwasserstoff eine schwache Säure. Er ist ein gutes Reduktionsmittel und wird dementsprechend leicht neben Wasser zu Schwefel, Schwefeldioxid und Sulfat oxidiert. Oberhalb von 1000 °C zerfällt er in seine Elemente. Er wird ebenfalls durch UV-Strahlung zersetzt. Schwefelwasserstoff ist ein bekanntes Katalysatorgift. Er setzt sich leicht mit Metallen und Metalloxiden zu entsprechenden Sulfiden um.

Formel	H_2S
relative Molekülmasse	34,1
Siedepunkt	−60,4 °C
Schmelzpunkt	−85,6 °C
Dichte (0 °C)	1,54 g/l
Dampfdichte (Luft = 1)	1,19
MAK-Wert (1998)	10 ml/m^3 bzw. 14 mg/m^3
Spitzenbegrenzung:	Kategorie V

Die jeweils aktuelle Fassung der TRGS 900 „Luftgrenzwerte" ist zu beachten.

Kurzzeitwert (TRGS 900, Abschnitt 2.3)
Der MAK-Wert von Schwefelwasserstoff (10 ml/m^3 bzw. 14 mg/m^3) darf zu keinem Zeitpunkt überschritten werden.

6.2 Vorkommen und Gefahrenquellen
Auszug aus Auswahlkriterien „Schwefelwasserstoff" (ZH 1/600.11)
Spezielle arbeitsmedizinische Vorsorge bei Tätigkeiten mit Schwefelwasserstoff ist insbesondere bei folgenden Betriebsarten, Arbeitsplätzen oder Tätigkeiten einschließlich Reinigungs- und Reparaturarbeiten erforderlich. Hier kann auf spezielle arbeitsmedizinische Vorsorge dann verzichtet werden, wenn durch Messungen belegt ist, daß der Luftgrenzwert für Schwefelwasserstoff eingehalten wird:
- Tätigkeiten beim Entleeren von Gruben oder Tankfahrzeugen mit Jauche
- Tätigkeiten in Wasseraufbereitungsanlagen, in denen sulfidhaltige Wasser anfallen
- Tätigkeiten in der Gummi-, Kunststoff-, Viskose- und Zuckerindustrie
- Tätigkeiten in Gaswerken, Raffinerien, Erdölgewinnungsanlagen
- Tätigkeiten bei der Sulfidfällung von Metallen
- Tätigkeiten beim Füllen und Drücken von Koksbatterien

6.3 Aufnahme

6.3.1 durch die Atemwege

6.3.2 durch die Haut und durch die Schleimhäute

6.4 Wirkungsweise
Schwefelwasserstoff wirkt durch Bildung von Schwefelsulfiden reizend auf die Schleimhäute. In hoher Konzentration kommt es zur Lähmung der Riechnerven, so daß der Schwefelwasserstoff geruchlich nicht mehr wahrgenommen werden kann.
Je nach aufgenommener Konzentration wird Schwefelwasserstoff zum Teil als Akalisulfid, zum Teil als freier Schwefelwasserstoff resorbiert. Die Alkalisulfide werden im Blut hydrolisiert, so daß der Schwefelwasserstoff auch hier wieder frei vorliegt. Wegen seiner guten Oxidierbarkeit wird er vor allem zu Sulfat oxidiert und ist im Urin nachweisbar. Der nicht oxidierte Schwefelwasserstoff blockiert intrazellulär die Cytochrom-Oxidase, die als Katalysator für die Reduktion von Sauerstoff dient, durch Reaktion mit dem Fell. Dadurch kommt

es zu einer Abnahme der Sauerstoffspannung im Gewerbe, bis schließlich keine Sauerstoffnutzung mehr möglich ist („Innere Erstickung").

Die Wirkung ist abhängig von der Konzentration, nachfolgende Angaben in cm^3 Schwefelwasserstoff pro m^3 Luft:

1800	Atemlähmung, sofortiger Tod
1000–1500	Bewußtlosigkeit und Krämpfe, Tod nach wenigen Minuten
700– 900	schwere Vergiftung, Tod nach 30–60 Minuten
300– 700	subakute Vergiftung nach 15–30 Minuten
200– 300	schwere lokale Reizung der Schleimhäute mit allgemeinen Vergiftungsanzeichen nach 30 Minuten
100– 150	Reizen der Augen und der Luftwege
unter 10	keine Zeichen einer Vergiftung

6.5 Krankheitsbild

6.5.1 akute/subakute Gesundheitsschädigung

Symptome konzentrationsabhängig (siehe 6.4), Bewußtlosigkeit, Krämpfe und bei hoher Konzentration sogenannter Sekundentod durch Atemlähmung (das Herz schlägt noch 4–8 Minuten weiter),

Symptomemischung aus den Folgen der Reizung der dem Gas zugänglichen Schleimhäute, der Schädigung des Nervensystems und der Hypoxie

– Schleimhäute:
vorwiegend Reizung der Konjunktiva, Reizung des Rachens, der Trachea, der Bronchien über Bronchitits zum Lungenödem (abhängig von Konzentration und Dauer der Einwirkung), Asphyxie; die als „Spinnerauge" bekannte Keratokonjunktivitis entsteht praktisch ausschließlich unter den spezifischen Gegebenheiten der Viskoseindustrie

– Nervensystem:
Kopfschmerz, Mattigkeit, Übelkeit, Erbrechen, motorische Unruhe, Angst, Erregungsausbruch, Verwirrtheitszustände, tonische Konvulsionen, Areflexie, Gleichgewichtsstörungen, Bewußtlosigkeit, außerdem Störung der Riech- und Hörnerven, Sprachstörungen und sonstige polyneuritische Zeichen

– Kreislauf:
Hypotonie, elektrokardiographische Veränderungen (Abflachung oder Negativierung der T-Welle), Vorhofflimmern, Rhythmusstörungen mit Kammerextrasystolie.

Als mögliche Nachkrankheiten werden u.a. beschrieben Schäden am Großhirn und am Zentralnervensystem, psychiatrische

Symptome, psychovegetatives Syndrom, Hypotonie und Störungen des Zuckerstoffwechsels

6.5.2 chronische Gesundheitsschädigung
umstritten

6.6 Rechtsgrundlagen

6.6.1 Rechtsgrundlagen für spezielle arbeitsmedizinische Vorsorgeuntersuchungen
§ 28 Gefahrstoffverordnung (GefStoffV), Anhang VI zur GefStoffV
§ 3 UVV „Arbeitsmedizinische Vorsorge" (VBG 100), Anlage 1 zur UVV

6.6.2 Berufskrankheit
§ 9 Abs. 1 Siebtes Buch Sozialgesetzbuch (SGB VII) Nr. 1202 der Anlage zur Berufskrankheitenverordnung (BKV) „Erkrankungen durch Schwefelwasserstoff"

6.6.3 Beschäftigungsbeschränkungen
§ 22 Jugendarbeitsschutzgesetz (JArbSchG) i.d.F. 24.2.97 (BGBl. I S. 311)
§§ 4, 6 Mutterschutzgesetz (MuSchG) i.d.F. vom 17.1.97 (BGBl. I S. 21)
§§ 3–5 Mutterschutzrichtlinienverordnung (MuSchRiV) vom 15.4.97 (BGBl. I S. 782)

6.7 Analytik
entfällt

6.8 Bemerkungen
keine

6.9 Literatur
Auswahlkriterien für spezielle arbeitsmedizinische Vorsorge „Schwefelwasserstoff, ZH 1/600.11, Hauptverband der gewerblichen Berufsgenossenschaften, Carl Heymanns Verlag KG, Luxemburger Str. 449, 50939 Köln
Berufsgenossenschaft der chemischen Industrie: „Schwefelwasserstoff" (Merkblatt M 041/1990). Jedermann-Verlag Dr. Otto Pfeffer oHg, Postfach 10 31 40, 69021 Heidelberg
DAUNDERER, M.: Schnelle Hilfe bei Schwefelwasserstoff-Intoxikationen. Dtsch. Ärztebl. 83, Heft 1/2, 1986, 31–33

FORTH, W., HENSCHLER, D., RUMMEL; W.: Allgemeine und spezielle Pharmakologie und Toxikologie. Mannheim-Wien-Zürich: Bibliographisches Institut, Wissenschaftsverlag, 1991
GREIM, H.: Gesundheitsschädliche Arbeitsstoffe. Toxikologisch-arbeitsmedizinische Begründungen von MAK-Werten. Weinheim: Wiley-VCH
KÜHN-BIRETT: S 14 Schwefelwasserstoff. In: Merkblätter Gefährliche Arbeitsstoffe. Ecomed
LUDEWIG, R., LOHS, K. H.: Akute Vergiftungen. Jena: Gustav Fischer, 1981
MOESCHLIN, W.: Klinik und Therapie der Vergiftungen. Stuttgart: Georg Thieme, 1986
PETRI, H.: Schwefelwasserstoff. Arbeitsmed., Sozialmed., Präventivmed., 1979, 249–250
Ullmanns Enzyklopädie der technischen Chemie, Bd. 15. Weinheim: Verlag Chemie, 1987
WIRTH, W., HECHT, G., GLOXHUBER, CHR.: Toxikologie-Fibel. Stuttgart: Georg Thieme, 1994

G 12 Phosphor (weißer)

Bearbeitung: Ausschuß ARBEITSMEDIZIN, Arbeitskreis „Gefährliche Stoffe", Berufsgenossenschaft der chemischen Industrie, Heidelberg

1 **Anwendungsbereich**
Dieser Grundsatz gibt Anhaltspunkte für gezielte arbeitsmedizinische Vorsorgeuntersuchungen, um Erkrankungen, die durch weißen Phosphor entstehen können, zu verhindern oder frühzeitig zu erkennen.
Hinweise für die Auswahl des zu untersuchenden Personenkreises geben die Auswahlkriterien für die spezielle arbeitsmedizinische Vorsorge nach dem Berufsgenossenschaftlichen Grundsatz G 12 „Phosphor (weißer)" (ZH 1/600.12).

2 **Untersuchungsarten**

2.1 **Erstuntersuchung**
Vor Aufnahme einer Tätigkeit an Arbeitsplätzen, an denen der Luftgrenzwert für Phosphor (weißer) nicht eingehalten wird oder andere Auswahlkriterien erfüllt sind.

2.2 **Nachuntersuchungen**
während dieser Tätigkeit

2.3 **Nachgehende Untersuchungen**
entfällt

3 **Erstuntersuchung**

3.1 **Allgemeine Untersuchung**

3.1.1 **Feststellung der Vorgeschichte**
(allgemeine Anamnese, Arbeitsanamnese, Beschwerden)

3.1.2 **Untersuchung im Hinblick auf die Tätigkeit**
besonders zu achten auf Zahnstatus

3.1.3 **Urinstatus**
Mehrfachteststreifen

3.2 **Spezielle Untersuchung**

3.2.1 **erforderlich**
− Hämoglobin
− SGPT (ALT)
− γ-GT

3.2.2 **erwünscht**
bei Verdacht auf Vorschädigungen der Leber weitere leberspezifische Untersuchungen (Elektrophorese)

3.3 **Arbeitsmedizinische Kriterien**

3.3.1 **gesundheitliche Bedenken**

3.3.1.1 **dauernde gesundheitliche Bedenken**
Personen mit
− Leber- oder Nierenkrankheiten
− chronischen Erkrankungen des Knochensystems

3.3.1.2 **befristete gesundheitliche Bedenken**
Personen mit den unter 3.3.1.1 genannten Erkrankungen, soweit eine Wiederherstellung zu erwarten ist

3.3.2 **keine gesundheitlichen Bedenken unter bestimmten Voraussetzungen**
Sind die in 3.3.1.1 genannten Erkrankungen oder Funktionsstörungen weniger ausgeprägt, so soll der untersuchende Arzt prüfen, ob unter bestimmten Voraussetzungen eine Beschäftigung oder Weiterbeschäftigung möglich ist. Hierbei wird gedacht an verbesserte Arbeitsplatzverhältnisse, Verwenden persönlicher Schutzausrüstungen, verkürzte Nachuntersuchungsfristen usw.

3.3.3 **keine gesundheitlichen Bedenken**
alle anderen Personen, soweit keine Beschäftigungsbeschränkungen bestehen (siehe 6.6.3)

4 Nachuntersuchungen

4.1 Nachungersuchungsfristen

4.1.1 erste Nachuntersuchung
6–9 Monate

4.1.2 weitere Nachuntersuchungen
12–18 Monate

4.1.3 vorzeitige Nachuntersuchung
– nach mehrwöchiger Erkrankung oder körperlicher Beeinträchtigung, die Anlaß zu Bedenken gegen eine Weiterbeschäftigung gibt
– nach ärztlichem Ermessen in Einzelfällen (z. B. bei befristeten gesundheitlichen Bedenken)
– auf Wunsch eines Arbeitnehmers, der einen ursächlichen Zusammenhang zwischen seiner Erkrankung und seiner Tätigkeit am Arbeitsplatz vermutet
– zur Überwachung der Gebißsanierung

4.2 Allgemeine Untersuchung

4.2.1 Zwischenanamnese (einschließlich Arbeitsanamnese)

4.2.2 Untersuchung im Hinblick auf die Tätigkeit
besonders achten auf Appetitlosigkeit, Gewichtsverlust, Blässe, Schleimhautblutungen, kariöses Gebiß, Albuminurie

4.2.3 Urinstatus
siehe 3.1.3

4.3 Spezielle Untersuchung

4.3.1 erforderlich
– Blutsenkungsgeschwindigkeit, Hämoglobin
– SGPT (ALT)
– γ-GT

4.3.2 erwünscht
entfällt

4.3.3 bei unklaren Fällen
weitere leberspezifische Untersuchungen (Elekotrophorese, eventuell Biopsie)
Röntgendiagnostik (Knochen, insbesondere Kieferknochen)

G 12

4.4 Arbeitsmedizinische Kriterien
siehe 3.3

5 Nachgehende Untersuchungen
entfällt

6 Ergänzende Hinweise

6.1 Physikalisch-chemische Eigenschaften und MAK-Wert
Phosphor kommt in mehreren allotropen Modifikationen vor, die sich in ihren Eigenschaften stark voneinander unterscheiden. Die hier gemachten Ausführungen beziehen sich auf die weiße (gelbe) Modifikation des Phosphors. Die anderen Phosphormodifiktionen sind wesentlich weniger reaktionsfähig und bei weitem nicht so giftig wie der weiße Phosphor.
Weißer Phosphor ist eine wachsweiche, durchscheinende Masse, die bereits bei Zimmertemperatur an der Luft unter Bildung weißer Nebel (Phosphorpentoxid) oxidiert wird. Die dabei stattfindende Wärmeentwicklung führt bei ca. 50 °C zur Selbstentzündung. Wegen dieser Eigenschaften wird weißer Phosphor unter Wasser aufbewahrt, in dem er unlöslich ist. In organischen Lösungsmitteln ist er dagegen z.T. sehr gut bis mäßig löslich (bezogen auf 100 g Lösungsmittel bei 20 °C; in Schwefelkohlenstoff ca. 900 g, in Benzol ca. 3 g, in Ether ca. 1,3 g). Phosphor ist bereits bei Zimmertemperatur merklich flüchtig. Er ist ein gutes Reduktionsmittel (z. B. wird Schwefelsäure von ihm zu Schwefeldioxid reduziert und Salpetersäure zu Stickoxiden) und reagiert auch mit vielen Metallen direkt. Seine Wertigkeiten gehen von − 3 bis + 5.

Elementsymbol	P
relative Molekülmasse	31
Siedepunkt	280 °C
Schmelzpunkt	44 °C
Dichte	1,82 g/l
Dampfdruck (25 °C)	$5,2 \cdot 10^{-3}$ kPa ($4 \cdot 10^{-2}$ Torr)
Dampfdichte (Luft = 1)	4,4
MAK-Wert (1998)	Tetraphosphor, P4: 0,1 mg/m^3 E
Schwangerschaft:	Gruppe D der MAK- und BAT-Werte-Liste

Eine Einstufung in eine der Gruppen A–C ist noch nicht möglich, weil die vorliegenden Daten wohl einen Trend erkennen lassen, aber für eine abschließende Bewertung nicht ausreichen.
Spitzenbegrenzung: Kategorie I
Kurzzeitwert (TRGS 900, Abschnitt 2.3)

Der MAK-Wert von Tetraphosphor (0,1 mg/m³ E) darf zu keinem Zeitpunkt überschritten werden.
Die jeweils aktuelle Fassung der TRGS 900 „Luftgrenzwerte" ist zu beachten.

6.2 Vorkommen und Gefahrenquellen

Auszug aus Auswahlkriterien „Schwefelwasserstoff" (ZH 1/600.12)

Spezielle arbeitsmedizinische Vorsorge bei Tätigkeiten mit Phosphor ist insbesondere bei folgenden Betriebsarten, Arbeitsplätzen oder Tätigkeiten einschließlich Reinigungs- und Reparaturarbeiten erforderlich. Hier kann auf spezielle arbeitsmedizinische Vorsorge dann verzichtet werden, wenn durch Messungen belegt ist, daß der Luftgrenzwert für Phosphor eingehalten wird.

– Herstellen (Ofenhaus)
– Abfüllen und Reinigen
– Verarbeiten mit Schwefel zu Sulfiden bzw. mit Halogenen zu Halogeniden
– thermisches Verbrennen zu Phosphorsäure
– Reparatur- und Reinigungsarbeiten an phosphorführenden Apparaturen und Leitungen
– Abbruch- und Sanierungsarbeiten in Bereichen, die mit Tetraphosphor kontaminiert sind.

6.3 Aufnahme

6.3.1 durch die Atemwege

6.3.2 durch die Haut

6.4 Wirkungsweise

Brennender Phosphor ruft sehr schmerzhafte und schwer heilende Hautverletzungen hervor. Weißer Phosphor ist sehr giftig, die tödliche Dosis für den Erwachsenen liegt vermutlich unterhalb von 50 mg.

Durch das Reduktionsvermögens des Phosphors wird die intrazelluläre Oxidation gehemmt. Es können die fermentativen Funktionen der Leber und der Nieren gestört werden. Wegen der Stoffwechselbeziehungen des Phosphors zum Calcium werden insbesondere auch die Knochen betroffen.

G 12

6.5 Krankheitsbild

6.5.1 akute/subakute Gesundheitsschädigung
Übelkeit, wiederholte Durchfälle, blutiges Erbrechen (wobei das Erbrochene phosphoreszieren kann), Leber-, eventuell Milzschwellung, Gelbsucht, akute gelbe Leberatrophie, Parenchymschädigungen der Niere, Blutungen in anderen Organen;
Folge einer akuten Vergiftung kann die fibrotische Umwandlung des Lebergewebes bis zur Zirrhose sein;
bei Exposition gegen größere Mengen kann innerhalb weniger Stunden unter dem Bilde des Kreislaufversagens schockartig der Tod eintreten.

6.5.2 chronische Gesundheitsschädigung
Appetitlosigkeit, Müdigkeit, Verdauungsstörungen, Abmagerung, Neigung zu Blutungen von Haut, Schleimhäuten und am Augenhintergrund, Osteoporose der Knochen, insbesondere der Kieferknochen, zu beachten ist die Anfälligkeit des veränderten Knochens für Infektionen (Osteomyelitis).
Zahngranulome als Endstadium einer Karies bieten eine Eintrittspforte für elementaren Phosphor in den Kieferknochen.

6.6 Rechtsgrundlagen

6.6.1 Rechtsgrundlagen für spezielle arbeitsmedizinische Vorsorgeuntersuchungen
§ 28 Gefahrstoffverordnung (GefStoffV), Anhang VI zur GefStoffV
§ 3 UVV „Arbeitsmedizinische Vorsorge" (VBG 100), Anlage 1 zur UVV

6.6.2 Berufskrankheit
§ 9 Abs. 1 Siebtes Buch Sozialgesetzbuch (SGB VII)
Nr. 1109 der Anlage zur Berufskrankheitenverordnung (BKV)
„Erkrankungen durch Phosphor oder seine anorganischen Verbindungen"

6.6.3 Beschäftigungsbeschränkungen
§ 22 Jugendarbeitsschutzgesetz (JArbSchG) i.d.F. vom 24.2.97 (BGBl. I S. 311)
§§ 4, 6 Mutterschutzgesetz (MuSchG) i.d.F. vom 17.1.97 (BGBl. I S. 21)
§§ 3–5 Mutterschutzrichtlinienverordnung (MuSchRiV) vom 15.4.97 (BGBl. I S. 782)

6.7 Analytik
entfällt

6.8 Bemerkungen
keine

6.9 Literatur
Auswahlkriterien für spezielle arbeitsmedizinische Vorsorge „Phosphor, weißer (Tetraphosphor)", ZH 1/600.12, Hauptverband der gewerblichen Berufsgenossenschaften, Carl Heymanns Verlag KG, Luxemburger Str. 449, 50939 Köln
GIESEN, T., ZERLETT, G.: Berufskrankheiten und medizinischer Arbeitsschutz. Abschnitt C. Köln: Kohlhammer, 1996
GREIM, H.: Gesundheitsschädliche Arbeitsstoffe. Toxikologisch-arbeitsmedizinische Begründungen von MAK-Werten. Weinheim: Wiley-VCH
KÜHN-BIRETT: P 017 Phosphor, weiß, gelb (Tetraphosphor). In: Merkblätter Gefährliche Arbeitsstoffe. Ecomed
LUDEWIG, R., LOHS, K. H.: Akute Vergiftungen. Jena: Gustav Fischer, 1981
MOESCHLIN, S.: Klinik und Therapie der Vergiftungen. Stuttgart: Georg Thieme, 1986
Ullmanns Enzyklopädie der technischen Chemie, Bd. 15. Weinheim: Verlag Chemie, 1987
WIRTH, W., HECHT, G., GLOXHUBER, CHR.: Toxikologie-Fibel. Stuttgart: Georg Thieme, 1994

G 13   Tetrachlormethan (Tetrachlorkohlenstoff)

Bearbeitung: Ausschuß ARBEITSMEDIZIN, Arbeitskreis „Gefährliche Stoffe", Berufsgenossenschaft der chemischen Industrie, Heidelberg

1   Anwendungsbereich
Dieser Grundsatz gibt Anhaltspunkte für gezielte arbeitsmedizinische Vorsorgeuntersuchungen, um Erkrankungen, die durch Tetrachlormethan entstehen können, zu verhindern oder frühzeitig zu erkennen.
Hinweise für die Auswahl des zu untersuchenden Personenkreises geben die Auswahlkriterien für die spezielle arbeitsmedizinische Vorsorge nach dem Berufsgenossenschaftlichen Grundsatz G 13 „Tetrachlormethan (Tetrachlorkohlenstoff)" (ZH 1/600.13).

2   Untersuchungsarten

2.1   Erstuntersuchung
Vor Aufnahme einer Tätigkeit an Arbeitsplätzen, an denen der Luftgrenzwert für Tetrachlormethan (Tetrachlorkohlenstoff) nicht eingehalten wird oder andere Auswahlkriterien erfüllt sind.

2.2   Nachuntersuchungen
während dieser Tätigkeit

2.3   Nachgehende Untersuchungen
entfällt

3   Erstuntersuchung

3.1   Allgemeine Untersuchung

3.1.1   Feststellung der Vorgeschichte
(allgemeine Anamnese, Arbeitsanamnese, Beschwerden)

3.1.2   Untersuchung im Hinblick auf die Tätigkeit

3.1.3 **Urinstatus**
Mehrfachteststreifen, Sediment

3.2 **Spezielle Untersuchung**

3.2.1 **erforderlich**
– SGPT (ALT)
– γ-GT

3.2.2 **erwünscht**
– SGOT (AST)

3.2.3 **bei unklaren Fällen**
weitere Leber- und Nierendiagnostik, z. B. Bilirubin im Serum, Elektrophorese, weitere Enzymreaktionen (z. B. alkalische Phosphatase), Kreatinin im Serum, Ultraschalluntersuchung der Leber

3.3 **Arbeitsmedizinische Kriterien**

3.3.1 **gesundheitliche Bedenken**

3.3.1.1 **dauernde gesundheitliche Bedenken**
Personen mit
– Rhythmusstörungen des Herzens
– Leberschäden
– floridem oder chronisch rezidivierendem Ulcus des Magens oder Zwölffingerdarms
– Nierenschäden
– Erkrankungen des zentralen und peripheren Nervensystems sowie Erkrankungen der Psyche
– Alkohol-, Rauschmittel-, Medikamentenabhängigkeit
– stark reduziertem Allgemeinzustand

3.3.1.2 **befristete gesundheitliche Bedenken**
Personen mit den unter 3.3.1.1 genannten Erkrankungen, soweit eine Wiederherstellung zu erwarten ist

3.3.2 **keine gesundheitlichen Bedenken unter bestimmten Voraussetzungen**
Sind die in 3.3.1.1 genannten Erkrankungen oder Funktionsstörungen weniger ausgeprägt, so soll der untersuchende Arzt prüfen, ob unter bestimmten Voraussetzungen eine Beschäftigung oder Weiterbeschäftigung möglich ist. Hierbei wird gedacht an verbesserte Arbeitsplatzverhältnisse, Verwenden per-

sönlicher Schutzausrüstungen, verkürzte Nachuntersuchungsfristen usw.
Personen mit chronischer Gastritis, ohne sonstige klinische Symptome;
Personen ohne klinische Symptome, bei denen die Laborwerte im Grenzbereich der Norm liegen oder geringfügig über- oder unterschritten werden

3.3.3 keine gesundheitlichen Bedenken
alle anderen Personen, soweit keine Beschäftigungsbeschränkungen bestehen (siehe 6.6.3)

4 Nachuntersuchungen

4.1 Nachuntersuchungsfristen

4.1.1 erste Nachuntersuchung
3–6 Monate

4.1.2 weitere Nachuntersuchungen
6 Monate

4.1.3 vorzeitige Nachuntersuchung
– nach mehrwöchiger Erkrankung oder körperlicher Beeinträchtigung, die Anlaß zu Bedenken gegen eine Weiterbeschäftigung gibt
– nach ärztlichem Ermessen in Einzelfällen (z. B. bei befristeten gesundheitlichen Bedenken)
– auf Wunsch eines Arbeitnehmers, der einen ursächlichen Zusammenhang zwischen seiner Erkrankung und seiner Tätigkeit am Arbeitsplatz vermutet

4.2 Allgemeine Untersuchung

4.2.1 Zwischenanamnese (einschließlich Arbeitsanamnese)
besonders zu achten auf Appetitlosigkeit, Bauchbeschwerden, Brechreiz und Erbrechen, Durchfälle, Gewichtsverlust, Alkoholunverträglichkeit, Blutungen, Kopfschmerzen, Abgeschlagenheit, auffällige Müdigkeit, Sehstörungen, Schlafstörungen, Schwindelgefühl, Hautveränderungen (Dermatitis), Konzentrationsschwäche, Reizbarkeit, Stenocardien

4.2.2 Untersuchung im Hinblick auf die Tätigkeit

G 13

4.2.3	**Urinstatus** siehe 3.1.3
4.3	**Spezielle Untersuchung**
4.3.1	**erforderlich** siehe 3.2.1
4.3.2	**erwünscht** siehe 3.2.2.
4.3.3	**bei unklaren Fällen** – weitere Leber- und Nierendiagnostik, z. B. Bilirubin im Serum, Elektrophorese, weitere Enzymreaktionen(z. B. alkalische Phosphatase), Kreatinin im Serum – fachneurologische Untersuchung (einschließlich EEG) – Biomonitoring (siehe 6.7)
4.4	**Arbeitsmedizinische Kriterien** siehe 3.3
5	**Nachgehende Untersuchungen** entfällt
6	**Ergänzende Hinweise**
6.1	**Physikalisch-chemische Eigenschaften und MAK-Wert**

Tetrachlormethan – häufig Tetrachlorkohlenstoff oder „Tetra" genannt – ist eine farblose, unbrennbare, süßlich riechende, stark lichtbrechende Flüssigkeit.

„Tetra" ist gut löslich in Alkohol, Ether, Chloroform, Benzol, Benzin usw. Es löst selbst gute Fette, Öle und auch Harze. Seine Löslichkeit pro kg Wasser (25 °C) beträgt 1,16 g. Bei Raumtemperatur ist „Tetra" reaktionsträge. Bei Temperaturen über 250 °C beginnt die Zersetzung. Die Pyrolyseprodukte sind dabei Chlor, Chlorwasserstoff, Kohlenstoff, Kohlenmonoxid, Kohlendioxid und Phosgen.

Formel	CCl_4
relative Molekülmasse	153,8
Siedepunkt	76,7 °C
Schmelzpunkt	–23 °C
Dichte (20 °C)	1,59 g/l
Dampfdruck (20 °C)	12,1 kPa (91 Torr)
Dampfdichte (Luft = 1)	4,3
Verdunstungszahl (Ether = 1)	4

Sättigungskonzentration (20 °C)	754 g/m³
MAK-Wert (1997)	10 ml/m³ bzw. 64 mg/m³
krebserzeugend:	Gruppe III B
Schwangerschaft:	Gruppe D der MAK- und BAT-Werte-Liste

Eine Einstufung in eine der Gruppen A–C ist noch nicht möglich, weil die vorliegenden Daten wohl einen Trend erkennen lassen, aber für eine abschließende Bewertung nicht ausreichen.

Spitzenbegrenzung: Kategorie II, 1
Kurzzeitwert (TRGS 900, Abschnitt 2.3)
– Schichtmittelwert einhalten
– Überschreitungsfaktor 4 (= 40 ml/m³ bzw. 256 mg/m³) für 15 Minuten zulässig
– insgesamt nicht mehr als 1 Stunde pro Schicht

6.2 Vorkommen und Gefahrenquellen

Auszug aus Auswahlkriterien „Tetrachlormethan (Tetrachlorkohlenstoff)" (ZH 1/600.13)

Spezielle arbeitsmedizinische Vorsorge bei Tätigkeiten mit Tetrachlormethan (Tetrachlorkohlenstoff) ist insbesondere bei folgenden Betriebsarten, Arbeitsplätzen oder Tätigkeiten einschließlich Reinigungs- und Reparaturarbeiten erforderlich. Hier kann auf spezielle arbeitsmedizinische Vorsorge dann verzichtet werden, wenn durch Messungen belegt ist, daß der Luftgrenzwert bzw. BAT-Wert für Tetrachlormethan (Tetrachlorkohlenstoff) eingehalten wird.
– Herstellen und Abfüllen
– Herstellung von Flourmethan (Frigene und Freone) und anderen Substanzen aus Tetrachlormethan
– Verwenden in der Analytik in offenen Systemen
– Verwenden von Arbeitsstoffen mit einem Gehalt an Tetrachlormethan von mehr als 1% ihres Gewichtes (z. B. Lacke und Klebstoffe auf der Basis von chlorierten polymeren Kohlenwasserstoffen)

6.3 Aufnahme

6.3.1 vorwiegend durch die Atemwege

6.3.2 durch die Haut

6.4 Wirkungsweise

Tetrachlormethan wirkt durch seine gute Fettlöslichkeit hautschädigend und hat einen Reizeffekt auf die Schleimhäute. Die gute Fettlöslichkeit bedingt ebenfalls eine rasche Resorption und Speicherung im Gehirn und peripheren Nervensystem. Für die leberschädigende Wirkung wird vor allem die Bildung eines Chlorkohlenwasserstoffradikals in der Leber verantwortlich gemacht. Durch die Radikale wird der Fettabbau an der Leberzellebene gehemmt. Dadurch kommt es zu starken Leberschwellungen und starkem Ansteigen der Konzentration der Transaminasen SGPT (ALT) und SGOT (AST) im Blutserum. Die Intoxikation kann bis zur gelben Leberatrophie führen.

Es kann auch zu pathologischen Rückresorptionserscheinungen innerhalb der Niere kommen und eine Oligurie bzw. Anurie die Folge sein.

In Verbindung mit Alkohol kann es zu einer Potenzierung der Tetrachlormethanintoxikation kommen.

Die Resorption des „Tetra" wird in Gegenwart von Ölen und Fetten stark begünstigt. Ausgeschieden wird er überwiegend durch die Exhalationsluft, geringe Mengen erscheinen im Urin und Stuhl. Als Metabolit wurde eine erhöhte Konzentration von Mercaptursäure im Urin nachgewiesen.

6.5 Krankheitsbild

6.5.1 akute/subakute Gesundheitsschädigung
– nach Inhalation hoher Konzentrationen:
Reizerscheinungen an den Augen und den Schleimhäuten der Luftwege, Pränarkose (Kopfschmerzen, Schwindel, Rauschzustand, Übelkeit), Narkose (manchmal mit ausgeprägtem Exzitationsstadium), Tod durch Lähmung von Atem- und Vasomotorenzentrum
– nach symptomfreiem Intervall von einigen Tagen möglich:
schwere Schädigungen von Leber und Nieren, hepato-renales Syndrom (gastro-intestinale Störungen mit Erbrechen, Durchfällen, Koliken, Lebervergrößerung, Ikterus, Transaminasenerhöhung, Erythrozyten, Leukozyten und Zylinder im Sediment, Oligurie bis Anurie, Albuminurie, Anstieg des Kreatinins)

6.5.2 chronische Gesundheitsschädigung
– Encephalopathie mit Störungen im vegetativen und peripheren Nervensystem sowie psychischen Auffälligkeiten
– Leber- und Nierenschäden

6.6 Rechtsgrundlagen

6.6.1 Rechtsgrundlagen für spezielle arbeitsmedizinische Vorsorgeuntersuchungen
§ 28 Gefahrstoffverordnung (GefStoffV), Anhang VI zur GefStoffV
§ 3 UVV „Arbeitsmedizinische Vorsorge" (VBG 100), Anlage 1 zur UVV

6.6.2 Berufskrankheit
§ 9 Abs. 1 Siebtes Buch Sozialgesetzbuch (SGB VII)
Nr. 1302 der Anlage zur Berufskrankheitenverordnung (BKV) „Erkrankungen durch Halogenkohlenwasserstoffe"

6.6.3 Beschäftigungsbeschränkungen
§ 22 Jugendarbeitsschutzgesetz (JArbSchG) i.d.F. vom 24.2.97 (BGBl. I S. 311)
§§ 4, 6 Mutterschutzgesetz (MuSchG) i.d.F. vom 17.1.97 (BGBl. I S. 21)
§§ 3–5 Mutterschutzrichtlinienverordnung (MuSchRiV) vom 15.4.97 (BGBl. I S. 782)

6.7 Analytik
aus MAK-Werte-Liste 1997, VIII Stoffliste
Parameter   Tetrachlormethan
BAT-Wert   1,6 ml/m^3 Alveolarluft
Probennahmezeitpunkt: 1 Stunde nach Expositionsende
Parameter   Tetrachlormethan
BAT-Wert   70 µg/l Vollblut
Probennahmezeitpunkt: Expsitionsende bzw. Schichtende bei Langzeitexposition nach mehreren vorangegangenen Schichten

Literatur zur Analytik
Biologische Arbeitsplatztoleranzwerte in MAK- und BAT-Werte-Liste 1997. Weinheim: Wiley-VCH
ANGERER, J., SCHALLER, K. H.: Analysen in biologischem Material. In: GREIM, H. (Hrsg.): Analytische Methoden zur Prüfung gesundheitsschädlicher Arbeitsstoffe. Weinheim: Wiley-VCH
Die Werte in biologischem Material sollen mit analytisch zuverlässigen Methoden überwacht werden und den Anforderungen der statistischen Qualitätssicherung genügen. Siehe Bekanntmachung der DGAUM und des VDBW „Anforderungen an die Qualitätssicherung arbeitsmedizinisch-toxikologischer Analysen in biologischem Material (Biomonitoring)" – ASU

6.8 Bemerkungen
keine

6.9 Literatur
Ausschuß für Gefahrstoffe (AGS): Technische Regeln für Gefahrstoffe. TRgA 502: Tetrachlorkohlenstoff, Tetrachlorethan, Pentachlorethan. Köln: Carl Heymanns Verlag, 1992
Auswahlkriterien für spezielle arbeitsmedizinische Vorsorge „Tetrachlormethan (Tetrachlorkohlenstoff) ZH 1/600.13, Hauptverband der gewerblichen Berufsgenossenschaften, Carl Heymanns Verlag KG, Luxemburger Str. 449, 50939 Köln
FORTH, W., HENSCHLER, D., RUMMEL, W.: Allgemeine und spezielle Pharmakologie und Toxikologie. Mannheim-Wien-Zürich: Bibliographisches Institut Wissenschaftsverlag, 1991
GIESEN, T., ZERLETT, G.: Berufskrankheiten und medizinischer Arbeitsschutz. Abschnitt C. Köln: Kohlhammer, 1996
GREIM, H., LEHNERT, G.: Biologische Arbeitsstoff-Toleranz-Werte (BAT-Werte) – Arbeitsmedizinisch-toxikologische Begründungen. Weinheim: Wiley-VCH
HAAS, A.: Chronisch-toxische Leberschäden durch Tetrachlorkohlenstoff als Berufskrankheit. Z. Klin. med.44, Heft 5, 1998, 445–448
KÜHN-BIRETT: T 07 Tetrachlormethan. In: Merkblätter Gefährliche Arbeitsstoffe. Ecomed
LUDEWIG, R., LOHS, K. H.: Akute Vergiftungen. Jena: Gustav Fischer, 1981
MOESCHLIN, S.: Klinik und Therapie der Vergiftungen. Stuttgart: Georg Thieme, 1986
PATTY, F. A.: Industrial Hygiene and Toxicology. Vol. II New York: Wilyey & Sons, 1991
STEIN, H.: Akute Tetrachlorkohlenstoffvergiftung. Dtsch. Gesundheitswesen 25, 1970, 2308–2314
Ullmanns Enzyklopädie der technischen Chemie, Bd. 15. Weinheim: Verlag Chemie, 1987
WIRTH, W., HECHT, G., GLOXHUBER, CHR.: Toxikologie-Fibel. Stuttgart: Georg Thieme, 1994

G 14 Trichlorethen (Trichlorethylen)

Bearbeitung: Ausschuß ARBEITSMEDIZIN, Arbeitskreis „Gefährliche Stoffe", Berufsgenossenschaft der chemischen Industrie, Heidelberg

1 Anwendungsbereich
Dieser Grundsatz gibt Anhaltspunkte für gezielte arbeitsmedizinische Vorsorgeuntersuchungen, um Erkrankungen, die durch Trichlorethen entstehen können, zu verhindern oder frühzeitig zu erkennen.
Hinweise für die Auswahl des zu untersuchenden Personenkreises geben die Auswahlkriterien für die spezielle arbeitsmedizinische Vorsorge nach dem Berufsgenossenschaftlichen Grundsatz G 14 „Trichlorethen" (Trichlorethylen)" (ZH 1/600.14).

2 Untersuchungsarten

2.1 Erstuntersuchung
Vor Aufnahme einer Tätigkeit an Arbeitsplätzen, an denen der Luftgrenzwert für Trichlorethen (Trichlorethylen) nicht eingehalten wird oder andere Auswahlkriterien erfüllt sind.

2.2 Nachuntersuchungen
während dieser Tätigkeit

2.3 Nachgehende Untersuchungen
entfällt

3 Erstuntersuchung

3.1 Allgemeine Untersuchung

3.1.1 Feststellung der Vorgeschichte
(allgemeine Anamnese, Arbeitsanamnese, Beschwerden)

3.1.2 Untersuchung im Hinblick auf die Tätigkeit

3.1.3 Urinstatus
Mehrfachteststreifen, Sediment

3.2 Spezielle Untersuchung

3.2.1 erforderlich
- großes Blutbild
- SGPT (ALT)
- γ-GT
- α1-Mikroglobulin

3.2.2 erwünscht
- SGOT (AST)
- Ergometrie (siehe Anlage 2 Leitfaden „Ergometrie")
- Audiodiagramm
- Sehtest (Gesichtsfeldprüfung)
- Augenhintergrunduntersuchung
- Ultraschalldiagnostik der Niere (siehe 6.4)

3.3 Arbeitsmedizinische Kriterien

3.3.1 gesundheitliche Bedenken

3.3.1.1 dauernde gesundheitliche Bedenken
Personen mit
- ausgeprägten psycho-vegetativen Störungen
- peripheren Nervenstörungen
- Rhythmusstörungen des Herzens
- Gefäßveränderungen
- Kreislaufstörungen (vor allem Hypertonie)
- Leberschäden
- Alkohol-, Rauschmittel-, Medikamentenabhängigkeit

3.3.1.2 befristete gesundheitliche Bedenken
Personen mit den unter 3.3.1.1 genannten Erkrankungen, soweit eine Wiederherstellung zu erwarten ist

3.3.2 keine gesundheitlichen Bedenken unter bestimmten Voraussetzungen
Sind die in 3.3.1.1 genannten Erkrankungen oder Funktionsstörungen weniger ausgeprägt, so soll der untersuchende Arzt prüfen, ob unter bestimmten Voraussetzungen eine Beschäftigung oder Weiterbeschäftigung möglich ist. Hierbei wird gedacht an verbesserte Arbeitsplatzverhältnisse, Verwenden per-

sönlicher Schutzausrüstungen, verkürzte Nachuntersuchungsfristen usw.

3.3.3 keine gesundheitlichen Bedenken
alle anderen Personen, soweit keine Beschäftigungsbeschränkungen bestehen (siehe 6.6.3)

4 Nachuntersuchungen

4.1 Nachuntersuchungsfristen

4.1.1 erste Nachuntersuchung
12–18 Monate

4.1.2 weitere Nachuntersuchungen
12–24 Monate

4.1.3 vorzeitige Nachuntersuchung
– nach mehrwöchiger Erkrankung oder körperlicher Beeinträchtigung, die Anlaß zu Bedenken gegen eine Weiterbeschäftigung gibt
– nach ärztlichem Ermessen in Einzelfällen (z. B. bei befristeten gesundheitlichen Bedenken)
– auf Wunsch eines Arbeitnehmers, der einen ursächlichen Zusammenhang zwischen seiner Erkrankung und seiner Tätigkeit am Arbeitsplatz vermutet

4.2 Allgemeine Untersuchung

4.2.1 Zwischenanamnese (einschließlich Arbeitsanamnese)
besonders zu achten auf „Tri-Sucht"
– Kopfschmerzen, Schwindel, Konzentrationsschwäche, Vergeßlichkeit, Sensibilitätsstörungen, Geschmacks- und Geruchsstörungen, Seh- und Hörstörungen, Klagen über Herzunruhe und Beklemmungen
– Appetitlosigkeit, Gewichtsabnahme, Magen-Darm-Störungen, Brechreiz, Erbrechen, Alkoholintoleranz

4.2.2 Untersuchung im Hinblick auf die Tätigkeit
(einschließlich allgemein-neurologischer Befunderhebung)

4.2.3 Urinstatus
siehe 3.1.3

4.3 Spezielle Untersuchung

4.3.1 erforderlich
siehe 3.2.1

4.3.2 erwünscht
Nachweis von Metaboliten des Trichlorethens im Blut oder Urin (siehe 6.7)

4.3.3 bei unklaren Fällen
bei Verdachtsfällen, die durch die bisher genannten Untersuchungen nicht abgeklärt werden können
- SGOT (AST)
- Audiogramm
- Sehtest (Gesichtsfeldprüfung)
- Augenhintergrunduntersuchung
- EKG (siehe 3.3.2)
- fachneurologische Untersuchung (einschließlich EEG)

4.4 Arbeitsmedizinische Kriterien
siehe 3.3

5 Nachgehende Untersuchungen
Mit Blick auf die Einstufung nach III A1 wird über die Notwendigkeit nachgehender Untersuchungen zu einem späteren Zeitpunkt entschieden; eventuell sollen diese nur nach mehrjähriger hoher Exposition gefordert werden.

6 Ergänzende Hinweise

6.1 Physikalisch-chemische Eigenschaften und MAK-Wert
Trichlorethen – häufig nur „Tri" genannt – ist eine unbrennbare, farblose, leicht bewegliche Flüssigkeit mit süßlich-aromatischem Geruch. Es ist gut in Alkohol, Ether, Chloroform, Benzin, Benzol und Schwefelkohlenstoff und löst Fette, Öle, Wachse, Harze, Kautschuk usw. Die Löslichkeit in Wasser bei 25 °C beträgt 0,11%.
Durch Licht, Luft und höhere Temperaturen (> 120 °C) wird es zersetzt. Pyrolyseprodukte sind Kohlenstoff, Kohlenmonoxid, Kohlendioxid, Chlor, Chlorwasserstoff und Phosgen. Trichlorethen wird durch den Zusatz von Phenolen, Aminen und Terpenen stabilisiert. Durch starke Säuren und Basen wird es hydrolysiert, wobei es mit Alkalilaugen explosive Dichloracethylene bildet.

Formel	$CHCl = CCl_2$
relative Molekülmasse	131,4
Siedepunkt	87 °C
Schmelzpunkt	−83 °C
Dichte (20 °C)	1,47 kg/l
Dampfdruck (20 °C)	7,7 kPa (58 Torr)
Dampfdichte (Luft = 1)	4,5
Verdunstungszahl (Ether = 1)	3,8
Sättigungskonzentration (20 °C)	415 g/m³

In der MAK-Werte-Liste 1996 wurde Trichlorethen in die Gruppe III A 1 (beim Menschen krebserzeugend) eingestuft. Der bisherige MAK-Wert 50 ml/m³ bzw. 270 mg/m³ wurde ausgesetzt. Dieser Wert wurde im staatlichen Recht noch beibehalten; weitere Entwicklungen sind abzuwarten.

6.2 Vorkommen und Gefahrenquellen

Auszug aus Auswahlkriterien „Trichlorethen (Trichlorethylen)" (ZH 1/600.14):

Spezielle arbeitsmedizinische Vorsorge bei Tätigkeiten mit Trichlorethen ist insbesondere bei folgenden Betriebsarten, Arbeitsplätzen oder Tätigkeiten einschließlich Reinigungs- und Reparaturarbeiten erforderlich. Hier kann auf spezielle arbeitsmedizinische Vorsorge dann verzichtet werden, wenn durch Messungen belegt ist, daß der Luftgrenzwert bzw. BAT-Wert für Trichlorethen eingehalten wird.

- Herstellen und Abfüllen
- Aufarbeiten
- Verwenden als Löse- und Extraktionsmittel für Öle, Fette, Wachse, Harze, Kautschuk und Verarbeiten dieser Zubereitungen
- Verwenden als Extraktionsmittel im Straßenbaulabor
- Verwenden in Lackentfernern, Rostschutzmitteln, Kaltreinigern
- Entfetten, Reinigen und Trocknen von Metallteilen, insbesondere in offener Kalt- und Warmanwendung
- Abdunstplätze beim Entfetten und Reinigen in offener Anwendung
- Vulkanisieren (Gummilösung)

6.3 Aufnahme

6.3.1 vorwiegend durch die Atemwege

6.3.2 die Resorption durch die Haut ist unbedeutend

6.4 Wirkungsweise

Wegen seiner hohen Lipidlöslichkeit, die eine langsame Aufsättigung und verzögerte Abgabe aus den Fettgeweben bedingt, gehört Trichlorethen (im folgenden kurz „Tri" genannt) zu den stark kumulierenden Narkotika. Die Einatmung hoher Konzentrationen verursacht Lähmung der medullären Regulationszentren für Atmung und/oder Herz. Im Vergleich zu anderen narkotisch wirkenden chlorierten Kohlenwasserstoffen ist die Sensibilisierung der Reizbildung und Reizleitung des Herzens durch „Tri" relativ stark, die Parenchymgiftwirkung auf Leber und Nieren hingegen gering und eher bei chronischer Einwirkung zu beobachten. Tiefe Narkose tritt bei einer Konzentration von ca. 5000 ppm ein; sedative (subnarkotische) Wirkungen beginnen bei ca. 200 ppm.

Bei kurzfristiger Einatmung wird „Tri" zum größeren Teil abgeatmet, zum geringeren Teil im Stoffwechsel umgewandelt und über die Nieren ausgeschieden.

Unter üblichen Arbeitsplatzbedingungen, d. h. bei fortgesetzter Einatmung geringerer Mengen, kann eine Retention von 50 bis 60% des inhalierten „Tri" angenommen werden. Die Metabolisierung erfolgt überwiegend in der Leber. Dabei entstehen (über Trichlorethenepoxid und Chloral) Trichloressigsäure (TCA) und Trichlorethanol (TCE). Die TCA wird zu ca. 5 bis 8% im Harn ausgeschieden. Das TCE wird an Glukuronsäure gekoppelt, als Urchloralsäure ausgeschieden. Das Ausscheidungsverhalten von TCA und TCE ist unterschiedlich und steht in Abhängigkeit von individuellen Faktoren des Betroffenen, vom Profil bzw. der Zeitdauer der Exposition, von der Konzentration usw. Nur für die Gesamtausscheidung von TCA und TCE besteht eine feste, lineare Beziehung zur aufgenommenen „Tri"-Menge.

Jüngere Untersuchungen an Ratten zeigten einen Glutathion-abhängigen Metabolismus, der für die Induktion von Nierenzelltumoren verantwortlich ist. Dabei entstehen genotoxische und zytotoxische Metaboliten, die auch beim Menschen nachgewiesen wurden. In epidemiologischen Studien wird über ein erhöhtes Auftreten von Nierenzelltumoren bei langjährig und hoch mit Trichlorethen belasteten Arbeitern berichtet. Zusammen mit den Erkenntnissen zum Wirkungsmechanismus ist damit ein kausaler Zusammenhang zwischen einer beruflichen Exposition gegenüber hohen Trichlorethen-Konzentrationen und dem Entstehen von Nierenzelltumoren beim Menschen gegeben.

Alkohol potenziert die Giftwirkung.

Flüssiges „Tri" entfettet die äußere Haut und verursacht insbesondere bei wiederholter Einwirkung deutliche Reizungen;

hohe „Tri"-Dampfkonzentrationen reizen die Augen und die Schleimhäute der oberen Atemwege.
Nach Arbeiten mit „Tri" beobachtete Polyneuropathien, insbesondere Hirnnervenschädigungen und Korsakowsches Syndrom, sind mit hoher Wahrscheinlichkeit auf das in Gegenwart von Alkali aus „Tri" durch Abspaltung von HCl entstehende Dichloracethylen zurückzuführen, welches offenbar bereits in sehr geringer Menge toxisch wirkt.

6.5 Krankheitsbild

6.5.1 akute/subakute Gesundheitsschädigung
narkotische Wirkung mit allen Stadien des Rausches bis zur tiefen Narkose mit tödlichem Ausgang
bei Narkoseerscheinungen:
– vegetativ-nervöse Symptome
– Appetitlosigkeit, abdominale Beschwerden
– Übelkeit, Erbrechen, Abdominalschmerz/Krämpfe
– Kopfschmerzen, Schwindel
– Mattigkeit
Motorische, sensible und trophische Störungen der Extremitäten.
Akute Reizungen der Haut und Schleimhäute sind selten (Husten, Dyspnoe). Gelegentlich plötzliche Spättodesfälle durch Herzkammerflimmern bei körperlicher Anstrengung und nach Alkoholgenuß. Die überstandene akute Vergiftung hinterläßt in der Regel keine bleibenden Organschäden

6.5.2 chronische Gesundheitsschädigung
neurasthenische Beschwerden (siehe auch subakute Schädigungen), Schädigung des ZNS, des Myocards, der Leber und Nieren; Veränderungen des Blutes und der blutbildenden Organe sind selten und zweifelhaft; Schleimhautreizungen der oberen Atemwege; Ekzeme

6.6 Rechtsgrundlagen

6.6.1 Rechtsgrundlagen für spezielle arbeitsmedizinische Vorsorgeuntersuchungen
§ 28 Gefahrstoffverordnung (GefStoffV), Anhang VI zur GefStoffV
§ 3 UVV „Arbeitsmedizinische Vorsorge" (VBG 100), Anlage 1 zur UVV

6.6.2 Berufskrankheit
§ 9 Abs. 1 Siebtes Buch Sozialgesetzbuch (SGB VII) Nr. 1302 der Anlage zur Berufskrankheitenverordnung (BKV) „Erkrankungen durch Halogenkohlenwasserstoffe"

6.6.3 Beschäftigungsbeschränkungen
§ 22 Jugendarbeitsschutzgesetz (JArbSchG) i.d.F. vom 24.2.97 (BGBl. I S. 311)
§§ 4, 6 Mutterschutzgesetz (MuSchG) i.d.F. vom 17.1.97 (BGBl. I S. 21)
§§ 3–5 Mutterschutzrichtlinienverordnung (MuSchRiV) vom 15.4.97 (BGBl. I S. 782)

6.7 Analytik
aus MAK-Werte-Liste 1995
ParameterTrichlorethanol
BAT-Wert 5 mg/l Vollblut
Probennahmezeitpunkt: nach Expositionsende
bei Langzeitexposition: nach mehreren vorangegangenen Schichten
Parameter Trichloressigsäure
BAT-Wert 100 mg/l Harn
Probennahmezeitpunkt: nach Expositionsende
bei Langzeitexposition: nach mehreren vorangegangenen Schichten
Die jeweils gültige Fassung der TRGS 903 „Biologische Arbeitsplatztoleranzwerte -BAT-Werte" ist zu beachten.

Literatur zur Analytik
Biologische Arbeitsplatztoleranzwerte in MAK- und BAT-Werte-Liste 1997. Weinheim: Wiley-VCH
ANGERER, J., SCHALLER, K. H.: Analysen in biologischem Material. In: GREIM, H. (Hrsg.): Analytische Methoden zur Prüfung gesundheitsschädlicher Arbeitsstoffe. Weinehim: Wiley-VCH
Die Werte in biologischem Material sollen mit analytisch zuverlässigen Methoden überwacht werden und den Anforderungen der statistischen Qualitätssicherung genügen. Siehe Bekanntmachung der DGAUM und des VDBW „Anforderungen an die Qualitätssicherung arbeitsmedizinisch-toxikologischer Analysen in biologischem Material (Biomonitoring)" – ASU

6.8 Bemerkungen
keine

6.9 Literatur
Auswahlkriterien für spezielle arbeitsmedizinische Vorsorge „Trichlorethen (Trichlorethylen)" ZH 1/600.14, Hauptverband der gewerblichen Berufsgenossenschaften, Carl Heymanns Verlag KG, Luxemburger Str. 449, 50939 Köln
Berufsgenossenschaft der chemischen Industrie: „Chlorkohlenwasserstoffe" (Merkblatt M 040/1988). Jedermann-Verlag Dr. Otto Pfeffer oHG. Postfach 10 31 40, 69021 Heidelberg
FORTH, W., HENSCHLER, D., RUMMEL, W.: Allgemeine und spezielle Pharmakologie und Toxikologie. Mannheim-Wien-Zürich: Bibliographisches Institut Wissenschaftsverlag, 1991
GIESEN, T., ZERLETT, G.: Berufskrankheiten und medizinischer Arbeitsschutz. Abschnitt C. Köln: Kohlhammer, 1996
GREIM, H.: Gesundheitsschädliche Arbeitsstoffe, Toxikologisch-arbeitsmedizinische Begründungen von MAK-Werten. Weinheim: Wiley-VCH
GREIM, H., LEHNERT, G.: Biologische Arbeitsstoff-Toleranz-Werte (BAT-Werte)- Arbeitsmedizinisch-toxikologische Begründungen. Weinheim: Wiley-VCH
HUBER, F.: Zur Klinik und Neuropathologie der Trichlorethylenvergiftungen. Z. Unfallmed. Berufskr. 62, 1969, 226–267
KÜHN-BIRETT: T 21 Trichlorethen. In: Merkblätter Gefährliche Arbeitsstoffe. Ecomed
MOESCHLIN, S.: Klinik und Therapie der Vergiftungen. Stuttgart: Georg Thieme, 1986
PATTY, F. A.: Industrial Hygiene and Toxicology. Vol. II New York: Wilyey & Sons, 1991
SCHALLER, K. H., ANGERER, J., LEHNERT, G.: Praktische Hinweise zum Biomonitoring in der Arbeits- und Umweltmedizin. In: Arbeitsmedizin aktuell. Stuttgart: Gustav Fischer, 1996
TRIEBIG, G., SCHALLER, K. H., WELTLE, D.: Zur Problematik arbeitsmedizinisch tolerierbarer Grenzwerte bei der Überwachung chronisch Trichlorethylen-belasteter Personen. Verh. Dtsch. Ges. Arbeitsmed., 1977, 319–326, Stuttgart: Gentner
Ullmanns Enzyklopädie der technischen Chemie, Bd. 9. Weinheim: Verlag Chemie, 1987
WIRTH, W., HECHT, G., GLOXHUBER, CHR.: Toxikologie-Fibel. Stuttgart: Georg Thieme, 1994

G 15 Chrom-VI-Verbindungen

Bearbeitung: Ausschuß ARBEITSMEDIZIN, Arbeitskreis „Gefährliche Stoffe", Berufsgenossenschaft der chemischen Industrie, Heidelberg

1 Anwendungsbereich
Dieser Grundsatz gibt Anhaltspunkte für gezielte arbeitsmedizinische Vorsorgeuntersuchungen, um Erkrankungen, die durch Chrom-VI-Verbindungen entstehen können, zu verhindern oder frühzeitig zu erkennen.
Allergisierungen durch Spuren von Chrom-VI-Verbindungen, die bei der Bearbeitung chromhaltiger Legierungen entstehen können oder die z. B. in Chrom-III-Verbindungen, in Zementen, in gebrauchten Bohr- und Schneideölen usw. enthalten sind, fallen nicht in den Anwendungsbereich dieses Berufsgenossenschaftlichen Grundsatzes.
Hinweise für die Auswahl des zu untersuchenden Personenkreises geben die Auswahlkriterien für die spezielle arbeitsmedizinische Vorsorge nach dem Berufsgenossenschaftlichen Grundsatz G 15 „Chrom-VI-Verbindungen" (ZH 1/600.15).

2 Untersuchungsarten

2.1 Erstuntersuchung
Vor Aufnahme einer Tätigkeit an Arbeitsplätzen, an denen der Luftgrenzwert für Chrom-VI-Verbindungen nicht eingehalten wird oder andere Auswahlkriterien erfüllt sind.

2.2 Nachuntersuchungen
während dieser Tätigkeit

2.3 Nachgehende Untersuchungen
nach Ausscheiden aus dieser Tätigkeit

3 Erstuntersuchung

3.1 Allgemeine Untersuchung

3.1.1 Feststellung der Vorgeschichte
(allgemeine Anamnese, Arbeitsanamnese, Beschwerden)

3.1.2 Untersuchung im Hinblick auf die Tätigkeit

3.1.3 Urinstatus
Mehrfachteststreifen, Sediment

3.2 Spezielle Untersuchung

3.2.1 erforderlich
- Spekulumuntersuchung der Nase
- Spirometrie (siehe Anhang 1, Leitfaden „Lungenfunktionsprüfung")
- Röntgenaufnahme des Thorax in Groß- oder Mittelformat (nicht kleiner als 10 × 10 cm), bzw. Berücksichtigung eines Röntgenbefundes nicht älter als 1 Jahr
- großes Blutbild
- Blutsenkungsreaktion
- Untersuchung der Haut, zu achten auf: Ekzeme, Rhagaden, allergische Manifestationen und venöse Durchblutungsstörungen durch oberflächliche Varizen

3.2.2 erwünscht
- Immunglobulin E
- Chrombestimmung in Urin und Erythrozyten (Basiswert) (siehe 6.9)

3.3 Arbeitsmedizinische Kriterien

3.3.1 gesundheitliche Bedenken

3.3.1.1 dauernde gesundheitliche Bedenken
Personen mit
- chronischen Erkrankungen, Entzündungen und Geschwülsten im Bereich der Nasennebenhöhlen und des Rachens
- Pleuraschwarten oder anderen Schäden, die die Funktion der Luftwege oder Lunge wesentlich beeinträchtigen oder die Entstehung von Erkrankungen des bronchopulmonalen Systems begünstigen
- venösen Durchblutungsstörungen bei oberflächlichen Varizen
- starker Rhagadenbildung der Haut
- rezidivierenden allergischen Manifestationen
- chronischem Ekzem
- erheblichem Nikotinabusus

3.3.1.2 befristete gesundheitliche Bedenken
Personen mit den unter 3.3.1.1 genannten Erkrankungen, soweit eine Wiederherstellung zu erwarten ist

3.3.2 keine gesundheitlichen Bedenken unter bestimmten Voraussetzungen
Sind die in 3.3.1.1 genannten Erkrankungen oder Funktionsstörungen weniger ausgeprägt, so soll der untersuchende Arzt prüfen, ob unter bestimmten Voraussetzungen eine Beschäftigung oder Weiterbeschäftigung möglich ist. Hierbei wird gedacht an verbesserte Arbeitsplatzverhältnisse, Verwenden persönlicher Schutzausrüstungen, verkürzte Nachuntersuchungsfristen usw.
Personen ohne klinische Symptome, bei denen die Laborwerte bzw. die Beeinträchtigung der Lungenfunktion im Grenzbereich liegen

3.3.3 keine gesundheitlichen Bedenken
alle anderen Personen, soweit keine Beschäftigungsbeschränkungen bestehen (siehe 6.6.3)

4 Nachuntersuchungen

4.1 Nachuntersuchungsfristen

4.1.1 erste Nachuntersuchung
6–9 Monate

4.1.2 weitere Nachuntersuchungen
12–24 Monate

4.1.3 vorzeitige Nachuntersuchung
– nach mehrwöchiger Erkrankung oder körperlicher Beeinträchtigung, die Anlaß zu Bedenken gegen eine Weiterbeschäftigung gibt
– nach ärztlichem Ermessen in Einzelfällen (z. B. bei befristeten gesundheitlichen Bedenken)
– auf Wunsch eines Arbeitnehmers, der einen ursächlichen Zusammenhang zwischen seiner Erkrankung und seiner Tätigkeit am Arbeitsplatz vermutet

4.1.4 Röntgenaufnahme der Lunge in gesondertem Abstand nach 4.3.1

4.2 Allgemeine Untersuchung

4.2.1 Zwischenanamnese (einschließlich Arbeitsanamnese)
besonders zu achten auf:
Sekretabsonderung, Borkenbildung und Bluten der Nase, Husten, Auswurf, Atembeschwerden, Kurzluftigkeit, Hauterkrankungen

4.2.2 Untersuchung im Hinblick auf die Tätigkeit

4.2.3 Urinstatus
siehe 3.1.3

4.3 Spezielle Untersuchung

4.3.1 erforderlich
siehe 3.2.1
Die Röntgenaufnahme des Thorax soll ab dem 40. Lebensjahr bzw. nach mehr als zehnjähriger Exposition erfolgen und in Abständen von 12 Monaten wiederholt werden.

4.3.2 erwünscht
Chrombestimmung in Urin und Erythrozyten alle 6-12 Monate (siehe 6.7)

4.3.3 bei unklaren Fällen
HNO-ärztliche Untersuchung

4.4 Arbeitsmedizinische Kriterien
siehe 3.3

5 Nachgehende Untersuchungen

Nachgehende Untersuchungen sind in Abständen von weniger als 60 Monaten für Versicherte vorzunehmen, die nach dem 1. Oktober 1984 (eventuell abweichende Stichtage in den neuen Bundesländern sind zu beachten) eine Tätigkeit beendet haben, bei der der Luftgrenzwert von 0,1 mg/m^3 G für Chrom (VI)-Verbindungen (in Form von Stäuben/Aerosolen; ausgenommen die in Wasser praktisch unlöslichen wie z. B. Bariumchromat), von 0,1 mg/m^2 G für Lichtbogenhandschweißen von umhüllten Stabelektroden, von 0,1 mg/m^3 G für Herstellen von löslichen Chrom(VI)-Verbindungen und von 0,05 mg/m^3 G für alle übrigen Chrom(-VI)-Verbindungen nicht eingehalten wurde oder andere Auswahlkriterien erfüllt waren. Diese Tätigkeit muß so lange ausgeübt worden sein, daß

mindestens eine Nachuntersuchung zu veranlassen war. Untersuchungsumfang wie in 4.2 und 4.3, wobei das Biomonitoring (4.3.2) selbstverständlich entfallen kann.
Die vom Organisationsdienst für nachgehende Untersuchungen (ODIN) nach Ausscheiden aus dem Unternehmen zu veranlassenden nachgehenden Untersuchungen werden nach einer Vereinbarung mit den angeschlossenen Unfallversicherungsträgern durchgeführt. Sie erfolgen zunächst, wenn die betreffende Tätigkeit länger als zwei Jahre gedauert hat, und werden in einem einheitlichen Abstand von zwei Jahren wiederholt.

6 Ergänzende Hinweise

6.1 Physikalisch-chemische Eigenschaften und MAK-Wert

Chromverbindungen können in den Wertigkeitsstufen + 1 bis + 6 auftreten; sowohl technisch als auch toxikologisch kommt den Chrom-VI-Verbindungen die größte Bedeutung zu.
Kalium-, Natrium- und Magnesiumchromate sind in Wasser gut löslich, Kalziumchromat ist mäßig löslich (bei 20 °C zwischen 2% und 10% in Abhängigkeit vom Kristallwassergehalt). Barium-, Blei-, Strontium- und Zink-Chromate sind in Wasser praktisch unlöslich, allerdings sind Barium-, Strontium- und Zink-Chromate in Säuren gut löslich.
TRK-Wert (1997)
Chrom-VI-Verbindungen einschließlich Bleichromat berechnet als CrO_3 im Gesamtstaub (in Form von Stäuben/Aerosolen); ausgenommen die in Wasser praktisch unlöslichen wie z. B. Bariumchromat
– Lichtbogenhandschweißen mit umhüllten Stabelektroden $\quad$ 0,1 mg/m^3 G
– Herstellen von löslichen Chrom-VI-Verbindungen $\quad$ 0,1 mg/m^3 G
– im übrigen $\quad$ 0,05 mg/m^3 G
Die jeweils aktuelle Fassung der TRGS 102 „TRK-Werte" bzw. der TRGS 900 „Luftgrenzwerte" zu ist beachten.
Zinkchromat ist ein Stoff der Gruppe III A1 (beim Menschen krebserzeugend), einige Chrom-VI-Verbindungen sind Stoffe der Gruppe III A2 (im Tierversuch krebserzeugend) der MAK-Werte-Liste. Die jeweils aktuelle Einstufung gemäß TRGS 905 „Verzeichnis krebserzeugender, erbgutverändernder oder fortpflanzungsgefährdender Stoffe" ist zu beachten
Kurzzeitwert (TRGS 900, Abschnitt 2.3)
– Schichtmittelwert einhalten
– Überschreitungsfaktor 4 (= 0,2 mg/m^3 G) für 15 Minuten zulässig
– insgesamt nicht mehr als 1 Stunde pro Schicht

6.2 Vorkommen und Gefahrenquellen

Auszug aus Auswahlkriterien „Chrom-VI-Verbindungen" (ZH 1/600.15):

Spezielle arbeitsmedizinische Vorsorge bei Tätigkeiten mit Chrom-VI-Verbindungen ist insbesondere bei folgenden Betriebsarten, Arbeitsplätzen oder Tätigkeiten einschließlich Reinigungs- und Reparaturarbeiten erforderlich. Hier kann auf spezielle arbeitsmedizinische Vorsorge dann verzichtet werden, wenn durch Messungen belegt ist, daß der Luftgrenzwert für Chrom-VI-Verbindungen bzw. der EKA-Wert für Alkalichromate eingehalten wird:

- Herstellen der krebserzeugenden Chrom-VI-Verbindungen und von Zubereitungen, die diese Stoffe enthalten
- Anstricharbeiten im Spritzverfahren, soweit die Anstrichstoffe mehr als 0,1 Gew.-% krebserzeugende Chrom-VI-Verbindungen enthalten
- Thermisches Schneiden und Schweißen sowie Entfernen von Beschichtungen an Werkstücken, die Chrom-VI-Verbindungen enthalten
- Lichtbogenhandschweißen mit hochlegierten umhüllten Stabelektroden (mit einem Massengehalt von 5% oder mehr Chrom)
- Arbeiten an Chromsäurebädern in der Galvanik, die bewegt und temperiert (≥ 70 °C) werden
- Metall-Aktivgasschweißen mit hochlegiertem Fülldraht (mit einem Massengehalt von 5% oder mehr Chrom in der Legierung oder Schlackenbildnern)
- Flamm-, Lichtbogen-, Plasmaspritzen mit hochlegierten Spritz-Zusatzwerkstoffen (mit einem Massengehalt von 5% oder mehr Chrom)
- Plasmaschmelz- und Laserstrahl-Schneiden von Chrom-Nikkel-Werkstoffen (mit einem Massengehalt von 5% oder mehr Chrom)
- Abbrucharbeiten an Produktionsanlagen für Chrom-VI-Verbindungen

6.3 Aufnahme

6.3.1 vorwiegend durch die Atemwege

6.3.2 durch die Haut

6.3.3 weniger durch den Magen-Darm-Trakt

6.4 Wirkungsweise

Die Chromsäure (H_2CrO_4), deren Anhydrit (CrO_3, oft fälschlicherweise als Chromsäure bezeichnet) und ihre Salze, die Chromate (Chrom-VI-Verbindungen) haben eine stark oxidierende und damit zellschädigende Wirkung.

Chrom-VI-Verbindungen können Sensibilisierungen der Haut und Bronchialkarzinome verursachen.

Für die Karzinogenität der Chrom-VI-Verbindungen zieht man Redoxprozesse in Betracht, bei denen die Löslichkeit der verschiedenen Verbindungen eine Rolle spielt. Bei Rauchern ist Synkarzinogenität möglich.

Von Chrom-III-Verbindungen sind weder akute noch chronische gewerbliche Vergiftungen bekanntgeworden.

6.5 Krankheitsbild

6.5.1 akute/subakute Gesundheitsschädigung

– Auge:
 Akute lokale Exposition gegen Stäube und Dämpfe von Chromtrioxid, Chromaten oder Dichromaten verursacht Konjunktividen mit Tränenfluß sowie Hornhautschäden der Augen.

– Haut:
 Eindringen von Chromtrioxid, Chromaten oder Dichromaten in Hautverletzungen, vor allem Schürfstellen oder Rhagaden, löst die charakteristischen, schlecht heilenden „Chromatgeschwüre" aus.
 Chrom-VI-Verbindungen können Sensibilisierungen insbesondere an der Haut auslösen. (Bei großflächiger Resorption ist tubuläres Nierenversagen möglich, vergleiche aber: FRITZ; ROTH, BÖHM, LÖWEN: Über die akute Biochromatvergiftung. Dtsch. Arch. klin. med. 205, 1959, 573–596)

– Magen-Darm-Trakt:
 Die orale Aufnahme größerer Mengen führt zu einer sofortigen gelben Verfärbung der Schleimhäute und der Mundhöhle, Schluckschwierigkeiten, Glottisverätzung, brennenden Schmerzen in der Magengegend, Erbrechen von gelben und grünen Massen (eventuell aspiratorische Pneumonie), blutigen Durchfällen, Kreislaufversagen, Krämpfen, Bewußtlosigkeit, Nierenversagen, Tod im Koma.

– Atemwege:
 Die Einatmung von Stäuben oder Dämpfen von Chromtrioxid, Chromaten oder Dichromaten in höheren Konzentrationen verursacht Schädigungen der Nasenschleimhaut (Hyperämie, Katarrh, Epithelnekrose), außerdem Reizzustände der oberen Luftwege und der Lungen.

G 15

6.5.2 chronische Gesundheitsschädigung

- Haut:
Auftreten von zum Teil tiefgreifenden Ulcera (schmerzlos, rote wallartige Ränder, nekrotischer Grund, eventuell verschorfend); diese tiefgreifenden Ulcera entstehen nur an Stellen mit Rhagaden, Fissuren oder kleinen traumatischen Hautdefekten, nicht an der intakten Haut. Durch epicutane Allergisierung können Dermatitiden bzw. Ekzeme besonders an den Händen auftreten. Zu beachten die besondere Rezidivneigung.

- Nase:
Typische Veränderungen am Septum in folgenden Stadien:
A: Rötung, Schwellung, vermehrte Sekretion
B: Ulcerationen, Blutungen, Krusten und Borken
C: Perforation des Septums
CI: Stecknadelkopfgröße
CII: Linsengröße
CIII: größerer bis subtotaler Septumdefekt
Septumveränderungen können bei entsprechender Exposition schon nach Wochen oder Monaten auftreten; sie sind meist schmerzlos. Gelegentlich Rhinitis atrophicans, selten Herabsetzung des Geruchs- und Geschmackssinnes.

- Rachen und Kehlkopf:
chronischer Katarrh.

- Bronchien:
chronische Bronchitis, u.U. mit spastischer Komponente, begleitendem Emphysem, in seltenen Fällen Bronchialasthma. Bronchialkarzinom möglich, jedoch keine abweichende Symptomatik gegenüber Bronchialkarzinomen anderer Genese.

- Magen-Darm-Trakt:
Die sogenannte Chromenteropathie – Magen-Darm-Erkrankungen infolge geringer mit dem Speichel verschluckter Chrommengen – ist umstritten. Beschrieben werden Übelkeit, Magenschmerzen, Durchfälle (eventuell mit blutigen Beimengungen) sowie eine Mitbeteiligung der Leber.

6.6 Rechtsgrundlagen

6.6.1 Rechtsgrundlagen für spezielle arbeitsmedizinische Vorsorgeuntersuchungen

§ 28 Gefahrstoffverordnung (GefStoffV), Anhang VI zur GefStoffV

§ 3 UVV „Arbeitsmedizinische Vorsorge" (VBG 100), Anlage 1 zur UVV

6.6.2 Berufskrankheit
§ 9 Abs. 1 Siebtes Buch Sozialgesetzbuch (SGB VII) Nr. 1103 der Anlage zur Berufskrankheitenverordnung (BKV) „Erkrankungen durch Chrom oder seine Verbindungen"

6.6.3 Beschäftigungsbeschränkungen
§ 22 Jugendarbeitsschutzgesetz (JArbSchG) i.d.F. vom 24.2.97(BGBl. I S. 311)
§§ 4, 6 Mutterschutzgesetz (MuSchG) i.d.F. vom 17.1.97(BGBl. I S. 21)
§§ 3 – 5 Mutterschutzrichtlinienverordnung (MuSchRiV) vom 15.4.97 (BGBl. I S. 782)

6.7 Analytik
aus: MAK-Werte-Liste 1997, VIII. Krebserzeugende Arbeitsstoffe Expositionsäquivalente für krebserzeugende Arbeitsstoffe (EKA) für Alkalichromate-(VI)

Luft CrO_3 (mg/m^3)	Probennahmenzeitpunkt: bei Langzeitexposition: nach mehreren vorangegangenen Schichten	Probennahmenzeitpunkt: Expositionsende, bzw. Schichtende
	Erythrozyten*⁾ Chrom (µg/l Vollblut)	Harn**⁾ Chrom (µg/l)
0,03	9	12
***⁾ 0,05	17	20
0,08	25	30
0,10	35	40

*⁾ gilt nicht für Schweißrauch-Exposition
**⁾ gilt auch für Schweißrauch-Exposition
***⁾ = TRK-Wert

G 15

Literatur zur Analytik
Biologische Arbeitsplatztoleranzwerte in MAK- und BAT-Werte-Liste 1997. Weinheim: Wiley-VCH
ANGERER, J., SCHALLER, K. H.: Analysen in biologischem Material. In: GREIM, H. (Hrsg.): Analytische Methoden zur Prüfung gesundheitsschädlicher Arbeitsstoffe. Weinheim: Wiley-VCH
Die Werte in biologischem Material sollen mit analytisch zuverlässigen Methoden überwacht werden und den Anforderungen der statistischen Qualitätssicherung genügen. Siehe Bekanntmachung der DGAUM und des VDBW „Anforderungen an die Qualitätssicherung arbeitsmedizinisch-toxikologischer Analysen in biologischem Material (Biomonitoring)" – ASU

6.8 Bemerkungen
keine

6.9 Literatur
Auswahlkriterien für spezielle arbeitsmedizinische Vorsorge „Chrom-VI-Verbindungen" ZH 1/600.14, Hauptverband der gewerblichen Berufsgenossenschaften, Carl Heymanns Verlag KG, Luxemburger Str. 449, 50939 Köln
FORTH, W., HENSCHLER, D., RUMMEL, W.: Allgemeine und spezielle Pharmakologie und Toxikologie. Mannheim-Wien-Zürich: Bibliographisches Institut Wissenschaftsverlag, 1991
GIESEN, T., ZERLETT, G.: Berufskrankheiten und medizinischer Arbeitsschutz. Abschnitt C. Köln: Kohlhammer, 1996
GREIM, H.: Gesundheitsschädliche Arbeitsstoffe, Toxikologisch-arbeitsmedizinische Begründungen von MAK-Werten. Weinheim: Wiley-VCH
GREIM, H., LEHNERT, G.: Alkalichromate-(VI) Krebserzeugende Arbeitsstoffe mit biologischen Expositionsäquivalenten (EKA) – Arbeitsmedizinisch-toxikologische Begründungen Weinheim: Wiley-VCH
International Agency for Research on Cancer (IARC): IARC-Monographs on the Evaluation of the Carcinogenic Risk of Chemicals to Humans. Vol 23. 203-325, Lyon: IARC, 1980
KORALLUS, U., HARZDORF, C., LEWALTER, J.: Experimental Bases for ascorbic acid therapy of poisoning by hexavalent chromium compounds. Int. Arch. Occup. Environ. Health 53, 1984, 247–256
KORALLUS, U., LÖNHOFF, N.: Arbeitsmedizinische und epidemiologische Erfahrungen mit der Herstellung und Verarbeitung von Chromaten. Arbeitsmed. Sozialmed. Präventivmed. 16, 1981, 285

LEWALTER, J., KORALLUS, U., HARZDORF, C., WEIDEMANN, H.: Chromium bond detection in isolated erythrocytes: A new principle of biological monitoring of exposure to hexavalent chromium. Int. Arch. Occup. Environ. Health 55, 1985, 305–318

MOESCHLIN, S.: Klinik und Therapie der Vergiftungen. Stuttgart: Georg Thieme, 1986

TRGS 901 „Begründungen und Erläuterungen zu Grenzwerten in der Luft am Arbeitsplatz" Nr. 3. Köln: Carl Heymanns, 1997

Ullmanns Enzyklopädie der technischen Chemie, Bd. 9. Weinheim: Verlag Chemie, 1987

WIEGAND, H.-J., SEELEMANN, J., OTTENWALDER, H., BOLT, H.-M.: Zur Kinetik von Chrom beim Menschen nach Inhalation von Chrom-(VI)-haltigen Schweißrauchen. Verh. Dtsch. Ges. Arbeitsmed., S. 503–506 Stuttgart: Gentner, 1987

WIRTH, W., HECHT, G., GLOXHUBER, CHR.: Toxikologie-Fibel. Stuttgart: Georg Thieme, 1994

G16 Arsen oder seine Verbindungen (mit Ausnahme des Arsenwasserstoffs)

Bearbeitung: Ausschuß ARBEITSMEDIZIN, Arbeitskreis „Gefährliche Stoffe", Berufsgenossenschaft der chemischen Industrie, Heidelberg

1 Anwendungsbereich

Dieser Grundsatz gibt Anhaltspunkte für gezielte arbeitsmedizinische Vorsorgeuntersuchungen, um Erkrankungen, die durch Arsen oder seine Verbindungen (mit Ausnahme des Arsenwasserstoffs) entstehen können, zu verhindern oder frühzeitig zu erkennen.

Hinweise für die Auswahl des zu untersuchenden Personenkreises geben die Auswahlkriterien für die spezielle arbeitsmedizinische Vorsorge nach dem Berufsgenossenschaftlichen Grundsatz G 16 „Arsen oder seine Verbindungen" (ZH 1/600.16).

2 Untersuchungsarten

2.1 Erstuntersuchung

Vor Aufnahme einer Tätigkeit an Arbeitsplätzen, an denen der Luftgrenzwert für Arsen oder seine Verbindungen (mit Ausnahme des Arsenwasserstoffs) nicht eingehalten wird oder andere Auswahlkriterien erfüllt sind.

2.2 Nachuntersuchungen
während dieser Tätigkeit

2.3 Nachgehende Untersuchungen
nach Ausscheiden aus dieser Tätigkeit

3 Erstuntersuchung

3.1 Allgemeine Untersuchung

3.1.1 Feststellung der Vorgeschichte
allgemeine Anamnese, Raucheranamnese, Arbeitsanamnese – auch im Hinblick auf frühere Exposition gegen krebserzeugende Gefahrstoffe – Beschwerden

3.1.2 Untersuchung im Hinblick auf die Tätigkeit

3.1.3 Urinstatus
Mehrfachteststreifen, Sediment

3.2 Spezielle Untersuchung

3.2.1 erforderlich
- Röntgenaufnahme des Thorax im Groß- oder Mittelformat (nicht kleiner als 10 × 10 cm) bzw. Berücksichtigung eines Röntgenbefundes nicht älter als 1 Jahr
- Spekulumuntersuchung der Nase
- Blutsenkungsreaktion
- γ-GT
- Untersuchung der Haut, zu achten auf: Hyperkeratosen, Pigmentverschiebungen, Ekzeme

3.2.2 erwünscht
entfällt

3.3 Arbeitsmedizinische Kriterien

3.3.1 gesundheitliche Bedenken

3.3.1.1 dauernde gesundheitliche Bedenken
Personen mit Erkrankung
- der Leber
- der Niere
- des Magen-Darm-Traktes
- der Haut (z. B. chronisches Ekzem, chronische Dermatosen wie Schuppenflechte, Fischschuppenkrankheit, Lichtüberempfindlichkeit, Landmannshaut, multiple Hyperkeratosen sowie bekannte Arsenüberempfindlichkeit)
- der Gefäße
- des Blutes
- des peripheren und zentralen Nervensystems
- der Bronchien

ferner Personen mit
- Alkoholabhängigkeit
- erheblichem Nikotinabusus

3.3.1.2 befristete gesundheitliche Bedenken
Personen mit den unter 3.3.1.1 genannten Erkrankungen, soweit eine Wiederherstellung zu erwarten ist

3.3.2 keine gesundheitlichen Bedenken unter bestimmten Voraussetzungen
Sind die in 3.3.1.1 genannten Erkrankungen oder Funktionsstörungen weniger ausgeprägt, so soll der untersuchende Arzt prüfen, ob unter bestimmten Voraussetzungen eine Beschäftigung oder Weiterbeschäftigung möglich ist. Hierbei wird gedacht an verbesserte Arbeitsplatzverhältnisse, Verwenden persönlicher Schutzausrüstungen, verkürzte Nachuntersuchungsfristen usw.
Personen ohne klinische Symptome, bei denen die Laborwerte gelegentlich (vorzeitige Nachuntersuchung) überschritten werden

3.3.3 keine gesundheitlichen Bedenken
alle anderen Personen, soweit keine Beschäftigungsbeschränkungen bestehen (siehe 6.6.3)

4 Nachuntersuchungen

4.1 Nachuntersuchungsfristen

4.1.1 erste Nachuntersuchung
vor Ablauf von 6 Monaten

4.1.2 weitere Nachuntersuchungen
vor Ablauf von 12 Monaten

4.1.3 vorzeitige Nachuntersuchung
– nach mehrwöchiger Erkrankung oder körperlicher Beeinträchtigung, die Anlaß zu Bedenken gegen eine Weiterbeschäftigung gibt
– nach ärztlichem Ermessen in Einzelfällen (z. B. bei befristeten gesundheitlichen Bedenken)
– auf Wunsch eines Arbeitnehmers, der einen ursächlichen Zusammenhang zwischen seiner Erkrankung und seiner Tätigkeit am Arbeitsplatz vermutet

4.2 Allgemeine Untersuchung

4.2.1 Zwischenanamnese (einschließlich Arbeitsanamnese)

4.2.2 Untersuchung im Hinblick auf die Tätigkeit

4.2.3 Urinstatus
siehe 3.1.3

4.3 Spezielle Untersuchung

4.3.1 erforderlich
siehe 3.2.1
Die Röntgenaufnahme des Thorax soll ab dem 40. Lebensjahr bzw. nach mehr als zehnjähriger Exposition erfolgen.

4.3.2 erwünscht
Arsenbestimmung im Urin nach einer Exposition von mindestens 3 aufeinanderfolgenden Tagen, sofort nach Ende der letzten Schicht (siehe 6.7)

4.3.3 bei unklaren Fällen
Arsenbestimmung in biologischem Material (siehe 6.7)

4.4 Arbeitsmedizinische Kriterien
siehe 3.3

5 Nachgehende Untersuchungen

Nachgehende Untersuchungen sind in Abständen von weniger als 60 Monaten für Versicherte vorzunehmen, die nach dem 1. Oktober 1984 (eventuell abweichende Stichtage in den neuen Bundesländern sind zu beachten) eine Tätigkeit beendet haben, bei der der Luftgrenzwert von 0,1 mg/m^3 G für Arsen oder seine Verbindungen nicht eingehalten wurde oder andere Auswahlkriterien erfüllt waren. Diese Tätigkeit muß so lange ausgeübt worden sein, daß mindestens eine Nachuntersuchung zu veranlassen war. Untersuchungsumfang wie in 4.2 und 4.3 wobei das Biomonitoring (4.3.2) selbstverständlich entfallen kann.

Die vom Organisationsdienst für nachgehende Untersuchungen (ODIN) nach Ausscheiden aus dem Unternehmen zu veranlassenden nachgehenden Untersuchungen werden nach einer Vereinbarung mit den angeschlossenen Unfallversicherungsträgern durchgeführt. Sie erfolgen zunächst, wenn die betreffende Tätigkeit länger als zwei Jahre gedauert hat, und werden in einem einheitlichen Abstand von zwei Jahren wiederholt.

6 Ergänzende Hinweise

6.1 Physikalisch-chemische Eigenschaften und MAK-Wert
Arsen kommt in verschiedenen Modifikationen vor, wobei die stabilste die metallische Grauform des Arsens ist. Dieses ver-

brennt bei 180 °C zu Arsenoxid, es wird durch konzentrierte Salpetersäure zu Arsensäure oxidiert, durch verdünnte Salpetersäure und konzentrierte Schwefelsäure zu arseniger Säure. Das Arsen sublimiert bei 613 °C. In seinen Verbindungen liegt das Arsen in der Wertigkeitsstufe + 3, + 5 und −3 vor. Die Arsen(III)halogenide sind giftige Flüssigkeiten, die leicht hydrolysieren, die Alkaliarsenite sind leicht wasserlöslich, die Erdkaliarsenite schwer wasserlöslich und die Schwermetallarsenite in Wasser unlöslich. Das bekannte Arsenik (Arsenoxid) ist sehr gut löslich in Salzsäure und auch in Alkalien. Die dreiwertigen Arsenverbindungen sind giftiger als die fünfwertigen.

Elementsymbol	As
relative Atommasse	74,9
Schmelzpunkt	sublimiert ohne zu schmelzen bei 613 °C
Dichte (20 °C)	5,72 kg/l
TRK-Wert (1997)	0,1 mg/m^3 G (berechnet als Arsen im Gesamtstaub)

Die jeweils aktuelle Fassung der TRGS102 „TRK-Werte" bzw. der TRGS 900 „Luftgrenzwerte" ist zu beachten.
Arsentrioxid und -pentoxid, arsenige Säure, Arsensäure und deren Salze (Arsenite, Arsenate) sind Stoffe der Gruppe III A 1 (beim Menschen krebserzeugend) der MAK-Werte-Liste. Die jeweils aktuelle Einstufung gemäß TRGS 905 „Verzeichnis krebserzeugender, erbgutverändernder oder fortpflanzungsgefährdender Stoffe" ist zu beachten.
Kurzzeitwert (TRGS 900, Abschnitt 2.3)
– Schichtmittelwert einhalten
– Überschreitungsfaktor 4 (= 0,4 mg/m^3 G) für 15 Minuten zulässig
– insgesamt nicht mehr als 1 Stunde pro Schicht

6.2 Vorkommen und Gefahrenquellen
Auszug aus Auswahlkriterien „Arsen oder seine Verbindungen" (ZH 1/600.16):
Spezielle arbeitsmedizinische Vorsorge bei Tätigkeiten mit Arsen oder seinen Verbindungen ist insbesondere bei folgenden Betriebsarten, Arbeitsplätzen oder Tätigkeiten einschließlich Reinigungs- und Reparaturarbeiten erforderlich. Hier kann auf spezielle arbeitsmedizinische Vorsorge dann verzichtet werden, wenn durch Messungen belegt ist, daß der Luftgrenzwert für Arsen oder seine Verbindungen bzw. der EKA-Wert für Arsentrioxid eingehalten wird:
– Herstellen und Verarbeiten von Arsenverbindungen unter Staubentwicklung

- Gewinnung von Nichteisenmetallen aus arsenhaltigen Erzen und sonstigen Vormaterialien
- Rösten von Schwefelkies
- Reparaturen oder Reinigungsarbeiten an Flugstaubanlagen, Filtern usw.
- Verarbeiten von Bleikammerrückständen bei der Schwefelsäureherstellung
- Abbruch- und Sanierungsarbeiten in Bereichen, die mit Arsen oder seinen Verbindungen kontaminiert sind.

6.3 Aufnahme

6.3.1 durch die Atemwege in Staub- oder Rauchform

6.3.2 durch den Magen-Darm-Trakt

6.3.3 durch die Haut

6.4 Wirkungsweise

Das elementare metallische Arsen ist ungiftig. Besonders kritisch sind in Abhängigkeit von ihrer Wasser bzw. Salzsäurelöslichkeit und somit Resorbierbarkeit das Arsenik (Arsen[III]-oxid) und die Arsenhalogenide, speziell das Arsen(III)chlorid und die Alkaliarsenite zu betrachten.

Das Arsenik ist nicht, wie oft beschrieben, gut wasserlöslich, wohl aber sehr gut salzsäurelöslich.

Das Arsen(III)chlorid zeichnet sich weiterhin durch eine gute perkutane Resorption aus und hydrolysiert sehr leicht. Somit kommt bei ihm zum spezifisch toxischen Arseneffekt noch die ätzende Wirkung der entstehenden Salzsäure hinzu.

Die resorbierten Arsenverbindungen blockieren die Sulfhydrylgruppe (-SH-) spezifischer Enzyme. Dadurch ist die intrazelluläre Oxidation und weiterführend der Stoffwechsel gestört. Hierbei sind auch die organischen Arsenverbindungen wesentlich beteiligt.

Primär wirken die Arsenverbindungen auf die Blutkapillaren, sie wirken knochenmarkschädigend (Mitosegifte) und verursachen Gewebedegenerationen. Bei chronischer Einwirkung der Arsenverbindungen kann es über Melanosen und Hyperkeratosen zu Hautkrebs kommen. Die bekannte Toleranzentwicklung beruht auf einer Arsen-Sulfhydryl-Bindung innerhalb des Keratins der Haut und nicht auf der bisher angenommenen Resorptionsbarriere.

Arsen und seine Verbindungen kumulieren nur zu einem kleinen Teil, sie werden ins Leber, Niere, Knochen, Haut und Nä-

geln gespeichert. Die Hauptteil hat nur eine Halbwertzeit (HWZ) von 2 Tagen. Dies ist für die Analytik bedeutend.
Die Ausscheidung findet primär als arsenige Säure bzw. Arsenit durch den Harn statt. Zu weiteren Ausscheidungen kommt es über den Stuhl, Schweiß, die Haartalgdrüsen, Schleimdrüsen, Tränendrüsen, Milchdrüsen sowie über die Lunge. Arsen(V)-Verbindungen sind weniger toxisch als Arsen(III)-Verbindungen, werden aber im Körper zu Arsen(III)-Verbindungen reduziert.
Es ist zu beachten, daß die Widerstandskraft gegen Arsenverbindungen individuell herabgesetzt sein kann. Besonders empfindlich sind Personen mit Nierenerkrankungen und Alkoholiker.

6.5 Krankheitsbild

6.5.1 akute/subakute Gesundheitsschädigung
Sie ist Folge einer massiven Aufnahme über die Atemwege. Zunächst treten krampfartiger Husten, Atemnot und Thoraxschmerzen auf, es folgen Magen-Darm-Störungen und nervöse Störungen.
Im wesentlichen sind zwei Formen zu beobachten:
gastrointestinale Form mit Erbrechen, Reiswasserstühlen, die manchmal sanguinolent sein können, Magenkrämpfen, Darmspasmen mit Symptomen der Exsikkose;
cerebrospinale Form mit Kopfschmerzen, Verwirrtheitszuständen, Schüttelkrämpfen und Bewußtseinsstörungen.
Lokale Hautreizung durch direkten Kontakt bewirkt: Erythem, Follikulitis, scharfrandige Ätzgeschwüre mit gegebenenfalls nachfolgender Sensibilisierung. An den Schleimhäuten beobachtet man häufig bereits nach verhältnismäßig kurzer Exposition Konjunktivitis, hartnäckige Reizwirkung auf die Schleimhäute der Nase, des Rachens, des Kehlkopfes und der Bronchien sowie gelegentlich des Magen-Darm-Traktes. Die Nasenscheidewand wird manchmal von Geschwüren befallen, die eventuell zu Perforation führen können.

6.5.2 chronische Gesundheitsschädigung
Generalisierte Hautreaktionen, häufig bilateral, z. B. volare oder plantare Hyperkeratose (gelegentlich Warzenbildung), Pigmentation (Melanose) vorwiegend an Nacken, Hals, Armen, Rücken, Lidern, Brustwarzen und in den Achselhöhlen; dazu gelegentlich Hyperhidrosis; ferner umschriebener oder diffuser Haarausfall, Veränderungen an den Nägeln (sogenannte Mees'sche Nagelbänder) mit Brüchigwerden.

Vor allem bei Hyperkeratosen und Melanosen sind Hautkarzinome beobachtet worden.
Neurologische Erscheinungen wie Polyneuritiden (sowohl der motorischen als auch der sensiblen Nervenfasern), zuweilen Beteiligung des Zentralnervensystems (Kopfschmerzen, Schlaflosigkeit).
Blutbildveränderungen wie z. B. hypo- oder hyperchrome Anämie, Lymphopenie; periphere Kreislaufstörungen mit Marmorierung der Haut, Akrozyanose, sogar Gangrän.
Symptome toxischer Leber- und Nierenparenchymschädigungen mit Ikterus und Albuminurie.
Karzinome der Haut, der Leber und der Atemwege wurden beschrieben.
Das Arsentrichlorid und bestimmte organische Arsenderivate haben vorwiegend lokale Wirkung auf Haut und Schleimhäute und führen zu Dermatitis, Hautgeschwüren, Konjunktivitis, Chemosis, Hornhautgeschwüren und schweren Bronchitiden.

6.6 Rechtsgrundlagen

6.6.1 Rechtsgrundlagen für spezielle arbeitsmedizinische Vorsorgeuntersuchungen
§ 28 Gefahrstoffverordnung (GefStoffV), Anhang VI zur GefStoffV
§ 3 UVV „Arbeitsmedizinische Vorsorge" (VBG 100), Anlage 1 zur UVV

6.6.2 Berufskrankheit
§ 9 Abs. 1 Siebtes Buch Sozialgesetzbuch (SGB VII) Nr. 1108 der Anlage zur Berufskrankheitenverordnung (BKV) „Erkrankungen durch Arsen oder seine Verbindungen"

6.6.3 Beschäftigungsbeschränkungen
§ 22 Jugendarbeitsschutzgesetz (JArbSchG) i.d.F. vom 24.2.97(BGBl. I S. 311)
§§ 4, 6 Mutterschutzgesetz (MuSchG) i.d.F. vom 17.1.97(BGBl. I S. 21)
§§ 3–5 Mutterschutzrichtlinienverordnung (MuSchRiV) vom 15.4.97 (BGBl. I S. 782)

6.7 Analytik
Bei der akuten Vergiftung ist der Nachweis von Arsen im Urin, Stuhl, gegebenenfalls im Erbrochenen von Bedeutung; bei der chronischen Vergiftung ist besonders wichtig der Nachweis von Arsen in Haaren, Nägeln und Urin.

Bei der Arsenbestimmung ist besonders zu beachten, daß:
- die Ausscheidung in Urin und Stuhl schubweise erfolgen kann, so daß ein einmaliger negativer Befund eine Arseneinwirkung nicht sicher ausschließt
- kleine Arsenmengen in Haaren und Nägeln normal vorkommen
- der Arsenbefund in den Haaren nur dann Beweiskraft hat, wenn diese vorher sorgfältig von anhaftenden Verunreinigungen gereinigt wurden
- gewisse Nahrungsmittel (Krebse, Seefische), Weinsorten oder Arzneimittel den Arsengehalt des Urins nicht unerheblich erhöhen können. Arsen aus Meerestieren wird bei der direkten Hydrierung nicht erfaßt.

aus: MAK-Werte-Liste 1997, VIII. Krebserzeugende Arbeitsstoffe, Expositionsäquivalente für krebserzeugende Arbeitsstoffe (EKA)

Luft Arsen (mg/mg^3)	Probennahmezeitpunkt: Expositionsende, bzw. Sichtende
	Harn[1)] Arsen (µg/l)
0,01	50
0,05	90
*) 0,10	130

[1)] Durch direkte Hydrierung bestimmte flüchtige Arsenverbindungen

*) = TRK-Wert

Literatur zur Analytik
Biologische Arbeitsplatztoleranzwerte in MAK- und BAT-Werte-Liste 1997. Weinheim: Wiley-VCH
ANGERER, J., SCHALLER, K. H.: Analysen in biologischem Material. In: GREIM, H. (Hrsg.): Analytische Methoden zur Prüfung gesundheitsschädlicher Arbeitsstoffe. Weinheim: Wiley-VCH
Die Werte in biologischem Material sollen mit analytisch zuverlässigen Methoden überwacht werden und den Anforderungen der statistischen Qualitätssicherung genügen. Siehe Bekanntmachung der DGAUM und des VDBW „Anforderungen an die Qualitätssicherung arbeitsmedizinisch-toxikologischer Analysen in biologischem Material (Biomonitoring)" – ASU

G 16

6.8 **Bemerkungen**
keine

6.9 **Literatur**
Auswahlkriterien für spezielle arbeitsmedizinische Vorsorge „Arsen oder seine Verbindungen (mit Ausnahme des Arsenwasserstoffs)" ZH 1/600.16, Hauptverband der gewerblichen Berufsgenossenschaften, Carl Heymanns Verlag KG, Luxemburger Str. 449, 50939 Köln
BUCHUNAN, W. D.: Die Toxizität der Arsenverbindungen. In: Elsevier Monographs. Amsterdam-London-New York: Elsevier, 1988
FORTH, W., HENSCHLER, D., RUMMEL, W.: Allgemeine und spezielle Pharmakologie und Toxikologie. Mannheim-Wien-Zürich: Bibliographisches Institut Wissenschaftsverlag, 1991
GIESEN, T., ZERLETT, G.: Berufskrankheiten und medizinischer Arbeitsschutz. Abschnitt C. Köln: Kohlhammer, 1996
GREIM, H., LEHNERT, G.: Arsentrioxid. Krebserzeugende Arbeitsstoffe mit biologischen Expositionsäquivalenten (EKA) – Arbeitsmedizinisch-toxikologische Begründungen. Weinheim: Wiley-VCH
International Agency for Research on Cancer (IARC): IARC-Monographs on the Evaluation of the Carcinogenic Risks of Chemicals to Humans. Suppl. 7, 1987
MOESCHLIN, S.: Klinik und Therapie der Vergiftungen. Stuttgart: Georg Thieme, 1986
PATTY, F. A.: Industrial Hygiene and Toxicology. Vol. II New York: Wilyey & Sons, 1991
SCHALLER, K. H., ANGERER, J., LEHNERT, G.: Praktische Hinweise zum Biomonitoring in der Arbeits- und Umweltmedizin. In: Arbeitsmedizin aktuell. Stuttgart: Gustav Fischer, 1996
TRGS 102 „Technische Richtskonzentrationen (TRK) für gefährliche Stoffe". Köln: Carl Heymanns, 1997
TRGS 901 „Begründungen und Erläuterungen zu Grenzwerten in der Luft am Arbeitsplatz" Nr. 21. Köln: Carl Heymanns, 1997
Ullmanns Enzyklopädie der technischen Chemie, Bd. 9. Weinheim: Verlag Chemie, 1987

G 17   Tetrachlorethen (Perchlorethylen)

Bearbeitung: Ausschuß ARBEITSMEDIZIN, Arbeitskreis „Gefährliche Stoffe", Berufsgenossenschaft der chemischen Industrie, Heidelberg

1 Anwendungsbereich
Dieser Grundsatz gibt Anhaltspunkte für gezielte arbeitsmedizinische Vorsorgeuntersuchungen, um Erkrankungen, die durch Tetrachlorethen entstehen können, zu verhindern oder frühzeitig zu erkennen.

Hinweise für die Auswahl des zu untersuchenden Personenkreises geben die Auswahlkriterien für die spezielle arbeitsmedizinische Vorsorge nach dem Berufsgenossenschaftlichen Grundsatz G 17 „Tetrachlorethen (Perchlorethylen)" (ZH 1/600.17).

2 Untersuchungsarten

2.1 Erstuntersuchung
Vor Aufnahme einer Tätigkeit an Arbeitsplätzen, an denen der Luftgrenzwert für Tetrachlorethen (Perchlorethylen) nicht eingehalten wird oder andere Auswahlkriterien erfüllt sind.

2.2 Nachuntersuchungen
während dieser Tätigkeit

2.3 Nachgehende Untersuchungen
entfällt

3 Erstuntersuchung

3.1 Allgemeine Untersuchung

3.1.1 Feststellung der Vorgeschichte
(allgemeine Anamnese, Arbeitsanamnese, Beschwerden)

3.1.2 Untersuchung im Hinblick auf die Tätigkeit

3.1.3 Urinstatus
Mehrfachteststreifen, Sediment

3.2 Spezielle Untersuchung

3.2.1 erforderlich
- SGPT (ALT)
- γ-GT

3.2.2 erwünscht
- SGOT (AST)
- Ergometrie (siehe Anhang 2, Leitfaden „Ergometrie")

3.3 Arbeitsmedizinische Kriterien

3.3.1 gesundheitliche Bedenken

3.3.1.1 dauernde gesundheitliche Bedenken
Personen mit
- Leberschäden
- Nierenschäden
- floridem oder chronisch rezidivierendem Ulcus des Magens oder Zwölffingerdarms
- Rhythmusstörungen des Herzens sowie EKG-Veränderungen von Krankheitswert
- Erkrankungen des zentralen und peripheren Nervensystems
- ausgeprägter psycho-vegetativer Überregbarkeit
- Alkohol-, Rauschmittel-, Medikamentenabhängigkeit

3.3.1.2 befristete gesundheitliche Bedenken
Personen mit den unter 3.3.1.1 genannten Erkrankungen, soweit eine Wiederherstellung zu erwarten ist

3.3.2 keine gesundheitlichen Bedenken unter bestimmten Voraussetzungen
Sind die in 3.3.1.1 genannten Erkrankungen oder Funktionsstörungen weniger ausgeprägt, so soll der untersuchende Arzt prüfen, ob unter bestimmten Voraussetzungen eine Beschäftigung oder Weiterbeschäftigung möglich ist. Hierbei wird gedacht an verbesserte Arbeitsplatzverhältnisse, Verwenden persönlicher Schutzausrüstungen, verkürzte Nachuntersuchungsfristen usw.
Personen mit vegetativen Störungen ohne erheblichen Krankheitswert

3.3.3   keine gesundheitlichen Bedenken
alle anderen Personen, soweit keine Beschäftigungsbeschränkungen bestehen (siehe 6.6.3)

4   Nachuntersuchungen

4.1   Nachuntersuchungsfristen

4.1.1   erste Nachuntersuchung
12–18 Monate

4.1.2   weitere Nachuntersuchungen
12–24 Monate

4.1.3   vorzeitige Nachuntersuchung
– nach mehrwöchiger Erkrankung oder körperlicher Beeinträchtigung, die Anlaß zu Bedenken gegen eine Weiterbeschäftigung gibt
– nach ärztlichem Ermessen in Einzelfällen (z. B. bei befristeten gesundheitlichen Bedenken)
– auf Wunsch eines Arbeitnehmers, der einen ursächlichen Zusammenhang zwischen seiner Erkrankung und seiner Tätigkeit am Arbeitsplatz vermutet

4.2   Allgemeine Untersuchung

4.2.1   Zwischenanamnese (einschließlich Arbeitsanamnese)
besonders zu achten auf Kopfschmerzen, Schwindel, Konzentrationsschwäche, Vergeßlichkeit, Sensibilitätsstörungen, Geschmacks- und Geruchsstörungen, Seh- und Hörstörungen, Klagen über Herzunruhe, Beklemmungen, Appetitlosigkeit, Gewichtsabnahme, Magen-Darm-Störungen, Brechreiz, Erbrechen, Alkoholintoleranz

4.2.2   Untersuchung im Hinblick auf die Tätigkeit
(einschließlich allgemein-neurologischer Befunderhebung)

4.2.3   Urinstatus
siehe 3.1.3

4.3   Spezielle Untersuchung

4.3.1   erforderlich
– SGPT (ALT)
– γ-GT

4.3.2 erwünscht
- SGOT (AST)

4.3.3 bei unklaren Fällen
bei Verdachtsfällen, die durch die bisher genannten Untersuchungen nicht abgeklärt werden können:
- weitere Leberdiagnostik
- EKG (siehe 3.2.2)
- fachneurologische Untersuchung (einschließlich EEG)
- Biomonitoring (siehe 6.7)

4.4 Arbeitsmedizinische Kriterien
siehe 3.3

5 Nachgehende Untersuchungen
entfällt

6 Ergänzende Hinweise

6.1 Physikalisch-chemische Eigenschaften und MAK-Wert
Tetrachlorethen – auch Perchlorethylen oder „Per" genannt – ist eine farblose, unbrennbare, chloroformähnlich riechende Flüssigkeit; in Wasser kaum löslich (0,01% bei 25 °C). Gut mischbar ist es dagegen mit zahlreichen organischen Flüssigkeiten. Es ist das beständigste Chlorderivat des Ethylens, auch ohne Stabilisator lange Zeit haltbar.
Durch Sauerstoff wird es zu Dichloracetylchlorid oxidiert. Die Pyrolyse (thermische Zersetzung) beginnt bei 150 °C, dabei entstehen u.a. Hexachlorethan und Dichloracetylen.

Formel	$CCl_2 = CCL_2$
relative Molekülmasse	165,85
Siedepunkt	121 °C
Schmelzpunkt	−23,5 °C
Dichte (20 °C)	1,62 kg/l
Dampfdruck (20 °C)	1,9 kPa (14,2 Torr)
Dampfdichte (Luft = 1)	5,7
Verdunstungszahl (Ether = 1)	9,5
Sättigungskonzentration (20 °C)	126 g/m^3
krebserzeugend	Gruppe III B

Die jeweils aktuelle Fassung der TRGS 900 „Luftgrenzwerte" ist zu beachten.

6.2 **Vorkommen und Gefahrenquellen**
Auszug aus Auswahlkriterien „Tetrachlorethen (Perchlorethylen)" (ZH 1/600.17):
Spezielle arbeitsmedizinische Vorsorge bei Tätigkeiten mit Tetrachlorethen (Perchlorethylen) ist insbesondere bei folgenden Betriebsarten, Arbeitsplätzen oder Tätigkeiten einschließlich Reinigungs- und Reparaturarbeiten erforderlich. Hier kann auf spezielle arbeitsmedizinische Vorsorge dann verzichtet werden, wenn durch Messungen belegt ist, daß der Luftgrenzwert bzw. BAT-Wert für Tetrachlorethen (Perchlorethylen) eingehalten wird:
– Herstellen und Abfüllen
– Aufarbeiten
– Herstellen von Fluorchlorkohlenwasserstoffen aus Tetrachlorethen
– Verwenden als Lösemittel für Öle, Fette, Wachse, Harze Kautschuk, Asphalt, Anstrichmittel (z. B. Lacke)
– Verwenden in Lackentfernern, Rostschutzmitteln, Kaltreinigern
– Verwenden bei der Naßextraktion in Tierkörperverwertungsanstalten
– Entfetten, Reinigen und Trocknen von Materialien, insbesondere in offener Kalt- und Warmanwendung
– Abdunstplätze beim Entfetten und Reinigen in offener Anwendung
– Detachurarbeiten und Fleckentfernen

6.3 **Aufnahme**

6.3.1 **vorwiegend durch die Atemwege**

6.3.2 **durch die Haut**

6.4 **Wirkungsweise**
Tetrachlorethen ist lipoidlöslich und ein Narkotikum mit peripherer und zentralnervöser Wirkung; seine narkotische Wirkung entspricht etwa der des Trichlorethens. Es ist weiterhin leber- und nierenschädigend. Tetrachlorethen wird überwiegend durch die Lunge ausgeschieden. Es besteht ein konkreter Zusammenhang zwischen der Konzentration des Tetrachlorethens in der Exhalationsluft und der vorangegangenen Exposition. Tetrachlorethen kann noch nach Tagen in der Exhalationsluft nachgewiesen werden. Ein kleiner Teil erscheint in Form der Metaboliten Trichloressigsäure und glucoronidiertes Trichlorethanol im Urin. Es kumuliert. Dadurch ist der Zusam-

G 17

menhang zwischen Exposition und Konzentration von Trichloressigsäure im Urin an Einzelproben nicht ohne weiteres zu sehen. Die Halbwertzeit des Tetrachlorethens beträgt ca. 4 Tage. Durch seine gute Lipoidlöslichkeit entfettet es die Haut und kann Hautschäden verursachen.

6.5 Krankheitsbild

6.5.1 akute/subakute Gesundheitsschädigung
– In seltenen tödlichen Fällen kommt es durch direkte Exposition gegen Tetrachlorethendämpfe zum Lungenödem
– Magen-Darm-Störungen bis zur hämorrhagischen Enteritis
– narkotische Wirkung mit allen Stadien des Rausches bei zur tiefen Narkose mit tödlichem Ausgang
bei Narkoseerscheinungen:
– vegetativ-nervöse Symptome
– Appetitlosigkeit, abdominale Beschwerden
– Übelkeit, Erbrechen, Abdominalschmerz/Krämpfe
– Kopfschmerzen, Schwindel
– Mattigkeit
Motorische, sensible und trophische Störungen der Extremitäten. Akute Reizungen der Haut und Schleimhäute sind selten (Husten, Dyspnoe). Gelegentlich plötzliche Spättodesfälle durch Herzkammerflimmern bei körperlicher Anstrengung und nach Alkoholgenuß. Die überstandene akute Vergiftung hinterläßt in der Regel keine bleibenden Organschäden

6.5.2 chronische Gesundheitsschädigung
– Dermatitiden verschiedenster Ausprägungen
– Schleimhautreizung der oberen Atemwege
– neurasthenische Beschwerden, verstärkte psycho-vegetative Überregbarkeit
– Magen-Darm-Störungen
Wirkung auf die parenchymatösen Organe ist möglich, jedoch sind Leberschäden meist leicht. Selten sind schwere Fälle mit dem Bild der Zelldegeneration der Leber u. U. mit Beteiligung der Nieren im Sinne eines hepato-renalen Syndroms.

6.6 Rechtsgrundlagen

6.6.1 Rechtsgrundlagen für spezielle arbeitsmedizinische Vorsorgeuntersuchungen
§ 28 Gefahrstoffverordnung (GefStoffV), Anhang VI zur GefStoffV
§ 3 UVV „Arbeitsmedizinische Vorsorge" (VBG 100), Anlage 1 zur UVV

6.6.2 Berufskrankheit
§ 9 Abs. 1 Siebtes Buch Sozialgesetzbuch (SGB VII) Nr. 1302 der Anlage zur Berufskrankheitenverordnung (BKV) „Erkrankungen durch Halogenkohlenwasserstoffe"

6.6.3 Beschäftigungsbeschränkungen
§ 22 Jugendarbeitsschutzgesetz (JArbSchG) i.d.F. vom 24.2.97 (BGBl. I S. 311)
§§ 4, 6 Mutterschutzgesetz (MuSchG) i.d.F. vom 17.1.97 (BGBl. I S. 21)
§§ 3–5 Mutterschutzrichtlinienverordnung (MuSchRiV) vom 15.4.97 (BGBl. I S. 782)

6.7 Analytik
aus: MAK-Werte-Liste 1997. VIII Stoffliste

Parameter:	Tetrachlorethen
BAT-Wert:	1 mg/l Vollblut
Probennahmezeitpunkt:	vor nachfolgender Schicht
Parameter:	Tetrachlorethen
BAT-Wert:	9,5 ml/m^3 Alveolarluft
Probennahmezeitpunkt:	vor nachfolgender Schicht

Literatur zur Analytik
Biologische Arbeitsplatztoleranzwerte in MAK- und BAT-Werte-Liste 1997. Weinheim: Wiley-VCH
ANGERER, J., SCHALLER, K. H.: Analysen in biologischem Material. In: GREIM, H. (Hrsg.): Analytische Methoden zur Prüfung gesundheitsschädlicher Arbeitsstoffe. Weinheim: Wiley-VCH
Die Werte in biologischem Material sollen mit analytisch zuverlässigen Methoden überwacht werden und den Anforderungen der statistischen Qualitätssicherung genügen. Siehe Bekanntmachung der DGAUM und des VDBW „Anforderungen an die Qualitätssicherung arbeitsmedizinisch-toxikologischer Analysen in biologischem Material (Biomonitoring)" – ASU

6.8 Bemerkungen
keine

G 17

6.9 Literatur

Auswahlkriterien für spezielle arbeitsmedizinische Vorsorge „Tetrachlorethylen (Perchlorethylen, Tetrachlorethen)" ZH 1/600.17, Hauptverband der gewerblichen Berufsgenossenschaften, Carl Heymanns Verlag KG, Luxemburger Str. 449, 50939 Köln

Berufsgenossenschaft der chemischen Industrie: „Chlorkohlenwasserstoffe" (Merkblatt M 040/1988). Jedermann-Verlag Dr. Otto Pfeffer oHG, Postfach 103140, 69021 Heidelberg

GIESEN, T., ZERLETT, G.: Berufskrankheiten und medizinischer Arbeitsschutz. Abschnitt C. Köln: Kohlhammer, 1996

GREIM, H.: Gesundheitsschädliche Arbeitsstoffe. Toxikologisch-arbeitsmedizinische Begründungen von MAK-Werten. Weinheim: Wiley-VCH

GREIM, H., LEHNERT, G.: Biologische Arbeitsstoff-Toleranzwerte (BAT-Werte) – Arbeitsmedizinisch-toxikologische Begründungen. Weinheim: Wiley-VCH

KÜHN-BIRETT: P 05 „Perchlorethylen" In: Merkblätter Gefährliche Arbeitsstoffe. Ecomed

MOESCHLIN, S.: Klinik und Therapie der Vergiftungen. Stuttgart: Georg Thieme, 1986

PATTY, F. A.: Industrial Hygiene and Toxicology. Vol. II New York: Wilyey & Sons, 1991

SCHALLER, K. H., ANGERER, J., LEHNERT, G.: Praktische Hinweise zum Biomonitoring in der Arbeits- und Umweltmedizin. In: Arbeitsmedizin aktuell. Stuttgart: Gustav Fischer, 1996

Ullmanns Enzyklopädie der technischen Chemie, Bd. 9. Weinheim: Verlag Chemie, 1987

WIRTH, W., HECHT, G., GLOXHUBER, CHR.: Toxikologie-Fibel. Stuttgart: George Thieme, 1994

G 18 Tetrachlorethan oder Pentachlorethan

Bearbeitung: Ausschuß ARBEITSMEDIZIN, Arbeitskreis „Gefährliche Stoffe", Berufsgenossenschaft der chemischen Industrie, Heidelberg

1 Anwendungsbereich
Dieser Grundsatz gibt Anhaltspunkte für gezielte arbeitsmedizinische Vorsorgeuntersuchungen, um Erkrankungen, die durch Tetrachlorethan oder Pentachlorethan entstehen können, zu verhindern oder frühzeitig zu erkennen.
Hinweise für die Auswahl des zu untersuchenden Personenkreises geben die Auswahlkriterien für die spezielle arbeitsmedizinische Vorsorge nach dem Berufsgenossenschaftlichen Grundsatz G 18 „Tetrachlorethan oder Pentachlorethan" (ZH 1/600.18).

2 Untersuchungsarten

2.1 Erstuntersuchung
Vor Aufnahme einer Tätigkeit an Arbeitsplätzen, an denen der Luftgrenzwert für Tetrachlorethan oder Pentachlorethan nicht eingehalten wird oder andere Auswahlkriterien erfüllt sind.

2.2 Nachuntersuchungen
während dieser Tätigkeit

2.3 Nachgehende Untersuchungen
entfällt

3 Erstuntersuchung

3.1 Allgemeine Untersuchung

3.1.1 Feststellung der Vorgeschichte
(allgemeine Anamnese, Arbeitsanamnese, Beschwerden)

3.1.2 Untersuchung im Hinblick auf die Tätigkeit

3.1.3 Urinstatus
Mehrfachteststreifen, Sediment

3.2 Spezielle Untersuchung

3.2.1 erforderlich
- SGPT (ALT)
- γ-GT

3.2.2 erwünscht
- SGOT (AST)

3.3 Arbeitsmedizinische Kriterien

3.3.1 gesundheitliche Bedenken

3.3.1.1 dauernde gesundheitliche Bedenken
Personen mit
- Leberschäden oder Verdacht darauf
- floridem oder chronisch rezidivierendem Ulcus des Magens oder Zwölffingerdarms
- Nierenschäden
- Erkrankungen des zentralen und peripheren Nervensystems sowie Erkrankungen der Psyche
- Alkohol-, Rauschmittel-, Medikamentenabhängigkeit
- stark reduziertem Allgemeinzustand

3.3.1.2 befristete gesundheitliche Bedenken
Personen mit den unter 3.3.1.1 genannten Erkrankungen, soweit eine Wiederherstellung zu erwarten ist

3.3.2 keine gesundheitlichen Bedenken unter bestimmten Voraussetzungen
Sind die in 3.3.1.1 genannten Erkrankungen oder Funktionsstörungen weniger ausgeprägt, so soll der untersuchende Arzt prüfen, ob unter bestimmten Voraussetzungen eine Beschäftigung oder Weiterbeschäftigung möglich ist. Hierbei wird gedacht an verbesserte Arbeitsplatzverhältnisse, Verwenden persönlicher Schutzausrüstungen, verkürzte Nachuntersuchungsfristen usw.
bei Personen mit chronischer Gastritis bzw. starker Fettsucht

3.3.3 keine gesundheitlichen Bedenken
alle anderen Personen, soweit keine Beschäftigungsbeschränkungen bestehen (siehe 6.6.3)

4 Nachuntersuchungen

4.1 Nachuntersuchungsfristen

4.1.1 erste Nachuntersuchung
3–6 Monate

4.1.2 weitere Nachuntersuchungen
6 Monate

4.1.3 vorzeitige Nachuntersuchung
- nach mehrwöchiger Erkrankung oder körperlicher Beeinträchtigung, die Anlaß zu Bedenken gegen eine Weiterbeschäftigung gibt
- nach ärztlichem Ermessen in Einzelfällen (z. B. bei befristeten gesundheitlichen Bedenken)
- auf Wunsch eines Arbeitnehmers, der einen ursächlichen Zusammenhang zwischen seiner Erkrankung und seiner Tätigkeit am Arbeitsplatz vermutet

4.2 Allgemeine Untersuchung

4.2.1 Zwischenanamnese (einschließlich Arbeitsanamnese)
besonders zu achten auf Appetitlosigkeit, Druckgefühl im Oberbauch, eventuell kolikartige Leibschmerzen, Verdauungsstörungen (Durchfall, Verstopfung), Übelkeit und Erbrechen, Gewichtsverlust; Kopfschmerzen, Schwindelgefühl, auffällige Müdigkeit, Schlafstörungen, Konzentrationsschwäche, Parästhesien (vor allem in den Finger- und Zehenspitzen), Tremor

4.2.2 Untersuchung im Hinblick auf die Tätigkeit

4.2.3 Urinstatus
siehe 3.1.3

4.3 Spezielle Untersuchung
siehe 3.2

4.3.1 bei unklaren Fällen
- großes Blutbild, Thrombozyten
- weitere Leber- und Nierendiagnostik, z. B. Bilirubin im Serum, Elektrophorese, weitere Enzymreaktionen(z. B. alkalische Phosphatase), Kreatinin im Serum
- fachneurologische Untersuchung (einschließlich EEG)

G 18

4.4 Arbeitsmedizinische Kriterien

4.4.1 gesundheitliche Bedenken

4.4.1.1 dauernde gesundheitliche Bedenken
Personen mit bleibenden Schäden wie unter 3.3.1.1

4.4.1.2 befristete gesundheitliche Bedenken
siehe 3.3.1.2, und Personen mit überstandenem Leberparenchymschaden sind jedoch nach klinischer Genesung auf die Dauer von wenigstens 13 Monaten von weiterem Kontakt mit Tetrachlorethan und Pentachlorethan auszuschließen. Nach Ablauf dieser Frist und nach vorangegangener ärztlicher Untersuchung ist eine Weiterbeschäftigung möglich.

4.4.2 keine gesundheitlichen Bedenken unter bestimmten Voraussetzungen
siehe 3.3.2

4.4.3 keine gesundheitlichen Bedenken
alle anderen Personen, soweit keine Beschäftigungsbeschränkungen bestehen (siehe 6.6.3)

5 Nachgehende Untersuchungen
entfällt

6 Ergänzende Hinweise

6.1 Physikalisch-chemische Eigenschaften und MAK-Wert
1,1,2,2-Tetrachlorethan und 1,1,1,2-Pentachlorethan sind farblose, unbrennbare Flüssigkeiten, die in Abwesenheit von Licht, Luft und Feuchtigkeit auch bei höherer Temperatur stabil sind. Feuchtigkeit verursacht schon bei normaler Temperatur Hydrolyse. Bei Kontakt mit Alkalihydroxiden können giftige, ätzende und explosible Zersetzungsprodukte entstehen. Sie sind in organischen Lösemitteln gut löslich, in Wasser dagegen wenig löslich, Tetrachlorethan z. B. bis 20 °C zu 0,29%, Pentachlorethan bei 20 °C zu 0,05%.

	1,1,2,2-Tetrachlorethan	1,1,1,2,2-Pentachlorethan
Formel	$CHCl_2$-$CHCl_2$	CH-Cl_2-CCl_3
relative Molekülmasse	167,9	202,3
Siedepunkt	146,3 °C	162 °C
Schmelzpunkt	−42,5 °C	−29 °C
Dichte (20 °C)	1,6 kg/l	1,68 kg/l
Dampfdruck (20 °C)	0,68 kPa (5,1 Torr)	0,4 kPa (3 Torr)
Dampfdichte (Luft = 1)	5,8	7,0
Verdunstungszahl (Ether = 1)	33	−
Sättigungskonzentration (20 °C)	46 g/m^3	37 g/m^3
MAK-Wert (1997)	1 ml/m^3 bzw. 7 mg/m^3	5 ml/m^3 bzw. 42 mg/m^3
krebserzeugend:	Gruppe III B	
Spitzenbegrenzung:	−	IIc

Die jeweils aktuelle Fassung der TRGS 900 „Luftgrenzwerte" ist zu beachten.
Kurzzeitwert (TRGS 900, Abschnitt 2.3)
− Schichtmittelwert einhalten
− Überschreitungsfaktor 4 für 15 Minuten zulässig
 4 ml/m^3 bzw. 28 mg/m^3 für Tetrachlorethan
 20 ml/m^3 bzw. 168 mg/m^3 für Pentachlorethan
 insgesamt nicht mehr als 1 Stunde pro Schicht

6.2 Vorkommen und Gefahrenquellen

Auszug aus Auswahlkriterien „Tetrachlorethan oder Pentachlorethan" (ZH 1/600.18):
Spezielle arbeitsmedizinische Vorsorge bei Tätigkeiten mit Tetrachlorethan oder Pentachlorethan ist insbesondere bei folgenden Betriebsarten, Arbeitsplätzen oder Tätigkeiten einschließlich Reinigungs- und Reparaturarbeiten erforderlich. Hier kann auf spezielle arbeitsmedizinische Vorsorge dann verzichtet werden, wenn durch Messungen belegt ist, daß der Luftgrenzwert für Tetrachlorethan oder Pentachlorethan eingehalten wird;

1,1,2,2-Tetrachlorethan
− Herstellen und Abfüllen
− Herstellen von anderen chlorierten Kohlenwasserstoffen
− Verwenden als insektizides Räuchermittel, als Extraktionsmittel für bestimmte Prozesse und als Reaktionsmedium bei der Herstellung von Chlorcyan-Polymeren
− Verwenden von Arbeitsstoffen mit einem Gehalt an Tetra-

chlorethan von mehr als 1 % ihres Gewichtes, z. B. Lacke und Klebstoffe auf der Basis von chlorierten und polymeren Kohlenwasserstoffen

1,1,1,2,2-Pentachlorethan
- Herstellen und Abfüllen
- Herstellen von Tetrachlorethylen
- Herstellen von Celluloseacetaten und Celluloseester, Verwenden als Metallentfettungsmittel, Reinigungsmittel oder Entlakkungsmittel
- Verwenden von Arbeitsstoffen mit einem Gehalt an Pentachlorethan von mehr als 1 % ihres Gewichtes, z. B. Lacke und Klebstoffe auf der Basis von chlorierten und polymeren Kohlenwasserstoffen

6.3 Aufnahme

6.3.1 vorwiegend durch die Atemwege

6.3.2 durch die Haut

6.4 Wirkungsweise

Tetrachlorethan und Pentachlorethan zählen zu den giftigsten Chlorkohlenwasserstoffen. Sie werden vor allem inhalativ aufgenommen. Durch ihre gute Lipoidlöslichkeit werden sie auch durch Haut und Schleimhäute resorbiert. Sie schädigen stark die parenchymatösen Organe (Myocardschäden, hepatorenales Syndrom), z. B. bis zur gelben Leberatrophie und Nephrose. Tetrachlorethan kann außerdem zu Schäden am Gehirn und Nervensystem führen. Über eine neurotoxische Wirkung des Pentachlorethans ist bisher nichts bekannt.

Ein Teil des Tetrachlorethans und des Pentachlorethans wird über die Lunge abgeatmet, ein geringer Teil im Urin ausgeschieden und ansonsten werden sie metabolisiert.

Nach niedrigen Konzentrationen: Brechreiz, Schwindel, Schleimhautreizung

Als Metabolite entstehen chlorierte Ethanole, Acetaldehyde und Essigsäure, es wurde auch Oxalsäure nachgewiesen.

6.5 Krankheitsbild

6.5.1 akute/subakute Gesundheitsschädigung
nach Inhalation hoher Konzentrationen:
- Reizerscheinungen an den Augenbindehäuten und den Schleimhäuten der Luftwege (besonders ausgeprägt bei Pen-

tachlorethan), Kopfschmerzen, Schwindel, rauschartiger Erregungszustand, Übelkeit (Brechreiz), Narkose, Tod durch Atemlähmung.
Dem pränarkotischen oder narkotischen Stadium kann nach scheinbarer Erholung binnen weniger Tage eine schwere Schädigung von Leber und Nieren (hepatorenales Syndrom) folgen, die durch gastrointestinale Störungen mit Erbrechen, kolikartige Leibschmerzen, Lebervergrößerung, Ikterus, pathologische Leberfunktionsproben, vor allem Erhöhung der Transaminasenwerte, u. U. auch Albuminurie, Erythrozyturie, Hämoglobinurie und Oligurie gekennzeichnet ist.
Der akuten Vergiftung durch Tetrachlorethan können auch Störungen im Nervensystem folgen, z. B. Symptome diffuser oder lokalisierter Hirnschädigung und polyneuritische Erscheinungen.

6.5.2 chronische Gesundheitsschädigung
Erste Erscheinungen sind Appetitlosigkeit, Störungen oder Verlust der Geschmacksempfindung, auffällige Müdigkeit, Schwindelgefühl, Übelkeit, Erbrechen, Schmerzempfinden über dem Magen- und Leberbereich. Das ausgeprägte Vergiftungsbild ist durch eine Leberzellschädigung mit in der Regel leichtem Ikterus gekennzeichnet. Niereninsuffienzerscheinungen sind meist wenig ausgeprägt oder können ganz fehlen.
Als Begleiterscheinungen oder als selbständige Verlaufsformen sind auch bei der chronischen Vergiftung durch Tetrachlorethan encephalotoxische und neurotoxische Störungen bekannt (z. B. Zittern der Hände, Schwindelanfälle, Kopfschmerzen, Anämie, halluzinatorische und delirante Zustände, Reflexstörungen, polyneuritisches Syndrom).

6.6 Rechtsgrundlagen

6.6.1 Rechtsgrundlagen für spezielle arbeitsmedizinische Vorsorgeuntersuchungen
§ 28 Gefahrstoffverordnung (GefStoffV), Anhang VI zur GefStoffV
§ 3 UVV „Arbeitsmedizinische Vorsorge" (VBG 100), Anlage 1 zur UVV

6.6.2 Berufskrankheit
§ 9 Abs. 1 Siebtes Buch Sozialgesetzbuch (SGB VII)
Nr. 1302 der Anlage zur Berufskrankheitenverordnung (BKV) „Erkrankungen durch Halogenkohlenwasserstoffe"

6.6.3 Beschäftigungsbeschränkungen
§ 22 Jugendarbeitsschutzgesetz (JArbSchG) i.d.F. vom 24.2.97 (BGBl. I S. 311)
§§ 4, 6 Mutterschutzgesetz (MuSchG) i.d.F. vom 17.1.97 (BGBl. I S. 21)
§§ 3–5 Mutterschutzrichtlinienverordnung (MuSchRiV) vom 15.4.97 (BGBl. I S. 782)

6.7 Analytik
entfällt

6.8 Bemerkungen
keine

6.9 Literatur
Auswahlkriterien für spezielle arbeitsmedizinische Vorsorge „Tetrachlorethan oder Pentachlorethan" ZH 1/600.18, Hauptverband der gewerblichen Berufsgenossenschaften, Carl Heymanns Verlag KG, Luxemburger Str. 449, 50939 Köln
ELKINS, H. B.: Tetrachlorethane, in: Encyclopaedie of Occupational Health and Safety, Vol. II. Genf: International Labour Office, 1972
GIESEN, T., ZERLETT, G.: Berufskrankheiten und medizinischer Arbeitsschutz. Abschnitt C., Köln: Kohlhammer, 1996
GREIM, H.: Gesundheitsschädliche Arbeitsstoffe. Toxikologisch-arbeitsmedizinische Begründungen von MAK-Werten. Weinheim: Wiley-VCH
Gesellschaft Deutscher Chemiker (GDCh). Beratergremium für umweltrelevante Altstoffe (BUA). „1,1,2,2-Tetrachlorethan". BUA-Bericht 29, 1989
KÜHN-BIRETT: P 02 „Pentachlorethan und T 06 1,1,2,2-Tetrachlorethan". In: Merkblätter Gefährliche Arbeitsstoffe. Ecomed
MOESCHLIN, S.: Klinik und Therapie der Vergiftungen. Stuttgart: Georg Thieme, 1986
PATTY, F. A.: Industrial Hygiene and Toxicology. Vol. II New York: Wilyey & Sons, 1991
Ullmanns Enzyklopädie der technischen Chemie, Bd. 9. Weinheim: Verlag Chemie, 1987
WIRTH, W., HECHT, G., GLOXHUBER, CHR.: Toxikologie-Fibel. Stuttgart: George Thieme, 1994

G 19 Erläuterung zum Wegfall des Grundsatzes G 19 „Laserstrahlung"

Der Ausschuß ARBEITSMEDIZIN hat in seiner Sitzung am 26. Mai 1983 auf der Grundlage des Beratungsergebnisses der Arbeitsgruppe 1.6 „Nichtionisierende Strahlung" beschlossen, den Grundsatz G 19 „Laserstrahlung" entfallen zu lassen. In Zukunft kann sowohl auf Erst- als auch auf Nachuntersuchungen im Bereich der arbeitsmedizinischen Vorsorge verzichtet werden. Diese Empfehlung beruht auf nationalen und internationalen Erkenntnissen der letzten Jahre:
- Gesundheitsschädigungen durch Laserstrahlung sind nur als Folge von Unfallereignissen bekannt geworden. Seit Bestehen des Grundsatzes haben sich 11 Unfälle durch unsachgemäße Handhabung leistungsstarker Laser im Forschungs- und Entwicklungsbereich ereignet. Dieses Unfallrisiko wird durch arbeitsmedizinische Vorsorgeuntersuchungen nicht verringert.
- Schäden durch Langzeitwirkungen sind nicht beobachtet worden. Ebenso sind keine Augenerkrankungen bekannt, die durch den Umgang mit Laserstrahlung spezifisch verschlechtert werden.
- Schädigungen der Netzhaut durch Laserstrahlung, wie sie bei Unfallereignissen auftreten, sind bereits wenige Tage danach ophthalmoskopisch nicht von anderen Netzhautnarben und natürlichen Pigmentunregelmäßigkeiten zu unterscheiden. Andererseits können Funktionsausfälle nach Lasereinwirkung auch ohne ophthalmoskopisch sichtbare Läsionen auftreten. Eine retrospektive jährliche Untersuchung des Augenhintergrundes ist daher nur bedingt zur Feststellung von Schädigungen durch Lasereinwirkung geeignet.

Die Arbeitsgruppe 1.6 „Nichtionisierende Strahlung" empfiehlt, Versicherte, bei denen der Verdacht einer unfallartigen Lasereinwirkung auf das Auge besteht, unverzüglich einem Augenarzt zuzuführen, damit dieser eine Fluoreszenzangiographie durchführt. Im übrigen wird für die Erzeugung und Anwendung von Laserstrahlen auf die UVV „Laserstrahlen" (VBG 93) und hinsichtlich der Erste-Hilfe-Maßnahmen auf die UVV „Erste Hilfe" (VBG 109) verwiesen.

G 20 Lärm

Bearbeitung: Ausschuß ARBEITSMEDIZIN, Arbeitskreis „Lärm", Süddeutsche Metall-Berufsgenossenschaft, Mainz

1 Anwendungsbereich

Dieser Grundsatz gibt Hinweise für gezielte arbeitsmedizinische Vorsorgeuntersuchungen, um eine Schädigung des Gehörs durch Lärm frühzeitig zu erkennen und eine ausreichende Funktionsfähigkeit des Sinnesorgans Ohr zu erhalten.

Dieser Grundsatz findet keine Anwendung bei Personen ohne nutzbare Hörreste.

Eine Beschäftigung in Lärmbereichen ist nach Auffassung des Arbeitskreises „Lärm" für Personen mit HNO-ärztlich festgestellter beidseitiger Taubheit ohne nutzbare Hörreste möglich, sofern durch die fehlende Hörfähigkeit kein erhöhtes Unfallrisiko gegeben ist; s. „Hinweise für die Beschäftigung von Schwerhörigen und Gehörlosen im Lärmbereich" (ASU 12/1998).

Hinweise für die Auswahl des zu untersuchenden Personenkreises geben die „Auswahlkriterien für die spezielle arbeitsmedizinische Vorsorge" (ZH 1/600.20).

2 Untersuchungsarten

2.1 Erstuntersuchung
vor erstmaliger Aufnahme einer beruflichen Tätigkeit, die mit gehörschädigendem Lärm verbunden ist

2.2 Nachuntersuchungen
während dieser Tätigkeit

2.3 Nachgehende Untersuchungen
entfällt

3 Erstuntersuchung

3.1 Allgemeine Untersuchung
entfällt

3.2 Spezielle Untersuchung
s. Ablaufplan Abb. 1

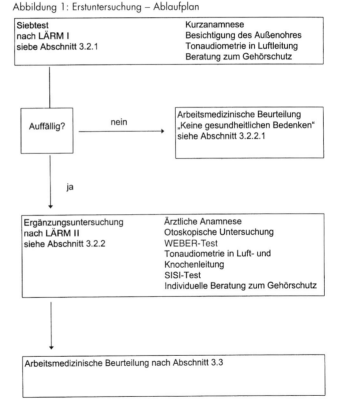

Abbildung 1: Erstuntersuchung – Ablaufplan

3.2.1 Siebtest
gemäß Untersuchungsbogen LÄRM I, bestehend aus:
- gezielter Kurzanamnese,
- Besichtigung des Außenohres,
- Hörtest in Luftleitung (Testfrequenzen 1 kHz – 6 kHz),
- Beratung zum Gehörschutz (siehe 6.8)

3.2.2 Ergänzungsuntersuchung
gemäß Untersuchungsbogen LÄRM II, bestehend aus:
- eingehender Anamnese
- otoskopischer Untersuchung
- WEBER-Test
- Hörtest in Luftleitung (Testfrequenzen 0,5 kHz – 8 kHz) und Knochenleitung (Testfrequenzen 0,5 kHz – 4 kHz oder 6 kHz, je nach Gerätetyp)
- SISI-Test (sofern indiziert, siehe Lärm II)
- individueller Beratung zum Gehörschutz (siehe 6.8)

Die Ergänzungsuntersuchung ist erforderlich, wenn:
- im Siebtest auf mindestens einem Ohr bei mehr als einer der Testfrequenzen (1 kHz bis 6 kHz) ein Luftleitungshörverlust vorliegt, der größer als der entsprechende Hörverlust-Grenzwert nach Tabelle 1 (S. 284) ist

oder

Anhaltspunkte vorliegen für:
Operationen am Mittel- und/oder Innenohr,
Hörsturz in der Vorgeschichte,
Hörstörungen oder Ohrgeräusche in Verbindung mit Schwindelanfällen,
Entzündungen im Gehörgang oder an der Ohrmuschel

3.3 Arbeitsmedizinische Kriterien

3.3.1 Gesundheitliche Bedenken

3.3.1.1 dauernde gesundheitliche Bedenken
Personen, bei denen das Ergebnis der Erstuntersuchung nach allgemeinen arbeitsmedizinischen und otologischen Erfahrungen den begründeten Verdacht auf ein individuell erhöhtes Risiko eine Gehörschädigung durch Lärm ergibt
Dazu geben z. B. folgende Befunde und anamnestische Daten Anlaß:
- Knochenleitungs-Hörverlust auf mindestens einem Ohr bei mehr als einer der Testfrequenzen (1 kHz bis 6 kHz), der größer ist als der entsprechende Hörverlust-Grenzwert nach Tabelle 1 (S. 284)

- vestibuläre Schwindelerkrankung – Morbus Meniere – (auch ohne Überschreitung der Hörverlust-Grenzwerte nach Tabelle 1)
- Vorerkrankung des Innenohres, wie z. B. Hörsturz (auch ohne Überschreitung der Hörverlust-Grenzwerte nach Tabelle 1)
- Innenohr-/Hörnerven-Schwerhörigkeit als Folge von Schädeltraumen (Hörverlust-Grenzwerte nach Tabelle 1 überschritten und/oder sekundäre Zunahme der Schwerhörigkeit nach dem Unfallereignis)
- Zustand nach Otosklerose-Operation (auch ohne Überschreitung der Hörverlust-Grenzwerte nach Tabelle 1)
- therapieresistentes Ekzem des äußeren Gehörganges, therapeutisch nicht beeinflußbare Sekretion aus dem Mittelohr, entzündliche Hautreaktionen an der Ohrmuschel oder ihrer Umgebung, die die Benutzung von Gehörschützern nicht möglich machen.

Tabelle 1: Hörverlust-Grenzwerte für Erstuntersuchungen. Die Werte gelten beim Siebtest für Luftleitung, bei der Ergänzungsuntersuchung für Knochenleitung.

Lebensalter L in Jahren	Frequenz in kHz				
	1	2	3	4	6
	(Hörverluste in dB)				
L ≤ 30	15	15	20	25	25
30 < L ≤ 35	15	20	25	25	30
35 < L ≤ 40	15	20	25	30	35
40 < L ≤ 45	20	25	30	40	40
L > 45	20	25	35	45	50

3.3.1.2 befristete gesundheitliche Bedenken
Personen mit vorübergehender Behinderung, die das Benutzen von Gehörschützern nicht möglich macht, z. B. bei akuter Entzündung des Gehörganges oder der Ohrmuschel

3.3.2 keine gesundheitlichen Bedenken unter bestimmten Voraussetzungen
Personen, wie 3.3.1.1, für die aber bei Einhaltung besonderer Auflagen eine Zunahme des Hörverlustes ab 1 kHz nicht zu erwarten ist
Auflagen:
- verkürzte Untersuchungsfrist für die folgende Nachuntersuchung

- Bereitstellung und Verwendung speziell ausgewählter Gehörschützer (siehe 6.8)
- besondere Kontrolle der Benutzung am Arbeitsplatz
- ggf. Maßnahmen zur Verringerung des personenbezogenen Beurteilungspegels in Abstimmung mit dem Betrieb

3.3.3 keine gesundheitlichen Bedenken
alle anderen Personen, soweit kein Beschäftigungsverbot besteht (siehe 6.6.3)

4 Nachuntersuchungen

4.1 Nachuntersuchungsfristen

4.1.1 erste Nachuntersuchung
12 Monate

4.1.2 weitere Nachuntersuchungen
vor Ablauf von 36 Monaten, wenn der Beurteilungspegel $L_{Ar} \geq 90$ dB
vor Ablauf von 60 Monaten, wenn 90 dB $> L_{Ar} \geq 85$ dB

4.1.3 vorzeitige Nachuntersuchung
- nach ärztlichem Ermessen in Einzelfällen, z. B. bei befristeten gesundheitlichen Bedenken unter bestimmten Voraussetzungen
- auf Wunsch eines Versicherten, der einen ursächlichen Zusammenhang zwischen seiner Erkrankung und seiner Tätigkeit am Arbeitsplatz vermutet
- wenn infolge einer Erkrankung oder eines Unfalls Hörstörungen auftreten (wie z. B. nach Schädel-Hirntrauma) und/oder bei Ohrgeräuschen

4.2 Allgemeine Untersuchung
siehe 3.1

4.3 Spezielle Untersuchung
s. Ablaufplan Abb. 2

G 20

Abbildung 2: Nachuntersuchung – Ablaufplan

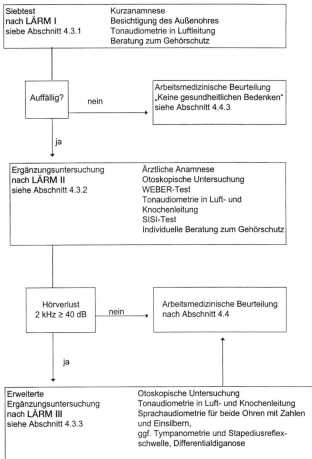

4.3.1 Siebtest
siehe 3.2.1

4.3.2 Ergänzungsuntersuchung
gemäß Untersuchungsbogen LÄRM II
siehe 3.2.2
erforderlich im Rahmen der Nachuntersuchung, wenn:
– im Siebtest gegenüber der letzten Hörprüfung auf mindestens einem Ohr eine Luftleitungsverschlechterung innerhalb

eines Zeitraumes von höchstens 3 Jahren um mehr als 30 dB als Summe der Hörverluste bei 2, 3 und 4 kHz festgestellt wurde

oder

– der Luftleitungshörverlust bei 2 kHz auf mindestens einem Ohr 40 dB erreicht oder überschreitet

oder

– die Summe der Luftleitungshörverluste bei 2, 3 und 4 kHz auf mindestens einem Ohr den entsprechenden Grenzwert nach Tabelle 2 überschreitet

oder

– erstmals Anhaltspunkte vorliegen für:
Operationen am Mittel- und/oder Innenohr,
Hörsturz in der Vorgeschichte,
Hörstörungen oder Ohrgeräusche in Verbindung mit Schwindelanfällen,
Entzündungen im Gehörgang oder an der Ohrmuschel.

Tabelle 2: Hörverlust-Grenzwerte für Nachuntersuchungen
Die Werte gelten für Luftleitung: bei Schalleitungsstörung (gemäß 6.7.5) gilt die Tabelle für die Knochenleitung

Lebensalter L in Jahren	Summe der Hörverluste bei 2, 3 und 4 kHz in dB
L ≦ 20	65
20 < L ≦ 25	75
25 < L ≦ 30	85
30 < L ≦ 35	95
35 < L ≦ 40	105
40 < L ≦ 45	115
45 < L ≦ 50	130
L > 50	140

4.3.3 erweiterte Ergänzungsuntersuchung

gemäß Untersuchungsbogen LÄRM III, bestehend aus:
– otoskopischer Untersuchung
– Tonschwellen-audiometrischer Untersuchung
– Sprachaudiogramm für beide Ohren (Hörverlust für Zahlen, Einsilbenverständlichkeit mindestens bei den Sprachschallpegeln 50, 65, 80 und 95 dB, Testmaterial nach DIN 45 621 und DIN 45 626)

erforderlich, wenn der Knochenleitungshörverlust (gemäß 6.7.5) auf beiden Ohren bei 2 kHz 40 dB erreicht oder überschreitet

4.3.4 Impedanzmessungen

Bei begründeter Indikation kann der ermächtigte Arzt zusätzlich Impedanzmessungen am Trommelfell veranlassen, sofern

G 20

HNO-ärztlich dagegen keine Bedenken bestehen.
Als begründete Indikation kommen dafür in Betracht:
- allgemein unklarer audiometrischer Befund
- objektiver Ausschluß einer Schalleitungsstörung
- Differenzierung zwischen Hörsinneszellen- und Hörnervenschaden.

Die zusätzlichen Impedanzmessungen umfassen:
- Tympanometrie (Druck im Gehörgang −300 daPa bis +300 daPa)
- Bestimmung der Stapediusreflexschwelle (vorzugsweise kontralaterale Stapediusreflexschwelle, mindestens 4 Frequenzen im Bereich 0,5–4 kHz).

Hinweis:
Der ermächtigte Arzt kann die erweiterte Ergänzungsuntersuchung ganz oder teilweise als Fremdleistung bei einem HNO-Arzt in Auftrag geben.
Von der erneuten Durchführung einer erweiterten Ergänzungsuntersuchung gemäß LÄRM III kann abgesehen werden, wenn die Hörverluste gegenüber der letzten Nachuntersuchung nicht weiter zugenommen haben.

4.4 Arbeitsmedizinische Kriterien

4.4.1 gesundheitliche Bedenken

4.4.1.1 dauernde gesundheitliche Bedenken
Personen, bei denen das Ergebnis der Nachuntersuchung nach allgemeinen arbeitsmedizinischen und otologischen Erfahrungen den begründeten Verdacht auf ein individuell erhöhtes Risiko einer Gehörschädigung durch Lärm ergibt.
Dauernde gesundheitliche Bedenken sind auszusprechen, wenn trotz Ausschlusses einer Mittelohrkomponente bei der Untersuchung nach 4.3.2.
- auf dem besserhörenden Ohr bei 2 kHz der Hörverlust 40 dB erreicht oder überschreitet
- und zusätzlich die Verständlichkeitskurve für Einsilber vollständig im schraffierten Bereich liegt (siehe Untersuchungsbogen „LÄRM III").

Darüber hinaus können folgende Befunde und anamnestische Daten Anlaß zu „dauernden gesundheitlichen Bedenken" geben:
- vestibuläre Schwindelerkrankung – Morbus Meniere – (auch ohne Überschreitung der Hörverlust-Grenzwerte nach Tabelle 2)

- Vorerkrankung des Innenohres, wie z. B. Hörsturz (auch ohne Überschreitung der Hörverlust-Grenzwerte nach Tabelle 2)
- Innenohr-/Hörnerven-Schwerhörigkeit als Folge von Schädeltraumen (Hörverlust-Grenzwerte nach Tabelle 1 überschritten)
- Zustand nach Otosklerose-Operation (auch ohne Überschreitung der Hörverlust-Grenzwerte nach Tabelle 2)
- therapieresistentes Ekzem des äußeren Gehörganges, therapeutisch nicht beeinflußbare Sekretion aus dem Mittelohr, entzündliche Hautreaktionen an der Ohrmuschel oder ihrer Umgebung, die die Benutzung von Gehörschützern nicht möglich machen.

4.4.1.2 befristete gesundheitliche Bedenken
Personen mit vorübergehender Behinderung, die das Benutzen von Gehörschützern nicht möglich macht, z. B. bei akuter Entzündung des Gehörganges oder der Ohrmuschel.

4.4.2 keine gesundheitlichen Bedenken unter bestimmten Voraussetzungen
- Personen gemäß 4.4.1.1, für die aber aufgrund der Vorbefunde unter Einhaltung besonderer Auflagen eine Zunahme des Hörverlustes ab 1 kHz nicht zu erwarten ist. Dies gilt insbesondere für Personen über 55 Jahre.
- Personen, für die nach einer Untersuchung gemäß 4.3.2 (LÄRM II) oder 4.3.3 (LÄRM III) gilt:
die Knochenleitungs-Hörverlustsumme in den Frequenzen 2, 3 und 4 kHz überschreitet auf mindestens einem Ohr die Grenzwerte der Tabelle 2
oder
die Knochenleitungs-Hörverlustsumme in den Frequenzen 2, 3 und 4 kHz hat sich auf mindestens einem Ohr innerhalb eines Zeitraumes von höchstens 3 Jahren um mehr als 30 dB erhöht.

Auflagen:
- in jedem Fall verkürzte Untersuchungsfrist für die folgenden Nachuntersuchungen (vorzugsweise 12 oder 24 Monate)
- Bereitstellung und Verwendung speziell ausgewählter Gehörschützer (siehe 6.7)
- besondere Kontrolle der Benutzung am Arbeitsplatz
- ggf. Maßnahmen zur Verringerung des personenbezogenen Beurteilungspegels in Abstimmung mit dem Betrieb

G 20

4.4.3 keine gesundheitlichen Bedenken
alle anderen Personen, soweit kein Beschäftigungsverbot besteht (siehe 6.5.3)

5 Nachgehende Untersuchungen
entfällt

6 Ergänzende Hinweise

6.1 Gehörgefährdung durch Lärmbelastung – Beurteilungspegel und Expositionsjahre
Der personenbezogene Beurteilungspegel und die Dauer der Lärmbelastung sind die entscheidenden äußeren Einflußgrößen für die Gehörgefährdung.
Die Gefahr des Entstehens von Gehörschäden besteht bei Lärmbelastungen mit Beurteilungspegeln ab 85 dB (A). Während bei Beurteilungspegeln von 85 bis 89 dB (A) Gehörschäden nur bei langdauernder Lärmbelastung auftreten können, nimmt bei Beurteilungspegeln von 90 dB (A) und mehr die Schädigungsgefahr deutlich zu. Bei Lärmbelastung mit Beurteilungspegeln von weniger als 85 dB (A) sind lärmbedingte Gehörschäden nicht wahrscheinlich.
Bei ohrgesunden Personen ist im allgemeinen nicht anzunehmen, daß sich ein lärmbedingter Gehörschaden entwickelt, wenn die Dauer der Lärmbelastung bei einem Beurteilungspegel von 90 dB (A) 6 Jahre, von 87 dB (A) 10 Jahre und von 85 dB (A) 15 Jahre nicht überschreitet. Tritt jedoch ein Gehörschaden auf, obwohl die Lärmbelastung kürzer und/oder geringer war als vorstehend beschrieben, sollte der ermächtigte Arzt die Anamnese mit dem Ziel erheben, die Gründe für die Gehörschädigung aufzudecken.

6.2 Vorkommen
Werden Personen in Lärmbereichen beschäftigt, ist grundsätzlich die Gefahr einer Gehörschädigung gegeben.
Lärmbereiche sind Bereiche, in denen der ortsbezogene Beurteilungspegel 85 dB(A) oder der Höchstwert des nichtbewerteten Schalldruckpegels 140 dB erreicht oder überschreitet.
Lärmarbeiten kommen in den meisten Gewerbezweigen vor, besonders häufig im Bergbau, der Eisen- und Metallindustrie, der Steine-Erden- Industrie, Holzbearbeitung, Textil- und Lederindustrie, Bauwirtschaft sowie Druck- und Papierindustrie.
Lärmbereiche müssen nach UVV „Lärm" (VBG 121) gekennzeichnet sein, wenn der ortsbezogene Beurteilungspegel 90 dB(A) oder der Höchstwert des unbewerteten Schalldruckpegels 140 dB erreicht oder überschreitet.

6.3 Lärmbedingte Hörminderungen

Lärmbedingte Hörminderungen sind tonaudiometrisch nachweisbare Hörverluste, die sich vorzugsweise bei Frequenzen oberhalb von 1 kHz ausbilden. Charakteristisch ist eine tonaudiometrische Senke zwischen 3 und 6 kHz. Später greift der Hörverlust auch auf höhere Frequenzen und schließlich auch auf den mittleren Frequenzbereich über. Lärmbedingte Hörminderungen sind Funktionsstörungen des Innenohres.

6.3.1 Vorübergehende Hörminderung

Vorübergehende Hörminderung (temporary threshold shift, TTS) ist eine Verschiebung der Hörschwelle, die sich nach Ende der täglichen Lärmbelastung wieder zurückbildet.

6.3.2 Bleibende Hörminderung

Eine bleibende Hörminderung (permanent threshold shift, PTS) ist eine Verschiebung der Hörschwelle, die sich nicht wieder zurückbildet.

6.3.3 Gehörerholung

Gehörerholung ist eine Rückbildung der Hörminderung. Das Ausmaß der Gehörerholung ist um so größer, je niedriger der Geräuschpegel innerhalb der Erholungszeit ist und je länger die Erholungszeit andauert. Im allgemeinen setzt eine hinreichende Gehörerholung voraus, daß der Schalldruckpegel als Mittelungspegel während der Erholungszeit 70 dB nicht überschreitet und die Erholungszeit mindestens 10 Stunden beträgt. Wesentlich höhere Schalldruckpegel behindern die Gehörerholung und können insofern zum Entstehen einer bleibenden Hörminderung oder eines Gehörschadens beitragen.

6.4 Lärmbedingte Gehörschäden

Lärmbedingte Gehörschäden sind durch Lärmeinwirkung entstandene Hörminderungen mit audiometrisch nachweisbaren Merkmalen eines Haarzellschadens, die bei 3 kHz 40 dB überschreiten.

6.4.1 Akute Gehörschäden

Bei AI-bewerteten Schalldruckpegeln oberhalb von 120 dB können akute Gehörschäden schon nach Geräuscheinwirkungen über Minuten auftreten. Bei extrem hohen Schalldruckpegeln von mehr als 140 dB (unbewertet) können Gehörschäden schon durch Einzelschallereignisse (z. B. Knalle, Explosionen) verursacht werden.

G 20

6.4.2 Chronische Gehörschäden
Chronische Gehörschäden können bei langfristiger Lärmeinwirkung eintreten.

6.5 Rechtsgrundlagen

6.5.1 Rechtsgrundlagen für spezielle arbeitsmedizinische Vorsorgeuntersuchungen
§ 3 UVV „Arbeitsmedizinische Vorsorge" (VBG 100), Anlage 1

6.5.2 Berufskrankheit
§ 9 Abs. 1 Siebtes Buch Sozialgesetzbuch (SGB VII)
Nr. 2301 der Anlage zur Berufskrankheitenverordnung (BKV) „Lärmschwerhörigkeit"

6.5.3 Beschäftigungsbeschränkungen
§ 22 Jugendarbeitsschutzgesetz (JArbSchG) i.d.F. vom 24.02.1997 (BGBl. I S. 311)
§ 4 Mutterschutzgesetz (MuSchG) i.d.F. vom 17. Januar 1997 (BGBl. I S. 21) i.V.m. §§ 3 bis 5 Mutterschutzrichtlinienverordnung (MuSchRiV) vom 15.04.1997 (BGBl. I S. 782)

6.6 Messung und Untersuchung

6.6.1 Audiometer
– Tonaudiometer nach DIN EN 60645-1
– Sprachaudiometer nach DIN EN 60645-2 mit Testmaterial nach DIN 45621 auf Tonträgern nach DIN 45626
– Auswahl, Einsatz und Prüfung (Wartung) der Audiometer, siehe LSI-Blatt 02-820, ZH 1/565.2

6.6.2 Untersuchungsraum
Der Störschallpegel im Untersuchungsraum muß so niedrig liegen, daß alle Prüftöne noch an der Normal-Hörschwelle (Hörverlust = 0 dB) gehört werden können. Um die Eignung eines Raumes prüfen zu können, nimmt man zweckmäßig das Audiogramm einer jungen Versuchsperson auf, die keinen Hörverlust besitzt. Dieses Audiogramm darf sich von dem ohne Störgeräusch aufgenommenen (z. B. bei Betriebsruhe) nicht wesentlich unterscheiden.
Die Anforderungen können ggf. durch schalldämmende Kabinen oder bei der Luftleitungsaudiometrie durch schalldämmende Audiometerhörer (nach Art der Kapselgehörschützer) erfüllt werden (siehe LSI-Blatt 01-820 (ZH 1/565.1)).

6.6.3 Zeitpunkt der Untersuchung

Vor der Untersuchung soll das Gehör des Versicherten mindestens 14 Stunden lang nicht unter Schalleinwirkung mit einem Mittelungspegel $L_{Aeq} \geq 80$ dB gestanden haben. Dies kann in der Regel durch Benutzung ausreichenden Gehörschutzes während der vorherigen Arbeitszeit mit Lärmexposition gewährleistet werden.

Eine audiometrische Untersuchung ist abzulehnen, wenn der Versicherte vor der Untersuchung unter Lärmeinwirkung $L_{Aeq} \geq 85$ dB gestanden hat und die nachfolgende Gehörerholungszeit (Lärmpause $L_{Aeq} < 75$ dB) 30 min unterschreitet.

6.6.4 Fehlerhafte Audiometrie-Befunde

Erhöhte Zahlen falsch positiver Befunde bei Untersuchungen nach diesem Grundsatz werden insbesondere dann auftreten, wenn zu schnell audiometriert wird. Die Normen DIN ISO 6189 (für den Siebtest) und DIN ISO 8253 (für die Ergänzungsuntersuchung) sollen beachtet werden (siehe 6.9). Darüber hinaus führt auch die Nichtbeachtung der Abschnitte 6.6.1 bis 6.6.3 zu Fehlmessungen.

6.6.5 Schalleitungsstörungen

Eine Schalleitungsstörung stellt sich im Tonaudiogramm durch eine Differenz des Luft-/Knochenleitungshörverlustes von mehr als 10 dB bei mehr als einer Frequenz dar. Liegt keine Schalleitungsstörung vor, kann der Knochenleitungshörverlust anhand der Luftleitungshörschwelle beurteilt werden.

6.7 Beratung zu Gehörschutz

Entsprechende Informationen enthalten die Schriften: „Ärztliche Beratung zur Anwendung von Gehörschützern" (ZH 1/565.4), ZH 1/705 „Regeln für den Einsatz von Gehörschützern", „Empfehlungen zum Tragen von Gehörschützern bei der Teilnahme am öffentlichen Straßenverkehr (ZH 1/563), „Gehörschutz-Kurzinformation für Personen mit Hörverlust" (ZH 1/567). Der Versicherte hat seinen Gehörschützer zur Untersuchung mitzubringen.

6.8 Literatur

FELDMANN: Das Gutachten des Hals-Nasen-Ohren-Arztes. Stuttgart: Georg Thieme, 4. Auflage, 1997
PFEIFFER, MARTIN, NIEMEYER: Neufassung der ISO 1999 (1984) – Zur Anwendung im System der Prävention und Begutachtung der Lärmschwerhörigkeit in der Bundesrepublik Deutschland. Zeitschrift für Lärmbekämpfung 32, 1985, 31–43

PLATH: Das Hörorgan und seine Funktion – Einführung in die Audiometrie. Berlin: Marhold-Verlag, 5. Auflage, 1992
Unfallverhütungsvorschrift „Lärm" (VBG 121), Köln: Carl Heymanns Verlag KG
VDI-Richtlinie 2058 Bl. 2: Beurteilung von Lärm hinsichtlich Gehörgefährdung, Düsseldorf: VDI-Verlag, 1988
DIN ISO 6189: Akustik: Reinton-Luftleitungs-Schwellenaudiometrie für die Gehörvorsorge, Berlin: Beuth Verlag
DIN ISO 8253: Akustik: Audiometrische Prüfverfahren, Teil 1 und Teil 3, Berlin: Beuth Verlag
Lärmschutz-Informationsblatt LSI 01-820: Hörprüfräume und -kabinen (ZH 1/565.1), Köln: Carl Heymanns Verlag KG
Lärmschutz-Informationsblatt LSI 02-820: Audiometer (ZH 1/565.2), Köln: Carl Heymanns Verlag KG
Regeln für den Einsatz von Gehörschützern (ZH 1/705), Köln: Carl Heymanns Verlag KG
Auswahlkriterien für die spezielle arbeitsmedizinische Vorsorge nach dem Berufsgenossenschaftlichen Grundsatz G 20 „Lärm" (ZH 1/600.20), Köln: Carl Heymanns Verlag KG
Merkblatt – Ärztliche Beratung zur Anwendung von Gehörschützern (ZH 1/565.4), Köln: Carl Herymanns Verlag KG
Empfehlungen zum Tragen von Gehörschützern bei der Teilnahme am öffentlichen Straßenverkehr (ZH 1/563), Köln: Carl Heymanns Verlag KG
Lehrgangs- und Arbeitsmappe für Ärzte und Fachpersonal „Arbeitsmedizinische Gehörvorsorge", Sankt Augustin: Hauptverband der gewerblichen Berufsgenossenschaften

Anhang
Empfohlene Vordrucke:
– Untersuchungsbögen, Lärm I-III"[*]
– Ärztliche Bescheinigung[*]
– Gesundheitskartei[*]
– Rechnungsvordruck für die Liquidation[*]
– Ärztliche Anzeige über eine Berufskrankheit und zusätzlich Beiblatt zur Ärztlichen Anzeige[**]

---

[*] Bezugsquelle: z. B. Verlag Kepner-Druck
[**] Bezugsquelle: über die Landesverbände der gewerblichen Berufsgenossenschaften oder über die berufsgenossenschaftlichen Verwaltungen

G 21 Kältearbeiten

Bearbeitung: Ausschuß ARBEITSMEDIZIN, Arbeitsgruppe „Klima am Arbeitsplatz", Berufsgenossenschaft Nahrungsmittel und Gaststätten, Mannheim

1 Anwendungsbereich
Dieser Grundsatz gibt Anhaltspunkte für gezielte arbeitsmedizinische Vorsorgeuntersuchungen, um Erkrankungen, die durch Kälte bei Arbeiten in Räumen mit Temperaturen kälter als −25 °C entstehen können, zu verhindern oder frühzeitig zu erkennen.
Hinweise für die Auswahl des zu untersuchenden Personenkreises geben die Auswahlkriterien für die spezielle arbeitsmedizinische Vorsorge „Kältearbeiten" (ZH 1/600.21)

2 Untersuchungsarten

2.1 Erstuntersuchung
Vor Aufnahme einer Tätigkeit an Arbeitsplätzen mit Temperaturen kälter als −25 °C

2.2 Nachuntersuchungen
während dieser Tätigkeit

2.3 Nachgehende Untersuchungen
entfällt

3 Erstuntersuchung

3.1 Allgemeine Untersuchung

3.1.1 Festellung der Vorgeschichte
(allgemeine Anamnese, Arbeitsanamnese, Beschwerden

3.2 Spezielle Untersuchung
Urinstatus (Mehrfachteststreifen)

3.3 Arbeitsmedizinische Kriterien

3.3.1 gesundheitliche Bedenken

3.3.1.1 dauernde gesundheitliche Bedenken
Personen mit chronischen Erkrankungen
- des Herzens und des Kreislaufsystems
- der Atmungsorgane
- des Blutes
- der Haut, falls sie die Durchblutung beeinflussen
- der Nieren und der ableitenden Harnwege
- des rheumatischen Formenkreises und damit vewandter Zustände

Personen mit
- chronischen Erkrankungen des äußeren Auges
- Epilepsie und anderen Anfallsleiden
- Neigung zu Überempfindlichkeitsreaktionen bei Kälteeinwirkung
  (z. B. Kälteurticaria und Kältehämoglobinurie)
- nicht ausgeheilten Zuständen bei Schädel- und Hirnverletzungen
- Neigung zu Alkoholmißbrauch, Betäubungsmittelsucht und anderen Suchtformen

3.3.1.2 befristete gesundheitliche Bedenken
Personen wie unter 3.3.1.1 soweit eine Wiederherstellung zu erwarten ist

3.3.2 keine gesundheitlichen Bedenken unter bestimmten Voraussetzungen
Personen mit leichteren Erkrankungen wie im ersten Absatz von 3.3.1.1 bei Einhaltung verkürzter Nachuntersuchungsfristen

3.3.3 keine gesundheitlichen Bedenken
alle anderen Personen, soweit keine Beschäftigungsbeschränkungen bzw. - verbote bestehen (siehe 6.4.3)

4 Nachuntersuchungen

4.1 Nachuntersuchungsfristen

4.1.1 erste Nachuntersuchung
- bei Tätigkeiten im tiefkalten Bereich von −25 °C bis −45 °C vor Ablauf von 6 Monaten
- bei Tätigkeiten im tiefkalten Bereich kälter als −45 °C vor Ablauf von 3 Monaten

4.1.2 weitere Nachuntersuchungen
- bei Tätigkeiten im tiefkalten Bereich von –25 °C bis –45 °C vor Ablauf von 12 Monaten
- bei Tätigkeiten im tiefkalten Bereich kälter als –45 °C vor Ablauf von 6 Monaten

4.1.3 vorzeitige Nachuntersuchung
- bei Tätigkeiten im tiefkalten Bereich kälter als –25 °C ist nach zwischenzeitlichen Erkrankungen von mehr als sechs Wochen oder bei mehrmaligen kurzzeitigen Erkrankungen innerhalb von sechs Monaten eine Vorstellung beim ermächtigten Arzt zur Beratung und gegebenenfalls zur vorzeitigen Nachuntersuchung erforderlich
- auf Wunsch eines Arbeitnehmers, der einen ursächlichen Zusammenhang zwischen seiner Erkrankung und seiner Tätigkeit am Arbeitsplatz vermutet

4.2 Allgemeine Untersuchung
siehe 3.1

4.3. Spezielle Untersuchung
siehe 3.3

4.4 Arbeitsmedizinische Kriterien
siehe 3.3

5 Nachgehende Untersuchung
entfällt

6 Ergänzende Hinweise

6.1 Vorkommen und Gefahrenquellen
Eine Einwirkung von Kälte ist im allgemeinen dann anzunehmen, wenn Tätigkeiten in Räumen verrichtet werden, in denen durch technisch erzeugte Kälte Temperaturen kälter als –25 °C herrschen, soweit es sich nicht um eine kurzzeitige Tätigkeit handelt. Mit einer Einwirkung von Kälte ist insbesondere bei Tätigkeiten (einschließlich Reparaturarbeiten) in Kühlräumen, Gefrierräumen, Gefriertrockenräumen und Tieftemperaturversuchskammern zu rechnen.
Eine kurzzeitige Tätigkeit liegt vor, wenn die Räume zu Kontrollzwecken oder zum Geben von Anweisungen weniger als 15 Minuten lang aufgesucht werden. Dabei wird vorausgesetzt, daß Kälteschutzkleidung getragen wird.

G 21

An Arbeitsplätzen, an denen durch Luftbewegung dem Körper Wärme in erhöhtem Maße entzogen wird, sind die Beschäftigten besonders gefährdet.

Lokale Unterkühlung durch direkte Berührung mit dem verdampfenden Kühlmittel oder kurzzeitige Berührung kalter Oberflächen können zu Erfrierungen führen.

6.2 Wirkungsweise
– allgemein
reflektorische und bei Absinken der Kerntemperatur auch direkte Rückwirkung auf die Regulation von Herztätigkeit und Blutkreislauf, von Atmung und Stoffwechsel
– lokal
Durchblutungsstörungen mit Stoffwechselbeeinflussung der Haut und der Schleimhäute durch lokale Abkühlung; Kältereiz der Thermorezeptoren

6.3 Krankheitsbild
– allgemein
reflektorisch ausgelöste Angina pectoris oder asthmatische Zustände; bei allgemeiner Unterkühlung zunächst subjektives Frösteln, Kältezittern oder Muskelversteifung; sodann Absinken der Körperkerntemperatur; Müdigkeit; Atmung und Herztätigkeit werden langsamer und schwächer; Kollapsgefahr; bei weiterer Auskühlung Störungen des Herzrhythmus bis zum Herzflimmern, Elektrolytstörungen in Blut und Gewebe, Bewußtlosigkeit und schließlich Kältetod
– lokal
Erfrierungserscheinungen an exponierten Hautstellen; katarrhalische bzw. entzündliche Reaktionen an den Schleimhäuten

6.4 Rechtsgrundlagen

6.4.1 Rechtsgrundlagen für spezielle arbeitsmedizinische Vorsorgeuntersuchungen
§ 2 Abs. 1 Nr. 1 Unfallverhütungsvorschrift „Arbeitsmedizinische Vorsorge" (VBG 100)

6.4.2 Berufskrankheit
entfällt

6.4.3 **Beschäftigungsverbote**
§ 22 Jugendarbeitsschutzgesetz (JArbSchG) i.d.F. vom 24.2.97 (BGBl. I S. 311)
§§ 4, 6 Mutterschutzgesetz (MuSchG) i.d.F. vom 17.1.97 (BGBl. I S. 21)
§§ 3 – 5 Mutterschutzrichtlinienverordnung (MuSchRiV) vom 15.4.97 (BGBl. I S. 782)

6.4.4 **Bemerkungen**
keine

6.4.5 **Literatur**
DIN 33403: Klima am Arbeitsplatz und in der Arbeitsumgebung; Teil 1: Grundlagen zur Klimaermittlung, 1984, Teil 5: Ergonomische Gestaltung von Kältearbeitsplätzen, 1997
FORSTHOFF, A.: Arbeit in -28 °C; Köln: Verlag Dr. O. Schmid, 1983
FORSTHOFF, A., GREFAHN, B., BRÖDE, P: Zur thermophysiologischen Situation von Beschäftigten in mäßiger Kälte; Arbeitsmedizin, Sozialmedizin, Umweltmedizin, 31, 1966, 168-174
GIESBRECHT, G.G., The respiratory system on a cold environment; Aviat. Space Environ. med.66, 1995, 890-902
GRIEFAHN, B.: Arbeit in mäßiger Kälte; Bundesanstalt für Arbeitsschutz, Fb 716; Bremerhaven: Wirtschaftsverlag NW, 1995
HASSI, J.: Cold related diseases and cryopathics; In: Holmer, J.: Work in cold envirnoments; Arbetsmiljöinstitutet/NIVA, Solna, 1994, 33-40
HOLLMANN, E.: Arbeitsplatzgestaltung beim Verladen von Frisch- und Tiefkühlfisch; Bundesanstalt für Arbeitsschutz, Tb 43, Bremerhaven: Wirtschaftsverlag NW, 1986
KLEINÖDER, R.: Ergonomische Gestaltung von Kältearbeit bei –30 °C in Kühl- und Gefrierhäusern; Bundesanstalt für Arbeitsschutz, Fb 562; Bremerhaven: Wirtschaftsverlag NW, 1988
KLEINÖDER, R.: Belastung und Beanspruchung bei Kälte mit superponierter energetischer und informatorischer Arbeit, Fortschr.-Berichte VDI Reihe 17, Nr. 48; Düsseldorf: VDI-Verlag, 1988
MÜLLER, R.: Arbeit in Kälte. Insbesondere beim Löschen von Frost- und Frischfisch; Bundesanstalt für Arbeitsschutz, Fb 298; Bremerhaven: Wirtschaftsverlag NW, 1982
WENZEL, H. G.: Erkrankungen durch Einwirkungen von Hitze und Kälte; In: Arbeitsmedizin Aktuell; Stuttgart: Fischer Verlag, 1980

G 22 Säureschäden der Zähne

Bearbeitung: Ausschuß ARBEITSMEDIZIN, Arbeitskreis 6.1 „Hauterkrankungen", Berufsgenossenschaft Nahrungsmittel und Gaststätten, Mannheim

1 Anwendungsbereich
Diese Grundsätze geben Anhaltspunkte für gezielte arbeitsmedizinische Vorsorgeuntersuchungen, um Erkrankungen der Zähne zu verhindern oder frühzeitig zu erkennen, die durch organische Säuren entstehen können, die sich in der Mundhöhle bilden.

2 Untersuchungsarten

2.1 Erstuntersuchung
vor Aufnahme einer Tätigkeit an Arbeitsplätzen, an denen sich organische Säuren in der Mundhöhle bilden können, insbesondere bei der Herstellung von Back-, Konditorei- und Süßwaren.

2.2 Nachuntersuchungen
während dieser Tätigkeit

2.3 Nachgehende Untersuchungen
entfällt

3 Erstuntersuchung

3.1 Allgemeine Untersuchung
entfällt

3.2 Spezielle Untersuchung

3.2.1 erforderlich
allgemeine Anamnese
besonders achten auf
– frühere Krankheiten (z. B. Rachitis)

- früher eingenommene Medikamente (z. B. Tetracyclin)
- bestehende Krankheiten (z. B. Diabetes)
- Steht der Patient in ärztlicher Behandlung? Weshalb?
- Werden Medikamente eingenommen und welche (Antikoagulantien)?
- Frühere Mithilfe oder Aufenthalt im Backbetrieb?
- Wie oft wird der Zahnarzt aufgesucht? Weshalb?
- Wie ist die Mundpflege?
- Zahnfleischbluten?
- Wurde schon einmal eine Parodontosebehandlung durchgeführt?
- Liegen Zahnerbleiden oder chonische Zahnerkrankungen vor?
- Schmerzen?

klinische Untersuchung
- kariöse Zähne, Bäckerkaries (ist auch schon bei früherem Aufenthalt als Kind oder Jugendlicher im Backbetrieb möglich); bei positivem Befund sofortige Überweisung an den Hauszahnarzt zur Gebißsanierung.
- Vitalitätsprüfung: Kältetest, z. B. CO_2
Wärmetest elektrisch
- Parodontium, übrige Mundhöhle (Gingiva, Zunge usw.)
- Ist Patient Mundatmer durch Kieferanomalie, Septumdeviation oder Polypen?

3.3 Arbeitsmedizinische Kriterien
entfällt

4 Nachuntersuchungen

4.1 Nachuntersuchungsfristen

4.1.1 erste Nachuntersuchung
vor Ablauf von 6 Monaten

4.1.2 weitere Nachuntersuchungen
vor Ablauf von 12 Monaten oder nach Ermessen des Arztes

4.1.3 vorzeitige Nachuntersuchung
- bei Erkrankungen oder Veränderungen an den Zähnen im Sinne der Bäcker- bzw. Konditorenkaries; Röntgenuntersuchung: Bißflügelstatus, apikaler Status
- auf Wunsch eines Arbeitnehmers, der einen ursächlichen Zusammenhang zwischen seiner Erkrankung und seiner Tätigkeit am Arbeitsplatz vermutet

4.2 Allgemeine Untersuchung
siehe 3.1

4.3 Spezielle Untersuchung
siehe 3.2

4.4 Arbeitsmedizinische Kriterien
siehe 3.3

5 Nachgehende Untersuchungen
entfällt

6 Ergänzende Hinweise

6.1 Vorkommen und Gefahrenquellen
Schäden werden überwiegend bei Konditoren, Lebkuchenbäckern und bei Arbeitern in der Süßwarenindustrie beobachtet, selten dagegen in Brotbäckereien und Mühlenbetrieben; daher kommt die Bezeichnung „Zuckerbäckerkaries".

6.2 Aufnahme
Die Aufnahme erfolgt durch Mehl- und Zuckerstaub in der Luft, vor allem aber dadurch, daß die Mehl- und Zuckererzeugnisse abgeschmeckt werden müssen. Zucker und Mehl setzen sich bevorzugt an den Zahnhälsen ab.

6.3 Wirkungsweise
Es handelt sich hier um Schädigungen der Zähne durch organische Säuren, die aufgrund von Gärungsprozessen in der Mundhöhle entstehen (Milchsäure, Buttersäure, Brenztraubensäure). Diese Gärungsprozesse werden durch gleichzeitige Einwirkung von Mehl und Zucker, Mehl und Hefe oder besonders durch Einwirkung von Mehl, Zucker und Hefe hervorgerufen.

6.4 Krankheitsbild
Die „Zuckerbäckerkaries" entwickelt sich rasch und befällt gleichzeitig mehrere Zähne. Sie beginnt charakteristisch im gingivalen Abschnitt der Zähne und breitet sich sehr bald auf die Labialflächen, besonders der Frontzähne aus. Die Seitenflächen der Zähne werden erst später befallen.
Wichtig für die Diagnose „Zuckerbäckerkaries" sind neben der Arbeitsanamnese eine Vielzahl oberflächlicher, ausgedehnter Zahnhalsdefekte, die auf die Labialflächen übergreifen.

Die nicht berufsbedingte Karies beginnt vorwiegend an den Fissuren oder zwischen den Zähnen.
Bei übermäßigem Konsum saurer Getränke kann das klinische Bild der Erkrankung durch organische Säuren hervorgerufen werden.

6.5 Rechtsgrundlagen

6.5.1 Rechtsgrundlagen für spezielle arbeitsmedizinische Vorsorgeuntersuchungen
entfällt

6.5.2 Berufskrankheit
§ 9 Abs. 1 Siebtes Buch Sozialgesetzbuch (SGB VII)
Nr. 1312 der Anlage zur Berufskrankheitenverordnung (BKV)
„Erkrankungen der Zähne durch Säuren"

6.5.3 Beschäftigungsverbote
entfällt

6.6 Bemerkungen
Zahnmedizinische Bemerkungen
Aufklärung des Patienten über den Zustand seines Gebisses bzw. eventuell vorliegende Erkrankungen in der Mundhöhle oder am Kiefer. Gegebenenfalls Anhalten zu besonders intensiver Mundpflege.
Vorschläge: Massagetechnik Charters, Stillmann, Wahl der Zahnbürste, eventuell Gabe von Fluor in Form von organischen Verbindungen bei lokaler Anwendung. Aufklärung des Patienten über die Gefahren, die durch Ausübung des Bäcker- bzw. Konditorenhandwerks für sein Gebiß entstehen können. Anhalten des Patienten, die Termine zu den Nachuntersuchungen unbedingt einzuhalten.
Falls notwendig, sofortige Überweisung an den Hauszahnarzt.

6.7 Literatur
BMA (Hrsg.): Berufskrankheiten-Merkblätter in: BLOME, O., Duringshofen, Berlin, 1998

G 23 Obstruktive Atemwegserkrankungen

Bearbeitung: Ausschuß ARBEITSMEDIZIN, Arbeitskreis 6.2 „Atemwegserkrankungen", Berufsgenossenschaft Nahrungsmittel und Gaststätten, Mannheim

1 Anwendungsbereich
Dieser Grundsatz gibt Anhaltspunkte für gezielte arbeitsmedizinische Vorsorgeuntersuchungen, um obstruktive Erkrankungen der Atemwege möglichst zu verhindern, frühzeitig zu erkennen oder bei Vorschäden der Atemwege Verschlimmerungen zu verhüten, die durch allergisierende oder chemisch-irritative bzw. toxische Stoffe am Arbeitsplatz hervorgerufen oder verschlimmert werden können.

2 Untersuchungsarten

2.1 Erstuntersuchung
Vor Aufnahme einer Tätigkeit an Arbeitsplätzen, mit denen mit vermehrtem Auftreten von Atemwegsobstruktionen aus allergischer oder aus chemisch-irritativer bzw. toxischer Ursache zu rechnen ist.

2.2 Nachuntersuchungen
während dieser Tätigkeit

2.3 Nachgehende Untersuchungen
entfällt

3 Erstuntersuchung

3.1 Allgemeine Untersuchung

3.1.1 Feststellung der Vorgeschichte
– allgemeine Anamnese (inkl. Raucheranamnese), besonders zu achten ist auf Erkrankungen, die zu gesundheitlichen Bedenken führen (siehe 3.3.1)
– Arbeitsanamnese
  • frühere Tätigkeiten (Zeiträume)

- jetzige Tätigkeiten/am Arbeitsplatz vorkommende Stoffe
- arbeitsplatzbezogene Beschwerden (Fließschnupfen/ Niesen, Augenbrennen, Atembeschwerden, Hautbeschwerden wie Urtikaria)
  – Beschwerden
    (allgemein, Atembeschwerden)
  – (spezielle allergologische Anamnese[1]
- saisonale(s) oder in der Genese als allergisch gesicherte(s)
  – Rhinitis
  – Konjunktivitis
  – Asthma bronchiale
- ärztlich diagnostiziertes atopisches Ekzem (Neurodermitis)

3.1.2 Untersuchung im Hinblick auf die Tätigkeit
einschließlich eingehender Untersuchung der Atemorgane

3.2 Spezielle Untersuchung

3.2.1 erforderlich
Spirometrie einschließlich der Fluß-Volumen-Kurve als Basisuntersuchung mit Meßkurven zur Bewertung und Verlaufskontrolle (siehe Anlage 1, Leitfaden „Lungenfunktionsprüfung")

3.2.2 erwünscht
Die Ergänzungsuntersuchungen ergeben sich aus Arbeitsanamnese, Atembeschwerden und medizinischer Indikation. Generell müssen nicht alle der unten aufgeführten Untersuchungen durchgeführt werden.

3.2.2.1 erweiterte Lungenfunktionsdiagnostik
– Atemwegswiderstand nach Möglichkeit ganzkörperplethysmographisch mit Meßkurven
– Untersuchungen im Hinblick auf bronchiale Hyperreagibilität (siehe Anhang 1, Leitfaden „Lungenfunktionsprüfung", Punkt 3)

3.2.2.2 Röntgenaufnahme des Thorax im Großformat mit Hartstrahltechnik im p.a.-Strahlengang nur bei spezieller diagnostischer Fragestellung

---

[1] Bei beruflichem Kontakt zu hochmolekularen Allergenen (Molekulargewicht > 1000 Dalton)

ein Röntgenbefund, nicht älter als ein Jahr, sollte berücksichtigt werden

3.3 Arbeitsmedizinische Kriterien

3.3.1 gesundheitliche Bedenken

3.3.1.1 dauernde gesundheitliche Bedenken
Personen mit
- manifester obstruktiver Atemwegserkrankung, insbesondere Asthma bronchiale, chronisch obstruktiver Bronchitis
- klinisch manifester irreversibler bronchialer Hyperreagibilität (länger als 6 Monate)
- erheblichen Vorschädigungen der Lungen wie z. B. exogen allergischen Alveolitiden, fortgeschrittenen Lungengerüsterkrankungen, (Fibrosen, Lungenemphysem etc.)
- bereits bestehender klinisch relevanter Typ I-Sensibilisierung der oberen und/oder unteren Atemwege auf
  die jeweiligen berufsspezifischen Allergene[2] oder
  damit kreuzreagierende Umweltallergene (insbesondere Getreidepollen und Tierhaare)

3.3.1.2 befristete gesundheitliche Bedenken
Personen mit
- vorübergehender Überempfindlichkeit der oberen und/oder unteren Atemwege (z. B. bronchopneumonischer Infekt), bei denen auch bei relativ niedrigen Konzentrationen inhalativer Agenzien mit einer Verschlimmerung zu rechnen ist.

3.3.2 keine gesundheitlichen Bedenken unter bestimmten Voraussetzungen
Sind die in 3.3.1.1 genannten Erkrankungen oder Funktionsstörungen weniger ausgeprägt, so soll der untersuchende Arzt prüfen, ob unter bestimmten Voraussetzungen eine Beschäftigung oder Weiterbeschäftigung möglich ist. Hierbei ist gedacht an:
- Einsatz an Arbeitsplätzen mit nachgewiesener geringerer Konzentration an allergisierenden oder chemisch-irritativen bzw. toxischen Stoffen
- besondere technische und organisatorische Schutzmaßnahmen
- persönliche Schutzausrüstung

---

[2] BK-Anzeige nach BKV erwägen

– verkürzte Nachuntersuchungsfristen
Dieses kommt insbesondere in Betracht
bei Personen mit
– anamnestischen Hinweisen auf atopische Dermatitis
– Hinweisen auf bronchiale Hyperreagibilität
– Konjunktivitis, Rhinitis oder Sinusitis unklarer Genese

4 Nachuntersuchungen

4.2 Nachuntersuchungsfristen

4.1.1 erste Nachuntersuchung
nach 6 bis 12 Monaten

4.1.2 weitere Nachuntersuchungen
nach 12 bis 36 Monaten

4.1.3 vorzeitige Nachuntersuchungen
– beim Auftreten von Beschwerden oder nach mehrwöchiger Atemwegserkrankung, die auf eine Atemwegsobstruktion durch Allergene oder chemisch-irritative bzw. toxische Substanzen hinweisen
– nach ärztlichem Ermessen in Einzelfällen (z. B. bei befristeten gesundheitlichen Bedenken)
– auf Wunsch eines Arbeitnehmers, der einen ursächlichen Zusammenhang zwischen seiner Erkrankung und seiner Tätigkeit am Arbeitsplatz vermutet

4.2 Allgemeine Untersuchung
Zwischenanamnese, insbesondere zu Fragen nach jetzigen Tätigkeiten und am Arbeitsplatz vorkommenden Stoffen, arbeitsplatzbezogener(nen) Beschwerde(n) (Fließschnupfen, Niesen, Augenbrennen, Atembeschwerden, Urtikaria)

4.3 Spezielle Untersuchung

4.3.1 erforderlich
siehe 3.2.1
Zusätzlich bei unter 4.2 aufgeführten arbeitsplatzbezogenen Beschwerden weiterführende Diagnostik durch einen arbeitsmedizinisch, allergologisch und pneumologisch erfahrenen Arzt.

4.3.2 erwünscht
siehe 3.2.2
- Zusätzlich: Arbeitsplatz- bzw. berufsspezifische Diagnostik
- Bestimmung des Atemspitzenflusses (Peakflow-Messung) über einen Zeitrahmen von 3 bis 6 Wochen mindestens 4 × täglich vor, während und nach der Arbeit (analoges Vorgehen an expositionsfreien Tagen). Dabei erforderlich ist die Dokumentation der Meßwerte, der Exposition, der Beschwerden und der Therapie.
- Lungenfunktionsprüfung vor, während und nach der Exposition am Arbeitsplatz
- Arbeitsplatz- und berufsspezifische Allergiediagnostik. Weiterführende Testungen vor allem außerberuflicher Allergene nur im Einzelfall und nur bei besonderer Indikation.

4.4 Arbeitsmedizinische Kriterien
siehe 3.3

5 Nachgehende Untersuchungen
entfällt

6 Ergänzende Hinweise

6.1 Eigenschaften
Eigenschaften der gesundheitsgefährdenden Substanzen, siehe Merkblätter zu den Nummern 4301, 4302, 1315 (ggf. auch 4201 und 4202) der Anlage 1 zur Berufskrankheitenverordnung (BKV).

6.2 Vorkommen und Gefahrenquellen[3]
Es handelt sich um Substanzen, die schon in kleinen Mengen eine biologische Reaktion bewirken können. Fals MAK-Werte für einzelne Substanzen vorliegen, schützt die Einhaltung dieser Grenzwerte weder vor der Sensibilisierung noch vor einer klinisch-manifesten allergischen Reaktion. Weitere Hinweise siehe ZH 1/600.23 (in Vorbereitung).

6.2.1 Allergene mit hohem Molekulargewicht

---

[3] Die aufgeführten Stofflisten sind als exemplarisch zu sehen und erheben keinen Anspruch auf Vollständigkeit. Das gesundheitliche Gefährdungspotential eines Stoffes oder einer Zubereitung wird durch die Faktoren Wirkungspotential (siehe R-Sätze), Freisetzungspotential (siehe Dampfdruck) und die jeweils angewendeten Arbeitsverfahren bestimmt.

6.2.2 niedermolekulare Allergene

Niedermolekulare Arbeitsstoffe können vielfach sowohl allergisierend als auch chemisch-irritativ wirksam sein. Von besonderer Bedeutung sind Dicarbonsäureanhydride, bestimmte Friseurstoffe (z. B. Blondier- und Färbemittel); Isozyanate (siehe G 27), Metalleverbindungen (z. B. Platinsalze).

6.2.3 chemisch-irritative und toxische Stoffe

In Abhängigkeit von den jeweiligen arbeitshygienischen Bedingungen können chemisch-irritative oder toxische Stoffe in Form von Dämpfen, Gasen, Stäuben oder Rauchen an zahlreichen Arbeitsplätzen vorkommen. Von besonderer Bedeutung sind Aerosole von Säuren und Basen (z. B. Kalilauge, Natronlauge, Salpetersäure, Salzsäure, Schwefelsäure), Dicarbonsäureanhydride (z. B. Maleinsäureanhydrid, Phthalsäureanhydrid, Formaldehyd, Isozyanate (siehe G 27), Metallstäube oder -rauche, Persulfat, Reizgase (z. B. Acrolein, Ammoniak, Chlorwasserstoff, Halogene, Nitrosegase, Phosgen, Schwefeldioxid).

Darüber hinaus kann eine Vielzahl von Stoffen bei bestehender bronchialer Hyperreagibilität durch Symptomauslösung verschlimmernd wirken. Hier sind vor allem zu nennen: Lösungsmittel wie Alkohole, Butyl- und Ethylacetat, Ethylbenzol, Ketone und Styrol.

6.3 Aufnahme

6.3.1 durch die Atemwege

6.3.2 bei Allergenen selten auch peroral und perkutan

6.4 Wirkungsweise

6.4.1 allergischer Pathomechanismus

Antigen-Antikörper-vermittelte allergische Mediatorfreisetzung, die sich in der Regel als Sofortreaktion darstellt und eine Entzündungsinduktion bewirkt, die zu dualen Verläufen oder zu einer isolierten verzögerten Reaktion führen kann. Die Entwicklung einer inhalativen Allergie ist von verschiedenen Einflußfaktoren abhängig. Nach dem allergeneigenen Sensibilisierungspotential sind Menge und Einwirkungsdauer des Allergens sowie die genetisch bedingte Disposition von maßgeblicher Bedeutung. Als prädisponierende Faktoren spielen genetisch determinierte oder erworbene Empfindlichkeitssteigerungen der Schleimhäute, z. B.durch Infekte oder Reizstoffe, eine Rolle.

Spezifische IgE-vermittelte Reaktionen an den Atemwegen können auch durch niedermolekulare Stoffe hervorgerufen werden. Immunologisch sind die niedermolekularen Substanzen oft Haptene oder Prohaptene. Sie werden im Organismus entweder als solche (Haptene) oder nach Metabolisierung (Prohaptene) durch Bindung an Peptide oder Proteine zu Antigenen komplettiert.

6.4.2 durch chemisch-irritative oder toxische Stoffe entstehende Entzündungsreaktion

Im Tracheobronchialbaum können chemisch-irritative oder toxische Stoffe eine unspezifische bronchiale Hyperreagibilität und/oder eine konsekutive chronifizierte obstruktive Ventilationsstörung bewirken. Es kommt lokal zur Irritation sensorischer Rezeptoren und/oder zur toxisch-entzündlichen Schleimhautschädigung, vorwiegend im Bereich der mittleren und tieferen Atemwege. Bei Fortbestehen der Einwirkung kann die Schädigung chronifizieren und zu einer irreversiblen obstruktiven Atemwegserkrankung führen. Ausmaß und Schwere der Entzündungsreaktionen sind abhängig von den toxischen Eigenschaften des Stoffes, Intensität und Dauer der beruflichen Exposition, Wasserlöslichkeit sowie von der individuellen Reaktionsbereitschaft.

6.4.3 Dosis-Wirkungsbeziehungen

Dosis-Wirkungsbeziehungen[4] sind von dem Wirkungspotential des jeweiligen Stoffes abhängig und in ihren Einzelheiten vielfach noch nicht bekannt.

Für die allergisierenden Stoffe einerseits und chemisch-irritativ oder toxisch wirkenden Stoffe andererseits sind grundsätzlich verschiedene Dosis-Wirkungsbeziehungen aufgrund der unterschiedlichen Pathomechanismen anzunehmen.

Bei allergischen Erkrankungen ist zwischen der Induktion und Symptomauslösung zu differenzieren.

Primärpräventive Maßnahmen im Sinne einer Konzentrationsminderung können das Risiko der Sensibilisierung (Induktion) mindern, bieten bei bereits eingetretener klinisch relevanter Allergie in der Regel aber keinen ausreichenden Schutz vor einer Progression der Erkrankung.

Sowohl bei allergisierenden als auch bei chemisch-irritativen oder toxisch wirkenden Stoffen verschieben sich die Dosis-Wirkungsbeziehungen nach Eintritt der Sensibilisierung bzw. der unspezifischen bronchialen Hyperreagibilität.

---

[4] Spitzenkonzentrationen können von besonderer Bedeutung sein.

Über Kombinationswirkungen von sowohl allergisierend als auch chemisch-irritativ oder toxisch wirkenden Stoffen liegen bisher nur unzureichende Erkenntnisse vor. Meist ist von synergistischen Effekten auszugehen.

6.5 Krankheitsbild

Allergische Atemwegserkrankungen werden innerhalb einer Berufsgruppe nur bei einem bestimmten Prozentsatz der Exponierten beobachtet. Bei Exposition gegenüber hochmolekularen Allergenen (z.-B. pflanzliche, mikrobielle und tierische Allergene) haben Atopiker ein erhöhtes Erkrankungsrisiko, aber auch Nicht-Atopiker können erkranken. Für eine berufsbedingte Inhalationsallergie spricht die Expositionsabhängigkeit der Beschwerden mit Besserung der Allergenmeidung (z. B. arbeitsfreies Wochenende, Urlaub). Bei bestehender Überempfindlichkeit genügen sehr niedrige Konzentrationen des Inhalationsallergens zur Auslösung der Symptome. Die Sicherung der Diagnose erfolgt durch den Nachweis der berufsspezifischen Sensibilisierung (Kutantest und/oder serologisch), erforderlichenfalls durch inhalative bzw. nasale Allergentests, in der Regel in Speziallaboratorien.

Das Auftreten chemisch-irritativer und toxischer Atemwegserkrankungen ist in der Regel konzentrationsabhängig. Für eine Reihe von nach Inhalation irritativ-toxisch wirkenden Gefahrstoffen liegen bereits vergleichsweise gute Kenntnisse über Dosis-Wirkungsbeziehungen vor. Die Resultate inhalativer Tests mit irritativ wirkenden Stoffen sind stark von der unspezifischen bronchialen Reaktivität abhängig. Schichtbegleitende funktionsdiagnostische Messungen können die Relevanz der berufsbedingten Belastung für das aktuelle Krankheits- und Beschwerdespektrum und auch die Effektivität eventueller Interventionen belegen.

6.5.1 akute / subakute Gesundheitsschädigung

- Obstruktive Ventilationsstörungen durch allergisierend wirkende Stoffe
  Beginn häufig mit Fließschnupfen, Niessalven und konjunktivalen Reaktionen oder klinischen Hinweisen auf Hyperreagibilität des Bronchialsystems.
  Im weiteren Verlauf können Husten, Auswurf und Atemnot unabängig voneinander, aber auch in Verbindung auftreten.
- Obstruktive Atemwegserkrankungen durch chemisch-irritativ bzw. toxisch wirkende Stoffe
  Der chemisch-irritativen Atemwegserkrankung liegt im allgemeinen eine längere Einwirkung aggressiver Stoffe in niedri-

ger Konzentration zugrunde, die allmählich zu Husten, Auswurf und Atemnot führt, wobei konstitutionelle und dispositionelle Faktoren eine Rolle spielen. Die drei genannten Symptome müssen nicht gleichzeitig auftreten. In höheren Konzentrationen können in zeitlichem Zusammenhang mit der Einwirkung des Gefahrstoffes dieselben Symptome auftreten. Der Verlauf kann reversibel sein oder in eine chronisch-obstruktive Atemwegserkrankung übergehen.

6.5.2 **chronische Gesundheitsschädigung**
Bei den beiden in 6.5.1 genannten Krankheitsbildern handelt es sich zunächst um ein akutes oder subakutes Geschehen. Später kann sich eine unspezifische bronchiale Hyperreagibilität und/oder chronisch-obstruktive Atemwegserkankung entwickeln. Die Atemwegsobstruktion zeigt bei Gesunden und Erkrankten einen Tagesrhythmus, wobei in den frühen Morgenstunden die stärksten Beschwerden vorhanden sein können und auch die Meßergebnisse entsprechende Abweichungen zeigen. Diese Tagesschwankungen sind bei der Beurteilung zu berücksichtigen.

6.6 Rechtsgrundlagen

6.6.1 Rechtsgrundlagen für spezielle arbeitsmedizinische Vorsorgeuntersuchungen
entfällt

6.6.2 Berufskrankheit
§ 9 Abs. 1 Siebtes Buch Sozialgesetzbuch (SGB VII)
Nr. 4301 der Anlage zur Berufskrankheiten-Verordnung (BKV)
„Durch allergisierende Stoffe verursachte obstruktive Atemwegserkrankungen, die zur Unterlassung aller Tätigkeiten gezwungen haben, die für die Entstehung, die Verschlimmerung oder das Wiederaufleben der Krankheit ursächlich waren oder sein können"
Nr. 4302 der Anlage zur Berufskrankheiten-Verordnung (BKV)
„Durch die chemisch-irritativ oder toxisch wirkenden Stoffe verursachte obstruktive Atemwegserkrankungen, die zur Unterlassung aller Tätigkeiten gezwungen haben, die für die Entstehung, die Verschlimmerung oder das Wiederaufleben der Krankheit ursächlich waren oder sein können"
Nr. 1315 der Anlage zur Berufskrankheiten-Verordnung (BKV)
„Erkrankungen durch Isocyanate, die zur Unterlassung aller Tätigkeiten gezwungen haben, die für die Entstehung, die Verschlimmerung oder das Wiederaufleben der Krankheit ursächlich waren oder sein können"

Nr. 4201 der Anlage zur Berufskrankheiten-Verordnung (BKV) „Exogen-allergische Alveolitis". Anmerkung: Exogen-allergische Alveolitiden können in seltenen Fällen vorwiegend als obstruktive Ventilationsstörung imponieren
Nr. 4202 der Anlage zur Berufskrankheiten-Verordnung (BKV) Erkrankungen der tieferen Atemwege und der Lungen durch Rohbaumwoll-, Rohflachs- oder Rohhanfstaub (Byssinose)"

6.6.3 Beschäftigungsverbote
entfällt

6.7 Bemerkungen
Bestimmung der unspezifischen bronchialen Hyperreagibilität siehe Anhang 1, Leitfaden „Lungenfunktionsprüfung".

6.8 Beratung
Die Beratung soll entsprechend der Arbeitsplatzsituation und im Einzelfall erfolgen.

7 Literatur
BATES, D. V., A. R.GOTSCH, S. BROOKS, P. J. LANDRIGAN, J. L. HANKINSON, J. A. MERCHANT: Prevention of occupational lung disease. In: Task Force on Research and Education for the Prevention and Control of Respiratory Diseases. Suppl. 3, chest 102, 1992, 257–276
BAUER, P. C.: Obstruktive Atemwegserkrankungen durch allergisierende Stoffe. In: Handbuch der Arbeitsmedizin. Hrsg.: Konietzko, J., H. Dupuis; Losebl.-Ausg., IV-5.41–25, Landsberg: Ecomed-Verlagsgesellschaft, 1991
BAUR, X.: Berufsbedingte Asthma-Ursachen. Atemw.-Lungenkr. 19, 1993, 345–350
BAUR, X.: Berufsbedingte bronchopulmonale Erkrankungen. In: Pneumologie. Hrsg.: Fabel, H., München-Wien-Baltimore: Urban und Schwarzenberg, 1995
BAUR, X.: Lungenfunktionsprüfung in der Arbeits- und Betriebsmedizin: Die BG 1996, 540–543
BERNSTEIN, I. L., M. CHAN-YEUNG, J.-L. MALO, D. I. BERNSTEIN (Hrsg.): Asthma at the workplace, New York: Dekker, 1993
Berufsgenossenschaft Nahrungsmittel und Gaststätten: Prävention obstruktiver Atemwegserkrankungen, Symposium Heft 21,1995
CARTIER, A.: Definition and diagnosis of occupational asthma. Eur. Respir. J. 7, 1994, 153–160

G 23

CHAN-YEUNG, M., S. LAM: Occupational asthma, Am. Rev. Respir. Dis. 133, 1986, 686–703

CHANG-YEUNG, M.; J. L. MALO: Aetiological agents in occupational asthma. Eur. Respir. J. 7, 1994, 346–371

DREXLER, H.: Angewandte diagnostische Methoden zum Nachweis allergischer Erkrankungen. Arbeitsmedizin aktuell 32, 1993, 33–42

DREXLER, H., H. J. RAITHEL: Berufsasthma durch allergisierende Stoffe – Allergische Atemwegserkrankungen Teil I. Therapiewoche 7 (1995): 412–418

GRIESHABER, R., R. ROTHE: Obstruktive Atemwegserkrankungen in Bäckereien: Ursachen – Wirkungen – Prophylaxe, Staub-Reinhaltung der Luft 55, 1995, 403–407

GRIESHABER, R., R. ROTHE: Obstruktive Atemwegserkrankungen in Bäckereien. In: BIA-Handbuch, Sicherheitstechnisches Informations- und Arbeitsblatt, 120–265

HOUBA, R.: Occupational respiratory allergy in bakery workers – relationship with wheat and fungal (-amylase aeroallergen exposure. Theis Landbouwuniversiteit Wageningen. Den Haag: Koninklijke Biblotheek, 1996

KENTNER, M.: Spirometrische Lungenfunktionsanalyse in der Arbeitsmedizin. Schriftenreihe Arbeitsmed., Sozialmed. , Präventivmed., Bd. 73, Stuttgart: Gentner, 1987

KENTNER, M.: Lungenfunktionsanalyse in Praxis und Klinik, Berlin: Schlesener, 1991

KRIEGER, H. G., H. J. WOITOWITZ: Erkrankungen der Atemwege und Lungen durch chemische Substanzen, Medwelt 41, 1990, 834–838

RADANT, S., R. GRIESHABER (Hrsg.): Obstruktive Atemwegserkrankungen bei Bäckern, Bericht vom 2. Heidelberger Symposium 1993, Heidelberg: Asanger, 1994

SLOVAK, A. J. M.: Should atopic employees be excluded from specific occupations. Occup. med. 43, 1993, 51–52

VENABLES, K. M.: Prevention of occupational asthma. Eur. Respir. J. 7, 1994, 768–778

VONIER, J.: Bäckerasthma – Ursachen und Konsequenzen. In: Bericht über die 9. Detmolder Studientage für Lehrer an Berufsbildenden Schulen: Vorträge 20.–22.2.1995, Detmold. Veröffentlichungen der Arbeitsgemeinschaft Getreideforschung e.V., Band 254, 109–117; Detmold: Granum-Verlag, 1995

WOITOWITZ, H.J.: Obstruktive Atemwegserkrankungen. In: Arbeitsmedizin, Band 2: Berufskrankheiten, 285–302; Hrsg.: Valentin, H., G. Lehnert, H. Petry, G. Weber, H. Wittgens, H.-J. Woitowitz, 3. Auflage, Stuttgart: Thieme Verlag, 1985

G 24 Hauterkrankungen (mit Ausnahme von Hautkrebs)

Bearbeitung: Ausschuß ARBEITSMEDIZIN, Arbeitskreis 6.1 „Hauterkrankungen", Berufsgenossenschaft Nahrungsmittel und Gaststätten, Mannheim

1 **Anwendungsbereich**
Dieser Grundsatz gibt Anhaltspunkte für gezielte arbeitsmedizinische Vorsorgeuntersuchungen von Versicherten, die in speziellen Arbeitsbereichen einem erhöhten Hauterkrankungsrisiko (z. B. Ekzemrisiko, außer Hautkrebs) ausgesetzt sind/werden, um diese Hauterkrankungen zu verhindern oder frühzeitig zu erkennen.
Nach dem heutigen Erkenntnisstand sind vor allem Personen mit atopischer Hautkonstitution gefährdet,
a) bei entsprechender Feuchtbelastung sowie Umgang mit irritativen Substanzen sog. subtoxisch-kumulative Handekzeme und in der Folge davon u.U. allergische Typ IV-Kontaktekzeme und/oder
b) Typ I-Kontaktallergien
zu entwickeln.
Nach wie vor ist es nicht möglich, vor der ersten Exposition gegenüber einer bestimmten Substanz die Personen ausfindig zu machen, die für eine Sensibilisierung durch diesen Stoff prädisponiert sind. Sog. prophetische Allergie-Testungen sind daher nicht indiziert.
Dermatosen, die zur Verschlimmerung durch berufliche Einflüsse neigen, sind zu berücksichtigen (siehe Anhang Punkt 4).

2 **Untersuchungsarten**

2.1 **Erstuntersuchung**
Vor Aufnahme einer hautbelastenden Tätigkeit.

2.2 **Nachuntersuchungen**
Während dieser Tätigkeit.

2.3 **Nachgehende Untersuchungen**
entfällt

3 Erstuntersuchung

3.1 Allgemeine Untersuchung

3.1.1 Feststellung der Vorgeschichte

3.1.1.1 Arbeitsanamnese
im Hinblick auf bisherige Verträglichkeit von hautbelastenden Tätigkeiten und auf berufsbedingte Hauterkrankungen.

3.1.1.2 Eigen- und Familienanamnese:
sog. Milchschorf, symmetrische Beugeekzeme, vorbestehende Typ I- (z. B. allerg. Rhinitis, allerg. Asthma oder sonst. Allergien) oder Typ IV-Allergien (z. B. Modeschmuckallergie), Handekzeme, Dyshidrose bzw. Pompholyx, Atopiekriterien (z. B. Sebostase, Wollunverträglichkeit, Ohr-/Mundwinkelrhagaden, Mamillenekzem, keratotische Finger-/Fußrhagaden), sonstige Krankheiten oder Dispositionen, wie z. B. Psoriasis, Ichthyosen, erhöhte Lichtempfindlichkeit, Immundefekte

3.2 Spezielle Untersuchung

3.2.1 erforderlich
Untersuchung des gesamten Hautorgans, insbesondere im Hinblick auf:
a) Ekzemherde,
b) trockene Haut, keratotische Finger-/Fußrhagaden,
c) Ohr-/Mundwinkelrhagaden, weißen Dermographismus
d) Hinweise auf Psoriasis und andere Dermatosen.

3.2.2 erwünscht
entfällt

3.2.3 bei unklaren Fällen
Herbeiziehung vorhandener Befunde, erforderlichenfalls Veranlassung gezielter dermatologischer Diagnostik

3.3 Arbeitsmedizinische Kriterien

3.3.1 gesundheitliche Bedenken

3.3.1.1 dauernde gesundheitliche Bedenken
Personen mit Merkmalen 1. Ordnung (siehe Anhang)
Bei besonderen Hauterkrankungen für bestimmte Tätigkeiten (z. B. Lupus erythematodes für Beschäftigung mit starker Exposition gegenüber ultravioletter Strahlung)

3.3.1.2 befristete gesundheitliche Bedenken
Personen mit behandlungsbedürftigen Hauterkrankungen im Bereich der beruflichen Expositionsstellen bis zur Abheilung (hier auch bakterielle, virale oder mykotische Infektionskrankheiten der Haut an den Expositionsstellen). Nach Abheilung: erneute Beurteilung unter Berücksichtigung der drei Merkmalsgruppen (siehe Anhang)

3.3.2 keine gesundheitlichen Bedenken unter bestimmten Voraussetzungen

3.3.2.1 Personen mit Merkmalen 2. Ordnung, besonders bei Kombination von Merkmalen der 2. und 3. Ordnung.
Hierbei wird gedacht an:
- besondere technische und organisatorische Schutzmaßnahmen
- persönliche Schutzausrüstung und Hautschutzmaßnahmen
- verkürzte Nachuntersuchungsfristen in Abhängigkeit vom Einzelfall nach Ermessen des Arztes (sinnvoll sind bei starker Hautbelastung Fristen von drei Monaten im ersten und sechs Monaten im zweiten Jahr)

3.3.2.2 Personen mit Merkmalen 3. Ordnung
siehe 3.3.2.1, jedoch sind hier bei starker Hautbelastung Nachuntersuchungen nach sechs, zwölf und 24 Monaten sinnvoll

3.3.3 keine gesundheitlichen Bedenken
alle anderen Personen

4 Nachuntersuchungsfristen

4.1.1 erste Nachuntersuchung
Nach 9 bis 24 Monaten oder nach Ermessen des Arztes.

4.1.2 weitere Nachuntersuchungen
In Abhängigkeit vom Einzelfall und von der Stärke der Hautbelastung nach Ermessen des Arztes, spätestens jedoch nach 60 Monaten.

4.1.3 vorzeitige Nachuntersuchungen
- bei Auftreten von Hautbeschwerden (subjektiv oder objektiv wahrnehmbare Veränderungen oder Mißempfindungen am Hautorgan)
- bei Personen mit befristeten gesundheitlichen Bedenken (siehe 3.3.1.2 und 3.3.2.2)

– auf Wunsch des Arbeitnehmers, der einen ursächlichen Zusammenhang zwischen seiner Hauterkrankung und seiner Tätigkeit am Arbeitsplatz vermutet.

4.2 Allgemeine Untersuchung
siehe 3.1

4.3 Spezielle Untersuchung
siehe 3.2

4.4 Arbeitsmedizinische Kriterien[1]

4.4.1 gesundheitliche Bedenken

4.4.1.1 dauernde gesundheitliche Bedenken
a) Therapieresistente Erkrankung der exponierten Haut mit beruflicher Relevanz, z. B. subtoxisch-kumulatives Handekzem oder Mineralfaserdermatitis,
b) Allergische Ekzeme mit Sensibilisierung gegenüber Allergenen, deren Kontakt bei der beruflichen Tätigkeit nicht zu meiden ist.

4.4.1.2 befristete gesundheitliche Bedenken
siehe 3.3.1.2

4.4.2 keine gesundheitlichen Bedenken unter bestimmten Voraussetzungen
siehe 3.3.2 sowie
Personen mit zwischenzeitlich aufgetretenen berufsbedingten Hauterkrankungen

4.4.3 keine gesundheitlichen Bedenken
alle anderen Personen

5 Nachgehende Untersuchungen
entfällt

---

[1] Wichtig: Bei Möglichkeit von berufsbedingten Hauterkrankungen Hautarztverfahren einleiten, bei begründetem Verdacht BK-Anzeige erstatten

6 Ergänzende Hinweise

6.1 Weitere Hinweise
- Liste der gefährlichen Stoffe und Zubereitungen nach § 4a Gefahrstoffverordnung (Einstufung und Kennzeichnung)
- TRGS 900 – Grenzwerte (S=Gefahr für Sensibilisierung)
- MAK-Werte-Liste der Deutschen Forschungsgemeinschaft (S,S (P) = sensibilisierend bzw. photosensibilisierend)

Das Fehlen der genannten Einstufungen in diesen Listen bedeutet keinen Ausschluß einer sensibilisierenden Wirkung.
Weitere Hinweise auf hautgefährdende Belastungen geben die Technischen Regeln für Gefahrstoffe bzw. Arbeitsstoffe.

6.2 Vorkommen und Gefahrenquellen
Die Haut kann geschädigt werden durch Stoffe mit subtoxisch-kumulativer Wirkung, mit sensibilisierender Potenz, mit aknegener Potenz, durch physikalische Einwirkungen und Mikroorganismen.

6.2.1 subtoxisch-kumulativ wirkende Stoffe
z. B.:
- Wasser bei Feuchtarbeit
- Kühlschmierstoffe
- alkalische Substanzen
- Lösemittel
- technische Öle und Fette
- Benzine, Petroleum

6.2.2 sensibilisierende Stoffe
z. B.:
Metallionen (von Nickel, Chrom, Kobalt u.a.), Dauerwellmittel, parasubstituierte Amine (Farbstoffe), Gummi- und Gummiinhaltsstoffe, Desinfektions- und Konservierungstoffe, Emulgatoren, Acrylate, Epoxide (Kleber), Aminhärter, Kolophonium, Bleichmittel, Pflanzenbestandteile, Proteine

6.2.3 physikalische Einwirkungen
z. B.:
durch Mineral- und Keramikfasern, Metall- und Glassplitter, Haare, Strahlen, Hitze und Kälte

6.2.4 sonstige Einwirkungen
- hautpathogene Mikroorganismen spielen zahlenmäßig eine untergeordnete Rolle (vgl. BK Nr. 3101 und 3102 der Anlage 1 zur BKV)

- Stoffe mit aknegener Potenz z. B. durch chlorierte polyzyklische Kohlenwasserstoffe

6.3 Aufnahme

Berufsbedingte Hauterkrankungen werden in der Regel verursacht durch exogene Einwirkungen. Stoffe, die über die Haut resorbiert werde, jedoch an anderen Organen systemisch wirken, werden hier nicht berücksichtigt.

6.4 Wirkungsweise

Exogene Einwirkungen können regelmäßig oder gelegentlich allergen, toxisch irritativ, mikrotraumatisch oder infektiös zur Verursachung oder Verschlimmerung von Hauterkrankungen führen. Vorwiegend sind die den schädigenden Faktoren unmittelbar ausgesetzten Körperstellen betroffen; Ausbreitung auf andere Körperteile und Generalisation sind möglich. Oft treten Hauterkrankungen nur in Kombination mehrerer Faktoren auf: z. B. durch die Verbindung von mechanischen, chemischen und physikalischen Einwirkungen (zu letzteren sind auch das Raumklima, die Luftfeuchtigkeit, das Tragen von Arbeitsschutzkleidungen, Gummihandschuhen, -stiefeln, usw. zu rechnen) sowie bei gleichzeitiger verminderter epidermaler Barriere.

6.5 Krankheitsbild

6.5.1 die überwiegende Anzahl der berufsbedingten Dermatosen wird von der Gruppe der Ekzeme gebildet (über 95%)

Es kann vereinfachend unterteilt werden in:
- atopisches Ekzem, anlagebedingt, jedoch Verschlimmerung unter beruflichen Bedingungen
- subtoxisch-kumulatives Ekzem
- allergisches Kontaktekzem bzw. Kontakturtikaria.

Sie können isoliert oder als Zwei- oder Dreiphasenekzeme nacheinander auftreten. Mischformen sind sehr häufig.

6.5.2 von den anderen, erheblich selteneren Hauterkrankungen verschiedenen Ursprungs sind zu nennen:
- die Akne gewerblicher Herkunft durch Mineralöle, Teer (siehe Grundsatz G 4 „Arbeitsstoffe, die Hautkrebs oder zur Krebsbildung neigende Hautveränderungen hervorrufen"), Chlorderivate bestimmter aromatischer Kohlenwasserstoffe
- die Dermatosen
- die bakteriellen Superinfektionen
- die Virusdermatosen (Kuhpocken, Melkerknoten", bestimmte Ornithosen usw.)

- die Dermatozoonosen
- die durch Strahleneinwirkung (ultraviolette, ionisierende, thermische Strahlung) hervorgerufenen Dermatosen
- die durch den Einschluß von Fremdkörpern aus toxischem Material (Beryllium, Anilin, Asbest) verursachten Dermatosen
- die Hyperkeratosen durch wiederholte mechanische Reize, durch Arsen usw. (siehe auch Grundsatz G 16 „Arsen oder seine Verbindungen")

G 24

6.6 Beratung zum Hautschutz
Die Beratung soll entsprechend der Arbeitsplatzsituation und der individuellen Hautkonstitution erfolgen. Entsprechende Hinweise enthalten insbesondere die „Regeln für den Einsatz von Hautschutz" (ZH 1/708) und die „Regeln für den Einsatz von Schutzhandschuhen" (ZH 1/706).

6.7 Rechtsgrundlagen

6.7.1 Rechtsgrundlagen für spezielle arbeitsmedizinische Vorsorgeuntersuchungen
entfällt

6.7.2 Berufskrankheit
§ 9 Abs. 1 Siebtes Buch Sozialgesetzbuch (SGB VII)
Nr. 5101 der Anlage zur Berufskrankheitenverordnung (BKV)
„Schwere oder wiederholt rückfällige Hauterkrankungen, die zur Unterlassung aller Tätigkeiten gezwungen haben, die für die Entstehung, die Verschlimmerung oder das Wiederaufleben der Krankheit ursächlich waren oder sein können"

6.7.3 Beschäftigungsverbote
entfällt

6.8 Literatur
ADAMS, R. M.: Occupational Skin Diseases. 2nd Edition, Philadelphia London Toronto: W. B. Sauners, 1990
DIEPGEN, T. L. FARTASCH, M., HORNSEIN, O. P.: Kriterien zur Beurteilung der atopischen Hautdiathese. Dermotsen 39, 1991, 79-83
DIEPGEN, T.: Die atopische Hautdiathese. Stuttgart: Gentner Verlag, 1991
DIEPGEN, T. L., SCHMIDT; A., SCHMIDT; M., FARTASCH, M.: Berufsekzeme und Berufskrankheitsverfahren – epidemiologische Aspekte: Allergologie 17, 1994, 84-89

ELSNER; P., MAIBACH, H.: Irritant Dermatitis: New clinical and experimental aspects. Basel: Karger, 1995
FARTASCH, M., SCHMIDT, A. DIEPGEN, T. L.: Die „Schwere" der Hauterkrankung nach BeKV 5101 in der gutachterlichen Beurteilung: Dermatosen 41: 1993, 242-245
FUNKE, U.; DIEPGEN, T. L., FARTASCH; M.: Identification of high-risk groups for irritant contact dermatitis by occupational physicians. In. P. ELSNER, H. MAIBACH (eds.) Irritant Dermatitis: New clinical an experimental aspects. Basel: Karger, 1995
FISHER, S. S.: Contact Dermatitis. 3rd Edition. Philadelphia: Lea & Febiger, 1986
KÜHL, M., KLASCHKA, F.: Berufsdermatosen. München-Wien-Baltimore: Urban & Schwarzenberg, 1990
MENNÉ, T., FROSCH, P. J.: Textbook of Contact Dermatitis, 2nd Edition. Berlin-Heidelberg-New York: Springer, 1995
SMIT, H. A., BURDORF, A., COENRAADS; P. J.: The prevalence of hand dermatitis in different occupations. Int. J. Epidemol 22, 1993, 288-293
Merkblatt für Betriebsärzte über den Verfahrensablauf beim Auftreten von Hauterkrankungen, ZH 1/568, Oktober 1994
Regeln für den Einsatz von Hautschutz, ZH 1/708, April 1994
Regeln für den Einsatz von Schutzhandschuhen, ZH 1/706, April 1994

Anhang

Wertung der diagnostischen Merkmale
Die Bewertung hat immer individuell unter Berücksichtigung der Arbeitsplatzverhältnisse zu erfolgen. Es kann sich nur um Hinweise handeln, von denen bei entsprechender Begründung selbstverständlich abgewichen werden kann.
1. Merkmale erster Ordnung:
– schweres atopisches Ekzem mit längerer oder wiederholter Beteiligung der Hände. Ausgeprägtes chronisches oder chronisch-rezidivierendes Handekzem (kumulativ-subtoxischer oder kontaktallergischer Genese)
– klinisch relevante Sensibilisierung gegenüber Allergenen, deren Kontakt bei der geplanten Tätigkeit nicht zu meiden ist
– schwere, therapieresistente Psoriasis der Hände bei mechanisch oder chemisch stark belastender Tätigkeit (Köbner Phänomen)
– berufsbedingte Hauterkrankung, die aufgrund einer anlagebedingten Minderbelastbarkeit der Haut zur Tätigkeitsaufgabe gezwungen hat

2. Merkmale zweiter Ordnung:
Atopische Ekzemreaktionen ohne Beteiligung der Hände (Beugeekzem, Ohrrhagaden, sog. Pulpitis sicca der Füße, sog. Pityriasis alba), leichtere Ekzemmanifestationen der Hände (z. B. Dyshidrose bzw. Pompholyx), allg. Metallsalzreaktionen in Kombination mit atopischer Diathese. Allerg. Rhinitis oder allerg. Asthma bei Berufen, die Typ I-Allergien auslösen können (z. B. Mehlstauballergie bei Bäckern). Psoriasis palmaris bei manuell stark belastenden Tätigkeiten

3. Merkmale dritter Ordnung:
Hinweise für verstärkte Irritationsbereitschaft der Haut: Anamnestische Wollunverträglichkeit, Juckreiz beim Schwitzen. Sebostase (besonders in Verbindung mit sog. hyperlineären Palmae und Keratosis pilaris)

4. Besondere Dermatosen
(hautempfindliche Personen):
Die folgenden zum Teil sehr seltenen Erkrankungen sollen im individuellen Fall von einem erfahrenen Berufsdermatologen beurteilt werden:
a) Hierzu gehören erbliche Verhornungsstörungen der Haut, wie schwere Verläufe der autosomal dominanten oder X-chromosomalen Ichthyosis vulgaris, Ichthyosis congenita, bullöse ichthyosiforme congenitale Erythrodermie, Pachyonychia congenita und Palmoplantarkeratosen mit Neigung zur Blasenbildung, Epidermolysen, erbliche Immundefekte (z. B. chronische mukokutane Candidose)
b) Dermatosen mit erhöhter Lichtempfindlichkeit bei beruflicher UV-Exposition: Lupus erythematodes integumentalis, ggf. visceralis, Porphyrien, persistierende Lichtreaktionen, Albinismus, ausgeprägte Vitiligo.

G 25 Fahr-, Steuer- und Überwachungstätigkeiten

G 25

Bearbeitung: Ausschuß ARBEITSMEDIZIN, Arbeitsgruppe „Fahr-, Steuer- und Überwachungstätigkeiten", Berufsgenossenschaft der Straßen-, U-Bahnen und Eisenbahnen, Hamburg

1 Anwendungsbereich

Dieser Grundsatz gibt Anhaltspunkte für gezielte arbeitsmedizinische Vorsorgeuntersuchungen, um Unfall- und Gesundheitsgefahren bei Fahr-, Steuer- und Überwachungstätigkeiten für Untersuchte oder Dritte zu verhindern.

Soweit Rechtsvorschriften Vorgaben hinsichtlich der Untersuchung auf Eignung enthalten (z. B. Verkehrsrecht), sind sie vorrangig zu beachten.

Hinweise für die Auswahl des zu untersuchenden Personenkreises geben die Auswahlkriterien für die spezielle arbeitsmedizinische Vorsorge nach dem Berufsgenossenschaftlichen Grundsatz G 25 „Fahr-, Steuer- und Überwachungstätigkeiten" (ZH 1/600.25)

2 Untersuchungsarten

2.1 Erstuntersuchung
vor Aufnahme von Fahr-, Steuer- und Überwachungstätigkeiten

2.2 Nachuntersuchungen
während dieser Tätigkeiten

2.3 Nachgehende Untersuchungen
entfällt

3 Erstuntersuchung

3.1 Allgemeine Untersuchung

3.1.1 Feststellung der Vorgeschichte
(allgemeine Anamnese, Arbeitsanamnese, Beschwerden)

3.1.2 Untersuchung im Hinblick auf die Tätigkeit
Besonders ist zu achten auf
- Herz-, Kreislaufstörungen
- neurologische und psychische Auffälligkeiten

3.2 Spezielle Untersuchung

3.2.1 Seh- und Hörvermögen
siehe Tabellen 1 und 2

3.2.2 Urinstatus
Mehrfachteststreifen

3.2.3 bei unklaren Fällen
ergänzende Untersuchungen; insbesondere, wenn arbeitsphysiologische und arbeitspsychologische Anforderungsmerkmale zu beachten sind; bei Bedarf auch Blutuntersuchungen, weitere Urinuntersuchungen

3.3 Arbeitsmedizinische Kriterien

3.3.1 gesundheitliche Bedenken

3.3.1.1 dauernde gesundheitliche Bedenken
Personen, bei denen die in den Tabellen 1 und 2 angegebenen Mindestanforderungen nicht erfüllt sind, sowie Personen mit
- Bewußtseins- oder Gleichgewichtsstörungen sowie Anfallsleiden jeglicher Ursache
- unbehandelten schlafbezogenen Atmungsstörungen (Schlafapnoesyndrome) und dadurch verursachten ausgeprägten Vigilanzbeeinträchtigungen
- Diabetes mellitus mit erheblichen Schwankungen der Blutzuckerwerte, insbesondere mit Neigung zur Hypoglykämie
- chronischem Alkoholmißbrauch oder Drogenabhängigkeit oder anderen Suchtformen
- Dauerbehandlung mit Medikamenten, die die Fahrtüchtigkeit einschränken
- Erkrankungen oder Veränderungen des Herzens oder des Kreislaufs mit erheblicher Einschränkung der Leistungs- oder Regulationsfähigkeit, Blutdruckveränderungen stärkeren Grades
- erheblicher Einschränkung der Beweglichkeit, Verlust oder Herabsetzung der groben Kraft eines für die Durchführung der Tätigkeit wichtigen Gliedes

- Erkrankungen oder Schäden des zentralen oder peripheren Nervensystems mit wesentlichen Funktionsstörungen, insbesondere organische Krankheiten des Gehirns oder des Rückenmarks und deren Folgezustände, funktionelle Störungen nach Schädel- oder Hirnverletzungen, Hirndurchblutungsstörungen
- Gemüts- oder Geisteskrankheiten, auch wenn diese abgeklungen sind, jedoch ein Rückfall nicht hinreichend sicher ausgeschlossen werden kann, abnormer Wesensart oder abnormen Verhaltensweisen erheblichen Grades

G 25

3.3.1.2 befristete gesundheitliche Bedenken
Personen mit den unter 3.3.1.1 genannten Erkrankungen oder Störungen, soweit eine Wiederherstellung oder ausreichende Besserung zu erwarten ist

3.3.2 keine gesundheitlichen Bedenken unter bestimmten Voraussetzungen
Personen, bei denen zwar Schäden oder Schwächen der unter 3.3.1.1 bezeichneten Art vorliegen, wenn unter Berücksichtigung besonderer Voraussetzungen (z. B. Beschaffenheit des Arbeitsplatzes, verkürzte Nachuntersuchungsfristen, spezifische Auflagen) und aufgrund der Gefährdungsbeurteilung nicht zu befürchten ist, daß sie sich selbst oder Dritte gefährden

3.3.3 keine gesundheitlichen Bedenken
alle anderen Personen, soweit kein Beschäftigungsverbot besteht (siehe 6.1.3)

4 Nachuntersuchungen

4.1 Nachuntersuchungsfristen
vor Ablauf von 36 Monaten.
Vorzeitige Nachuntersuchungen, falls vom Arzt eine kürzere Frist für erforderlich gehalten wird.

4.2 Allgemeine Untersuchung
siehe 3.1

4.3 Spezielle Untersuchung
siehe 3.2

4.4	**Arbeitsmedizinische Kriterien**
4.4.1	**gesundheitliche Bedenken**
4.4.1.1	**dauernde gesundheitliche Bedenken** siehe 3.3.1.1, soweit eine Wiederherstellung oder ausreichende Besserung nicht zu erwarten ist.
4.4.1.2	**befristete gesundheitliche Bedenken** siehe 3.3.1.2
4.4.2	**keine gesundheitlichen Bedenken unter bestimmten Voraussetzungen** siehe 3.3.2, wenn sie sich langjährig in der Ausübung ihrer Tätigkeit bewährt haben.
4.4.3	**keine gesundheitlichen Bedenken** siehe 3.3.3
5	**Nachgehende Untersuchungen** entfällt
6	**Ergänzende Hinweise**
6.1	**Rechtsgrundlagen**
6.1.1	**Rechtsgrundlagen für spezielle arbeitsmedizinische Vorsorgeuntersuchungen** entfällt
6.1.2	**Berufskrankheit** entfällt
6.1.3	**Beschäftigungsbeschränkungen / -verbote** § 22 Jugendarbeitsschutzgesetz (JArbSchG) i.d.F. vom 24.2.97 (BGBl. I S. 311) §§ 4, 6 Mutterschutzgesetz (MuSchG) i.d.F. vom 17.1.97 (BGBl. I S. 21) §§ 3 – 5 Mutterschutzrichtlinienverordnung (MuSchRiV) vom 15.4.97 (BGBl. I S. 782)
6.2	**Analytik / Messung und Untersuchung** Die anzuwendenden Prüfverfahren und Geräte werden in Tabelle 3 beispielhaft wiedergegeben.

6.3 **Bemerkungen**
Hinweise für die Beurteilung geben die Begutachtungs-Leitlinien „Krankheit und Kraftverkehr" des Gemeinsamen Beirates für Verkehrsmedizin beim Bundesministerium für Verkehr und beim Bundesministerium für Gesundheit (Schriftenreihe herausgegeben vom Bundesminister für Verkehr, jeweils letzte Fassung, z. Z. Heft 73/1996).

6.4 **Literatur**
GRAMBERG-DANIELSEN, B.: Rechtliche Grundlagen der augenärztlichen Tätigkeit. Stuttgart: ENKE, 1989
HETTINGER, TH., KNIEB, H., NIEMANN, H., SCHNEIDER, H., VOLTZ, H.: Grundlagen zur Beurteilung der körperlichen Tauglichkeit für die Fahr-, Steuer- und Überwachungstätigkeiten in den Unternehmen der Eisen- und Stahlindustrie. Düsseldorf: Verlag Stahl und Eisen GmbH, 1966
LACHENMAYR, B.: Sehen und gesehen werden. Aachen: Shaker, 1995
LACHENMAYR, B., BUSER, A., KELLER, O., BERGER, J.: Sehstörungen als Unfallursache, Bericht M 65 der Bundesanstalt für Straßenwesen, Bremerhaven: Wirtschaftsverlag NW, 1996
NACHREINER, F., RUTENFRANZ, J., SINGER, R.: Zur Beanspruchung des Menschen bei Überwachungs-, Kontroll- und Steuerungstätigkeiten in der Industrie. Arbeitsmed., Sozialmed. Arbeitshyg. 5, 1990, 314–319
ZRENNER, E. et al., Empfehlungen der Deutschen Ophthalmologischen Gesellschaft. Ophthalmologe 94, 1997, 836–862

Tabelle 1: Mindestanforderungen an das Seh^A- und Hörvermögen

Merkmal	Anforderungsstufe 1	Anforderungsstufe 2
Sehschärfe Ferne*⁾ bei Erstuntersuchung bei Nachuntersuchung Einäugigkeit	0,7/0,5 0,7/0,2**⁾ zulässig nur nach arbeitsplatzbezogener Beurteilung 0,7	0.5/0,2**⁾ 0,4/0,2**⁾ 0,6
Sehschärfe Nähe*⁾	0,8/0,8***⁾	0,5/0,5***⁾
Räumliches Sehen	tätigkeitsbezogen ausreichendes räumliches Sehen	
Farbensinn	ausreichender Farbensinn. Bei Mängeln ggf. Präzisierung am Anomaloskop: keine Störung im Rotbereich mit einem Anomalquotienten kleiner als 0,5	
Gesichtsfeld	bei Hinweisen auf Gesichtsfeldausfälle Perimetrie	
Dämmerungssehen/ Blendungsempfindlichkeit	nur bei erhöhten Anforderungen ohne Blendung: Kontrast 1:2,7 | Kontrast 1:5 Umfeldleuchtdichte 0,032 cd/m² mit Blendung: Kontrast 1:2,7 | Kontrast 1:5 Umfeldleuchtdichte 0,1 cd/m²	
Hören	Flüstersprache 5 m	Umgangssprache 5 m

^A Bei Tätigkeiten, die unter die Fahrerlaubnis-Verordnung (FeV) fallen, gelten die in Anlage 6 FeV genannten Mindestanforderungen.
*⁾ Die gemeinsame beidäugige Sehschärfe gilt als Sehschärfe des besseren Auges. Sofern die angegebenen Grenzwerte mit oder ohne Sehhilfe erreicht werden, ist eine entsprechende arbeitsmedizinische Bescheinigung auszustellen. Ergibt die Untersuchung jedoch keine normale Sehschärfe, ist dem Untersuchten anzuraten, außerhalb der arbeitsmedizinischen Vorsorgeuntersuchung einen Augenarzt aufzusuchen, um ggf. durch Korrektion eine optimale Sehschärfe zu erreichen. Wird die geforderte Sehschärfe nur mit Sehhilfe erreicht, so ist dieses in der Bescheinigung unter „Bemerkungen" anzugeben.
**⁾ Sehschärfe zwischen 0,5 und 0,2 auf dem schlechteren Auge zulässig nur nach arbeitsplatzbezogener Beurteilung.
***⁾ Lesetext empfohlen. Prüfentfernung 33 cm

Tabelle 2: Mindestanforderungen an das Seh^A- und Hörvermögen bei Erstuntersuchung (E) und Nachuntersuchung (N)

Fahr-, Steuer- und Überwachungstätigkeit*)	Sehschärfe Ferne		Sehschärfe Nähe		Räumliches Sehen		Farbensinn		Gesichtsfeld		Dämmerungssehen/ Blendungsempfindlichkeit		Hören	
	E	N	E	N	E	N	E	N	E	N	E	N	E	N
Führen von Kraftfahrzeugen, soweit keine verkehrsrechtlichen Vorschriften zu beachten sind														
– Pkw, Motorräder, Schlepper	2	2	–	–	–	–	ja	ja	ja	ja	2	2	2	0
– Lkw^A	1	1	–	–	ja	0	ja	ja	ja	ja	1	2	2	2
– Omnibusse, sonst. Kraftfahrzeuge für den Personentransport^A	1	1	–	–	ja	ja	ja	ja	ja	ja	1	1	2	2
Führen von Schienenfahrzeugen, soweit keine verkehrsrechtlichen Vorschriften zu beachten sind														
– Triebfahrzeuge von Eisenbahnen, U-Bahnen, Straßenbahnen, Materialbahnen	1	1	–	–	–	–	ja**)	ja**)	ja	ja	–	–	2	2
Führen von Flurförderzeugen mit Fahrersitz/-stand mit Hubeinrichtung, z. B. Gabelstapler	1	1	–	–	ja	ja	–	–	ja	ja	–	–	2	0
Führen von Flurförderzeugen mit Fahrersitz/-stand ohne Hubeinrichtung	2	2	–	–	–	–	–	–	ja	ja	–	–	2	0
Führen von Mitgänger-Flurförderzeugen mit Hubeinrichtung	1	1	–	–	ja	ja	–	–	ja	ja	–	–	2	0

G 25

Fortsetzung Tabelle 2

Fahr-, Steuer- und Überwachungstätigkeiten*)	Sehschärfe Ferne		Sehschärfe Nähe		Räumliches Sehen		Farbensinn		Gesichtsfeld		Dämmerungssehen/ Blendungsempfindlichkeit		Hören	
	E	N	E	N	E	N	E	N	E	N	E	N	E	N
Führen von Regalbediengeräten	1	1	–	–	ja	ja	–	–	ja	ja	–	–	2	0
Führen von Hebezeugen, z. B. Kranen, Hebebühnen	1	1	–	–	ja	ja	–	–	ja	ja	2	2	2	0
Führen von Erdbaumaschinen, fahrbaren Arbeitsmaschinen	2	2	–	–	–	–	ja	ja	–	–	–	–	–	–
Führen von kraftbetriebenen Luftfahrtbodengeräten	1	1	2	2	ja	ja	ja ja **) **)		ja	ja	2	2	2	2
Führen von Pistenpflegegeräten	1	1	–	–	–	–	–	–	ja	ja	2	2	2	0
Steuern von Förder- und Seilbahnmaschinen	1	1	1	2	–	–	–	–	–	–	–	–	2	0
Steuern von Chargiermaschinen und Pfannenwagen	1	1	–	–	–	–	–	–	ja	ja	–	–	2	0
Steuern von Manipulatoren	1	1	–	–	–	–	–	–	–	–	–	–	2	0
Steuertätigkeiten mit hohen Anforderungen (z. B. Hubarbeitsbühnen)	1	1	1	2	–	–	ja	ja	ja	ja	–	–	2	0
Steuertätigkeiten mit niedrigen Anforderungen (z. B. Stetigförderanlagen, Montagewinden)	2	2	1	2	–	–	ja	ja	ja	ja	–	–	2	0
Überwachungstätigkeiten mit hohen Anforderungen (z. B. in größeren Leitständen, Meßwarten, Kontrollräumen, Überwachungszentralen, Stellwerken, Arbeiten im Bereich von Gleisen)	1	1	1	2	–	–	ja	ja	ja	ja	–	–	1	1

Fortsetzung Tabelle 2

Fahr-, Steuer- und Überwachungstätigkeiten*)	Sehschärfe Ferne		Sehschärfe Nähe		Räumliches Sehen		Farbensinn		Gesichtsfeld		Dämmerungssehen/ Blendungsempfindlichkeit		Hören	
	E	N	E	N	E	N	E	N	E	N	E	N	E	N
Überwachungstätigkeiten mit niedrigen Anforderungen (z. B. bei Seilschwebebahnen und Schleppliften, an Prüfgeräten der zerstörungsfreien Prüfung)	1	1	1	2	–	–	ja	ja	–	–	–	–	2	0

*) Die Anforderungsstufen sind in der Tabelle 1 erläutert. Die Anforderungsstufe 0 bedeutet: Merkmal wird bei der Nachuntersuchung nicht nachgeprüft, weil davon ausgegangen werden kann, daß die untersuchte Person in der Lage ist, eine u.U. eingetretene Verschlechterung des Seh- und Hörvermögens aufgrund von Erfahrung zu kompensieren.
**) Soweit Versicherte farbige Signale erkennen müssen.

Tabelle 3: Übersicht über Prüfverfahren und Geräte

Merkmal	Beispiele für Geräte und Verfahren
Sehschärfe Ferne	Methoden nach DIN 58220
Sehschärfe Nähe	Sehprobentafeln (z. B. Nieden, Birkhäuser) oder Sehtestgeräte
räumliches Sehen	Titmus-Test, TNO-Test, Lang-Stereo-Test, Sehtestgeräte
Farbensinn	Farbentafeln nach Velhagen und nach Ishihara, Siebtestgerät, Anomaloskop
Gesichtsfeld	Halbkugel-Perimeter
Dämmerungssehen/ Blendungsempfindlichkeit	Nyktometer, Mesotest

Test- oder Prüfgeräte nach Empfehlungen der Kommission für Qualitätssicherung bei sinnesphysiologischen Untersuchungen und Geräten der Deutschen Ophthalmologischen Gesellschaft (DOG)

G 26 Atemschutzgeräte

Bearbeitung: Ausschuß ARBEITSMEDIZIN, Arbeitsgruppe „Atemschutz", Berufsgenossenschaft der chemischen Industrie, Frankfurt

1 Anwendungsbereich
Dieser Grundsatz gibt Empfehlungen für gezielte arbeitsmedizinische Vorsorgeuntersuchungen zur Festellung, ob bei Personen gesundheitliche Bedenken gegen das Tragen von Atemschutzgeräten besteht.
Hinweise für die Auswahl des zu untersuchenden Personenkreises geben die Auswahlkriterien für die spezielle arbeitsmedizinische Vorsorge nach dem Berufsgenossenschaftlichen Grundsatz G 26 „Atemschutzgeräte" (ZH 1/600.26).

2 Untersuchungsarten

2.1 Erstuntersuchung
vor Aufnahme einer Tätigkeit mit Verwendung von Atemschutzgeräten der Gruppen 1–3

2.2 Nachuntersuchungen
während dieser Tätigkeit

2.3 Nachgehende Untersuchungen
entfällt

3 Erstuntersuchung

3.1 Allgemeine Untersuchung
Es ist sehr wichtig, daß die Untersuchung im Hinblick auf die Tätigkeit unter Berücksichtigung der unter 3.3. aufgeführten arbeitsmedizinischen Kriterien für alle belastenden Atemschutzgeräte durchgeführt wird. Die Arbeitsplatzbedingungen, z. B. Klima, die Schwere der Arbeit und die Benutzungsdauer des Atemschutzgerätes, müssen berücksichtigt werden (s. ZH 1/600.26 Abschnitt 3).

	Gruppe**)		
	1	2	3

3.2 Spezielle Untersuchung

- Röntgenaufnahme des Thorax im Groß- oder Mittelformat (nicht kleiner als 10 x 10 cm) bzw. Berücksichtigung eines Röntgenbefundes nicht älter als 2 Jahre — − + +
- Spirometrie (siehe Anhang 1, Leitfaden „Lungenfunktionsprüfung") — − + +
- Ergometrie unter leistungsphysiologischer Indikation (siehe Anhang 2, Leitfaden „Ergometrie"), für Gruppe 2 in Abhängigkeit von klinischem Befund, Beanspruchung und Alter. Hinweise zur Ergometrie bei hochbelastenden Tätigkeiten (z. B. Feuerwehr):
Methodik und Beurteilung:
siehe Anhang Ergometrie
Bis einschließlich 39. Lebensjahr:
Sollwert: (W 170)
  Männer 3,0 Watt/kg Körpergewicht
  Frauen 2,5 Watt/kg Körpergewicht
Ab 40. Lebensjahr:
Sollwert: (W 150)
  Männer 2,1 Watt/kg Körpergewicht
  Frauen 1,8 Watt/kg Körpergewicht — − (+) +
- Sehschärfe Ferne für den Einsatz im Rettungswesen — − + +
- Hörtest Luftleitung, Testfrequenz 1 kHz–6 kHz, für das Tragen von Geräten der Gruppe 2 und 3 mit akustischer Warneinrichtung (Pfeifton) — − + +
- Otoskopie, sofern eine Möglichkeit der Aufnahme von Gasen oder Dämpfen über den Gehörgang besteht. — + + +

3.3 Arbeitsmedizinische Kriterien

3.3.1 gesundheitliche Bedenken

**) + bedeutet, dass die jeweilige Untersuchung erforderlich ist
− bedeutet, dass die jeweilige Untersuchung entfallen kann

3.3.1.1 dauernde gesundheitliche Bedenken
– bei Jugendlichen unter 18 Jahren für das Tragen von Atemschutzgeräten im Rettungswesen und für das Tragen von Geräten der Gruppe 3. In der Regel bei Personen über 50 Jahre für das Tragen von Atemschutzgeräten im Rettungswesen und für das Tragen von Geräten der Gruppe 3 (siehe jedoch 3.3.2)

G 26

	Gruppe***)		
Personen mit:	1	2	3
– allgemeiner Körperschwäche	+	+	+
– Bewußtseins- oder Gleichgewichtsstörungen sowie Anfallsleiden jeglicher Ursache	+	+	+
– Erkrankungen oder Schäden des zentralen oder peripheren Nervensystems mit wesentlichen Funktionsstörungen nach Schädel- oder Hirnverletzung, Hirndurchblutungsstörungen	+	+	+
– Gemüts- oder Geisteskrankheiten, auch wenn diese abgeklungen sind, jedoch ein Rückfall nicht hinreichend sicher ausgeschlossen werden kann. Schwachsinn, abnormer Verhaltensweise (z. B. Klaustrophobie) erheblichen Grades		+	+
– chronischem Alkoholmißbrauch, Betäubungsmittelsucht oder anderen Suchtformen	+	+	+
– Trommelfellperforation, falls die Gefahr einer Aufnahme von Gasen und Dämpfen über den Gehörgang besteht			
– Zahnvollprothesen, für das Tragen von Atemschutzgeräten mit Mundstückatemanschluß	+	+	+
– Erkrankungen oder Veränderungen der Atemorgane, die deren Funktion stärker beeinträchtigen wie Lungenblähung, chronische Bronchitis, Bronchialasthma	+	+	•
krankhaft verminderter Vitalkapazität und/oder verminderter 1-Sekunden-Ausatem-Kapazität oder bei Abweichung vom Normbereich anderer entsprechender Meßgrößen (siehe Anhang 1, Leitfaden „Lungenfunktionsprüfung")	+	+	+

***) + bedeutet, das jeweils aufgeführte Kriterium ist ein Ausschlußgrund
– bedeutet, das jeweils aufgeführte Kriterium ist kein Ausschlußgrund

	Gruppe***)		
	1	2	3
– Erkrankungen oder Veränderungen des Herzens oder des Kreislaufs mit Einschränkung der Leistungs- oder Regulationsfähigkeit, Blutdruckveränderungen stärkeren Grades, Zustand nach Herzinfarkt	+	+	+
– Erkrankungen oder Veränderungen des Stütz- oder Bewegungsapparates oder des Brustkorbes mit stärkeren Funktionsstörungen	+	+	+
– großflächigen infektiösen oder allergischen Hautkrankheiten und solchen, die den Dichtsitz des Atemanschlusses beeinträchtigen (Narben)	+	+	+
– Erkrankungen oder Veränderungen der Augen, die ihre Funktion beeinträchtigen (z. B. Engwinkelglaukom)	+	+	+
korrigierter Sehschärfe unter 0,7 auf jedem Auge für den Einsatz im Rettungswesen	–	+	+
– Hörverlust von mehr als 40 dB bei 2 kHz auf dem besseren Ohr für den Einsatz im Rettungswesen	+	+	+
– festgestellter Schwerhörigkeit, für das Tragen von Geräten der Gruppe 2 und 3 mit akustischer Warneinrichtung (Pfeifton), sofern die Schwerhörigkeit die Wahrnehmung des Warnsignals verhindern kann	–	+	+
– Übergewicht von mehr als 30 % nach Broca (Körpergröße in cm weniger 100 = kg Sollgewicht)	–	+	+
– Stoffwechselkrankheiten soweit sie die Belastbarkeit stärker einschränken, z. B. Zuckerkrankheit und Störungen der Drüsen mit innerer Sekretion	–	+	+
– Eingeweidebrüchen	–	+	+

3.3.1.2 befristete gesundheitliche Bedenken

Personen mit den unter 3.3.1.1 genannten Erkrankungen, soweit eine Wiederherstellung zu erwarten ist

---

***) + bedeutet, das jeweils aufgeführte Kriterium ist ein Ausschlußgrund
– bedeutet, das jeweils aufgeführte Kriterium ist kein Ausschlußgrund

3.3.2 keine gesundheitlichen Bedenken unter bestimmten Voraussetzungen
Personen, bei denen zwar Schäden oder Schwächen der unter 3.3.1.1 bezeichneten Art vorliegen, die Bedenken jedoch durch verkürzte Nachuntersuchungsfristen zurückgestellt werden können, wenn
– die Personen über eine langjährige Berufserfahrung verfügen

und/oder
– bei Ausübung der vorgesehenen Tätigkeit nicht mit einer Gefährdung für sie selbst oder Dritte zu rechnen ist oder
– ihnen eine Tätigkeit mit Atemschutzgerät einer weniger belastenden Gruppe oder eine Überwachungstätigkeit zugewiesen werden kann

G 26

3.3.3 keine gesundheitlichen Bedenken
alle anderen Personen, soweit keine Beschäftigungsbeschränkungen bestehen (siehe 6.1.3).

4 Nachuntersuchungen

4.1 Nachuntersuchungsfristen
Während dieser Tätigkeit

4.1.1 Erste Nachuntersuchung und weitere Nachuntersuchungen
– Personen bis 50 Jahre vor Ablauf von 36 Monaten
– Personen über 50 Jahre:
Gerätegewicht bis 5 kg vor Ablauf von 24 Monaten
Gerätegewicht über 5 kg vor Ablauf von 12 Monaten

4.1.2 Vorzeitige Nachuntersuchung
Vorzeitige Nachuntersuchungen sind zu veranlassen, falls bei einer Untersuchung Befunde erhoben werden, die eine kürzere, vom ermächtigten Arzt dann zu bestimmende Nachuntersuchungsfrist angeraten erscheinen lassen. Der Unternehmer hat bei Geräteträgern, die länger als sechs Wochen oder mehrmals innerhalb eines halben Jahres erkrankt werden, eine Untersuchung beim ermächtigten Arzt zu veranlassen. Der Arzt entscheidet, ob die Art der durchgemachten Erkrankung einen Einsatz unter Atemschutzgeräten wieder zuläßt.
Die Vorstellung beim ermächtigten Arzt ist auch zu veranlassen, wenn Hinweise auf gesundheitliche Bedenken auftreten oder auf Wunsch eines Arbeitnehmers, der einen ursächlichen Zusammenhang zwischen seiner Erkrankung und seiner Tätigkeit am Arbeitsplatz vermutet.

4.2	**Allgemeine Untersuchung**
4.3	**Spezielle Untersuchung** siehe 3.2 Röntgenaufnahme des Thorax: bis 50 Jahre: Gerätegruppe 2 und 3: bei jeder 2. Nachuntersuchung (72 Monate) über 50 Jahre: Gerätegruppe 2: bei jeder 2. Nachuntersuchung (48 Monate) Gerätegruppe 3: bei jeder 3. Nachuntersuchung (36 Monate) Röntgenaufnahme des Thorax im Groß- oder Mittelformat (nicht kleiner als 10 x 10 cm) bzw. Berücksichtigung eines Röntgenbefundes nicht älter als 2 Jahre
4.4	**Arbeitsmedizinische Kriterien** siehe 3.3
5	**Nachgehende Untersuchungen** entfällt
6	**Ergänzende Hinweise**
6.1	**Rechtsgrundlagen**
6.1.1	**Rechtsgrundlagen für spezielle arbeitsmedizinische Vorsorgeuntersuchungen** §§ 2, 3 Unfallverhütungsvorschrift „Arbeitsmedizinische Vorsorge" (VBG 100), Anlage 1
6.1.2	**Berufskrankheit** entfällt
6.1.3	**Beschäftigungsbeschränkungen** § 22 Jugendarbeitsschutzgesetz (JArbSchG) i.d.F. vom 24.2.97 (BGBl. I S. 311) §§ 4, 6 Mutterschutzgesetz (MuSchG) i.d.F. vom 17.1.97 (BGBl. I S. 21) §§ 3–5 Mutterschutzrichtlinienverordnung (MuSchRiV) vom 15.4.97 (BGBl. I S. 782)

6.2 Literatur

Auswahlkriterien für spezielle arbeitsmedizinische Vorsorge „Atemschutzgeräte" (ZH 1/ 600.26), Hauptverband der gewerblichen Berufsgenossenschaften, Carl Heymanns Verlag KG, Luxemburger Straße 449, 50939 Köln

Regeln für den Einsatz von Atemschutzgeräten (ZH 1/701), Hauptverband der gewerblichen Berufsgenossenschaften, Carl Heymanns Verlag KG, Luxemburger Straße 449, 50939 Köln

Verzeichnis geprüfter Atemschutzgeräte (ZH 1/606), zu beziehen beim Carl Heymanns Verlag KG, Luxemburger Straße 449, 50939 Köln

Forschungsbericht Atemschutz, Teil 1: Belastbarkeitsvoraussetzungen für Träger von Atemschutzgeräten – Zur arbeitsmedizinischen Risikobeurteilung bei Trägern von Preßluftatmern – Hauptverband der gewerblichen Berufsgenossenschaften, 1980

Forschungsbericht Atemschutz, Teil 2: Belastbarkeitsvoraussetzungen für Träger von Atemschutzgeräten – Kardio-zirkulatorische und pulmonale Beanspruchungen durch Filtergeräte – Hauptverband der gewerblichen Berufsgenossenschaften, 1983

G 27 Isocyanate

Bearbeitung: Ausschuß ARBEITSMEDIZIN, Arbeitskreis „Gefährliche Stoffe", Berufsgenossenschaft der chemischen Industrie, Heidelberg

1 Anwendungsbereich
Dieser Grundsatz gibt Anhaltspunkte für gezielte arbeitsmedizinische Vorsorgeuntersuchungen, um Erkrankungen, die durch Isocyanate entstehen können, zu verhindern oder frühzeitig zu erkennen.
Hinweise für die Auswahl des zu untersuchenden Personenkreises geben die Auswahlkriterien für die spezielle arbeitsmedizinische Vorsorge nach dem Berufsgenossenschaftlichen Grundsatz G 27 „Isocyanate" (ZH 1/600.27).

2 Untersuchungsarten

2.1 Erstuntersuchung
Vor Aufnahme einer Tätigkeit an Arbeitsplätzen, an denen der Luftgrenzwert für Isocyanate nicht eingehalten wird oder andere Auswahlkriterien erfüllt sind.

2.2 Nachuntersuchungen
während dieser Tätigkeit

2.3 Nachgehende Untersuchungen
entfällt

3 Erstuntersuchung

3.1 Allgemeine Untersuchung

3.1.1 Feststellung der Vorgeschichte
(allgemeine Anamnese, Arbeitsanamnese, Beschwerden) besonders zu achten ist auf gehäuft aufgetretene oder ernstere Erkrankungen der oberen und tieferen Atemwege sowie der Lunge, insbesondere Tuberkulose, chronische Bronchitis, Em-

physem, Pneumokoniose, kardio-pulmonale Erkrankungen oder andere Erkrankungen mit bleibender Einschränkung der Lungenfunktion, allergische Erkrankungen, z. B. Heuschnupfen, Asthma, Ekzemneigung

3.1.2 Untersuchung im Hinblick auf die Tätigkeit

3.1.3 Urinstatus
Mehrfachteststreifen

3.2 Spezielle Untersuchung

3.2.1 erforderlich
– Röntgenaufnahme des Thorax im Groß- oder Mittelformat (nicht kleiner als 10 x 10 cm) bzw. Berücksichtigung eines Röntgenbefundes nicht älter als 1 Jahr
– Spirometrie (siehe Anhang 1, Leitfaden „Lungenfunktionsprüfung")

3.2.2 erwünscht
– großes Blutbild
– Blutkörperchensenkungsreaktion
– Bestimmung der unspezifischen bronchialen Reagibilität (siehe hierzu auch G 23 „Obstruktive Atemwegserkrankungen")
bei gleichzeitiger Einwirkung von Lösemitteln:
– SGPT (ALT)
oder
– γ-GT

3.3 Arbeitsmedizinische Kriterien

3.3.1 gesundheitliche Bedenken

3.3.1.1 dauernde gesundheitliche Bedenken
Personen mit
– schwerer Lungenerkrankung mit oder ohne Einschränkung der Lungenfunktion
– chronisch obstruktiver Lungenerkrankung
– Asthma bronchiale
– wiederholt nachgewiesener bronchialer Hyperreagibilität
– organischen Herzschäden, die zu einer Lungenstauung führen können
– Neigung zum endogenen Ekzem

3.3.1.2 befristete gesundheitliche Bedenken
Personen mit den unter 3.3.1.1 genannten Erkrankungen, soweit eine Wiederherstellung zu erwarten ist
Rekonvaleszenten nach folgenlos abgeklungener Erkrankung der Lunge oder des Rippenfells für die Dauer von 1 bis 2 Monaten

3.3.2 keine gesundheitlichen Bedenken unter bestimmten Voraussetzungen
Sind die in 3.3.1.1 genannten Erkrankungen oder Funktionsstörungen weniger ausgeprägt, so soll der untersuchende Arzt prüfen, ob unter bestimmten Voraussetzungen eine Beschäftigung oder Weiterbeschäftigung möglich ist. Hierbei wird gedacht an verbesserte Arbeitsplatzverhältnisse, Verwenden persönlicher Schutzausrüstungen, verkürzte Nachuntersuchungsfristen usw.
Ein analoges Vorgehen empfiehlt sich für die atopische Disposition (anamnestisch ermittelte Neigung zu allergischen Erkrankungen bzw. Nachweis von erhöhtem Gesamt-IgE) und für das seborrhoische Ekzem (Empfehlung von optimalem Hautschutz).

G 27

3.3.3 keine gesundheitlichen Bedenken
alle anderen Personen, soweit keine Beschäftigungsbeschränkungen bestehen (siehe 6.6.3)

4 Nachuntersuchungen

4.1 Nachuntersuchungsfristen

4.1.1 erste Nachuntersuchung
3–6 Monate

4.1.2 weitere Nachuntersuchungen
12–24 Monate

4.1.3 vorzeitige Nachuntersuchung
– nach mehrwöchiger Erkrankung oder körperlicher Beeinträchtigung, die Anlaß zu Bedenken gegen eine Weiterbeschäftigung gibt
– nach ärztlichem Ermessen in Einzelfällen (z. B. bei befristeten gesundheitlichen Bedenken)
– auf Wunsch eines Arbeitnehmers, der einen ursächlichen Zusammenhang zwischen seiner Erkrankung und seiner Tätigkeit am Arbeitsplatz vermutet

4.2	**Allgemeine Untersuchung**
4.2.1	**Zwischenanamnese (einschließlich Arbeitsanamnese)** besonders zu achten auf Klagen über Kurzluftigkeit, Husten, vermehrten Auswurf, verstärkte Atemgeräusche, insbesondere akute asthmatische Zustände, nächtliche Atemnot, nächtlichen Husten sowie Hauterkrankungen
4.2.2	**Untersuchung im Hinblick auf die Tätigkeit**
4.2.3	**Urinstatus** siehe 3.1.3
4.3	**Spezielle Untersuchung**
4.3.1	**erforderlich** Spirometrie (siehe Anhang 1, Leitfaden „Lungenfunktionsprüfung")
4.3.2	**erwünscht** siehe 3.2.2
4.3.3	**bei unklaren Fällen** – erweiterte Lungenfunktionsdiagnostik (Ganzkörperplethysmographie, Untersuchungen vor und nach einer Arbeitsschicht mit entsprechender Exposition, regelmäßige Peakflow-Messungen, unspezifische inhalative Provokation) – Bestimmung spezifischer Antikörper gegen Isocyanate (IgE, IgG) – Röntgenaufnahme des Thorax in Groß- oder Mittelformat (nicht kleiner als 10 × 10 cm) bzw. Berücksichtigung eines Röntgenbefundes nicht älter als 1 Jahr – Ergometrie (siehe Anhang 2, Leitfaden „Ergometrie")
4.4	**Arbeitsmedizinische Kriterien**
4.4.1	**gesundheitliche Bedenken**
4.4.1.1	**dauernde gesundheitliche Bedenken** Personen mit bleibenden Schäden wie unter 3.3.1.1
4.4.1.2	**befristete gesundheitliche Bedenken** siehe 3.3.1.2 und Personen mit oder kurzfristig noch akuten Erkrankungen der Atemwege

4.4.2 keine gesundheitlichen Bedenken unter bestimmten Voraussetzungen
siehe 3.3.2

4.4.3 keine gesundheitlichen Bedenken
alle anderen Personen, soweit keine Beschäftigungsbeschränkungen bestehen (siehe 6.6.3)

5 Nachgehende Untersuchungen
entfällt

6 Ergänzende Hinweise (siehe Anlage)

6.1 Physikalisch-chemische Eigenschaften und MAK-Wert
Technisch und somit auch für die Vorsorgeuntersuchung sind vor allem einige organische Isocyanate wichtig.
Bei den organischen Isocyanaten ist darauf zu achten, daß sie unter den verschiedensten Handelsnamen geführt werden. Es handelt sich überwiegend um Flüssigkeiten der allgemeinen Formel
R – N = C = O (R = organischer Rest).
Da Isocyanate vor allem inhalativ aufgenommen werden, ist die Isocyanate in der Atemluft wesentlich (insbesondere auch Kurzzeitexpositionsspitzen als Dampf, Aerosol oder Staub). Darüber hinaus scheint – nach tierexperimentellen Beobachtungen – auch intensiver Hautkontakt zur pulmonalen Sensibilisierung führen zu können. Die Isocyanategruppe (- N = C = O) ist sehr reaktionsfreudig, primär reagiert sie mit den „aktiven Wasserstoffatomen verschiedenster Verbindungen (z. B. Wasser, Alkohol, Amine).
MAK-Werte siehe Anlage.
In der Anlage sind einige der toxikologisch besonders wichtigen Verbindungen aufgeführt. Die jeweils aktuelle Fassung der TRGS 900 „Luftgrenzwerte" ist zu beachten.

6.2 Vorkommen und Gefahrenquellen
Auszug aus Auswahlkriterien „Isocyanate" (ZH 1/600.27):
Spezielle arbeitsmedizinische Vorsorge bei Tätigkeiten mit Isocyanaten ist insbesondere bei folgenden Betriebsarten, Arbeitsplätzen oder Tätigkeiten einschließlich Reinigungs- und Reparaturarbeiten erforderlich. Hier kann auf spezielle arbeitsmedizinische Vorsorge dann verzichtet werden, wenn durch Messungen belegt ist, daß der Luftgrenzwert unterschritten ist. Bei unmittelbarem Hautkontakt gilt der Luftgrenzwert als überschritten.

- Herstellen und Verwenden in der chemischen Industrie
- Herstellen von Kunststoffen auf Polyurethanbasis (Schaumstoffe), sofern flüchtige Isocyanate (z. B. TDI) eingesetzt werden
- Herstellen kautschukelatischen Materials (Formenbau)
- Herstellen von Lacken, Klebstoffen und Haftvermittlern
- Verwenden von Isocyanaten als Klebstoffe und Beschichtungsmittel oder zur Herstellung von besonderen Kunststoffen (z. B. auf NDI-Basis) bei erhöhten Temperaturen
- Arbeitsverfahren mit Staubentwicklung (z. B. beim Abwiegen)
- Auftreten von Isocyanaten als Aerosol (Lackspritzen) oder als thermische Zersetzungsprodukte von Polyurethanen (z. B. beim Überschweißen geprimeter Werkstücke, Entfernen von Beschichtungsmitteln)
- in Gießereien bei der Verwendung von isocyanathaltigen Bindersystemen
- Verklebung von aromadichten Verpackungen mit isocyanathaltigen Kunststoffen
- Ausschäumen mit Montageschaum, z. B. aus Spraydosen
- Herstellen und Bearbeiten von Belägen für Sportstätten
- Glühdrahtschneiden von PUR-Schaumstoffen

6.3 Aufnahme

6.3.1 ganz überwiegend durch die Atemwege

6.3.2 bei intensiver Hautkontamination ist auch eine dermale Aufnahme möglich

6.4 Wirkungsweise

Isocyanate reagieren im Körper mit organischen Substanzen, die aktive Wasserstoffatome enthalten, insbesondere mit den Hydroxyl- und Aminogruppen von Proteinen und Lipoproteiden. Das Ausmaß der Wirkung hängt von der Konzentration und der Expositionszeit ab. Bei inhalativer Exposition kommt es zu graduell abgestuften Erscheinungen an den verschiedenen Abschnitten des Respirationstraktes.

Bei einer leichten Exposition stellt sich eine reversible Irritation an den oberen Atemwegen ein. Diese greift bei stärkerer Exposition auf die tieferen Luftwege über. Auch Überempfindlichkeitsreaktionen wurden in vereinzelten Fällen beobachtet.

Bei längerem Hautkontakt mit flüssigen Isocyanaten kann es zu Reizungen und eventuell auch zu Sensibilisierungen kommen. Resorptive Schädigungen der inneren Organe sind bisher nicht bekanntgeworden.

6.5 Krankheitsbild

6.5.1 akute/subakute Gesundheitsschädigung

Die nur leichte Exposition gegen Isocyanate ruft Reizerscheinungen an den Augen (Konjunktivitis), der Nase (Rhinitis) und dem Rachenraum (Pharyngitits) hervor, manchmal ist auch die Stimme belegt (Laryngitis). Diese Veränderungen bilden sich bald wieder zurück. Ist die Exposition intensiver, kommt es je nach Stärke der Schädigung zu einer sich steigernden Symptomatik. Es zeigen sich starker Hustenreiz (Tracheitis) und Brustschmerzen mit Kurzluftigkeit verbunden (Bronchitis, eventuell Pneumonie). Auch anfallsweise auftretende Atemnot wird beobachtet. Bei massiver Exposition steht eine hochgradige Dyspnoe im Vordergrund mit feinblasigem Rasselgeräusch und schaumigem Sputum (Lungenödem).

Personen mit einer unspezifischen bronchialen Hyperreagibilität oder mit einer erworbenen spezifischen Isocyanat-Überempfindlichkeit können schon auf Exposition unterhalb des MAK-Wertes mit Bronchiospastik reagieren (Hustenreiz, Brustbeklemmung, Kurzluftigkeit, Asthmaanfall).

Bei intensivem Hautkontakt können Reizzustände (Dermatitis artificialis) eventuell auch Sensibilisieren (Kontaktekzem) auftreten.

6.5.2 chronische Gesundheitsschädigung

Als Folge von Überexpositionen kann sich eine spezifische oder unspezifische Überempfindlichkeit der Atemwege entwickeln, die dann bei Reexposition mit sehr niedrigen Isocyanat-Konzentrationen zu Reizhusten, Brustbeklemmung, anfallsweiser Kurzluftigkeit, Asthma (vom Soforttyp, vom verzögerten Typ oder vom dualen Typ) oder als Alveolitis (unter dem Bild eines fieberhaften grippalen Infekts) führt. Eine isolierte chronisch-obstruktive Bronchitis ist selten. Bei einem Teil der Fälle mit spezifischer respiratorischer Überempfindlichkeit werden spezifische Antikörper gegen Isocyanate im Blut beobachtet („Sensibilisierung", nachweisbar mit RAST usw.). Atopiker neigen etwas stärker zur Sensibilisierung als Normalpersonen.

Lungenfunktionsstörungen (ohne Reizzustände) durch Exposition gegen niedrige Isocyanatkonzentrationen unterhalb des MAK-Wertes werden von der Mehrzahl der Autoren nicht beobachtet. In sehr seltenen Fällen kann sich ein allergisches Kontaktekzem der Haut auf den Boden einer Überempfindlichkeit ausbilden. Hinweise auf karzinogene oder teratogene Wirkungen der Isocyanate haben sich bisher beim Menschen nicht ergeben.

6.6 Rechtsgrundlagen

6.6.1 Rechtsgrundlagen für spezielle arbeitsmedizinische Vorsorgeuntersuchungen
§ 28 Gefahrstoffverordnung (GefStoffV), Anhang VI zur GefStoffV
§ 3 UVV „Arbeitsmedizinische Vorsorge" (VBG 100), Anlage 1 zur UVV

6.6.2 Berufskrankheit
§ 9 Abs. 1 Siebtes Buch Sozialgesetzbuch (SGB VII)
Nr. 1315 der Anlage zur Berufskrankheitenverordnung (BKV)
„Erkrankungen durch Isocyanate, die zur Unterlassung aller Tätigkeiten gezwungen haben, die für die Entstehung, die Verschlimmerung oder das Wiederaufleben der Krankheit ursächlich waren oder sein können."

6.6.3 Beschäftigungsbeschränkungen
§ 22 Jugendarbeitsschutzgesetz (JArbSchG) i.d.F. vom 24.2.97 (BGBl. I S. 311)
§§ 4, 6 Mutterschutzgesetz (MuSchG) i.d.F. vom 17.1.97 (BGBl. I S. 21)
§§ 3–5 Mutterschutzrichtlinienverordnung (MuSchRiV) vom 15.4.97 (BGBl. I S. 782)

6.7 Analytik
siehe Anlage

6.8 Bemerkungen
keine

6.9 Literatur
Auswahlkriterien für spezielle arbeitsmedizinische Vorsorge „Isocyanate", ZH 1/600.27, Hauptverband der gewerblichen Berufsgenossenschaften, Carl Heymanns Verlag KG, Luxemburger Str. 449, 50939 Köln
BAUR, X., u.a.: Wirkung von Toluylen-Diisocyanat (< 0,02 ppm) auf das unspezifisch hyperreagible Bronchialsystem. Verh. Dtsch. Ges. Arbeitsmed., S. 597-600. Stuttgart: Gentner, 1982
BAUR, X.; Asthma durch Isocyanate. Allergologie, 9, Nr. 11, 1986, 487-496
BRUCKNER, H. C. u.a.: Clinical and Immunologic Appraisal of Workers Exposed to Diisocyanates. Arch. Environ. Health, Vol. 16, 1968, 619-625

DERNEHL, C. U.: Health hazards associated with polyurethane foams. Occup. med.8, 1966, 59-62
DILLER, W.: Arbeitsmedizinische Aspekte der PUR-Rohstoffe. In: Kunststoffhandbuch (Becker/Braun Hrsg.) Bd. 7, „Polyurethane". Hanser Verlag, 1983
DILLER, W.: Das Spektrum der diisocyanat-bedingten Broncho-Pneumopathien. Zbl. Arbeitsmed. 35, 1985, 66-69
DILLER, W., u.a.: Neuere arbeitsmedizinische und toxikologische Aspekte von aliphatischen Polyisocyanaten. Verh. Dtsch. Ges. Arbeitsmed., S. 379-381. Stuttgart: Gentner, 1989
DILLER, W.: Arbeitsmedizinische Gesichtspunkte bei der Begutachtung des Isocyanat-Asthmas. Arbeitsmed. Sozialmed. Präventivmed. 26, Heft 10, 1991, 393-398
ELKINS, H. B., u.a.: Massachusetts Experience with toluene-diisocyante. Am. Ind. Ass. J. 23, 1962, 265-272
EHRLICHER, H.: Klinik und Pathologie der Diisocyanatvergiftungen. Pneumonologie 150, 1974, 155-160
ENGELHARDT: EKG-Veränderungen bei der akuten Butylisocyanatvergiftung. Z. ges. Hyg. 22, Heft 4, 1976, 263-304
FRUHMANN, G.: Inhalative Provokation mit Isocyanaten im Vergleich mit Metacholin und mit dem Hauttest. Arbeitsmed. Sozialmed. Prävmed. 22, Heft 4, 1987, 94-97
GIESEN, T., ZERLETT, G.: Berufskrankheiten und medizinischer Arbeitsschutz. Abschnitt C. Köln: Kohlhammer, 1996
GREIM, H.: Gesundheitsschädliche Arbeitsstoffe. Toxikologisch-arbeitsmedizinische Begründungen von MAK-Werten. Weinheim: Wiley-VCH
HENSCHLER, D., u.a.: Zur Toxikologie der Toluylendiisocyanate. Arch. Toxikol. 19, 1962, 364-387
JOST, M., u.a.: Isocyanatbedingte Atemwegserkrankungen in der Schweiz. Schweiz. med. Wschr. 120, 1990, 1339-1347
KAROL, M. H., u.a.: Dermal Contact with Toluene Diisocyanate (TDI) Produces Respiratory Tract Hypersensitivity in Guinea Pigs. Tox. Appl. Pharm., 58, 1981, 221-230
KAROL, M. H.: Concentration Dependent Immunologic Responce to Toluene Diisocyanate (TDI) following Inhalation Exposure. Tolx. Appl. Pharm., 68, 1983, 229-241 (1983)
KAROL, M. H.: Respiratory Effects of Inhaled Isocyantes. Crit. Rev. Tox. Vol. 16, 1986, 349-379
National Institute for Occupational Safety and Health: Occupational exposure to Toluene diisocyanate. NIOSH, 1973
PETERS, J. M., u.a.: Respiratory impairment in workers exposed to „afe" levels of toluene diisocyante (TDI). Arch, Environ. Health 20, 1970, 364-367

PORTER, C. V., u.a.:A retrospective study of clinical, physiologic and immunologic changes in workers exposend to toluene diisocyanate. Am. Ind. Hyg. Ass. J. 36, 1975, 159
REINL, W., SCHNELLBÄCHER, F.: Über die unterschiedlichen Reaktionen auf Isocyanate – Kasuistische Beiträge und arbeitsmedizinische Untersuchungen. Zbl. Arbeitsmed. 24, Heft 4, 1974, 106-118
Ullmanns Enzyklopädie der technischen Chemie, Bd. 13, Weinheim: Wiley-VCH
VOGELMEIER, C., u.a.: Isocyanate-induced asthma: results of inhalation tests with TDI, MDI and metacholine. Int. Arch. Occup. Environ. Health 63, Heft 1, 1991
WEGMAN, D. H., u.a.: A dose-response relationship in TDI workers. J. Occup. med.16, 1974, 258-260

Anlage
aliphatische Diisocyanate
Hexamethylen- 1,6-diisocyanat (HDI)
farblose bis gelbliche niedrigviskose Flüssigkeit mit relativ hohem Dampfdruck

Summenformel	C_6H_{12} $(NCO)_2$
relative Molekülmassen	168,2
Schmelzpunkt	$-67\,°C$
Siedepunkt (0,7 kPa; 5 Torr)	$112\,°C$
Dichte (20 °C)	1,05 kg/l
Dampfdruck (25 °C)	$1,3 \times 10^{-3}$ kPa (1×10^{-2} Torr)
MAK-Wert (1997)	0,005 ml/m³ bzw. 0,035 mg/m³
Spitzenbegrenzung:	Kategorie I

Der MAK-Wert von Hexamethylen-1,6-diisocyanat (0,005 ml/m³ bzw. 0,035 mg/m³) darf zu keinem Zeitpunkt überschritten werden.

cycloaliphatische Diisocyanate
Isophorondiisocyanat (IPDI)
3-Isocyanatmethyl-3,5,5-trimethylcyclohexylisocyanat
Bei Normaltemperatur flüssig, reaktionsträger als die genannten Isocyanate

Summenformel	$C_{10}H_{18}$ $(NCO)_2$
relative Molekülmasse	222,3
Schmelzpunkt	etwa $-60\,°C$
Siedepunkt (1,3 kPa; 10 Torr)	$153\,°C$
Dichte (20 °C)	1,05 kg/l
Dampfdruck (20 °C)	4×10^{-5} kPa (3×10^{-4} Torr)
MAK-Wert (1997)	0,01 ml/m³ bzw. 0,092 mg/m³

Spitzenbegrenzung: Kategorie I
Der MAK-Wert von Isophorondiisocyanat (0,01 ml/m^3 bzw. 0,092 mg/m^3) darf zu keinem Zeitpunkt überschritten werden.

aromatische Diisocyanate
TDI = 2,4-Toluylendiisocyanat und Isomerengemische aus 2,4- und 2,6 Diisocyanattoluol
NDI = 1,5-Naphthylendiisocyanat
MDI-monomer = Diphenylmethan-4,4'-diisocyanat
MDI-polymer = Isomerengemisch aus Diphenylmethandiisocyanaten und höher funktionellen Isocyanaten
Physikalisch-chemischen Eigenschaften einiger anwendungstechnisch wichtiger Diisocyanate, die auch außerhalb der chemischen Industrie zur Herstellung von Polymeren, insbesondere Polyurethanen, verwendet werden

Toluylendiisocyanat (TDI)
als 2,4- und 2,6-Isomeres (2,4- und 2,6-Diisocyanattoluol)
TDI-rein ist eine farblose bis leicht gelbliche Flüssigkeit mit stechendem Geruch

Summenformel	$C_7H_6(NCO)_2$
relative Molekülmasse	174,2
Schmelzpunkt	4–14 °C
Siedepunkt (0,7 kPa; 5 Torr)	106–107 °C
Dichte (25 °C)	1,22 kg/l
Dampfdichte (Luft = 1)	6,0
Dampfdruck (25 °C)	7×10^{-3} kPa (0,05 Torr)
MAK-Wert (1997)	0,01 ml/m^3 bzw. 0,072 mg/m^3
Spitzenbegrenzung:	Kategorie I

Der MAK-Wert von 2,4-Toluylendiisocyanat bzw. von 2,6-Toluylendiisocyanat (0,01 ml/m^3 bzw. 0,072 mg/m^3) darf zu keinem Zeitpunkt überschritten werden.

1,5-Napththylendiisocyanat (NDI)
weiße oder gelblich bis grauweiße Schuppen

Summenformel	$C_{10}H_6(NCO)_2$
relative Molekülmasse	210
Schmelzpunkt	127 °C
Siedepunkt (1,3 kPa; 10 Torr)	138 °C
Dichte (20 °C)	1,42 kg/l
Dampfdruck (167 °C)	0,7 kPa (5 Torr)
MAK-Wert (1997)	0,01 ml/m^3 bzw. 0,087 mg/m^3
Spitzenbegrenzung:	Kategorie I

Der MAK-Wert von 1,5 Naphthylendiisocyanat (0,01 ml/m^3 bzw. 0,087 mg/m^3) darf zu keinem Zeitpunkt überschritten werden.

Diphenylmethan-4,4'-diisocyanat (MDI)
MDI-monomer (rein):
bei Raumtemperatur: feste, weiß-gelbliche Substanz
oberhalb 40 °C: gelbliche Flüssigkeit von geringer Viskosität
MDI-polymer:
braun-schwarze Flüssigkeit von mittlerer Viskosität

	MDI-monomer	MDI-polymer
Summenformel	$C_{13}H_{10}(NCO)_2$	
relative Molekülmasse	250,3	320–360
Schmelzpunkt	39,5 °C	unter 10 °C
Siedepunkt(1,3 kPa0 Torr)	215,0 °C	200 °C
Dichte (25 °C)	1,20 kg/l	1,23 kg/l
Dampfdichte (Luft = 1)	8,5	8,5
Dampfdruck (20 °C)	$1,3 \times 10^{-6}$ kPa	$1,3 \times 10^{-6}$ kPa
MAK-Wert (1997)		0,05 mg/m3
krebserzeugend:	Gruppe III B	

Neben den genannten MDI-Qualitäten existieren modifizierte Einstellungen, die sich entweder vom monomeren MDI oder vom polymeren MDI ableiten. Sie enthalten als Hauptbestandteil MDI
Spitzenbegrenzung: Kategorie I
Der MAK-Wert von Diphenylmethan-4,4'-diisocyanat (0,05 mg/m^3) darf zu keinem Zeitpunkt überschritten werden.

Analytik
aus MAK-Werte Liste 1997, VIII. Stoffliste

Arbeitsstoff	Parameter	BAT-Wert
Diphenylmethan-4,4'-diisocyanat	4,4'-Diaminodiphenylmethan	10 µg/g Kreatinin

Untersuchungsmaterial: Urin
Probennahmezeitpunkt: Expositionsende bzw. Schichtende

Literatur zur Analytik
Biologische Arbeitsplatztoleranzwerte in: MAK- und BAT-Werte-Liste 1997, Weinheim: Wiley-VCH

ANGERER, J., SCHALLER, K. H.: Analysen in biologischem Material. In: GREIM, H.(Hrsg.): Analytische Methoden zur Prüfung gesundheitsschädlicher Arbeitsstoffe, Weinheim: Wiley-VCH

Die Werte in biologischem Material sollen mit analytisch zuverlässigen Methoden überwacht werden und den Anforderungen der statistischen Qualitätssicherung genügen. Siehe Bekanntmachung der DGAUM und des VDBW „Anforderungen an die Qualitätssicherung arbeitsmedizinisch-toxikologischer Analysen in biologischem Material (Biomonitoring)" – ASU

G 28   Monochlormethan (Methylchlorid)

Bearbeitung: Ausschuß ARBEITSMEDIZIN, Arbeitskreis „Gefährliche Stoffe", Berufsgenossenschaft der chemischen Industrie, Heidelberg

1 Anwendungsbereich
Dieser Grundsatz gibt Anhaltspunkte für gezielte arbeitsmedizinische Vorsorgeuntersuchungen, um Erkrankungen, die durch Monochlormethan entstehen können, zu verhindern oder frühzeitig zu erkennen.
Hinweise für die Auswahl des zu untersuchenden Personenkreises geben die Auswahlkriterien für die spezielle arbeitsmedizinische Vorsorge nach dem Berufsgenossenschaftlichen Grundsatz G 28 „Monochlormethan (Methylchlorid)" (ZH 1/600.28).

2 Untersuchungsarten

2.1 Erstuntersuchung
Vor Aufnahme einer Tätigkeit an Arbeitsplätzen, an denen der Luftgrenzwert fürMonochlormethan (Methylchlorid) nicht eingehalten wird oder andere Auswahlkriterien erfüllt sind.

2.2 Nachuntersuchungen
während dieser Tätigkeit

2.3 Nachgehende Untersuchungen
nach Ausscheiden aus dieser Tätigkeit

3 Erstuntersuchung

3.1 Allgemeine Untersuchung

3.1.1 Feststellung der Vorgeschichte
(allgemeine Anamnese, Arbeitsanamnese, Beschwerden)

3.1.2 Untersuchung im Hinblick auf die Tätigkeit

3.1.3 Urinstatus
Mehrfachteststreifen, Sediment

3.2 Spezielle Untersuchung

3.2.1 erforderlich
- SGPT (ALT)
- γ-GT

3.2.2 erwünscht
- SGOT (AST)

3.3 Arbeitsmedizinische Kriterien

3.3.1 gesundheitliche Bedenken

3.3.1.1 dauernde gesundheitliche Bedenken
Personen mit
- Nierenschäden
- Leberschäden
- Erkrankungen des zentralen und peripheren Nervensystems
- Erkrankungen der Psyche
- Alkohol-, Rauschmittel, Medikamentenabhängigkeit
- stark reduziertem Allgemeinzustand

3.3.1.2 befristete gesundheitliche Bedenken
Personen mit den unter 3.3.1.1 genannten Erkrankungen, soweit eine Wiederherstellung zu erwarten ist

3.3.2 keine gesundheitlichen Bedenken unter bestimmten Voraussetzungen
Sind die in 3.3.1.1 genannten Erkrankungen oder Funktionsstörungen weniger ausgeprägt, so soll der untersuchende Arzt prüfen, ob unter bestimmten Voraussetzungen eine Beschäftigung oder Weiterbeschäftigung möglich ist. Hierbei wird gedacht an verbesserte Arbeitsplatzverhältnisse, Verwenden persönlicher Schutzausrüstungen, verkürzte Nachuntersuchungsfristen usw.
Personen ohne klinische Symptome, bei denen die Laborwerte im Grenzbereich der Norm liegen oder geringfügig über- oder unterschritten werden

3.3.3 keine gesundheitlichen Bedenken
alle anderen Personen, soweit keine Beschäftigungsbeschränkungen bestehen (siehe 6.6.3)

4 Nachuntersuchungen

4.1 Nachuntersuchungsfristen

4.1.1 erste Nachuntersuchung
3–6 Monate

4.1.2 weitere Nachuntersuchungen
12–18 Monate

4.1.3 vorzeitige Nachuntersuchung
– nach mehrwöchiger Erkrankung oder körperlicher Beeinträchtigung, die Anlaß zu Bedenken gegen eine Weiterbeschäftigung gibt
– nach ärztlichem Ermessen in Einzelfällen (z. B. bei befristeten gesundheitlichen Bedenken)
– auf Wunsch eines Arbeitnehmers, der einen ursächlichen Zusammenhang zwischen seiner Erkrankung und seiner Tätigkeit am Arbeitsplatz vermutet

4.2 Allgemeine Untersuchung

4.2.1 Zwischenanamnese (einschließlich Arbeitsanamnese)
besonders achten auf
– Hautjucken häufig als Erstsymptom
– Appetitlosigkeit, Druckgefühl im Oberbauch, Verdauungsstörungen (Durchfall, kolikartige Leibschmerzen, Übelkeit, Erbrechen, Gewichtsverlust, Reizhusten, Kopfschmerzen, Schwindelgefühl, Sehstörungen (Doppeltsehen),
– leichte Ermüdbarkeit, Schläfrigkeit, Schlafstörungen, Konzentrationsschwäche, Gedächtnisschwäche, Depressionen, innere Unruhe, Beklemmungen, Verwirrtheitszustände, Tremor, Sprach-, Schreib- und Gangstörungen

4.2.2 Untersuchung im Hinblick auf die Tätigkeit

4.2.3 Urinstatus
siehe 3.1.3

G 28

4.3	Spezielle Untersuchung
4.3.1	**erforderlich** entfällt
4.3.2	**erwünscht** – SGPT (ALT) – γ-GT
4.3.3	**bei unklaren Fällen** weitere Nieren- und Leberdiagnostik z. B. SGOT (AST). Kreatinin im Serum, Bilirubin im Serum, weitere Enzymreaktionen (z. B. alkalische Phosphatase), Elektrophorese (fachneurologische Untersuchung (einschließlich EEG))
4.4	**Arbeitsmedizinische Kriterien**
4.4.1	**gesundheitliche Bedenken**
4.4.1.1	**dauernde gesundheitliche Bedenken** Personen mit bleibenden Schäden wie unter 3.3.1.1
4.4.1.2	**befristete gesundheitliche Bedenken** siehe 3.3.1.2 und Personen mit überstandenem Schaden des zentralen Nervensystems (insbesondere nach auffälligen EEG-Veränderungen). Sie sind jedoch nach klinischer Genesung auf die Dauer von mindestens 12 Monaten vom weiteren Kontakt mit Monochlormethan auszuschließen. Nach Ablauf dieser Frist ist eine Weiterbeschäftigung erst nach erneuter ärztlicher Untersuchung möglich
4.4.2	**keine gesundheitlichen Bedenken unter bestimmten Voraussetzungen** siehe 3.3.2
4.4.3	**keine gesundheitlichen Bedenken** alle anderen Personen, soweit keine Beschäftigungsbeschränkungen bestehen (siehe 6.6.3)
5	**Nachgehende Untersuchungen** entfällt

6 Ergänzende Hinweise

6.1 Physikalisch-chemische Eigenschaften und MAK-Wert

Monochlormethan – auch Chlormethan, Methylchlorid oder Chlormethyl genannt – ist ein farbloses Gas mit schwach süßlichem, ätherischem Geruch. Es ist chemisch und thermisch recht beständig, selbst in Gegenwart der meisten Metalle tritt eine thermische Zersetzung erst oberhalb 400 °C ein, dabei können Phosgen, Salzsäure, Kohlendioxid, Kohlenmonoxid und Chlor entstehen. Mit Magnesium und Aluminium und bei höheren Temperaturen, auch mit Silizium, bildet es metallorganische Verbindungen. Bei höherer Temperatur wird es von Wasser hydrolysiert. Monochlormethan brennt mit grüngesäumter Flamme und ist im Gemisch mit Luft explosionsfähig

G 28

Formel	CH_3Cl
relative Molekülmasse	50,5
Siedepunkt	–24 °C
Schmelzpunkt	–98 °C
Dichte (20 °C)	0,92 kg/l
Dampfdichte (Luft = 1)	1,78
MAK-Wert (1997)	50 ml/m^3 bzw. 100 mg/m^3
Spitzenbegrenzung:	Kategorie II, 1
krebserzeugend:	Gruppe III B
Schwangerschaft:	Gruppe B der MAK- und BAT-Werte-Liste.

Nach dem vorliegenden Informationsmaterial muß ein Risiko der Fruchtschädigung als wahrscheinlich unterstellt werden. Bei Exposition Schwangerer kann eine solche Schädigung auch bei Einhaltung des MAK-Wertes und des BAT-Wertes nicht ausgeschlossen werden.

Kurzzeitwert (TRGS 900, Abschnitt 2.3)
– Schichtmittelwert einhalten
– Überschreitungsfaktor 4 für 15 Minuten zulässig: 200 ml/m^3 bzw. 400 mg/m^3 für Monochlormethan
– insgesamt nicht mehr als 1 Stunde pro Schicht

6.2 Vorkommen und Gefahrenquellen

Auszug aus Auswahlkriterien „Monochlormethan" (ZH 1/600.28):
Spezielle arbeitsmedizinische Vorsorge bei Tätigkeiten mit Arsen oder seinen Verbindungen ist insbesondere bei folgenden Betriebsarten, Arbeitsplätzen oder Tätigkeiten einschließlich Reinigungs- und Reparaturarbeiten erforderlich. Hier kann auf

spezielle arbeitsmedizinische Vorsorge dann verzichtet werden, wenn durch Messungen belegt ist, daß der Luftgrenzwert für Monochlormethan (Methylchlorid) eingehalten wird:
- Herstellen und Abfüllen
- Verwenden als Alkylierungsmittel
- Herstellen höher chlorierter Chlormethane
- Herstellen von Siliconen (Methylchlorsilane), Methylcellulose, Butylkautschuk, Bleitetramethyl, quartären Ammoniumverbindungen und Methylmercaptanen
- Verwenden als Extraktionsmittel
- als Löse- und Treibmittel in der Schädlingsbekämpfung
- als Kältemittel (Chlormethan wird mehr und mehr durch die weniger toxischen Fluorchlorkohlenwasserstoffe ersetzt)

6.3 Aufnahme

6.3.1 vorwiegend durch die Atemwege

6.3.2 durch die Haut

6.4 Wirkungsweise

Monochlormethan hat eine schwach narkotische sowie eine neurotoxische Wirkung. Ein früh auftretendes narkotisches Stadium klingt bei Beendigung der Exposition meist rasch ab. Im Vordergrund stehen Schädigungen des ZNS. Hinweise auf gelegentliche Schädigungen der Nieren, der Leber und des Herzmuskels liegen vor. Nach Einwirkung hoher Konzentrationen können Reizungen der Augenbindehäute und der Schleimhäute der oberen und tieferen Luftwege bis zu Bronchopneumonie und zum Lungenödem auftreten.
Hautkontakt mit flüssigem Methylchlorid führt zu Erfrierungen. Die Ausscheidung erfolgt teilweise langsam über die Lunge. Es ist noch nach Stunden in der Atemluft wahrnehmbar. Ein weiterer Teil wird metabolisiert, dabei entstehen Salzsäure und Methanol. Dieses wird weiter abgebaut über Formaldehyd zu Ameisensäure, welche auch im Urin nachgewiesen werden kann. Alkohol potenziert die Wirkung.

6.5 Krankheitsbild

6.5.1 akute/subakute Gesundheitsschädigung
kurze Latenzzeit zwischen Einatmung und ersten Symptomen, Reizung der Augenbindehäute und der Luftwege, pränarkotische Erscheinungen, Kopfschmerzen, Übelkeit, Schwindelgefühl, Benommenheit, abnorme Müdigkeit, Schwächegefühl, unsicherer Gang
gastrointestinale Erscheinungen, Brennen in Mund und Rachen, Übelkeit, Brechreiz, Erbrechen, Leibschmerzen, Durchfall nach symptomfreiem Intervall von einigen Stunden bis zu drei Tagen
Schädigungen des zentralen Nervensystems (Enzephalopathie) mit vielfältiger Symptomatik:
- Schwindelgefühl, rauschartige Zustände, Apathie, Schlafsucht
- Sehstörungen (Doppelsehen), Schreibstörungen, unsicherer schwankender Gang, tagelang anhaltende Schwäche in den Beinen
- Muskelverspannungen, lallende Sprache, innere Unruhe, Schlaflosigkeit, Verwirrtzustände, psychische Verlangsamung
- klinisch-tonische Krämpfe, Tod im Koma

parallel zu dem obenbeschriebenen Krankheitsbild können sich ausbilden:
- Leberschäden
- Nierenschäden
- Bronchitis, Bronchopneumonie, Lungenödem
- erhöhte Körpertemperatur, Tachykardie, Hypotonie, Anämie

6.5.2 chronische Gesundheitsschädigung
- Hautjucken als Erstsymptom
- nervöse und psychische Störungen, Wesensveränderungen, schwankender Gang, Nystagmus, Sprachstörungen, Hypotonie, EEG-Veränderungen
- Stimmungslabilität, Schlaflosigkeit, Delirien, Depressionen
- Sehstörungen
- Leberschäden
- Nierenschäden
- Hämolyse

Die Existenz einer chronischen Vergiftung ist umstritten; vielfach wird angenommen, daß es sich bei den obengenannten Gesundheitsschäden um Folgeerscheinungen wiederholter unterschwelliger Giftaufnahme handelt.

G 28

6.6 Rechtsgrundlagen

6.6.1 Rechtsgrundlagen für spezielle arbeitsmedizinische Vorsorgeuntersuchungen
§ 28 Gefahrstoffverordnung (GefStoffV), Anhang VI zur GefStoffV
§ 3 UVV „Arbeitsmedizinische Vorsorge" (VBG 100), Anlage 1 zur UVV

6.6.2 Berufskrankheit
§ 9 Abs. 1 Siebtes Buch Sozialgesetzbuch (SGB VII)
Nr. 1302 der Anlage zur Berufskrankheitenverordnung (BKV) „Erkrankungen durch Halogenkohlenwasserstoffe"

6.6.3 Beschäftigungsbeschränkungen
§ 22 Jugendarbeitsschutzgesetz (JArbSchG) i.d.F. vom 24.2.97 (BGBl. I S. 311)
§§ 4, 6 Mutterschutzgesetz (MuSchG) i.d.F. vom 17.1.97 (BGBl. I S. 21)
§§ 3–5 Mutterschutzrichtlinienverordnung (MuSchRiV) vom 15.4.97 (BGBl. I S. 782)

6.7 Analytik
entfällt

6.8 Bemerkungen
keine

6.9 Literatur
Auswahlkriterien für spezielle arbeitsmedizinische Vorsorge „Monochlormethan (Methylchlorid)" ZH 1/600.28, Hauptverband der gewerblichen Berufsgenossenschaften, Carl Heymanns Verlag KG, Luxemburger Str. 449, 50939 Köln
BODECHTEL; G.: Differentialdiagnose neurologischer Krankheitsbilder. Stuttgart: Georg Thieme, 1963
FORTH, W., HENSCHLER, D., RUMMEL, W.: Allgemeine und spezielle Pharmakologie und Toxikologie. Mannheim-Wien-Zürich: Bibliographisches Institut Wissenschaftsverlag, 1991
GIESEN, T., ZERLETT, G.: Berufskrankheiten und medizinischer Arbeitsschutz. Abschnitt C. Köln: Kohlhammer, 1996
GREIM, H.: Gesundheitsschädliche Arbeitsstoffe. Toxikologisch-arbeitsmedizinische Begründungen von MAK-Werten. Weinheim: Wiley-VCH

Gesellschaft Deutscher Chemiker (GDCh). Beratergremium für umweltrelevante Altstoffe (BUA). „Chlormethan". BUA-Bericht 7, 1986

LUDEWIG, R., LOHS, K. H.: Akute Vergiftungen. Jena: Gustav Fischer, 1981

MOESCHLIN, S.: Klinik und Therapie der Vergiftungen. Stuttgart: Georg Thieme, 1986

PATTY, F. A.: Industrial Hygiene and Toxicology. Vol. II New York: Wiley & Sons, 1991

WIRTH, W., HECHT, G., GLOXHUBER, CHR.: Toxikologie-Fibel. Stuttgart: Georg Thieme, 1994

G 28

G 29 Benzolhomologe (Toluol, Xylole)

Bearbeitung: Ausschuß ARBEITSMEDIZIN, Arbeitskreis „Gefährliche Stoffe", Berufsgenossenschaft der chemischen Industrie, Heidelberg

1 Anwendungsbereich
Dieser Grundsatz gibt Anhaltspunkte für gezielte arbeitsmedizinische Vorsorgeuntersuchungen, um Erkrankungen, die durch Toluol bzw. Xylole entstehen können, zu verhindern oder frühzeitig zu erkennen. Enthalten Toluol bzw. Xylole oder Lösemittel, die Toluol bzw. Xylole enthalten, mehr als 1 Gew.-% Benzol, so findet der Grundsatz G 8 „Benzol" Anwendung. Hinweise für die Auswahl des zu untersuchenden Personenkreises geben die Auswahlkriterien für die spezielle arbeitsmedizinische Vorsorge nach dem Berufsgenossenschaftlichen Grundsatz G 29 „Toluol, Xylole" (ZH 1/600.29).

2 Untersuchungsarten

2.1 Erstuntersuchung
Vor Aufnahme einer Tätigkeit an Arbeitsplätzen, an denen der Luftgrenzwert für Benzolhomologe (Toluol, Xylole) nicht eingehalten wird oder andere Auswahlkriterien erfüllt sind.

2.2 Nachuntersuchungen
während dieser Tätigkeit

2.3 Nachgehende Untersuchungen
entfällt

3 Erstuntersuchung

3.1 Allgemeine Untersuchung

3.1.1 Feststellung der Vorgeschichte
(allgemeine Anamnese, Arbeitsanamnese, Beschwerden)

3.1.2 Untersuchung im Hinblick auf die Tätigkeit

3.1.3 Urinstatus
Mehrfachteststreifen

3.2 Spezielle Untersuchung

3.2.1 erforderlich
großes Blutbild

3.2.2 erwünscht
- orientierende, neurologische Untersuchung
- γ-GT, SGPT (ALT)

3.3 Arbeitsmedizinische Kriterien

3.3.1 gesundheitliche Bedenken

3.3.1.1 dauernde gesundheitliche Bedenken
Personen mit
- erheblichen neurologischen Störungen
- Alkoholabhängigkeit

3.3.1.2 befristete gesundheitliche Bedenken
Personen mit den unter 3.3.1.1 genannten Erkrankungen, soweit eine Wiederherstellung zu erwarten ist

3.3.2 keine gesundheitlichen Bedenken unter bestimmten Voraussetzungen
- chronisch-entzündlichen Hauterkrankungen
- ausgeprägten chronischen konjunktivalen Reizerscheinungen

Sind die in 3.3.1.1 genannten Erkrankungen oder Funktionsstörungen weniger ausgeprägt, so soll der untersuchende Arzt prüfen, ob unter bestimmten Voraussetzungen eine Beschäftigung oder Weiterbeschäftigung möglich ist. Hierbei wird gedacht an verbesserte Arbeitsplatzverhältnisse, Verwenden persönlicher Schutzausrüstungen, verkürzte Nachuntersuchungsfristen usw.

3.3.3 keine gesundheitlichen Bedenken
alle anderen Personen, soweit keine Beschäftigungsbeschränkungen bestehen (siehe 6.6.3)

4 Nachuntersuchungen

4.1 Nachuntersuchungsfristen

4.1.1 erste Nachuntersuchung
12–18 Monate

4.1.2 weitere Nachuntersuchungen
12–24 Monate

4.1.3 vorzeitige Nachuntersuchung
– nach mehrwöchiger Erkrankung oder körperlicher Beeinträchtigung, die Anlaß zu Bedenken gegen eine Weiterbeschäftigung gibt
– nach ärztlichem Ermessen in Einzelfällen (z. B. bei befristeten gesundheitlichen Bedenken)
– auf Wunsch eines Arbeitnehmers, der einen ursächlichen Zusammenhang zwischen seiner Erkrankung und seiner Tätigkeit am Arbeitsplatz vermutet

4.2 Allgemeine Untersuchung

4.2.1 Zwischenanamnese (einschließlich Arbeitsanamnese)
besonders achten auf Kopfschmerzen, Schwindelgefühl, leichte Ermüdbarkeit, Übelkeit, Appetitlosigkeit, Gewichtsabnahme, Alkoholintoleranz

4.2.2 Untersuchung im Hinblick auf die Tätigkeit

4.2.3 Urinstatus
siehe 3.1.3

4.3 Spezielle Untersuchung

4.3.1 erforderlich
alle 2 Jahre
siehe 3.2.1

4.3.2 erwünscht
siehe 3.2.2
zusätzlich Biomonitoring (siehe 6.7)

4.3.3 bei unklaren Fällen
eventuell weiterführende fachärztliche Untersuchungen

4.4 Arbeitsmedizinische Kriterien

5 Nachgehende Untersuchungen
entfällt

6 Ergänzende Hinweise

6.1 Physikalisch-chemische Eigenschaften und MAK-Wert

Die wichtigsten Benzolhomologe sind das Toluol und die Xylole; letztere fallen stets als eine Mischung von o-, m- und p-Xylolol an, zusammen mit einem vierten Isomeren, dem Ethylbenzol und/oder dem 1,3,5-Trimethylbenzol (Mestitylen). Die Mischungen dieser Benzolhomologe werden häufig fälschlicherweise als „Lösungsbenzol" bezeichnet. Sie sind leichtbewegliche, farblose, stark lichtbrechende Flüssigkeiten mit typischem, benzolähnlichem Geruch; in Wasser sind sie nur sehr wenig.löslich, gut mischbar dagegen mit zahlreichen organischen Flüssigkeiten. Sie brennen mit leuchtender, stark rußender Flamme, ihre Dämpfe sind im Gemisch mit Luft explosionsfähig.

	Toluol	Xylole (m, o, p)
Formel	$C_6H_5\text{-}CH_3$	$C_6H_4\text{-}(CH_3)_2$
relative Molekülmasse	92,1	106,1
Siedepunkt	111 °C	138–144 °C
Schmelzpunkt	–95 °C	(o) –48 °C
		(m) –25 °C
		(p) +13 °C
Dichte (20 °C)	0,87 kg/l	0,86–0,89 kg/l
Dampfdruck (20 °C)	2,9 kPa (22 Tor)	0,67–0,82 kPa (5,2–6,3 Torr)
Dampfdichte (Luft = 1)	3,2	3,7
Verdunstungszahl (Ether = 1)	6	13,5
Sättigungskonzentration (20 °C)	110 g/m^3	29–38 g/m^3
MAK-Wert (1997)	50 ml/m^3 190 mg/m^3	100 ml/m^3 440 mg/m
Spitzenbegrenzung:	Kategorie II, 2	Kategorie II, 1

Kurzzeitwert (TRGS 900, Abschnitt 2.3)
- Schichtmittelwert einhalten
- Überschreitungsfaktor 4 für 15 Minuten zulässig: 200 ml/m^3 bzw. 760 mg/m^3 für Toluol; 400 ml/m^3 bzw. 1760 mg/m^3 für Xylole
- insgesamt nicht mehr als 1 Stunde pro Schicht

Die jeweils aktuelle Fassung der TRGS 900 „Luftgrenzwerte" ist zu beachten

Schwangerschaft	Gruppe C	Gruppe D
	Gruppe C der MAK- und BAT-Werte-Liste Ein Risiko der Fruchtschädigung braucht bei Einhaltung des MAK-Wertes und des BAT-Wertes nicht befürchtet zu werden	Gruppe D der MAK- und BAT-Werte-Liste Eine Einstufung in eine der Gruppen A – C ist noch nicht möglich, weil die vorliegenden Daten wohl einen Trend erkennen lassen, aber für eine abschließende Bewertung nicht ausreichen

6.2 **Vorkommen und Gefahrenquellen**
Auszug aus Auswahlkriterien „Toluol, Xylole" (ZH 1/600.29): Spezielle arbeitsmedizinische Vorsorge bei Tätigkeiten mit Toluol bzw. Xylolen ist insbesondere bei folgenden Betriebsarten, Arbeitsplätzen oder Tätigkeiten einschließlich Reinigungs- und Reparaturarbeiten erforderlich. Hier kann auf spezielle arbeitsmedizinische Vorsorge dann verzichtet werden, wenn durch Messungen belegt ist, daß die Luftgrenzwerte bzw. BAT-Werte für Toluol bzw. Xylole eingehalten werden.
– Verwenden von Toluol und Xylol zusammen mit anderen Lösemitteln in der Metallentfettung und Oberflächenreinigung
Toluol
– Gewinnen aus aromatenreichem Erdöl und bei Reformingprozessen der Erdölindustrie sowie – z. Z. von der Menge her unbedeutend – aus dem Rohbenzol der Kokereien und aus dem Leichtöl der Steinkohlenteerdestillation
– Aufarbeiten
– Mischen und Abfüllen
– Reinigen von Lagertanks
– Verwenden als Rohstoff in der organisch-chemischen Industrie, z. B. beim Herstellen von Chlortoluolen, Nitrotoluolen, Toluolsulfonsäuren, Phenol
– Verwenden als Löse-, Reinigungs- und Verdünnungsmittel für Druckfarben, Holzschutzmittel, Harze, Lacke und Klebstoffe und Verarbeiten dieser Zubereitungen

G 29

Xylole
- Gewinnen von Reformingprozessen der Erdölindustrie
- Mischen und Abfüllen
- Reinigen von Lagertanks
- Verarbeiten der Xylole
  o-Xylol zu Phthalsäure und Phthalsäureanhydrid
  m-Xylol zu Isophthalsäure
  p-Xylol zu Terephthalsäure (synthetische Fasern)
- Verwenden als Löse-, Reinigungs- und Verdünnungsmittel für Öle, Fette, Holzschutzmittel, Harze, Kautschuk und Anstrichstoffe (z. B. Lacke) und Verarbeiten dieser Zubereitungen
- Verwenden von Xylol in histologischen Laboratorien, sofern ohne wirksame Lüftung gearbeitet wird

6.3 Aufnahme

6.3.1 durch die Atemwege

6.3.2 durch die Haut

6.4 Wirkungsweise

Bei akuter Intoxikation steht die intensive narkotische Wirkung mit Gefahr einer zentralen Nervenlähmung im Vordergrund. Während der akuten Intoxikation können Erregungs- oder Rauschzustände, Gleichgewichts-, Sensibilitäts- und Koordinationsstörungen, Kopfschmerzen, Müdigkeit und Schwächegefühl, Benommenheit und Bewußtseinsverlust festgestellt werden.
Bei chronischer Einwirkung kann es zu Reizerscheinungen an den Schleimhäuten und den Augen kommen. Aufgrund der entfettenden Wirkung auf die äußere Haut sind Dermatitiden möglich. Vorübergehende Blutbildveränderungen wurden beobachtet. Toluol und Xylole werden zu ca. 20 % ausgeatmet, 80 % werden metabolisiert. Dabei findet vor allem eine Seitenkettenoxidation statt. Über Benzoesäure und Kopplung mit Aminoessigsäure (Glykokoll) entstehen Hippursäure (Toluol) bzw. Methylhippursäure (Xylol), die im Urin ausgeschieden werden.

6.5 Krankheitsbild

6.5.1 akute/subakute Gesundheitsschädigung
Pränarkoseerscheinungen
Exzitationsstadium meist mit Krämpfen
Narkose mit Gefahr der zentralen Atemlähmung

6.5.2 chronische Gesundheitsschädigung
neurasthenische Beschwerden
Parästhesien
u. U. psychische Verhaltensstörungen
Alkoholintoleranz

6.6 Rechtsgrundlagen

6.6.1 Rechtsgrundlagen für spezielle arbeitsmedizinische Vorsorgeuntersuchungen
§ 28 Gefahrstoffverordnung (GefStoffV), Anhang VI zur Gef-StoffV
§ 3 UVV „Arbeitsmedizinische Vorsorge" (VBG 100), Anlage 1 zur UVV

6.6.2 Berufskrankheit
§ 9 Abs. 1 Siebtes Buch Sozialgesetzbuch (SGB VII)
Nr. 1303 der Anlage zur Berufskrankheitenverordnung (BKV) „Erkrankungen durch Benzol oder seine Homologe"

6.6.3 Beschäftigungsbeschränkungen
§ 22 Jugendarbeitsschutzgesetz (JArbSchG) i.d.F. vom 24.2.97 (BGBl. I S. 311)
§§ 4, 6 Mutterschutzgesetz (MuSchG) i.d.F. vom 17.1.97 (BGBl. I S. 21)
§§ 3–5 Mutterschutzrichtlinienverordnung (MuSchRiV) vom 15.4.97 (BGBl. I S. 782)

6.7 Analytik
aus MAK-Werte-Liste 1997, VIII Stoffliste
Toluol
Parameter: Toluol
BAT-Wert: 1,0 mg/l Vollblut
Probennahmezeitpunkt: Expositionsende bzw. Schichtende
Parameter: o-Kresol
BAT-Wert: 3,0 mg/l Harn
Probennahmezeitpunkt: Expositionsende bzw. Schichtende; bei Langzeitexposition: nach mehreren vorangegangenen Schichten

Xylole (alle Isomeren)
Parameter: Xylol
BAT- Wert: 1,5 mg/l Vollblut
Parameter: Methylhippur-(Toluol-)säure
BAT-Wert: 2000 mg/l Harn
Probennahmezeitpunkt: Expositionsende bzw. Schichtende

Literatur zur Analytik
Biologische Arbeitsplatztoleranzwerte in MAK- und BAT-Werte-Liste 1997, Weinheim: Wiley-VCH
ANGERER, J., SCHALLER, K.H.: Analysen in biologischem Material. In: GREIM, H. (Hrsg.): Analytische Methoden zur Prüfung gesundheitsschädlicher Arbeitsstoffe, Weinheim: Wiley-VCH
Die Werte in biologischem Material sollen mit analytisch zuverlässigen Methoden überwacht werden und den Anforderungen der statistischen Qualitätssicherung genügen. Siehe Bekanntmachung der DGAUM und des VDBW „Anforderungen an die Qualitätssicherung arbeitsmedizinisch-toxikologischer Analysen in biologischem Material (Biomonitoring)". – ASU

6.8 Bemerkungen
keine

6.9 Literatur
Auswahlkriterien für spezielle arbeitsmedizinische Vorsorge „Toluol, Xylole", ZH 1/600.29, Hauptverband der gewerblichen Berufsgenossenschaften, Carl Heymanns Verlag KG, Luxemburger Str. 449, 50939 Köln
Deutsche Gesellschaft für Mineralölwissenschaft und Kohlechemie e.V.: „Wirkung von Toluol auf Mensch und Tier" (DGMK-Projekt 174-7), 1985. „Wirkung von Xylol auf Mensch und Tier" (DGMK-Projekt 174-8), 1984
FORTH, W., HENSCHLER, D., RUMMEL, W.: Allgemeine und spezielle Pharmakologie und Toxikologie. Mannheim-Wien-Zürich: Bibliographisches Institut Wissenschaftsverlag, 1991
GIESEN, T., ZERLETT, G.: Berufskrankheiten und medizinischer Arbeitsschutz. Abschnitt C. Köln: Kohlhammer, 1996
GREIM, H.: Gesundheitsschädliche Arbeitsstoffe. Toxikologisch-arbeitsmedizinische Begründungen von MAK-Werten. Weinheim: Wiley-VCH
LEHNERT, G.: Biologische Arbeitsstoff-Toleranz-Werte (BAT-Werte) – Arbeitsmedizinisch-toxikologische Begründungen. Weinheim: Wiley-VCH
KÜHN-BIRETT: T 013 Tuloul, X 03 Xylol Isomerengemisch. In: Merkblätter Gefährliche Arbeitsstoffe. Ecomed
LUDEWIG, R., LOHS, K. H.: Akute Vergiftungen, Jena: Gustav Fischer, 1981
MOESCHLIN, S.: Klinik und Therapie der Vergiftungen. Stuttgart: Georg Thieme, 1986

PATTY, F. A.: Industrial Hygiene and Toxicology. Vol. II New York: Wiley & Sons, 1991

SCHALLER, K. H., ANGERER, J., LEHNERT, G.: Praktische Hinweise zum Biomonitoring in der Arbeits- und Umweltmedizin. In: Arbeitsmedizin aktuell. Stuttgart: Gustav Fischer, 1996

WIRTH, W., HECHT, G., GLOXHUBER, CHR.: Toxikologie-Fibel. Stuttgart: Georg Thieme, 1994

G 30 Hitzearbeiten

Bearbeitung: Ausschuß ARBEITSMEDIZIN, Arbeitsgruppe „Klima am Arbeitsplatz", Berufsgenossenschaft Nahrungsmittel und Gaststätten, Mannheim

1 Anwendungsbereich
Dieser Grundsatz gibt Anhaltspunkte für gezielte arbeitsmedizinische Vorsorgeuntersuchungen, um Erkrankungen, die durch Hitzeexposition an Arbeitsplätzen entstehen können, zu verhindern oder frühzeitig zu erkennen.
Hinweise für die Auswahl des zu untersuchenden Personenkreises bzw. die Definition des Begriffes „Hitzearbeitsplatz" geben die Auswahlkriterien für die spezielle arbeitsmedizinische Vorsorge nach dem Berufsgenossenschaftlichen Grundsatz G 30 „Hitzearbeiten" (ZH 1/600.30).

2 Untersuchungsarten

2.1 Erstuntersuchung
vor Aufnahme einer Tätigkeit an Hitzearbeitsplätzen

2.2 Nachuntersuchungen
während dieser Tätigkeit

2.3 Nachgehende Untersuchungen
entfällt

3 Erstuntersuchung
vor Aufnahme einer Tätigkeit an Hitzearbeitsplätzen

3.1 Allgemeine Untersuchung

3.1.1 Untersuchung im Hinblick auf die Tätigkeit
besonders zu achten auf Funktionstüchtigkeit des kardiopulmonalen Systems, der Leber und der harnbildenden und harnabführenden Organe

3.1.2 Urinstatus
Mehrfachteststreifen

3.2 Spezielle Untersuchung
- EKG mit Brustwandableitung in der Ruhe und bei Belastung (siehe Anhang „Leitfaden für Ergometrie")
- Wenn der untersuchende Arzt es für erforderlich hält, insbesondere bei Auffälligkeiten in der Arbeits- und Gesundheitsanamnese:
Röntgenaufnahme des Thorax im Groß- oder Mittelformat (nicht kleiner als 10 x 10 cm) bzw. Berücksichtigung eines Röntgenbefundes nicht älter als 1 Jahr

3.3 Arbeitsmedizinische Kriterien

3.3.1 gesundheitliche Bedenken
Personen mit
- Herz-Kreislauf-Krankheiten mit Funktionseinbußen
- Pneumokoniosen von Krankheitswert
- aktiver oder ausgedehnter inaktiver Lungentuberkulose
- chronisch obstruktiven Atemwegserkrankungen, chronischer Bronchitis, Bronchialasthma
- Anfallsleiden
- nicht ausgeheilten Schädel- und Gehirnverletzungen
- Diabetes Mellitus
- ausgeprägter Arteriosklerose
- Katarakt (bei überwiegender Wärmestrahlungsexposition)
- Erkrankungen der Nieren und/oder harnableitenden Organe
- chronischen Magen-Darm-Erkrankungen
- chronischen Lebererkrankungen
- ausgeprägte Fettsucht
- chronisch rezidivierenden und generalisierten Hauterkrankungen
- Alkohol-, Rauschmittel-, Medikamentenabhängigkeit

3.3.1.2 befristete gesundheitliche Bedenken
Personen mit den unter 3.3.1.1 genannten Erkrankungen, soweit eine Wiederherstellung zu erwarten ist

3.3.2 keine gesundheitlichen Bedenken unter bestimmten Voraussetzungen
Sind die in 3.3.1.1 genannten Erkrankungen oder Funktionsstörungen weniger ausgeprägt, so soll der untersuchende Arzt

prüfen, ob unter bestimmten Voraussetzungen eine Beschäftigung oder Weiterbeschäftigung möglich ist. Hierbei wird gedacht an:
– verbesserte Arbeitsplatzverhältnisse,
– Verwenden zusätzlicher persönlicher Schutzausrüstungen,
– verkürzte Nachuntersuchungsfristen usw.

3.3.3 keine gesundheitlichen Bedenken
alle anderen Personen, soweit kein Beschäftigungsbeschränkungen bzw. -verbote bestehen (siehe 6.4.3)

4 Nachuntersuchungen

4.1 Nachuntersuchungsfristen
während dieser Tätigkeit

4.1.1 erste und weitere Nachuntersuchungen
– Personen bis zu 50 Jahren vor Ablauf von 60 Monaten
– Personen über 50 Jahren vor Ablauf von 24 Monaten

4.1.2 vorzeitige Nachuntersuchung
– nach mehrwöchiger Erkrankung oder körperlicher Beeinträchtigung, die Anlaß zu Bedenken gegen eine Weiterbeschäftigung geben
– nach ärztlichem Ermessen in Einzelfällen (z. B. bei befristeten gesundheitlichen Bedenken)
– auf Wunsch eines Arbeitnehmers, der einen ursächlichen Zusammenhang zwischen seiner Erkrankung und seiner Tätigkeit am Arbeitsplatz vermutet

4.2 Allgemeine Untersuchung
– Urinstatus (Mehrfachteststreifen)

4.3 Spezielle Untersuchung
siehe 2.2

4.4 Arbeitsmedizinische Kriterien
siehe 2.3

5 Nachgehende Untersuchung
entfällt

6 Ergänzende Hinweise

6.1 Hitzeexposition

Das Klima ist durch die meßbaren Elemente
1. Lufttemperatur (Trockentemperatur in °C)
2. Luftfeuchtigkeit (als Wasserdampfdruck pD in hPa oder relative Feuchte $\emptyset$ in %)
3. Luftgeschwindigkeit (m/sec)
4. Wärmestromdichte (aus Wärmestrahlung W/m^2) definiert.

Die Beurteilung thermischer Belastung erfolgt zusätzlich durch die personenbezogenen Größen
5. Arbeitsschwere (Energieumsatz) [W bzw. kJ]
6. Wärmedurchgang der Bekleidung [clo]
7. Expositionsdauer [min]

(Anleitungen zur Klimaermittlung enthält die DIN 33403 „Klima am Arbeitsplatz und in der Arbeitsumgebung" Teil 1 „Grundlagen zur Klimaermittlung".) Die Hitzebelastung am Arbeitsplatz wird beurteilt mit Hilfe der Effektivtemperatur für den bekleideten Menschen NET (°C) nach Yaglou – einem Klimasummenmaß für das menschliche Klimaempfinden (siehe Nomogramm) – und der Wärmestromdichte.

Als Arbeitsschwere (energetische Belastung) soll der aufgrund einer Arbeitsablaufstudie zu ermittelnde mittlere Stundenwert gelten.

Die Bestimmung der Effektivtemperatur (NET) sollte bei Außentemperaturen erfolgen, die dem Durchschnittswert der mittleren Trockentemperatur der Sommermonate Juni bis August entsprechen und in Deutschland zwischen 15 °C und 18 °C liegen.

Beispiel: Gemessen wurden eine Trockentemperatur von 40 °C, eine relative Luftfeuchte von 33 %, was einer Feucht-Temperatur von 26 °C entspricht, und eine Luftgeschwindigkeit von 1 m/s. Nach dem Nomogramm von Yaglou für den bekleideten Menschen (siehe Abbildung) beträgt dann die Effektiv-Temperatur NET 30 °C.

Die Hitzebelastung am Arbeitsplatz kann auch durch die Wärmestromdichte allein hervorgerufen oder zusätzlich durch diese erheblich beeinflußt werden. Falls sie nicht direkt gemessen werden kann, kann eine Abschätzung – allerdings nur bei konstanter Klimabedingung – mit Hilfe eines Globe-Thermometers durchgeführt werden.

Wenn die Differenz zwischen Außentemperatur und Wärmestrahlung sehr groß ist, kann der Einfluß der Außentemperatur auf die Hitzebelastung vernachlässigt werden.

Abb. 1
Nomogramm zur Ermittlung der Effektiv-Temperatur für den bekleideten Menschen

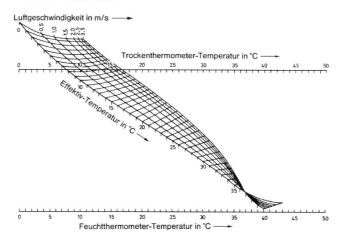

6.2 Vorkommen und Gefahrenquellen

Das thermische Wohlbefinden des Menschen wird wesentlich durch ein Gleichgewicht zwischen Wärmebildung und Wärmeabgabe bestimmt. Das gleiche gilt für die gesundheitliche Unversehrtheit unter Hitzebelastung.
Die Wärmeabgabe erfolgt durch Konvektion, Leitung, Strahlung und Verdunstung von Schweiß. Die Wärmeabgabe läßt sich wesentlich auf zwei Wegen steigern:
1. durch Zunahme der peripheren Durchblutung
2. durch vermehrte Schweißverdunstung
Störungen des Wohlbefindens und der Gesundheit treten wesentlich durch ein Mißverhältnis aus Wärmebildung und Entwärmungsmöglichkeit auf. Dieses Mißverhältnis kann in der Regel durch eine akute Überforderung der Entwärmungsmechanismen aufgrund einer zu hohen kombinierten Belastung aus Umgebungswärme am Arbeitsplatz und Wärmebildung durch die Arbeitsschwere entstehen. Eine unausgeglichene Wärmebilanz führt zum Ansteigen der Körpertemperatur, wobei gesundheitsgefährliche Grenzen erreicht und überschritten werden können. In Abhängigkeit von Ausmaß und Geschwindigkeit des Temperaturanstiegs kommt es zu unterschiedlichen Erkrankungen durch Hitzeeinwirkung.
Bei kurzzeitiger oder gelegentlicher Arbeit unter Hitzebelastung kann auf arbeitsmedizinische Vorsorgemaßnahmen nicht verzichtet werden.

Eine kurzzeitige Wärmebelastung liegt bei jeder Tätigkeit vor, wenn bei den an Hitzearbeitsplätzen beschäftigten Personen eine Akklimatisierung nicht zu erwarten ist.
Im Umfeld akuter Erkrankungen kann die Hitzetoleranz vermindert sein. Daher ist trotz fehlender ärztlicher Bedenken bei der Vorsorgeuntersuchung im Akutfall die persönliche Befindlichkeit des Arbeitnehmers zu beachten (Freiwilligkeit, Expositionsdauer, Pausenregelung).

6.3 Krankheitsbild
– Kreislaufkollaps (Hitzekollaps)
– Hitzekrämpfe
– Hitzschlag

6.4 Rechtsgrundlagen

6.4.1 Rechtsgrundlagen für spezielle arbeitsmedizinische Vorsorgeuntersuchungen
UVV „Arbeitsmedizinische Vorsorge" (VBG 100)

6.4.2 Berufskrankheit
entfällt

6.4.3 Beschäftigungsverbote
§ 22 Jugendarbeitsschutzgesetz (JArbSchG) i.d.F. vom 24.2.97 (BGBl. I S. 311)
§§ 4, 6 Mutterschutzgesetz (MuSchG) i.d.F. vom 17.1.97 (BGBl. I S. 21)
§§ 3–5 Mutterschutzrichtlinienverordnung (MuSchRiV) vom 15.4.97 (BGBl. I. S. 782)

6.4.4 Bemerkungen
Soweit Versicherte unter die Zuständigkeit der Gesundheitsschutz-Bergverordnung (GesBergV) und/oder Klima-Bergverordnung fallen, ist diese zu berücksichtigen

6.4.5 Literatur
HETTINGER, TH.: Klimabelastungen: II – 3.4 Klimawirkungen auf den Menschen: III – 4.3 Prävention bei klimatischen Belastungen: V – 1.2.6, In: Konietzko, J. u. H. Dupuis (Hrsg.): Handbuch der Arbeitsmedizin. Landsberg: Ecomed, 1989
HETTINGER, TH.; MÜLLER, B. H., PETERS, H., EISSING, G., SEVENICH, ST.: Klima-Belastungs-Kataster; Bremerhaven: Wirtschaftsverlag NW, 1984

HETTINGER, TH., MÜLLER, B. H., PETERS, H., PETERS, J., TIELSCH, R., ULRICH, M.: Hitzearbeit – Belastung und Beanspruchung in der deutschen Eisen- und Stahlindustrie; Düsseldorf: VDI, 1985

HETTINGER, TH., AVERKAMP, CH., MÜLLER, B. H., TIELSCH, R.: Arbeitsbedingungen in der Glasindustrie, Bd. I–VII; Berlin: Beuth, 1987–1989

HETTINGER, TH., MÜLLER, B. H., GEBHARDT, HJ.: Ermittlung des Arbeitsenergieumsatzes bei dynamisch-muskulärer Arbeit; Bremerhaven: Wirtschaftsverlag NW, 1989

PIEKARSKI, C.: Zur arbeitsmedizinischen Bewertung der Beanspruchung des arbeitenden Menschen unter Hitzebelastung; Dortmund: Bellmann, 1985

PIEKARSKI, C., ILMARINEN, R., RUTENFRANZ, J.: Durch physikalische Einwirkungen bedingte Störungen und innere Erkrankungen; A: Störungen und Erkrankungen durch klimatische Einwirkungen; In: Kühn, H.A. u. J. Schirmeister (Hrsg.): Innere Medizin; 5. Auflage, Berlin: Springer, 1989

SPITZER, H., HETTINGER, TH., KAMINSKY, G.: Tafeln für den Energieumsatz bei körperlicher Arbeit; 6. Auflage, Berlin: Beuth, 1982

VALENTIN, H., KLOSTERKÖTTER, W., LEHNERT, G., PETRY, H., RUTENFRANZ, J., WEBER, G., WENZEL, H. G., WITTGENS, H.: Arbeitsmedizin; 3. Auflage, Bd. I: Arbeitsphysiologie und Arbeitshygiene, Grundlagen für Präventivmedizin und Begutachtung; Bd. II: Berufskrankheiten; Stuttgart: Thieme, 1985

WENZEL, H.G., PIEKARSKI, C.: Klima und Arbeit; 2. Auflage, Bayerisches Staatsministerium für Arbeit und Sozialordnung (Hrsg.) München, 1982

DIN 33 403: Klima am Arbeitsplatz und in der Arbeitsumgebung; Teil 1: Grundlagen zur Klimaermittlung, 1984; Teil 2: Einwirkung des Klimas auf den Wärmehaushalt des Menschen, 1984; Teil 3: Beurteilung des Klimas im Erträglichkeitsbereich, 1988

G 31 Überdruck

Bearbeitung: Ausschuß ARBEITSMEDIZIN, Arbeitsgruppe „Überdruck", Arbeitsmedizinischer Dienst der Tiefbau-Berufsgenossenschaft, München

1 Anwendungsbereich

Dieser Grundsatz gibt Anhaltspunkte für gezielte Vorsorgeuntersuchungen, um zu prüfen, ob bei Personen, die Arbeiten im Überdruck ausführen, keine gesundheitlichen Bedenken gegen die Tätigkeit bestehen.

Hinweise für die Auswahl des zu untersuchenden Personenkreises geben die „Auswahlkriterien für die spezielle arbeitsmedizinische Vorsorge" (ZH 1/600.31) (siehe auch 6.1).

Als Einsätze in Überdruck gelten:
1. Arbeiten in Druckluft mit einem Überdruck von mehr als 10 kPa (0,1 bar)
2. Arbeiten unter Wasser, bei denen der Beschäftigte über ein Tauchgerät mit der erforderlichen Atemluft versorgt wird.

2 Untersuchungsarten

2.1 Erstuntersuchung
vor Aufnahme einer Tätigkeit in Überdruck

2.2 Nachuntersuchungen
während dieser Tätigkeit

2.3 Nachgehende Untersuchungen
entfällt

3 Erstuntersuchung

3.1 Allgemeine Untersuchung

3.1.1 Feststellung der Vorgeschichte
(allgemeine Anamnese, Arbeitsanamnese, Beschwerden)
besonders achten auf:
Angaben zu früheren Röntgen-Gelenkuntersuchungen (Zeitpunkt, Ergebnis, Arzt)

3.1.2 Untersuchung im Hinblick auf die Tätigkeit
unter Berücksichtigung der unter 3.3 aufgeführten arbeitsmedizinischen Kriterien (z. B. Inspektion der äußeren Gehörgänge und des Trommelfells mit Valsalva-Manöver, Schellongtest, Zahnbefund)

3.1.3 Urinstatus
(Mehrfachstreifen: Eiweiß, Zucker, Gallenfarbstoffe, Blut, Leukozyten)

3.2 Spezielle Untersuchung

3.2.1 erforderlich
- Blutbild
- Blutsenkung
- Blutzucker
- Blutdruckmessung und Pulsfrequenz in Ruhe (sitzend) und sofort nach Belastung
- Ergometrie (siehe Anhang 2, Leitfaden „Ergometrie")
- Spirometrie (siehe Anhang 1, Leitfaden „Lungenfunktionsprüfung")
- Inspektion der äußeren Gehörgänge und der Trommelfelle
- Röntgenaufnahme des Thorax im Groß- oder Mittelformat (nicht kleiner als 10 × 10 cm) bzw. Beurteilung einer Fremdaufnahme nicht älter als 2 Jahre.

3.2.2 erwünscht
Probeschleusung auf mindestens 100 kPa (1 bar) Überdruck (siehe 6.2)

3.2.3 bei unklaren Fällen
falls durch die Untersuchungen nach 3.1 und 3.2 eine Klärung nicht möglich ist, sind weitere Befunde einzuholen, z. B. zusätzliche fachärztliche Untersuchungen, Röntgenaufnahmen der Prädilektionsstellen für druckfallbedingte aseptische Knochennekrosen, Laboruntersuchungen etc.

3.3 Arbeitsmedizinische Kriterien

3.3.1 gesundheitliche Bedenken

3.3.1.1 dauernde gesundheitliche Bedenken
Personen mit
- allgemeiner Körperschwäche, reduziertem Ernährungs- und Kräftezustand

- Übergewicht von mehr als 30% nach Broca (Körpergröße in cm weniger 100 = kg Sollgewicht)
- Bewußtseins- oder Gleichgewichtsstörungen sowie Anfallsleiden jeglicher Ursache
- Erkrankungen oder Schäden des zentralen oder peripheren Nervensystems mit wesentlichen Funktionsstörungen und deren Folgezustände, funktionellen Störungen nach Schädel- oder Hirnverletzungen, Hirndurchblutungsstörungen
- Gemüts- oder Geisteskrankheiten, auch wenn diese bereits abgeklungen sind, jedoch ein Rückfall nicht hinreichend sicher ausgeschlossen werden kann
- Schwachsinn, abnormer Wesensart oder abnormen Verhaltensweisen erheblichen Grades
- chronischem Alkoholmißbrauch, Betäubungsmittelsucht oder anderen Suchtformen
- allergischen Erkrankungen, sofern diese ein besonderes gesundheitliches Risiko in bezug auf die Tätigkeit darstellen können
- Stoffwechselkrankheiten, insbesondere Zuckerkrankheit oder sonstigen Störungen der Drüsen mit innerer Sekretion, insbesondere der Schilddrüse, der Epithelkörperchen oder der Nebennieren, welche die Belastbarkeit stärker einschränken
- krankhaften Störungen des Blutes und der blutbildenden Organe
- anderen chronischen Erkrankungen, die unter den spezifischen Belastungen durch die Tätigkeit zu einer stärkeren Beeinträchtigung führen
- übertragbaren Krankheiten (Ausscheider von gefährlichen Krankheitserregern)
- Erkrankungen oder Veränderungen des Herzens oder des Kreislaufs mit Einschränkung der Leistungs- oder Regulationsfähigkeit, Blutdruckveränderungen stärkeren Grades, Zustand nach Herzinfarkt
- Erkrankungen oder Veränderung der Atemorgane (insbesondere Lungenblähung, chronische Bronchitis, Bronchialasthma, Pleuraschwarten), die deren Funktion stärker beeinträchtigen
- aktiver, auch geschlossener Tuberkulose, ausgedehnter inaktiver Tuberkulose sowie Zustand nach nicht sicher ausgeheilter Pleuritis
- einer Vitalkapazität, die weniger als 80% des errechneten Sollwertes beträgt und/oder eine Unterschreitung der Mindestsollwerte für die 1-Sekunden-Kapazität (siehe Anhang 1 „Leitfaden für die Lungenfunktionsprüfung")

G 31

- Erkrankungen des Gastro-Intestinal- und Urogenital-Systems, sofern sie zu plötzlichen Beschwerden führen und deshalb (insbesondere Taucher) zu übereilter Dekompression veranlassen können
- Eingeweidebrüchen (auch Nabelbrüchen)
- Erkrankungen oder Veränderungen des Stütz- oder Bewegungsapparates oder des Brustkorbes, auch solchen aus dem rheumatischen Formenkreis, mit stärkeren Funktionsstörungen unter besonderer Beachtung der Prädilektionsstellen für druckfallbedingte aseptische Knochennekrosen
- Mißbildungen oder Geschwülsten, die zu funktionellen Einschränkungen geführt haben, oder für die Tätigkeit ein besonderes gesundheitliches Risiko darstellen können
- Endoprothesen, größeren Knochen- oder Gelenkfremdkörpern wie Schrauben, Nägel u.ä.
- Hautkrankheiten oder ausgedehnten Narben, die die Tätigkeit erheblich beeinträchtigen oder durch die Tätigkeit verschlimmert werden
- Sehleistung (Sehen ohne Glas) von weniger als 0,5 auf jedem Auge für die Tätigkeit als Taucher
- Erkrankungen oder Veränderungen der Augen, die die Tätigkeit stärker beeinträchtigen, z. B. hochgradige Myopie mit Veränderungen des Augenhintergrundes
- erheblichem Nystagmus
- Hörvermögen von weniger als 5 m Umgangssprache
- Trommelfellperforation und athropischen Trommelfellnarben bei Tauchern
- chronischer Tubenfunktionsstörung und chronischen Erkrankungen der Nasennebenhöhlen
- Neigung zu wiederholten oder schweren Erkrankungen durch Überdruck
- negativem Ergebnis mehrfacher Probeschleusung

3.3.1.2 befristete gesundheitliche Bedenken
Personen mit denen unter 3.3.1.1 genannten Erkrankungen, soweit eine Wiederherstellung zu erwarten ist.

3.3.2 keine gesundheitlichen Bedenken unter bestimmten Voraussetzungen
entfällt für Taucherarbeiten
für Druckluftarbeiten:
Personen, bei denen zwar Schäden oder Schwächen der unter 3.3.1.1 bezeichneten Art vorliegen, aber unter Berücksichtigung der vorgesehenen Tätigkeit des Untersuchten nicht zu befürchten ist, daß er sich oder Dritte gefährdet.

3.3.3 keine gesundheitlichen Bedenken
alle anderen Personen, soweit kein Beschäftigungsverbot besteht (siehe 6.4.3)

4 Nachuntersuchungen

4.1 Nachuntersuchungsfristen

4.1.1 erste Nachuntersuchung
vor Ablauf von 12 Monaten

4.1.2 weitere Nachuntersuchungen
vor Ablauf von 12 Monaten

4.1.3 vorzeitige Nachuntersuchungen
– falls bei einer Untersuchung Befunde erhoben werden, die eine kürzere, vom ermächtigten Arzt dann zu bestimmende Frist angeraten erscheinen lassen
– nach Drucklufterkrankungen, nach einer Erkrankung von mehr als 6 Wochen oder nach mehrmaliger Erkrankung innerhalb eines halben Jahres ist eine Vorstellung beim ermächtigten Arzt erforderlich zur Entscheidung, ob die Art der durchgemachten Erkrankung einen Einsatz in Überdruck wieder zuläßt oder ob eine vorzeitige Nachuntersuchung erforderlich ist. Die Vorstellung beim ermächtigten Arzt ist auch erforderlich, wenn Hinweise auftreten, die einen Anlaß zu gesundheitlichen Bedenken geben
– auf Wunsch eines Arbeitnehmers, der einen ursächlichen Zusammenhang zwischen seiner Erkrankung und seiner Tätigkeit am Arbeitsplatz vermutet.

4.2 Allgemeine Untersuchung

4.2.1 Zwischenanamnese (einschließlich Arbeitsanamnese)
besonders achten auf:
frühere Tätigkeiten in Überdruck (Dauer, Druckhöhe, Druckfallbeschwerden)
Angaben zur letzten Erst- oder Nachuntersuchung (Zeitpunkt, Ergebnis, Arzt)
Angaben zu früheren Röntgen-Gelenkuntersuchungen (Zeitpunkt, Ergebnis, Arzt)

4.2.2 Untersuchung im Hinblick auf die Tätigkeit
unter Berücksichtigung der unter 4.4 aufgeführten arbeitsmedizinischen Kriterien

G 31

4.2.3 Urinstatus
siehe 3.1.3

4.3 Spezielle Untersuchung

4.3.1 erforderlich
siehe 3.2.1
jedoch die Röntgenaufnahme des Thorax nur nach strenger Indikationsstellung, in der Regel nicht vor Ablauf von 5 Jahren

4.3.2 erwünscht
entfällt

4.3.3 bei unklaren Fällen
falls durch die Untersuchungen nach 4.2 und 4.3 eine abschließende Beurteilung nicht möglich ist, sind weitere Befunde einzuholen (siehe 3.2.3)

4.4 Arbeitsmedizinische Kriterien

4.4.1 gesundheitliche Bedenken

4.4.1.1 dauernde gesundheitliche Bedenken
Personen, wie unter 3.3.1.1 und nach wiederholten oder schweren Erkrankungen durch Überdruck

4.4.1.2 befristete gesundheitliche Bedenken
Personen mit den unter 3.3.1.1 genannten Erkrankungen, soweit eine Wiederherstellung zu erwarten ist

4.4.2 keine gesundheitlichen Bedenken unter bestimmten Voraussetzungen
Personen, bei denen zwar Schäden oder Schwächen der unter 3.3.1.1 bezeichneten Art vorliegen, aber unter Berücksichtigung des Lebensalters, der Berufserfahrung und der vorgesehenen Tätigkeit des Untersuchten nicht zu befürchten ist, daß er sich selbst oder Dritte gefährdet

4.4.3 keine gesundheitlichen Bedenken
alle anderen Personen, soweit keine Beschäftigungsverbot besteht (siehe 6.4.3)

5 Nachgehende Untersuchungen
entfällt

6 Ergänzende Hinweise

6.1 Vorkommen

Der zu untersuchende Personenkreis ist festgelegt durch die in 6.4.1 genannten Vorschriften:
1. Taucher (Unterwasserarbeiten), die über ein Druckluft-Tauchgerät mit Atemluft versorgt werden
2. Druckluftarbeiter, die bei einem Überdruck von mehr als 10 kPa (0,1 bar) beschäftigt sind.

Auch bei kurzfristigem oder gelegentlichem Aufenthalt im Überdruck ist eine Untersuchung erforderlich.

Nicht als Überdruckarbeiter sind anzusehen:
1. Beschäftigte in Räumen, in denen aus lüftgungstechnischen Gründen ein Druck herrscht, der geringfügig höher ist als der atmosphärische Druck – weniger als 10 kPa (0,1 bar) Überdruck.
2. Träger von Atemschutzgeräten, die entsprechend DIN 3179 bei einem Überdruck von bis zu 20 kPa (0,2 bar) eingesetzt werden (Untersuchung nach Grundsatz G 26 „Atemschutzgeräte").

6.2 Wirkungsweise

Personen, die in Druckluft arbeiten und Taucher sind einem Überdruck ausgesetzt. Die hierbei auftretende Gefährdung steigt mit der Höhe des Überdrucks und der Aufenthaltsdauer. Mit steigendem Druck lösen sich die in der Umgebungsluft enthaltenen Gase vermehrt in den Körperflüssigkeiten. Der Lösungsvorgang der Gase verlangsamt sich mit zunehmender Menge bereits gelöster Gase. Je nach Expositionsdauer kommt es zunächst zur Sättigung der Körperflüssigkeiten, bei längerer Exposition aller Gewebe.

Verläuft eine Druckminderung langsam, werden die freigesetzten Gase über das Kreislaufsystem und die Lunge ausgeschieden. Wird der Druck zu schnell herabgesetzt, bilden sich Gasblasen in den Körperflüssigkeiten und im Gewebe. Die dadurch auftretenden Gasembolien sind die häufigste Ursache der durch Arbeit in Überdruck entstehenden Schädigungen. Außerdem kann die Freisetzung von Gasen innerhalb der Zellen vorübergehende oder dauernde Gewebsschäden verursachen.

6.3 Krankheitsbild

6.3.1 akute Gesundheitsschädigung

Akute Erkrankungen durch Drucksteigerung (Tauchen, Einschleusen):
Der zu schnelle Übergang vom Normaldruck zum Überdruck kann zu Ohrenschmerzen, Kopfschmerzen, Gleichgewichtsstörungen und Zahnschmerzen führen.
Eine Behinderung des Druckausgleichs zu luftgefüllten Hohlräumen (z. B. Nasennebenhöhlen, Paukenhöhle) führt zu Beschwerden. Bei Tubenverschluß kann es zur Trommelfellperforation kommen.
Akute Erkrankungen durch Druckminderung (Austauchen, Ausschleusen):
Der Übergang vom Überdruck zum Normaldruck kann mehr oder weniger ausgeprägte Druckfallerkrankungen hervorrufen. Diese können schon während der Druckminderung, aber auch Stunden danach auftreten.
Am häufigsten stellen sich Gelenk- und Muskelschmerzen ein. Bisweilen wird über Hautjucken geklagt: eine Marmorierung der Haut, besonders an Bauch und Oberschenkeln, kann auftreten. Es kann zu zentralnervösen Symptomen kommen: wie z. B. Schwindel, Nystagmus, Ohrensausen, Schwerhörigkeit, Seh- und Sprachstörungen, Atemstörungen, Lähmungen, Krampfanfällen. Seltener kommt es zu Herz-, Kreislauf-, Atembeschwerden, deren Ursache ein Infarkt, eine gasblasenbedingte Lungenembolie oder ein Pneumothorax sein kann. Luftembolien durch Lungenrisse infolge zu schneller Druckminderung führen zu ähnlichen Symptomen wie vorstehend beschrieben.
Therapie bei Druckfallerkrankungen:
Unabdingbare Maßnahme zur Therapie ist eine sofortige und ausreichende Rekompression. Verzögerte und unzureichende Rekompression kann eine mögliche Heilung gefährden.
Spätschäden:
Spätschäden sind relativ selten. Sie können aber, vorwiegend als Knochen- oder Gelenkveränderungen, vor allem im Bereich von Hüfte und Schulter auftreten. Sie sind zumeist symptomlos, können sich aber auch durch Gelenkschmerzen bemerkbar machen. (Latenzzeiten von Monaten bis Jahren.)
Ein Auftreten ist noch nach Aufgabe der belastenden Tätigkeit möglich.

6.4 Rechtsgrundlagen

6.4.1 Rechtsgrundlagen für spezielle arbeitsmedizinische Vorsorgeuntersuchungen
§ 3 UVV „Arbeitsmedizinische Vorsorge" (VBG 100)
UVV „Taucherarbeiten"(VBG 39)
§§ 10, 11 Verordnung über Arbeiten in Druckluft (Druckluftverordnung)

6.4.2 Berufskrankheit
§ 9 Abs. 1 Siebtes Buch Sozialgesetzbuch (SGB VII)
Nr. 2201 der Anlage zur Berufskrankheitenverordnung (BKV) „Erkrankungen durch Arbeit in Druckluft"

6.4.3 Beschäftigungsverbote
§§ 4, 6 Mutterschutzgesetz (MuSchG) i.d.F. vom 17.1.97 (BGBl. I S 21)
§§ 3–5 Mutterschutzrichtlinienverordnung (MuSchRiV) vom 15. April 1997 (BGBl. I S. 782)
§ 9 Druckluftverordnung
Taucher
Personen unter 21 Jahre
(Fortbildung zum Taucher ab 19 Jahre möglich)
Arbeiten in Druckluft:
Personen unter 21 oder über 50 Jahre
(Ausnahmen nach § 6 der Druckluftverordnung möglich)

6.5 Bemerkungen
keine

6.6 Literatur
BENNETT, P. B., ELLIOT, D. H.: The Physiology and Medicine of Diving (4th ed.). London: W. B. Saunders, 1993
BOVE, A. A., DAVIS, J. C.: Diving Medicine (2nd ed.) Flagstaff AZ: Best Publishing, 1991
BÜHLMANN, A. A.: Tauchmedizin: Barotrauma, Gasembolie, Dekompression, Dekompressionskrankheit (3. Aufl.) Berlin, Heidelberg, New York: Springer, 1993
EDMONDS, C., LOWRY, C. PENEFATHER, J.: Diving and Subaquatic Medicine (3rd ed.) London: Butterworth-Heinemann, 1991
EHM, O. F.: Tauglichkeitsuntersuchungen bei Sprttauchern, Berlin, Heidelberg: Springer, 1989
EHM, O. F.: Tauchen – noch sicherer! (6. Aufl.) Cham/Schweiz: Müller Rüschlikon, 1993

HOLZAPPEL, R. B.: Praxis der Tauchmedizin: Physiologie, Pathophysiologie, Therapie. 2. überarb. Aufl. Stuttgart, New York: Thieme, 1993
KESSEL, R.: Arbeitsmedizinische Aspekte zu Tätigkeiten in Überdruck (unter bes. Berücksichtigung der Spritzbeton-Bauweise). In: Tiefbau-BG (Hrsg.): Die sichere Anwendung der Spritzbetonbauweise unter Druckluft. Sonderdruck der Tiefbau-BG, München: 1986 (Abruf-Nr. 793.1)
KINDWALL, E. P. (ed.): Hyperbaric Medicine Practice. Flagstoff AZ: Best Publishing, 1994
MATTHYS, H.: Medizinische Tauchfibel (3. Aufl.) Berlin: Springer, 1983
DIN Deutsches Institut für Normung e.V., Normenausschuß Rettungsdienst und Krankenhaus (NARK): DIN 13256, Teil 2: Druckkammern für Personen. Begehbare Druckkammern für hyperbare Therapiesicherheitstechnische Anforderungen und Prüfung. Berlin: Beuth Verlag, 1984

G 32 Cadmium und seine Verbindungen

Bearbeitung: Ausschuß ARBEITSMEDIZIN, Arbeitskreis „Gefährliche Stoffe", Berufsgenossenschaft der chemischen Industrie, Heidelberg

1 Anwendungsbereich
Dieser Grundsatz gibt Anhaltspunkte für gezielte arbeitsmedizinische Vorsorgeuntersuchungen, um Erkrankungen, die durch Cadmium und seine Verbindungen entstehen können, zu verhindern oder frühzeitig zu erkennen.
Hinweise für die Auswahl des zu untersuchenden Personenkreises geben die Auswahlkriterien für die spezielle arbeitsmedizinische Vorsorge nach dem Berufsgenossenschaftlichen Grundsatz G 32 „Cadmium und seine Verbindungen" (ZH 1/600.32).

2 Untersuchungsarten

2.1 Erstuntersuchung
Vor Aufnahme einer Tätigkeit an Arbeitsplätzen, an denen der Luftgrenzwert für Cadmium oder seine Verbindungen nicht eingehalten wird oder andere Auswahlkriterien erfüllt sind.

2.2 Nachuntersuchungen
während dieser Tätigkeit

2.3 Nachgehende Untersuchungen
nach Ausscheiden aus dieser Tätigkeit

3 Erstuntersuchung

3.1 Allgemeine Untersuchung

3.1.1 Feststellung der Vorgeschichte
(allgemeine Anamnese, Arbeitsanamnese, Beschwerden) besonders achten auf Störungen des Geruchsinns

3.1.2 Untersuchung im Hinblick auf die Tätigkeit
besonders zu achten auf Erkrankungen der oberen und tieferen Luftwege, Lebererkrankungen, Nierenschäden

3.1.3 Urinstatus
Mehrfachteststreifen, Sediment

3.2 Spezielle Untersuchung

3.2.1 erforderlich
- Nasenspiegelung
- Prüfung der Nasenatmung
- Blutsenkungsreaktion
- Spirometrie (siehe Anhang 1, Leitfaden „Lungenfunktionsprüfung")
- Röntgenaufnahme des Thorax im Groß- oder Mittelformat (nicht kleiner als 10 x 10 cm) bzw. Berücksichtigung eines Röntgenbefundes nicht älter als 1 Jahr

3.2.2 erwünscht
- SGPT (ALT)
- γ-GT
- quantitative Eiweißanalyse im Urin (Albumin, β-2-Microglobulin)

3.3 Arbeitsmedizinische Kriterien

3.3.1 gesundheitliche Bedenken

3.3.1.1 dauernde gesundheitliche Bedenken
Personen mit Erkrankungen
- der oberen und tieferen Luftwege
- der Niere
- der Leber

ferner Personen mit
- Alkoholabhängigkeit
- erheblichem Nikotinabusus

3.3.1.2 befristete gesundheitliche Bedenken
Personen mit den unter 3.3.1.1 genannten Erkrankungen, soweit eine Wiederherstellung zu erwarten ist

3.3.2 keine gesundheitlichen Bedenken unter bestimmten Voraussetzungen
Sind die in 3.3.1.1 genannten Erkrankungen oder Funktions-

störungen weniger ausgeprägt, so soll der untersuchende Arzt prüfen, ob unter bestimmten Voraussetzungen eine Beschäftigung oder Weiterbeschäftigung möglich ist. Hierbei wird gedacht an verbesserte Arbeitsplatzverhältnisse, Verwenden persönlicher Schutzausrüstungen, verkürzte Nachuntersuchungsfristen usw.

3.3.3 **keine gesundheitlichen Bedenken**
alle anderen Personen, soweit keine Beschäftigungsbeschränkungen bestehen (siehe 6.6.3)

4 **Nachuntersuchungen**

4.1 **Nachuntersuchungsfristen**

4.1.1 **erste Nachuntersuchung**
12–18 Monate

4.1.2 **weitere Nachuntersuchungen**
12–24 Monate

4.1.3 **vorzeitige Nachuntersuchung**
– nach mehrwöchiger Erkrankung oder körperlicher Beeinträchtigung, die Anlaß zu Bedenken gegen eine Weiterbeschäftigung gibt
– nach ärztlichem Ermessen in Einzelfällen (z. B. bei befristeten gesundheitlichen Bedenken)
– auf Wunsch eines Arbeitnehmers, der einen ursächlichen Zusammenhang zwischen seiner Erkrankung und seiner Tätigkeit am Arbeitsplatz vermutet

4.2 **Allgemeine Untersuchung**

4.2.1 **Zwischenanamnese (einschließlich Arbeitsanamnese)**
besonders achten auf Störungen des Geruchsinns

4.2.2 **Untersuchung im Hinblick auf die Tätigkeit**
besonders achten auf Erkrankungen der oberen und tieferen Luftwege, Lebererkrankungen, Nierenschäden sowie Gewichtsabnahme

4.2.3 **Urinstatus**
Mehrfachteststreifen, Sediment, spezifisches Gewicht

4.3 Spezielle Untersuchung

4.3.1 erforderlich
siehe 3.2.1
Die Röntgenaufnahme des Thorax soll ab dem 40. Lebensjahr bzw. nach mehr als zehnjähriger Exposition und bei klinischen Symptomen erfolgen und in Abständen von 12 Monaten wiederholt werden
– Cadmiumbestimmung im Urin (siehe 6.7)

4.3.2 erwünscht
siehe 3.2.2
– Cadmiumbestimmung im Urin (siehe 6.7)

4.3.3 bei unklaren Fällen
– Elektrophorese
– β-Mikroglobulinbestimmung im Blut (bei erhöhtem Urinwert)

4.4 Arbeitsmedizinische Kriterien

4.4.1 gesundheitliche Bedenken

4.4.1.1 dauernde gesundheitliche Bedenken
Personen mit bleibenden Schäden wie unter 3.3.1.1

4.4.1.2 befristete gesundheitliche Bedenken
siehe 3.3.1.2 und Personen, bei denen die in 6.7 genannten Werte wiederholt überschritten werden

4.4.2 keine gesundheitlichen Bedenken unter bestimmten Voraussetzungen
alle anderen Personen, soweit keine Beschäftigungsbeschränkungen bestehen (siehe 6.6.3)

5 Nachgehende Untersuchungen

Nachgehende Untersuchungen sind in Abständen von weniger als 60 Monate für Versicherte vorzunehmen, die nach dem 1. Oktober 1984 (eventuell abweichende Stichtage in den neuen Bundesländern sind zu beachten) eine Tätigkeit beendet haben, bei der der Luftgrenzwert von 0,03 G mg/m^3 für Cadmium oder seine Verbindungen in Form von Stäuben/Aerosolen (Batterieherstellung, Thermische Zink-, Blei- und Kupfergewinnung, Schweißen cadmiumhaltiger Legierungen) bzw. 0,015 G mg/m^3 (im übrigen) nicht eingehalten wurde oder andere Auswahlkriterien erfüllt waren. Diese Tätigkeit muß so lange ausgeübt worden sein, daß mindestens eine Nachuntersuchung zu veranlassen war. Untersuchungsumfang wie in 4.2 und 4.3, wobei das Biomonitoring (4.3.2) selbstverständlich entfallen kann. Die vom Organisationsdienst für nachgehende Untersuchungen (ODIN) nach Ausscheiden aus dem Unternehmen zu veranlassenden nachgehenden Untersuchungen werden nach einer Vereinbarung mit den angeschlossenen Unfallversicherungsträgern durchgeführt. Sie erfolgen zunächst, wenn die betreffende Tätigkeit länger als zwei Jahre gedauert hat und werden in einem einheitlichen Abstand von zwei Jahren wiederholt.

6 Ergänzende Hinweise

6.1 Physikalisch-chemische Eigenschaften und MAK-Wert

Cadmium ist ein silbergraues, gut formbares, zähes, korrosionsfestes Metall, das bei der Verhüttung von Zinkerzen gewonnen wird. Es ist unlöslich in Wasser, jedoch löslich in Säuren. Beim Erhitzen des Metalls entsteht süßlich riechender, brauner Cadmiumoxidrauch. Lösliche Cadmiumsalze sind meist sehr giftig. Es verdampft merklich ab ca. 370 °C.

Formel   Cd
relative Atommasse   112,2
Siedepunkt   767 °C
Schmelzpunkt   320,9 °C
Dichte (20 °C)   8,64 kg/l
Dampfdichte (Luft = 1)   3,9
TRK-Wert (1997)

Cadmium und seine Verbindungen (in Form von Stäuben/Aerosolen)
– Batterieherstellung, Thermische Zink-, Blei- und Kupfergewinnung, Schweißen cadmiumhaltiger Legierungen
  0,03 G mg/m^3
– im übrigen
  0,015 G mg/m^3

Cadmium und seine Verbindungen, Cadmiumchlorid, Cadmiumoxid, Cadmiumsulfat, Cadmiumsulfid und andere bioverfügbare Verbindungen (in Form atembarer Stäube/Aerosole) sind Stoffe der Gruppe III A2 (im Tierversuch krebserzeugend) der MAK-Werte-Liste.

Die jeweils aktuelle Fassung der TRGS 102 „TRK-Werte" bzw. der TRGS 900 „Luftgrenzwerte" ist zu beachten.

Die jeweils aktuelle Einstufung gemäß TRGS 905 „Verzeichnis krebserzeugender erbgutverändernder oder fortpflanzungsgefährdender Stoffe ist zu beachten.

G 32

Kurzzeitwert (TRGS 900, Abschnitt 2.3)
– Schichtmittelwert einhalten
– Überschreitungsfaktor 4 für 15 Minuten zulässig
Cadmium und seine Verbindungen (in Form von Stäuben/Aerosolen)
Batterieherstellung, Thermische Zink-, Blei- und Kupfergewinnung, Schweißen cadmiumhaltiger Legierungen
0,12 G mg/m³
im übrigen
0,06 G mg/m³
– insgesamt nicht mehr als 1 Stunde pro Schicht

6.2 Vorkommen und Gefahrenquellen

Auszug aus Auswahlkriterien „Cadmium oder seine Verbindungen" (ZH 1/600.32):
Spezielle arbeitsmedizinische Vorsorge bei Tätigkeiten mit Cadmium oder seinen Verbindungen ist insbesondere bei folgenden Betriebsarten, Arbeitsplätzen oder Tätigkeiten einschließlich Reinigungs- und Reparaturarbeiten erforderlich. Hier kann auf spezielle arbeitsmedizinische Vorsorge dann verzichtet werden, wenn durch Messungen belegt ist, daß der Luftgrenzwert 0,03 G mg/m³ für Cadmium und seine Verbindungen in Form von Stäuben/Aerosolen (Batterieherstellung, Thermische Zink-, Blei- und Kupfergewinnung, Schweißen cadmiumhaltiger Legierungen) bzw. 0,015 G mg/m³ (im übrigen) unterschritten ist.

– Verhütten von Blei- und Zinkerzen und Herstellen von Cadmium oder seinen Legierungen auf thermischem Weg (Rösten, Schmelzen, Gießen, Glühen, Abschrecken, Arbeiten an nachgeschalteten Staubfiltern)
– Verarbeiten von Cadmium oder seinen Legierungen (Hartlöten, Schweißen, Glühen, Bedampfen)
– Schweißen und Schneiden von cadmiumbeschichteten Werkstoffen
– Herstellen von Nickel-Cadmium-Akkumulatoren, löslichen Cadmiumverbindungen (z. B. Cadmiumsulfat, Cadmiumnitrat), Cadmiumpigmenten und cadmiumhaltigen Stabilisatoren
– besonders zu beachten sind das Verarbeiten (einschließlich Recycling) und Verbrennen von cadmiumhaltigen Abfall- und Altmaterialien, das Entfernen cadmiumhaltiger Anstriche (z. B. durch Abbrennen) sowie das Zerschneiden cadmiumhaltiger Metallteile mit dem Schweißbrenner
– Verhütten von Blei- und Zinkerzen und Herstellen von Cadmium auf elektrolytischem Weg

- Abbrucharbeiten an Produktionsanlagen für Cadmium oder seine Verbindungen
- Verwenden cadmiumhaltiger Pigmente zum Färben von Kunststoffen und Lacken
- Herstellen und Verarbeiten cadmiumhaltiger Emails, keramischer Farben und Glasuren
- Verwenden löslicher Cadmiumverbindungen in der Foto-, Glas-, Gummi- und Schmuckindustrie
- mechanisches Bearbeiten cadmiumhaltiger Materialien

Bei den folgenden Tätigkeiten muß dann mit einem Überschreiten der Auslöseschwelle gerechnet werden, wenn im Rahmen einer Heißbehandlung (Hartlöten, Schweißen, Schneiden) die Gefahr besteht, daß sich Cadmiumoxidrauch bildet:
- Verarbeiten cadmiumhaltiger Kunststoffe, Lacke, Emails und keramischer Farben in Form von Pasten
- Herstellen und Verarbeiten cadmiumhaltiger Fotozellen
- Einsatz von cadmiumhaltigen Elementen und Bauteilen in der Fernseh-, Meß-, Regel- und Reaktortechnik sowie in der Kraftfahrzeug- und Luftfahrtindustrie
- Lötarbeiten, insbesondere mit den stark cadmiumhaltigen „Hartlöten"

6.3 Aufnahme

6.3.1 vorwiegend durch die Atemwege in Staub- oder Rauchform

6.3.2 durch den Magen-Darm-Trakt

6.4 Wirkungsweise

Cadmium blockiert bestimmte Enzymsysteme und wirkt als Antagonist des körpereigenen Zinks. Es schädigt auch die Atemorgane und die Niere, in der das Metall vornehmlich kumuliert. Sekundär können Störungen der Hämotopoese auftreten. Im Magen-Darm-Trakt werden etwa 5% des aufgenommenen Cadmiums resorbiert, die inhalative Resorptionsquote beträgt etwa 30%. Da nur ein Bruchteil hiervon eliminiert wird, kumuliert das Metall im Organismus. Cadmium besitzt eine lange biologische Halbwertzeit (etwa 15 bis 20 Jahre), die Ausscheidung erfolgt hauptsächlich im Stuhl (nur nach oraler Aufnahme) und Urin.

6.5 Krankheitsbild

6.5.1 akute/subakute Gesundheitsschädigung
durch Einatmen von Cadmiumdampf oder -rauch Reizung der Schleimhäute der Nase, des Rachens, des Kehlkopfes und der Bronchien nach mehrstündiger (bis dreitägiger) Latenzzeit: Husten, Atemnot, Schluckbeschwerden, Brustschmerzen, Metalldampffieber (Schweißausbruch, Frösteln, Pulsbeschleunigung) u.U. Lungenödem
Nierenschäden
nach Aufnahme durch den Mund (als gewerbliche Vergiftung selten):
Übelkeit, Erbrechen, Magenschmerzen, Verdauungsstörungen, Durchfall, Kopfschmerzen, Schwindel, Kollapszustände

6.5.2 chronische Gesundheitsschädigung
nach mehrjähriger Exposition:
auffallende Müdigkeit:
chronischer Schnupfen, Atrophie der Nasenschleimhäute, Einschränkung oder Verlust des Geruchsinns, Kurzatmigkeit durch obstruktive Ventilationsstörungen
Nierenschäden
Bronchialkarzinom nach massiver Exposition in bestimmten Produktionszweigen
Gewichtsabnahme
Leberschäden

6.6 Rechtsgrundlagen

6.6.1 Rechtsgrundlagen für spezielle arbeitsmedizinische Vorsorgeuntersuchungen
§ 28 Gefahrstoffverordnung (GefStoffV), Anhang VI zur GefStoffV
§ 3 UVV „Arbeitsmedizinische Vorsorge" (VBG 100), Anlage 1 zur UVV

6.6.2 Berufskrankheit
§ 9 Abs. 1 Siebtes Buch Sozialgesetzbuch (SGB VII)
Nr. 1104 der Anlage zur Berufskrankheitenverordnung (BKV) „Erkrankungen durch Cadmium oder seine Verbindungen"

6.6.3 Beschäftigungsbeschränkungen
§ 22 Jugendarbeitsschutzgesetz (JArbSchG) i.d.F. vom 24.2.97 (BGBl. I S. 311)
§§ 4, 6 Mutterschutzgesetz (MuSchG) i.d.F. vom 17.1.97 (BGBl. I S. 21)
§§ 3–5 Mutterschutzrichtlinienverordnung (MuSchRiV) vom 15.4.97 (BGBl. I S. 782)
alle Arbeitnehmer
§ 15 a Abs. 1 Gefahrstoffverordnung (GefStoffV)

6.7 Analytik
aus MAK-Werte-Liste 1997.
Krebserzeugende Arbeitsstoffe
Krebserzeugende Arbeitsstoffe, für die Korrelationen (Expositionsäquivalente für krebserzeugende Arbeitsstoffe, EKA) nicht oder nur vollständig begründet werden können, aber Dokumentationen in den „Arbeitsmedizinisch-toxikologischen Begründungen für BAT-Werte" vorliegen:

Parameter	bisheriger BAT-Wert	Untersuchungsmaterial	Probennahmezeitpunkt
Cadmium	15 µg/l*⁾	Blut	keine Beschränkung
Cadmium	15 µg/l*⁾	Harn	keine Beschränkung

*⁾ Der Grenzwert orientiert sich ausschließlich an den nephrotoxischen Effekten von Cadmium.

Hinsichtlich der nephrotoxischen Effekte ist der Grenzwert als BAT-Wert zu betrachten.

Literatur zur Analytik
Biologische Arbeitsplatztoleranzwerte in MAK- und BAT-Werte-Liste 1997, Weinheim: Wiley-VCH
ANGERER, J., SCHALLER, K.H.: Analysen in biologischem Material.
GREIM, H. (Hrsg.): Analytische Methoden zur Prüfung gesundheitsschädlicher Arbeitsstoffe, Weinheim: Wiley-VCH
Die Werte in biologischem Material sollen mit analytisch zuverlässigen Methoden überwacht werden und den Anforderungen der statistischen Qualitätssicherung genügen. Siehe Bekanntmachung der DGAUM und des VDBW „Anforderungen an die Qualitätssicherung arbeitsmedizinisch-toxikologischer Analysen in biologischem Material (Biomonitoring)". – ASU

6.8 Bemerkungen
keine

6.9 Literatur
Auswahlkriterien für spezielle arbeitsmedizinische Vorsorge „Cadmium oder seine Verbindungen", ZH 1/600.32, Hauptverband der gewerblichen Berufsgenossenschaften, Carl Heymanns Verlag KG, Luxemburger Str. 449, 50939 Köln

Berufsgenossenschaft der chemischen Industrie: „Cadmium und seine Verbindungen, insbesondere Cadmiumchlorid, Cadmiumoxid, Cadmiumsulfat, Cadmiumsulfid". (Merkblatt M 033/1984): Jedermann-Verlag Dr. Otto Pfeffer oHG, Postfach 10 31 40, 69021 Heidelberg

GIESEN, T., ZERLETT, G.: Berufskrankheiten und medizinischer Arbeitsschutz. Abschnitt C. Köln: Kohlhammer, 1996

GREIM, H.: Gesundheitsschädliche Arbeitsstoffe. Toxikologisch-arbeitsmedizinische Begründungen von MAK-Werten. Weinheim: Wiley-VCH

GREIM, H., LEHNERT, G.: Biologische Arbeitsstoff-Toleranz-Werte (BAT-Werte) und Expositionsäquivalente für krebserzeugende Arbeitsstoffe (EKA) – Arbeitsmedizinisch-toxikologische Begründungen. Weinheim: Wiley-VCH

International Agency for Research on Cancer (IARC): IARC-Monographs on the Evaluation of the Carcinogenic Risk of Chemicals to Humans. Vol. 11, 1976, 39-74 and Suppl. 7, 1987, 139-141

KÜHN-BIRETT: C 01 „Cadmiumoxid". In: Merkblätter Gefährliche Arbeitsstoffe. Ecomed

SCHALLER, K. H., ANGERER, J., LEHNERT, G.: Praktische Hinweise zum Biomonitoring in der Arbeits- und Umweltmedizin. In: Arbeitsmedizin aktuell. Stuttgart: Gustav Fischer, 1996

Ullmanns Enzyklopädie der technischen Chemie, Bd. 9. Weinheim: Verlag Chemie, 1987

G 33 Aromatische Nitro- oder Aminoverbindungen

Bearbeitung: Ausschuß ARBEITSMEDIZIN, Arbeitskreis „Gefährliche Stoffe", Berufsgenossenschaft der chemischen Industrie, Heidelberg

1 Anwendungsbereich
Dieser Grundsatz gibt Anhaltspunkte für gezielte arbeitsmedizinische Vorsorgeuntersuchungen, um Erkrankungen, die durch aromatische Nitro- oder Aminoverbindungen entstehen können, zu verhindern oder frühzeitig zu erkennen.
Hinweise für die Auswahl des zu untersuchenden Personenkreises geben die Auswahlkriterien für die spezielle arbeitsmedizinische Vorsorge nach dem Berufsgenossenschaftlichen Grundsatz G 33 „Aromatische Nitro- oder Aminoverbindungen" (ZH 1/600.33)

2 Untersuchungsarten

2.1 Erstuntersuchung
Vor Aufnahme einer Tätigkeit an Arbeitsplätzen, an denen der Luftgrenzwert für aromatische Nitro- oder Aminoverbindungen nicht eingehalten wird oder andere Auswahlkriterien erfüllt sind.

2.2 Nachuntersuchungen
während dieser Tätigkeit

2.3 Nachgehende Untersuchungen
nach Ausscheiden aus dieser Tätigkeit

3 Erstuntersuchung

3.1 Allgemeine Untersuchung

3.1.1 Feststellung der Vorgeschichte
(allgemeine Anamnese, Arbeitsanamnese, Beschwerden)

3.1.2 Untersuchung im Hinblick auf die Tätigkeit

3.1.3 Urinstatus
Mehrfachteststreifen, Sediment

3.2 Spezielle Untersuchung

3.2.1 erforderlich
- großes Blutbild
- SGPT (ALT)
- γ-GT

3.2.2 erwünscht
- SGOT (AST)
- Glukose-6-Phosphatdehydrogenase, um genetisch determinierte Enzymdefekte, die eine besondere Empfindlichkeit gegenüber aromatischen Nitro- oder Aminoverbindungen aufweisen, zu erkennen
- Bestimmung des Acetylierstatus

Die Bestimmung der G6PD und des Acetylierstatuts darf nur auf freiwilliger Basis erfolgen, wobei der Betreffende über die Bedeutung dieser Untersuchungen aufzuklären ist. Bei positivem Befund (G6PD-Mangel bzw. Langsam-Acetylierer) sollte von einer Tätigkeit mit aromatischen Nitro- oder Aminoverbindungen abgeraten werden. Wird die Beschäftigung dennoch gewünscht, sollten verkürzte Nachuntersuchungsfristen zur Anwendung kommen.

3.3 Arbeitsmedizinische Kriterien

3.3.1 gesundheitliche Bedenken

3.3.1.1 dauernde gesundheitliche Bedenken
Personen mit
- Erkrankungen des Blutes (z. B. Sichelzellenanämie) und der Blutbindungsstätten
- Leberschäden
- Nierenschäden
- chronischen Erkrankungen der Blase und der ableitenden Harnwege, insbesondere Neubildungen
- Allergien, insbesondere der Haut
- chronischen Erkrankungen der Haut
- Erkrankungen des peripheren und zentralen Nervensystems
- Erkrankungen der Psyche
- Alkohol-, Rauschmittel-, Medikamentenabhängigkeit

3.3.1.2 befristete gesundheitliche Bedenken
Personen mit den unter 3.3.1.1 genannten Erkrankungen, soweit eine Wiederherstellung zu erwarten ist

3.3.2 keine gesundheitlichen Bedenken unter bestimmten Voraussetzungen
Sind die in 3.3.1.1 genannten Erkrankungen oder Funktionsstörungen weniger ausgeprägt, so soll der untersuchende Arzt prüfen, ob unter bestimmten Voraussetzungen eine Beschäftigung oder Weiterbeschäftigung möglich ist. Hierbei wird gedacht an verbesserte Arbeitsplatzverhältnisse, Verwenden persönlicher Schutzausrüstungen, verkürzte Nachuntersuchungsfristen usw.
Personen ohne klinische Symptome, bei denen die Laborwerte im Grenzbereich der Norm liegen oder geringfügig über- oder unterschritten werden. Personen mit G6PD-Mangel oder Langsam-Acetylierer (siehe 3.2.2)

3.3.3 keine gesundheitlichen Bedenken
alle anderen Personen, soweit keine Beschäftigungsbeschränkungen bestehen (siehe 6.6.3)

4 Nachuntersuchungen

4.1 Nachuntersuchungsfristen

4.1.1 erste Nachuntersuchung
6–9 Monate

4.1.2 weitere Nachuntersuchungen
6–12 Monate

4.1.3 vorzeitige Nachuntersuchung
- nach mehrwöchiger Erkrankung oder körperlicher Beeinträchtigung, die Anlaß zu Bedenken gegen eine Weiterbeschäftigung gibt
- nach ärztlichem Ermessen in Einzelfällen (z. B. bei befristeten gesundheitlichen Bedenken)
- auf Wunsch eines Arbeitnehmers, der einen ursächlichen Zusammenhang zwischen seiner Erkrankung und seiner Tätigkeit am Arbeitsplatz vermutet

4.2 Allgemeine Untersuchung

4.2.1 Zwischenanamnese (einschließlich Arbeitsanamnese)

4.2.2 Untersuchung im Hinblick auf die Tätigkeit

4.2.3 Urinstatus
siehe 3.1.3

4.3 Spezielle Untersuchung

4.3.1 erforderlich
- Hämoglobin
- SGPT (ALT)
- γ-GT

4.3.2 erwünscht
- SGOT (AST)
- Differentialblutbild
- Methämoglobin als Indikator für eine (akute) Exposition

4.3.3 bei unklaren Fällen
weitere Blasen-, Nieren- und Leberdiagnostik

4.3.4 zusätzlich bei krebserzeugenden aromatischen Aminen

4.3.4.1 erforderlich
Urinstatus (Mehrfachteststreifen, Sediment)
je nach Vorbefund alle 6 bis 12 Monate:
zytologische Untersuchung des Urinsediments nach Papanicolaou (Papanicolaou, G. N.: Atlas of Exfoliative Cytology, Commonwealth Fund by Harvard University Press. Cambridge, Mass. [1954]).
Für die zytologische Untersuchung des Urinsediments ist am besten der sogenannte Mittelstrahlurin geeignet, der morgens gelassen wird. Die Menge von mindestens 20 ml wird bei 2000 Umdrehungen abzentrifugiert, der Überstand wird bis auf 0,5 ml abgekippt. Je nach Konsistenz des Sediments werden 500 (dünnes Sediment) oder 250 µl (dickes Sediment) in der Cytospin-2-Zentrifuge der Firma Shandon zentrifugiert. Das sich dabei auf dem Objektträger absetzende Sediment wird mit einem Fixationsspray fixiert, das Präparat ist dann maximal 6 Tage haltbar. Es wird anschließend an einen in der Zellbeurteilung erfahrenen Pathologen oder Urologen weitergeleitet, dort muß erneut eine Fixierung und Färbung des Prä-

parates erfolgen. Bei wiederholter Mikrohämaturie oder Nachweis von pathologischen Zellen im Urinsediment urologische Untersuchung (Zystoskopie, Ultraschalldiagnostik).

4.3.4.2 erwünscht
Prüfung auf Exposition gegen aromatische Amine, durch deren Nachweis im Urin und durch den Nachweis im Hämoglobin-Konjugat (siehe 6.7)

4.4 Arbeitsmedizinische Kriterien

4.4.1 gesundheitliche Bedenken

4.4.1.1 dauernde gesundheitliche Bedenken
Personen mit bleibenden Schäden wie unter 3.3.1.1

4.4.1.2 befristete gesundheitliche Bedenken
siehe 3.3.1.2 und Personen mit wiederholter Mikrohämaturie bis zur endgültigen urologischen Klärung der Blutungsquelle sowie akuter oder chronischer Zystitis bis zur Ausheilung nach akuter Intoxikation bis zur Normalisierung des klinischen Befundes und der Laborwerte

4.4.2 keine gesundheitlichen Bedenken unter bestimmten Voraussetzungen
siehe 3.3.2

4.4.3 keine gesundheitlichen Bedenken
alle anderen Personen, sowie keine Beschäftigungsbeschränkungen bestehen (siehe 6.6.3)

5 Nachgehende Untersuchungen
Nachgehende Untersuchungen sind in Abständen von weniger als 60 Monate für Versicherte vorzunehmen, die nach dem 1. Oktober 1984 (eventuell abweichende Stichtage in den neuen Bundesländern sind zu beachten) eine Tätigkeit beendet haben, bei der der Luftgrenzwert der aromatischen Nitro- oder Aminoverbindungen nicht eingehalten wurde oder andere Auswahlkriterien erfüllt waren. Diese Tätigkeit muß so lange ausgeübt worden sein, daß mindestens eine Nachuntersuchung zu veranlassen war. Untersuchungsumfang wie in 4.2 und 4.3, wobei das Biomonitoring (4.3.4.2) selbstverständlich entfallen kann. Die vom Organisationsdienst für nachgehende Untersuchungen (ODIN) nach Ausscheiden aus dem Unternehmen zu veranlassenden nachgehenden Untersuchungen wer-

den nach einer Vereinbarung mit den angeschlossenen Unfallversicherungsträgern durchgeführt. Sie erfolgen zunächst, wenn die betreffende Tätigkeit länger als zwei Jahre gedauert hat und werden in jährlichem Abstand wiederholt.

6 Ergänzende Hinweise

Wegen der Vielzahl aromatischer Nitro- oder Aminoverbindungen muß darauf hingewiesen werden, daß alles in diesem Abschnitt Gesagte jeweils nur für bestimmte Verbindungen dieser Substanzgruppen gilt, Wirkungsweise und Krankheitsbild sind von Stoff zu Stoff verschieden bzw. unterschiedlich stark ausgeprägt.

6.1 Physikalisch-chemische Eigenschaften und MAK-Wert

Wegen der Vielzahl der aromatischen Nitro- oder Aminoverbindungen kann die hier sonst übliche Einzelaufzählung unter Angabe der Stoffeigenschaften und MAK(TRK)-Werte nicht erfolgen. Auf die diesbezügliche arbeitsmedizinische und chemische Literatur sowie auf die jeweils gültige MAK(TRK)-Werte-Liste wird verwiesen. Außerdem wird auf die im Literaturverzeichnis aufgeführten Merkblätter zu der Berufskrankheitenliste der Europäischen Gemeinschaften aufmerksam gemacht, in denen eine ganze Anzahl der zu diesen Substanzgruppen gehörenden Einzelverbindungen aufgezählt wird.

Gegenstand der Gruppe III A „Krebserzeugende Arbeitsstoffe" der MAK-Werte-Liste (1997) (wird jährlich überarbeitet) sind folgende Verbindungen aus obengenannten Substanzgruppen:

A 1) beim Menschen krebserzeugend
4-Aminodiphenyl
Benzidin und seine Salze
4-Chlor-o-toluidin
2-Napthylamin

A 2) im Tierversuch krebserzeugend
o-Aminoazotoluol
6-Amino-2-ethoxynaphthalin
2-Amino-4-nitrotoluol
Auramin
p-Chloranilin
2,4-Diaminoanisol
4,4'-Diaminodiphenylmethan
3,3'-Dichlorbenzidin
3,3'-Dimethoxybenzidin (o-Diansidin)
3,3'-Dimethylbenzidin (o-Tolidin)
3,3'-Dimethyl-4,4'-diaminodiphenylmethan

Hydrazobenzol
p-Kresidin
2-Methoxyanilin (o-Anisidin)
4,4'-Methylen-bis(2-chloranilin)
4,4'-Methylen-bis(N,N-dimethylanilin)
4,4'-Oxydianilin
4,4'-Thiodianilin
o-Toluidin
2,4-Toluylendiamin
2,4,5-Trimethylanilin
Dinitrotoluole (Isomerengemische)
5-Nitroacenaphthen
2-Nitroanisol
4-Nitrobiphenyl
2-Nitronaphthalin
2-Nitrotoluol
Die jeweils aktuelle Fassung der TRGS 102 „TRK-Werte" bzw. der TRGS 900 „Luftgrenzwerte" ist zu beachten.
Die jeweils aktuelle Einstufung gemäß TRGS 905 „Verzeichnis krebserzeugender erbgutverändernder oder fortpflanzungsgefährdender Stoffe" ist zu beachten. Dort werden z. Z. zusätzlich genannt
4-Aminoazobenzol
4-Amino-3-fluorphenol

6.2 **Vorkommen und Gefahrenquellen**
Auszug aus Auswahlkriterien „Aromatische Nitro- oder Aminoverbindungen" (ZH 1/600.33):
Spezielle arbeitsmedizinische Vorsorge bei Tätigkeiten mit aromatischen Nitro- oder Aminoverbindungen ist insbesondere bei folgenden Betriebsarten, Arbeitsplätzen oder Tätigkeiten einschließlich Reinigungs- und Reparaturarbeiten erforderlich. Hier kann auf spezielle arbeitsmedizinische Vorsorge dann verzichtet werden, wenn durch Messungen belegt ist, daß der Luftgrenzwert unterschritten ist. Bei unmittelbarem Hautkontakt gilt der Luftgrenzwert als überschritten.
- Herstellen und Verarbeiten von Farbstoffen, Explosivstoffen, Schädlingsbekämpfungs- und Unkrautvernichtungsmitteln aus aromatischen Nitroverbindungen sowie Verwenden der Fertigprodukte, wenn diese noch freie aromatische Nitroverbindungen enthalten
- Herstellen und Verarbeiten von synthetischen Farbstoffen (Leder-, Papier- und Pelzindustrie, Haarfärbemittel), Insektiziden, Arzneimitteln, Entwickeln in der Fotoindustrie aus aromatischen Aminen sowie Verwenden der Fertigprodukte, wenn diese noch freie aromatische Amine enthalten

- Herstellen und Verwenden von Reaktionsbeschleunigern und Oxidationshemmern aus aromatischen Aminen; z. B. in der Gummiindustrie
- Abbrucharbeiten an Produktionsanlagen für aromatische Nitro- und Aminoverbindungen, sofern keine Vorreinigung und Kontaminationskontrolle erfolgt

6.3 Aufnahme

6.3.1 durch die Atemwege

6.3.2 durch die Haut
(häufige Ursachen von Vergiftungen sind Kontaminationen der Haut und der Kleidung)

6.4 Wirkungsweise

Die Schwere und das Ausmaß einer Vergiftung hängen von bestimmten Eigenschaften des jeweiligen Stoffes und von individuellen Faktoren ab. Bei angeborenen Enzymdefekten (z. B. Glukose-6-Phosphat-dehydrogenase-Mangel) und Hämoglobinanomalien ist eine erhöhte Empfindlichkeit zu erwarten. Bei Aufnahme durch Inhalation ist der physikalische Zustand (Teilchengröße der Stäube, Dampfdruck, Konzentration) des Stoffes von Bedeutung.

Die Aufnahme durch die Haut richtet sich nach der Lipoidlöslichkeit des Stoffes. Erhöhte Temperatur und Feuchtigkeit der Haut erhöhen die Resorptionsgeschwindigkeit.

Die Ausscheidung erfolgt bei manchen Stoffen zu einem gewissen Anteil unverändert durch die Lunge; vorwiegend jedoch durch die Nieren, teils unverändert, teils in Form oxidativer und reduktiver Umwandlungsprodukte, überwiegend an Schwefel- oder Glukoronsäure gebunden. Die aromatischen Nitro- oder Aminoverbindungen zeigen zum Teil die gleichen pathologischen Wirkungen an bestimmten Organsystemen, in mancher Hinsicht unterscheiden sie sich aber deutlich in ihrer Wirkungsweise.

Diese Stoffe sind unterschiedlich starke Methämoglobinbildner. Im intermediären Stoffwechsel werden die aromatischen Amino- oder Nitroverbindungen zu den entsprechenden Nitroso- und Hydroxylaminverbindungen umgesetzt, die die eigentliche Giftwirkung auf die Erythrozyten (Methämoglobin-, Verdoglobin- und Heinz'sche Innenkörper-Bildung) bedingen. Bei Exposition gegen diese Verbindungen entsteht unter Eingriff in das Fermentsystem der Erythrozyten Methämoglobin (Hämiglobin) unter Oxidation des 2wertigen zu 3wertigem Eisen,

d. h. in einer gekoppelten Reaktion werden zugleich die Hydroxylaminverbindungen mit Sauerstoff zu den entsprechenden Nitrosoverbindungen und Hämoglobin zu Methämoglobin oxidiert. Da durch das Ferment Hämiglobinreduktase die Nitrosoverbindungen wieder zu Hydroxylaminverbindungen reduziert werden, kann sich der Vorgang der Methämoglobinbildung ohne weitere Exposition gegen die Noxe wiederholen. Methämoglobin bindet Sauerstoff sehr fest und bewirkt Sauerstoffmangel im Organismus. Die Methämoglobinbildung ist reversibel.

Bei Exposition gegen größere Mengen aromatischer Nitro- oder Aminoverbindungen oder bei chronischer Exposition kann das Häm des Hämoglobins durch oxidative Spaltung des Porphyrinringes geschädigt werden, wobei sich Verdoglobin bildet. Zugleich führen denaturierende Prozesse zu umschriebenen Schädigungen des Globins, die als sogenannte Heinz'sche Innenkörper färberisch dargestellt werden können. Diese Veränderungen sind nicht reversibel und führen zum endgültigen Zerfall des Blutfarbstoffes und der Erythrozyten. Als Folge einer Vergiftung durch aromatische Nitro- oder Aminoverbindungen können daher neben der Methämoglobin- und Verdoglobinbildung Heinz'sche Innenkörper und eine hypochrome Anämie auftreten. Hochgradiger Zerfall von Erythrozyten kann Nierenschädigung bedingen. Vereinzelt wurden Veränderungen im weißen Blutbild und Knochenmarkschädigungen beschrieben.

Die aromatischen Nitro- oder Aminoverbindungen können je nach Schwere der Intoxikation eine Depression des Zentralnervensystems mit Krankheitsbildern wie Rausch („Anilinpips"), Erregungszuständen, Narkose bis zum toxischen Koma verursachen. Nach Einwirken von Dinitro-o-kresol wird Hyperthermie beobachtet. Als Folge akuter und chronischer Exposition wurden seltene Fälle von neurologischen und psychischen Störungen beschrieben.

Aufnahme schon kleiner Alkoholmengen steigert die Giftwirkung aromatischer Nitro- oder Aminoverbindungen bzw. ihrer Metabolite um das Vielfache.

Die Exposition gegen aromatische Nitro- oder Aminoverbindungen kann zu Verfärbungen der Haut sowie deren Anhangsgebilde führen. Direktwirkung auf die Haut kann durch Abbau des Fett- und Säureschutzmantel Hautreizungen hervorrufen. Bei bestimmten Verbindungen wurden toxische Dermatosen bis zur Blasenbildung beobachtet. Bestimmte aromatische Aminoverbindungen (z. B. p-Phenylendiamin) können durch individuelle Sensibilisierung eine kontaktallergische Dermatose verursachen, die bei späterer Exposition zu Rückfällen führt. Gewisse Verbindungen (z. B. p-Phenylendiamin) rufen Reizungen der Augen und der Luftwege hervor. Bei entsprechender Disposition kann ein allergisches Bronchialasthma ausgelöst werden.

Vergiftungen durch aromatische Nitro- oder Aminoverbindungen gehen im allgemeinen nicht mit gravierenden Leberschäden einher; doch können bestimmte Verbindungen (z. B. 4,4'-Diaminodiphenylmethan, Trinitrobenzol und Trinitrotoluol) Leberstörungen bis zur toxischen Heptatitis bedingen.

Einige aromatische Aminoverbindungen vermögen akute hämorrhagische Zystitiden zu verursachen, die im allgemeinen folgenlos abheilen. Neubildungen wurden hierbei nicht beobachtet.

Eine Sonderstellung nehmen bestimmte Diphenylamine und deren Homologe sowie das 2-Napthylamin ein. Einige wirken karzinogen bei Mensch und Tier (4-Aminodiphenyl, Benzidin und seine Salze, 4-Chlor-o-toluidin, 2-Naphthylamin), andere bislang nur im Tierversuch. Die Neubildungen beim Menschen treten in den ableitenden Harnwegen, insbesondere in der Blase, als breitbasig aufsitzende oder gestiefelte Paillome auf. Diese können karzinomatös entarten. Auch primäre Transitionalzellkarzinome werden beobachtet. Diese Neubildungen unterscheiden sich nicht von Neubildungen anderer Genese. Sie können noch lange Zeit (u. U. Jahrzehnte) nach Beendigung der Exposition auftreten.

6.5 Krankheitsbild

6.5.1 akute/subakute Gesundheitsschädigung

Methämoglobinämie mit blaßgrauer bis blaugrauer Zyanose zunächst der Lippen, Wangen, Ohren und Nägel, später der Schleimhäute

Herz- und Kreislaufstörungen mit Beklemmung, Herzklopfen, Schweißausbrüchen und Kurzatmigkeit

bei einigen Verbindungen treten Reizungen der Schleimhäute der Augen und der Luftwege auf

zentralnervöse Störungen wie Kopfschmerzen, Schwäche, Schwindel, Übelkeit, Erbrechen, Benommenheit, motorische Unruhe

in schweren Fällen Krämpfe, Bewußtlosigkeit, Koma und Tod durch Atemlähmung

ein euphorischer rauschartiger Zustand („Anilinpips") kann mit mangelnder Krankheitseinsicht einhergehen

hämorrhagische Zystitis

Nierenschäden bis zur Anurie
passagere Blutbildveränderungen (u.a. Auftreten von Heinz'schen Innenkörpern), selten Leberschäden

6.5.2 chronische Gesundheitsschädigung
Auftreten von Heinz'schen Innenkörpern, Anämie
Zystitis
Papillome und Karzinome der ableitenden Harnwege, insbesondere der Blase
Leberparenchymschäden
toxische und kontaktallergische Dermatose
Reizung der Augen und der Luftwege

6.6 Rechtsgrundlagen

6.6.1 Rechtsgrundlagen für spezielle arbeitsmedizinische Vorsorgeuntersuchungen
§ 28 Gefahrstoffverordnung (GefStoffV), Anhang VI zur GefStoffV
§§ 3, 15 UVV „Arbeitsmedizinische Vorsorge" (VBG 100), Anlage 1 zur UVV

6.6.2 Berufskrankheit
§ 9 Abs. 1 Siebtes Buch Sozialgesetzbuch (SGB VII)
Nr. 1301 der Anlage zur Berufskrankheitenverordnung (BKV) „Schleimhautveränderungen, Krebs oder andere Neubildungen der Harnwege durch aromatische Amine"
Nr. 1304 der Anlage zur Berufskrankheitenverordnung (BKV) „Erkrankungen durch Nitro- oder Aminoverbindungen des Benzols oder seiner Homologe oder ihrer Abkömmlinge"

6.6.3 Beschäftigungsbeschränkungen
§ 22 Jugendarbeitsschutzgesetz (JArbSchG) i.d.F. vom 24.2.97 (BGBl. I S. 311)
§§ 4, 6 Mutterschutzgesetz (MuSchG) i.d.F. vom 17.1.97 (BGBl. I S. 21)
§§ 3–5 Mutterschutzrichtlinienverordnung (MuSchRiV) vom 15.4.97 (BGBl. I S. 782)
einige aromatische Nitro- oder Aminoverbindungen: Gefahrstoffverordnung (GefStoffV) § 15a Abs. 1

6.7 Analytik
analytisches Meßprinzip
- Photometrie
- Gaschromatographie
- Dünnschichtchromatographie
- Hochdruckflüssigkeitschromatographie
- u.a.

Auf die BAT-Werte-Liste wird verwiesen. Für die meisten, insbesondere die krebserzeugenden aromatischen Amine, gibt es keine Grenzwerte. Trotzdem kommt der in 4.3.4.2 empfohlenen Bestimmung im biologischen Material große Bedeutung zu. Ihre Ergebnisse sind geeignet, den Erfolg oder Mißerfolg von Präventivmaßnahmen zu überprüfen.

Literatur zur Analytik
Biologische Arbeitsplatztoleranzwerte in MAK- und BAT-Werte-Liste 1997, Weinheim: Wiley-VCH
ANGERER, J., SCHALLER, K.H.: Analysen in biologischem Material. In: GREIM, H. (Hrsg.): Analytische Methoden zur Prüfung gesundheitsschädlicher Arbeitsstoffe, Weinheim: Wiley-VCH
Die Werte in biologischem Material sollen mit analytisch zuverlässigen Methoden überwacht werden und den Anforderungen der statistischen Qualitätssicherung genügen. Siehe Bekanntmachung der DGAUM und des VDBW „Anforderungen an die Qualitätssicherung arbeitsmedizinisch-toxikologischer Analysen in biologischem Material (Biomonitoring)". - ASU

6.8 Bemerkungen
keine

6.9 Literatur
Auswahlkriterien für spezielle arbeitsmedizinische Aromatische Nitro- oder Aminoverbindungen", ZH 1/600.33, Hauptverband der gewerblichen Berufsgenossenschaften, Carl Heymanns Verlag KG, Luxemburger Str. 449, 50939 Köln
FORTH, W., HENSCHLER, D., RUMMEL, W, W.: Allgemeine und spezielle Pharmakologie und Toxikologie. Mannheim-Wien-Zürich: Bibliographisches Institut, Wissenschaftsverlag, 1991
GIESEN, T., ZERLETT, G.: Berufskrankheiten und medizinischer Arbeitsschutz. Abschnitt C. Köln: Kohlhammer, 1996

GREIM, H.: Gesundheitsschädliche Arbeitsstoffe. Toxikologisch-arbeitsmedizinische Begründungen von MAK-Werten. Weinheim: Wiley-VCH

Hauptverband der gewerblichen Berufsgenossenschaften: „Von den Berufsgenossenschaften anerkannte Analysenverfahren zur Feststellung der Konzentrationen krebserzeugender Arbeitsstoffe in der Luft in Arbeitsbereichen" (ZH 1/120). Köln: Carl Heymanns Verlag, 1987

International Agency for Research on Cancer (IARC): IARC-Monographs on the Evaluation of the Cancinogenic Risk of Chemicals to Humans. Suppl. 7, 1987

Merkblätter Nr. A 24 „Amine, Hydrazine, Halogen, Phenol-, Nitroso-, Nitrosulfoderivate" und Nr. A 25 „Nitroderivate der aromatischen Kohlenwasserstoffe und Phenole". Brüssel: Merkblätter zu der Berufskrankheitenliste der Eruopäischen Gemeinschaften, 1984

MOESCHLIN, S.: Klinik und Therapie der Vergiftungen. Stuttgart: Georg Thieme, 1986

SCHALLER, K. H., ANGERER, J., LEHNERT, G.: Praktische Hinweise zum Biomonitoring in der Arbeits- und Umweltmedizin. In: Arbeitsmedizin aktuell. Stuttgart: Gustav Fischer, 1996

TRGS 901 „Begründungen und Erläuterungen zu Grenzwerten in der Luft am Arbeitsplatz" Nr. 13, 24, 32, 33, 34, 35, 39, 45, 47, 51, 55, 61, 63, 64, 73, 79. Köln: Carl Heymanns, 1997

WIRTH, W., HECHT, G., GLOXHUBER, CHR.: Toxikologie-Fibel. Stuttgart: Georg Thieme, 1994

G 34 Fluor oder seine anorganischen Verbindungen

Bearbeitung: Ausschuß ARBEITSMEDIZIN, Arbeitskreis „Gefährliche Stoffe", Berufsgenossenschaft der chemischen Industrie, Heidelberg

1 Anwendungsbereich
Dieser Grundsatz gibt Anhaltspunkte für gezielte arbeitsmedizinische Vorsorgeuntersuchungen, um Erkrankungen, die durch Fluor oder seine anorganischen Verbindungen entstehen können, zu verhindern oder frühzeitig zu erkennen.
Hinweise für die Auswahl des zu untersuchenden Personenkreises geben die Auswahlkriterien für die spezielle arbeitsmedizinische Vorsorge nach dem Berufsgenossenschaftlichen Grundsatz G 34 „Fluor oder seine anorganischen Verbindungen" (ZH 1/600.34).

2 Untersuchungsarten

2.1 Erstuntersuchung
Vor Aufnahme einer Tätigkeit an Arbeitsplätzen, an denen der Luftgrenzwert für Fluor oder seine anorganischen Verbindungen nicht eingehalten wird oder andere Auswahlkriterien erfüllt sind.

2.2 Nachuntersuchungen
während dieser Tätigkeit

2.3 Nachgehende Untersuchungen
entfällt

3 Erstuntersuchung

3.1 Allgemeine Untersuchung

3.1.1 Feststellung der Vorgeschichte
(allgemeine Anamnese, Arbeitsanamnese, Beschwerden)

3.1.2 Untersuchung im Hinblick auf die Tätigkeit

3.1.3 Urinstatus
Mehrfachteststreifen

3.2 Spezielle Untersuchung

3.2.1 erforderlich
Röntgenaufnahme des Thorax im Groß- oder Mittelformat (nicht kleiner als 10 × 10 cm) bzw. Berücksichtigung eines Röntgenbefundes nicht älter als 1 Jahr
Spirometrie (siehe Anhang 1, Leitfaden „Lungenfunktionsprüfung")

3.2.2 erwünscht
Fluorbestimmung im Urin (Basiswert)

3.3 Arbeitsmedizinische Kriterien

3.3.1 gesundheitliche Bedenken

3.3.1.1 dauernde gesundheitliche Bedenken
Personen mit
- aktiver Tuberkulose, ausgedehnter inaktiver Tuberkulose
- Pleuraschwarten mit wesentlicher Funktionseinschränkung
- chronisch obstruktiven Lungenerkrankungen
- chronischer Bronchitis
- Bronchialasthma
- Herzmuskelschäden
- organischen Herzschäden, die zu einer Lungenstauung führen können
- Ekzemen und Ekzembereitschaft, Veränderungen des Skelettsystems als Folge von Knochentuberkulose, chronisch rheumatischer Arthritis, Morbus Bechterew, Versteifungen der Wirbelsäure und der großen Gelenke
- Rekonvaleszenten nach folgenlos abgeklungenen Erkrankungen der Lunge oder des Rippenfells für die Dauer von 1 bis 2 Monaten

3.3.1.2 befristete gesundheitliche Bedenken
Personen mit den unter 3.3.1.1 genannten Erkrankungen, soweit eine Wiederherstellung zu erwarten ist

3.3.2 keine gesundheitlichen Bedenken unter bestimmten Voraussetzungen
Sind die in 3.3.1.1 genannten Erkrankungen oder Funktionsstörungen weniger ausgeprägt, so soll der untersuchende Arzt prüfen, ob unter bestimmten Voraussetzungen eine Beschäftigung oder Weiterbeschäftigung möglich ist. Hierbei wird gedacht an verbesserte Arbeitsplatzverhältnisse, Verwenden persönlicher Schutzausrüstungen, verkürzte Nachuntersuchungsfristen usw.

3.3.3 keine gesundheitlichen Bedenken
alle anderen Personen, soweit keine Beschäftigungsbeschränkungen bestehen (siehe 6.6.3)

4 Nachuntersuchungen

4.1 Nachuntersuchungsfristen

4.1.1 erste Nachuntersuchung
vor Ablauf von 12 Monaten

4.1.2 weitere Nachuntersuchungen
vor Ablauf von 12 Monaten

4.1.3 vorzeitige Nachuntersuchung
– nach mehrwöchiger Erkrankung oder körperlicher Beeinträchtigung, die Anlaß zu Bedenken gegen eine Weiterbeschäftigung gibt
– nach ärztlichem Ermessen in Einzelfällen (z. B. bei befristeten gesundheitlichen Bedenken)
– auf Wunsch eines Arbeitnehmers, der einen ursächlichen Zusammenhang zwischen seiner Erkrankung und seiner Tätigkeit am Arbeitsplatz vermutet

4.2 Allgemeine Untersuchung

4.2.1 Zwischenanamnese (einschließlich Arbeitsanamnese)
besonders achten auf Klagen über Husten, vermehrten Auswurf, verschärfte Atemgeräusche, Atemnot bei Bewegungen, Obstipation, rheumatische Beschwerden, „bleierne Schwere" in den Gliedern, Schmerzen und Steifheit im Nacken, Rückenschmerzen besonders bei Erschütterung

4.2.2 Untersuchung im Hinblick auf die Tätigkeit

4.2.3 Urinstatus
siehe 3.1.3

4.3 Spezielle Untersuchung

4.3.1 erforderlich
- Spirometrie (siehe Anhang 1, Leitfaden „Lungenfunktionsprüfung")
- alle 6 Monate Fluoridbestimmung im Urin (siehe 6.7)

4.3.2 erwünscht
entfällt

4.3.3 bei unklaren Fällen
- Röntgenaufnahme des Thorax (siehe 6.8.1)
- Röntgenaufnahmen des Skelettsystems im Hinblick auf Veränderungen durch Fluor-Osteosklerose, Sporn- und Leistenbildung besonders am Becken, an den Unterarmen und Unterschenkeln (siehe 6.8.2)
- gegebenenfalls Beckenkammpunktion mit histologischer und mikroanalytischer Untersuchung des Knochenmaterials

4.4 Arbeitsmedizinische Kriterien
siehe 3.3

5 Nachgehende Untersuchungen
entfällt

6 Ergänzende Hinweise

6.1 Physikalisch-chemische Eigenschaften und MAK-Wert
Fluor ist ein sehr reaktionsfähiges, blaßgelbes Gas. Wegen seiner hohen Elektronenaffinität reagiert Fluor mit fast allen anderen Elementen, wobei es den elektronegativ einwertigen Bestandteil darstellt.

Elementensymbol	F
relative Atommasse	19
Siedepunkt	$-188\ °C$
Schmelzpunkt	$-219,8\ °C$
Dichte (beim Siedepunkt)	$1,51\ kg/l$
Dampfdichte (Luft = 1)	1,3
MAK-Wert (1997)	
Fluor	$0,1\ ml/m^3$ bzw. $0,16\ mg/m^3$
Spitzenbegrenzung:	Kategorie I

Fluor, Fluorwasserstoff, Fluoride und Fluorwasserstoff beim gleichzeitigen Vorkommen beider Stoffe:
Die entsprechenden MAK-Werte dürfen zu keinem Zeitpunkt überschritten werden.
Fluoride 2,5 mg/m^3 E
Spitzenbegrenzung: Kategorie II, 2
Kurzzeitwert (TRGS 900, Abschnitt 2.3)
– Schichtmittelwert einhalten
– Überschreitungsfaktor 4 für 15 Minuten zulässig:
  Fluride (als Fluor berechnet): 10 mg/m^3
– insgesamt nicht mehr als 1 Stunde pro Schicht
Die jeweils aktuelle Fassung der TRGS 900 „Luftgrenzwerte" ist zu beachten.
Fluorwasserstoff ist ein farbloses Gas, das sich durch Abkühlen zu einer farblosen Flüssigkeit verdichten läßt; diese ist mit Wasser in jedem Verhältnis mischbar, wäßrige Lösungen werden als Flußsäure bezeichnet. Fluoride sind die Salze der Flußsäure (siehe Anlage).

Formel	HF
relative Molekülmasse	20
Siedepunkt	19,4 °C
Schmelzpunkt	–83,1 °C
Dichte (beim Siedepunkt)	0,98 kg/l
MAK-Wert (1997)	3 ml/m^3 bzw. 2,5 mg/m^3

6.2 Vorkommen und Gefahrenquellen

Auszug aus Auswahlkriterien „Fluor oder seine anorganischen Verbindungen" (ZH 1/600.34):
Spezielle arbeitsmedizinische Vorsorge bei Tätigkeiten mit Fluor oder seinen Verbindungen ist insbesondere bei folgenden Betriebsarten, Arbeitsplätzen oder Tätigkeiten einschließlich Reinigungs- und Reparaturarbeiten erforderlich. Hier kann auf spezielle arbeitsmedizinische Vorsorge dann verzichtet werden, wenn durch Messungen belegt ist, daß die Luftgrenzwerte für Fluor, anorganische Fluoride bzw. BAT-Werte für Fluorwasserstoff und anorganische Fluroide eingehalten werden:
– Herstellen, Um- und Abfüllen von Fluorwasserstoff, Flußsäure, anderen anorganischen fluorhaltigen Säuren wie z. B. Hexafluorkieselsäure, Tetrafluoroborsäure, Hyxdrogenfluoriden (z. B. Ammoniumhydrogenfluorid) und anderen löslichen Fluoriden (z. B. Natriumfluorid)

Anlage

Name des Stoffes	Formel	saure Reaktion der wäßrigen Lösung	Gefahr einer Schädigung der Haut
Fluorwasserstoff (Flußsäure)	HF	+	+
Natriumfluorid	NaF	–	(+)
Natriumhydrogenfluorid	$NaHF_2$	+	+
Kaliumfluorid	KF	–	(+)
Kaliumhydrogenfluorid	KHF_2	+	+
Ammoniumfluorid	NH_4F	–	(+)
Ammoniumhydrogenfluorid	NH_4HF_2	+	+
Calciumfluorid	CaF_2	–	–
Magnesiumfluorid	MgF_2	–	–
Bortrifluorid	BF_3	(+)	+
Fluorborsäure	HBF_4	+	(–)
Natriumfluoroborat	$NaBF_4$	–	–
Kaliumfluoroborat	KBF_4	–	–
Aluminiumfluorid	AlF_3	–	(–)
Natriumhexafluoroaluminat (Kryolith)	Na_3AlF_6	–	–
Siliciumtetrafluorid	SiF_4	(+)	+
Hexafluorkieselsäure (Silkofluorwasserstoffsäure)	H_2SiF_6	+	(+)
Natriumhexafluorosilikat	Na_2SiF_6	–	–
Kaliumhexafluorosilikat	K_2SiF_6	–	–
Magnesiumhexafluorosilikat	$MgSiF_6$	–	–
Kaliumhexafluorotitanat	K_2TiF_6	–	(+)

– Säure-Politurverfahren der keramischen und Glasindustrie, bei denen Flußsäure benutzt wird und Siliciumtetrafluorid entstehen kann
– Trübglasherstellung
– Schmelzflußelektrolyse fluorhaltiger Stoffe und Zubereitungen
– Herstellen und Verwenden von Holzschutzmitteln, die Salze anorganischer fluorhaltiger Säuren in wäßrigen Lösungen enthalten
– Oberflächenbehandlung von Metallen
– Lichtbogenhandschweißen mit basis-umhüllten Stabelektroden und mit Sonderelektroden, die mehr als 6% Fluoride enthalten, ohne lufttechnische Maßnahmen
– Schutzgasschweißen und Schweißen ohne Schutzgas (MOG) mit Fülldrähten, die mehr als 6% Fluoride enthalten, ohne lufttechnische Maßnahmen

6.3   **Aufnahme**

6.3.1   **vorwiegend durch die Atemwege**

6.3.2   **als Resorption durch die Haut**
        ist bei direktem Kontakt, insbesondere mit Flußsäure, erheblich

6.4   **Wirkungsweise**
        Fluorwasserstoff, Flußsäure und Fluoride (besonders die Hydrogenfluoride) wirken örtlich ätzend auf die Schleimhäute der Augen und der Luftwege und auf die Haut; in leichteren Fällen kommt es zu Tränenfluß, Nasenlaufen und Reizung der Bronchialschleimhaut mit Husten. Flußsäure durchdringt die Haut, zerstört tiefere Gewebsschichten und kann auch resorptiv durch chemische Bindung an Kalzium- und Magnesiumionen Hemmung lebenswichtiger Enzyme und akute bedrohliche Stoffwechselstörungen, z. B. im Kalzium- und Kohlehydrathaushalt, bewirken. Die massive Einatmung hoher Konzentrationen kann den sofortigen Tod herbeiführen.
        Die lokale Exposition verursacht insbesondere in geringen Konzentrationen örtlich Rötung und Brennschutz der Haut. Nicht selten stellen sich jedoch Schmerzen erst Stunden nach der Exposition ein, ohne daß zunächst auffällige Veränderungen der Hautoberfläche wahrnehmbar sind. Höhere Konzentrationen führen zu typischen Ätzwunden mit starken Gewebszerstörungen und haben unter Umständen resorptive Giftwirkungen zur Folge.
        Eine langjährige hohe Fluoraufnahme kann Störungen des Mineralstoffwechsels verursachen, die zu schweren Knochenschäden im wesentlichen im Sinne einer Osteosklerose (Knochenfluorose) führen.

6.5   **Krankheitsbild**

6.5.1   **akute/subakute Gesundheitsschädigung**
        Lokale Exposition gegen hohe Konzentration gas-, nebel- oder staubförmiger Fluorverbindungen verursacht örtlich Reizungen, Tränenfluß, Niesen, Husten, Dyspnoe. Massive Einatmung kann zum Lungenödem, in seltenen Fällen auch zum sofortigen Tod führen.
        Bei örtlicher Exposition gegen Flußsäure durchdringt diese die Epidermis schnell, schädigt das darunterliegende Gewebe und verursacht Nekrose. Resorptiv können systemische Vergiftungen hervorgerufen werden.

G 34

Die orale Aufnahme von Fluorverbindungen führt – dosis- und konzentrationsabhängig – zu Reizungen und Verätzungen der Mundhöhle, Speiseröhre und des Magens und kann Krämpfe sowie akute Herz-, Leber- und Nierenschäden verursachen.

6.5.2 chronische Gesundheitsschädigung

Die chronische Exposition gegen hohe Fluor- oder Fluoridkonzentrationen führt zu rheumatischen Beschwerden, deren Ursache in einer Osteosklerose, vornehmlich der spongiösen Knochen wie Beckenknochen, Wirbelsäule und Rippen zu sehen ist.

Röntgenologisch können unterschieden werden:
Stadium I: vermehrte Knochensklerosierung; grobe, unscharfe Bälkchenstrukturen an Wirbelkörpern, Rippen und Becken
Stadium II: zunehmend homogene Knochenschattendichte; Spangenbildung an der Wirbelsäule; Einengung der Markhöhle langer Röhrenknochen
Stadium III: eburnisiertes Bambusstabbild der Wirbelsäule; ausgedehnt Verkalkungen von Sehnen, Gelenkkapseln, Membranen; muliple Periostreaktionen, Exostosen; Ankylosierung der Kreuzdarmbeinfugen
Schädel, Zwischenwirbelgelenke, Hände und Füße bleiben lange Zeit frei von pathologischen Veränderungen.
Eine Zahnfluorose ist nur dann möglich, wenn Fluoride aufgenommen werden, solange die Ameloblasten aktiv sind. Haben diese ihre Funktion eingestellt (nach dem 14. Lebensjahr), gefährdet aufgenommenes Fluorid die Dentition nicht mehr ernstlich.

6.6 Rechtsgrundlagen

6.6.1 Rechtsgrundlagen für spezielle arbeitsmedizinische Vorsorgeuntersuchungen

§ 28 Gefahrstoffverordnung (GefStoffV), Anhang VI zur GefStoffV
§ 3 UVV „Arbeitsmedizinische Vorsorge" (VBG 100), Anlage 1 zur UVV

6.6.2 Berufskrankheit

§ 9 Abs. 1 Siebtes Buch Sozialgesetzbuch (SGB VII)
Nr. 1308 der Anlage zur Berufskrankheitenverordnung (BKV) „Erkrankungen durch Flour oder seine Verbindungen"

6.6.3 Beschäftigungsbeschränkungen
§ 22 Jugendarbeitsschutzgesetz (JArbSchG) i.d.F. vom 24.2.97 (BGBl. I S. 311)
§§ 4, 6 Mutterschutzgesetz (MuSchG) i.d.F. vom 17.1.97 (BGBl. I S. 21)
§§ 3–5 Mutterschutzrichtlinienverordnung (MuSchRiV) vom 15.4.97 (BGBl. I S. 782)

6.7 Analytik
aus MAK-Werte-Liste 1997, VIII Stoffliste
Fluorwasserstoff und anorganische Fluorverbindungen
Parameter: Fluorid
BAT-Wert: 7,0 mg/g Kreatinin im Harn
Probennahmezeitpunkt: Expositions- bzw. Schichtende
Parameter: Fluorid
BAT-Wert: 4,0 mg/g Kreatinin im Harn
Probennahmezeitpunkt: vor nachfolgender Schicht

Literatur zur Analytik
Biologische Arbeitsplatztoleranzwerte in MAK- und BAT-Werte-Liste 1997, Weinheim: Wiley-VCH
ANGERER, J., SCHALLER, K.H.: Analysen in biologischem Material. In: GREIM, H. (Hrsg.): Analytische Methoden zur Prüfung gesundheitsschädlicher Arbeitsstoffe, Weinheim: Wiley-VCH
Die Werte in biologischem Material sollen mit analytisch zuverlässigen Methoden überwacht werden und den Anforderungen der statistischen Qualitätssicherung genügen. Siehe Bekanntmachung der DGAUM und des VDBW „Anforderungen an die Qualitätssicherung arbeitsmedizinisch-toxikologischer Analysen in biologischem Material (Biomonitoring)". – ASU

6.8 Bemerkungen

6.8.1 Röntgenaufnahmen des Thorax
sollen erfolgen, wenn das klinische Bild dies erfordert, insbesondere aber nach einer Exposition gegen Fluor, Flurwasserstoff, Flußsäure bzw. den sauer reagierenden Fluoriden.

6.8.2 Röntgenaufnahmen des Skelettsystems
a.p. – Übersichtsaufnahme von Becken und LWS dorsolumbaler Übergang der Wirbelsäule seitlich
a.p. – Aufnahme beider Unterarme
Röntgendifferentialdiagnostisch ist auf andere Erkrankungen mit Sklerosierungserscheinungen an den Knochen zu achten

(z. B. osteplastische Metastasierung, Marmorknochenkrankheit (Albers-Schönberg))

6.9 Literatur

Auswahlkriterien für spezielle arbeitsmedizinische Vorsorge „Fluor oder seine anorganischen Verbindungen", ZH 1/600.34, Hauptverband der gewerblichen Berufsgenossenschaften, Carl Heymanns Verlag KG, Luxemburger Str. 449, 50939 Köln

Berufsgenossenschaft der chemischen Industrie: „Fluorwasserstoff, Flußsäure und anorganische Fluoride" (Merkblatt M 005/1988): Jedermann-Verlag Dr. Otto Pfeffer oHG, Postfach 10 31 40, 69021 Heidelberg

GIESEN, T., ZERLETT, G.: Berufskrankheiten und medizinischer Arbeitsschutz. Abschnitt C. Köln: Kohlhammer, 1996

GREIM, H.: Gesundheitsschädliche Arbeitsstoffe. Toxikologisch-arbeitsmedizinische Begründungen von MAK-Werten. Weinheim: Wiley-VCH

GREIM, H., LEHNERT, G.: Biologische Arbeitsstoff-Toleranz-Werte (BAT-Werte) und Expositionsäquivalente für krebserzeugende Arbeitsstoffe (EKA) – Arbeitsmedizinisch-toxikologische Begründungen. Weinheim: Wiley-VCH

KÜHN-BIRETT: F 008 „Fluorwasserstoff, wasserfrei". In: Merkblätter Gefährliche Arbeitsstoffe. Ecomed

LEUSCHKE, W., SCHMIDT, CH. W.: Fluoridbestimmung in der Knochenasche nach Beckenkammbiopsie. Z. Klin. med.41, Heft 3, 1986, 231-232

MASSMANN, W.: Die Einwirkung von Fluor und seiner anorganischen Verbindungen auf den arbeitenden Menschen und deren Überwachung. Zbl. Arbeitsmed. 31, Heft 12, 1981, 484-488

PRALAT, U.: Therapie der Flußsäureverätzung – eine Kasuistik. Rettungsdienst 15, Heft 5, 1992, 341-344

RAFTOPOULO, A.: Die Flußsäure – Tödliche Gefahr oder kalkulierbares Risiko. Rettungsdienst, 1990, 157-160

SCHALLER, K. H., ANGERER, J., LEHNERT, G.: Praktische Hinweise zum Biomonitoring in der Arbeits- und Umweltmedizin. In: Arbeitsmedizin aktuell. Stuttgart: Gustav Fischer, 1996

Ullmanns Enzyklopädie der technischen Chemie, Bd. 9. Weinheim: Verlag Chemie, 1987

ZOBER, A., SCHIELE, R.: Untersuchungen zur Flußsäure und Einwirkung bei Säurepolierern in der Bleikristallindustrie. BG-Kolloquium, Verh. Dtsch. Ges. Arbeitsmed. S. 69-75. Stuttgart: Gentner, 1978

G 35 Arbeitsaufenthalt im Ausland unter besonderen klimatischen und gesundheitlichen Belastungen

Bearbeitung: Ausschuß ARBEITSMEDIZIN, Arbeitskreis 7 „Rechts- und Koordinierungsfragen, Verfahren", Arbeitsgruppe „Tropenkrankheiten", Berufsgenossenschaft der chemischen Industrie, Bezirksverwaltung Köln

1 Anwendungsbereich

Diese Grundsätze geben Anhaltspunkte für gezielte Untersuchungen von Personen, die im Ausland unter besonderen klimatischen und gesundheitlichen Belastungen zu arbeiten haben. Die Untersuchungen sollen dazu beitragen, die für den Arbeitsaufenthalt im Ausland vorgesehenen Personen zu beraten und festzustellen, ob gesundheitliche Bedenken gegen einen Arbeitsaufenthalt in diesen Gebieten bestehen. Die Nachuntersuchung hat das Ziel, Erkrankungen, die in diesen Gebieten entstehen können, frühzeitig zu erkennen.

Hinweise für die Auswahl des zu untersuchenden Personenkreises geben die Auswahlkriterien für die spezielle arbeitsmedizinische Vorsorgeuntersuchung (ZH 1/600.35).

2 Untersuchungsarten

2.1 Erstuntersuchung
vor Beginn des Arbeitsaufenthaltes im Ausland unter besonderen klimatischen und gesundheitlichen Belastungen

2.2 Nachuntersuchungen
während dieses Aufenthaltes oder bei Rückkehr nach Beendigung des Auslandsaufenthaltes (Rückkehruntersuchung)

2.3 Nachgehende Untersuchungen
entfällt

3 Erstuntersuchung
vor jedem Arbeitsaufenthalt im Ausland im Sinne der Auswahlkriterien ist eine ärztliche Beratung durch einen ermächtigten Arzt über die besonderen klimatischen und gesundheitlichen Belastungen sowie über die ärztliche Versorgung am vorgesehenen Einsatzort erforderlich. Die Beratung schließt insbesondere Hinweise auf eine erforderliche Malaria- und Impfprophylaxe ein.
Bei besonderen Bedingungen je nach Einsatzort und Einsatzart (z. B. bei besonders schlechter ärztlicher Versorgung, ständig wechselndem Einsatzort, besonders hoher Infektionsgefahr, besonderer beruflicher Belastung) ist ungeachtet der Dauer des Arbeitsaufenthaltes eine ärztliche Untersuchung erforderlich.
Bei einschlägigen Arbeitsaufenthalten von insgesamt mehr als 3 Monaten pro Jahr muß vor der ersten Ausreise stets eine Erstuntersuchung vorgenommen werden.
Vor einem erneuten Arbeitsaufenthalt im Ausland ist eine Erstuntersuchung nicht erforderlich, wenn die Rückkehruntersuchung nicht länger als ein Jahr zurückliegt. Eine ärztliche Beratung ist weiterhin erforderlich.

3.1 Allgemeine Untersuchung

3.1.1 Feststellung der Vorgeschichte
(allgemeine Anamnese, Arbeitsanamnese unter besonderer Berücksichtigung früherer Aufenthalte in den Tropen, Beschwerden)

3.1.2 eingehende körperliche Untersuchung im Hinblick auf den Arbeitsaufenthalt im Ausland

3.2 Spezielle Untersuchung

3.2.1 erforderlich
– Urinstatus (Mehrfachteststreifen, Sediment)
– Blutsenkungsgeschwindigkeit
– Blutstatus (großes Blutbild)
– γ-GT, GOT, GPT
– Blutzucker
– Kreatinin
– Ruhe-EKG

3.2.2 erwünscht

falls ohne folgende Untersuchungen eine Klärung nicht möglich ist
- Anti-HIV-Test[1]
- bei Frauen: gynäkologische Untersuchung
- Anti-HBc-, Anti-HAV-Test
- bei Personen über 45 Jahre: Haemoccult-Test, Ergometrie

3.2.3 bei unklaren Fällen zusätzliche Untersuchungen

(z. B. weitere Laboruntersuchungen, bildgebende Verfahren, zahnärztliche Untersuchungen)
falls durch die Untersuchung nach 3.1 und 3.2 begründet, sind ergänzende Befunde, erforderlichenfalls bei einer Institution oder einem Arzt mit besonderer Erfahrung in der Beurteilung von Tropenkrankheiten (siehe 6.5), einzuholen

3.3 Arbeitsmedizinische Kriterien

3.3.1 gesundheitliche Bedenken

3.3.1.1 dauernde gesundheitliche Bedenken

Personen, die der ständigen ärztlichen Betreuung bedürfen und bei denen unter den Belastungen des Auslandsaufenthaltes mit einer Verschlimmerung ihrer Erkrankung zu rechnen ist. Kriterien der Beurteilung sind insbesondere die Schwere der Erkrankung, Funktionsbeeinträchtigungen, Behandlungsmöglichkeiten vor Ort.
Auf folgende Erkrankungen ist insbesondere zu achten: Erkrankungen
- des Herz-Kreislaufsystems
- des Verdauungstraktes
- der Leber und der Gallenwege
- des Pankreas
- der Nieren und ableitenden Harnwege
- der Sinnesorgane
- des Immunsystems
- des endokrinen Systems
- des blutbildenden Systems
- der Haut
- des Nervensystems und der Psyche
- Suchtkrankheiten

G 35

---

[1] Nach dem derzeitigen Kenntnisstand über die HIV-Infektion hat dieser Test u.a. Bedeutung für die Beratung des Versicherten im Hinblick auf Schutzimpfungen und mögliche Infektionen im Ausland.

3.3.1.2 befristete gesundheitliche Bedenken
Personen mit wesentlichen Gesundheitsstörungen, soweit eine Wiederherstellung oder ausreichende Besserung zu erwarten ist oder bis eine ergänzende Untersuchung abgeschlossen ist

3.3.2 keine gesundheitlichen Bedenken unter bestimmten Voraussetzungen
Erkrankungen, die am Ort des Arbeitseinsatzes ärztlich betreut werden können und bei denen die Gefahr einer Verschlimmerung unter den Belastungen des Aufenthaltsortes nicht wahrscheinlich ist

3.3.3 keine gesundheitlichen Bedenken
alle anderen Personen

4 Nachuntersuchungen

4.1 Nachuntersuchungsfristen

4.1.1 erste und weitere Nachuntersuchung(en)
24–36 Monate

4.1.2 Untersuchung spätestens 8 Wochen nach Beendigung eines Auslandsaufenthaltes, dessen Dauer 1 Jahr überschreitet (Rückkehruntersuchung)
Auf die Möglichkeit von Spätsymptomen auch noch über den Zeitraum eines Jahres nach Beendigung des Arbeitsaufenthaltes hinaus ist hinzuweisen

4.1.3 vorzeitige Nachuntersuchungen
– nach mehrwöchiger Erkrankung oder körperlicher Beeinträchtigung, die Anlaß zu gesundheitlichen Bedenken gibt
– nach ärztlichem Ermessen in Einzelfällen (z. B. bei befristeten gesundheitlichen Bedenken)
– wenn in ein Land mit erheblich verschiedener klimatischer oder gesundheitlicher Belastung gewechselt wird
– auf Wunsch eines Arbeitnehmers, der einen ursächlichen Zusammenhang zwischen seiner Erkrankung und seiner Tätigkeit am Arbeitsplatz vermutet

4.2 Allgemeine Untersuchung

4.2.1 Zwischenanamnese (einschließlich Arbeitsanamnese)
besonders zu achten auf:
- Einsatzorte
- Unterbringungs- und Arbeitsbedingungen
- medizinische Versorgung am Einsatzort

4.2.2 Untersuchung im Hinblick auf den Aufenthalt

4.3 Spezielle Untersuchung

4.3.1 erforderlich
siehe 3.2.1
darüber hinaus: Stuhluntersuchungen (parasitologisch, ggf. bakteriologisch)
auf die Möglichkeit von Spätsymptomen ist beratend hinzuweisen (Latenzzeit)

4.3.2 erwünscht
siehe 3.2.2

4.3.3 bei unklaren Fällen
insbesondere bei Verdacht auf eine Tropenkrankheit oder andere Erkrankungen mit
- ungeklärtem Fieber
- anhaltenden Durchfällen
- starkem Gewichtsverlust
- generalisierten Lymphknotenschwellungen
- erhöhten Eosinophilenzahlen
- urtikariellen, pruriginösen, ulzerativen Hautveränderungen

Falls die Klärung der Frage, ob gegen die Fortsetzung des Arbeitsaufenthaltes gesundheitliche Bedenken bestehen, nicht möglich ist, sind ergänzende Befunde bei einer Institution oder einem Arzt mit besonderer Erfahrung in der Beurteilung von Tropenkrankheiten einzuholen (siehe 6.5)

4.4 Arbeitsmedizinische Kriterien

4.4.1 gesundheitliche Bedenken

4.4.1.1 dauernde gesundheitliche Bedenken
Personen mit bleibenden Schäden wie unter 3.3.1.1

G 35

4.4.1.2 befristete gesundheitliche Bedenken
Personen mit vorübergehenden Erkrankungen siehe 3.3.1.2

4.4.2 keine gesundheitlichen Bedenken unter bestimmten Voraussetzungen
siehe 3.3.2

4.4.3 keine gesundheitlichen Bedenken
alle anderen Personen (siehe 3.3.3)

5 Nachgehende Untersuchungen
entfällt

6 Ergänzende Hinweise

6.1 Geographisch-klimatische Besonderheiten
Besondere gesundheitliche oder hygienische Bedingungen sind nicht auf die Tropen oder Subtropen beschränkt. Auch außerhalb dieses Bereichs (dies bezieht sich im übrigen auch auf Polar- und Subpolarregionen) sollte ein arbeitsbedingter Aufenthalt in einigen Ländern zu ärztlicher Beratung bis hin zu Untersuchungen nach diesem Grundsatz veranlassen (s. Auswahlkriterien ZH 1/600.35).
Zwischen 30° nördlicher und 30° südlicher Breite liegen die „warmen Länder". Hitze, Feuchtigkeit und Sonneneinstrahlung schaffen ein Klima, in dem sich der Mensch akklimatisieren muß. Das gilt insbesondere für die Tropen (23°27' nördlicher und südlicher Breite), in denen ein Aufenthalt in größeren Höhen zusätzliche Anpassungsvorgänge erfordern kann. Der physisch und psychisch gesunde Mensch ist im Regelfall den klimatischen Belastungen gewachsen und kann sich hierauf einstellen (Akklimatisation). Auch nicht völlig Gesunde können in warme Gegenden reisen und dort arbeiten, sofern sie hierzu ärztlich beraten wurden und eine ärztliche Betreuung im Zielland gewährleistet ist. Akute Erkrankungen und bestimmte chronische Leiden beinhalten sowohl bei kurzen Besuchen als auch bei längeren Aufenthalten ein Gesundheitsrisiko.

6.2 Hygienische Besonderheiten
Warme Länder haben besondere Probleme mit der Hygiene. Das Klima begünstigt Vorkommen und Vermehrung von Insekten als Krankheitsüberträger und von Zwischenwirten parasitärer Infektionen. Viele Tiere – auch Haustiere – dienen als Erreger-Reservoir. Die schlechten sanitären Zustände begünstigen

Wurminfektionen. Wasser aus der öffentlichen Wasserversorgung kann in der Regel nicht als hygienisch einwandfreies Trinkwasser angesehen werden.

6.3 **Krankheiten in den warmen Ländern**
Viele Krankheiten, die hauptsächlich in diesen Ländern vorkommen, nicht aber unbedingt auf diese Region beschränkt sein müssen, werden heute als Tropenkrankheiten bezeichnet. Nur wenige dieser Tropenkrankheiten kommen nur in den Tropen vor (afrikanische und südamerikanische Trypanosomiasis, Filariosen, Frambösie und Gelbfieber). Die meisten Krankheiten, die heute in den warmen Ländern ihre Opfer fordern, waren früher auch im gemäßigten Klima zu Hause. Cholera, Pest und Pocken beispielsweise sind unter Kontrolle oder ausgerottet. Andere Infektionskrankheiten (Malaria, Tuberkulose, Schistosomiasis, Peitschenwurm-, Hakenwurm- und Spulwurmbefall, Lepra, Amöbiasis und andere Darminfektionen, Virus-Hepatitis und generalisierte Mykosen) sind sehr weit verbreitet.
Es gibt Tropenkrankheiten, die bei kurzen Aufenthalten erworben werden und nicht erkannt und unbehandelt zum Tode oder schweren gesundheitlichen Schäden führen können (Malaria, Amöbiasis, Schistosomiasis). Andere Infektionen bedürfen der langfristigen Exposition (Filariosen). Gegen die meisten Tropenkrankheiten kann man sich – auch längerfristig – schützen: Impfungen, prophylaktische Medikation, Hygiene und gesundheitsbewußte Lebensführung basieren auf Informationen, die jeder für seinen Arbeitseinsatz haben sollte und bekommen kann. Einige Tropenkrankheiten haben neuerdings eine eigene Dynamik entwickelt. So nimmt die Malaria weltweit zu. In einigen Regionen, die vor kurzer Zeit noch malariafrei waren, breitet sich die Krankheit wieder aus.
Darüber hinaus haben die Überträgermücken Resistenzen entwickelt, die die kostengünstige Bekämpfung erschweren. Bei dem Erreger der gefährlichen Malaria tropica hat sich zusätzlich in weiten Teilen der Erde eine Resistenz gegenüber mehreren Medikamenten ausgebildet (zum Malaria-Problem siehe Malaria-Merkblatt des Hauptverbandes der gewerblichen Berufsgenossenschaften – Bestell-Nr.: ZH 1/203, Ausgabe: Oktober 1996)
Überdies hat der Bau von Be- und Entwässerungsanlagen zu einer Verbreitung der Schistosomiasis geführt. In einer Reihe von tropischen Ländern ist die HIV-Infektion besonders stark verbreitet. Damit ist dort ein erhöhtes Übertragungsrisiko, z. B. auch durch Injektionsbehandlung oder Blutkonserven gege-

G 35

ben. Daher sind besondere Maßnahmen vor allem der persönlichen Hygiene und Verhaltensweise zu beachten. Gesundheitliche Schäden oder Krankheiten lassen sich diagnostizieren und in den meisten Fällen erfolgreich behandeln. Zur Dokumentation von ärztlichen Behandlungen im Ausland dient ein mehrsprachiges Formblatt „Medical Report" (Bestell-Nr. A 20 oder A 30, Verlag Kepnerdruck GmbH, Brettener Str. 51, 75031 Eppingen).
Zur Information der Unternehmen über den Versicherungsschutz bei Auslandstätigkeiten, über Verhaltensmaßregeln in organisatorischer Hinsicht vor Antritt von Auslandsreisen, über das Verhalten bei Unfällen und Berufskrankheiten im Ausland und über die Frage des Rücktransportes informiert das Merkblatt des Hauptverbandes der gewerblichen Berufsgenossenschaften „Gesetzliche Unfallversicherung bei Entsendung ins Ausland" - Stand: Juli 1991 (Hrsg. Deutsche Verbindungsstelle für die gesetzliche Unfallversicherung – Ausland, Hauptverband der gewerblichen Berufsgenossenschaften e.V., Alte Heerstraße 111, 53757 St. Augustin. Das Merkblatt wird kostenlos abgegeben).
Die Notwendigkeit für eine Beratung bzw. Untersuchung nach den Kriterien des G 35 besteht aus medizinischer Sicht auch für mitreisende Ehepartner und Kinder. Ob das entsendende Unternehmen die Kosten zu tragen hat, richtet sich nach den arbeitsvertraglichen Gegebenheiten.

6.4 Rechtsgrundlagen

6.4.1 Rechtsgrundlagen für spezielle arbeitsmedizinische Vorsorgeuntersuchungen
§ 3 UVV „Arbeitsmedizinische Vorsorge" (VBG 100) Anlage 1

6.4.2 Berufskrankheit
§ 9 Abs. 1 Siebtes Buch Sozialgesetzbuch (SGB VII)
Nr. 3104 der Anlage zur Berufskrankheitenverordnung (BKV) „Tropenkrankheiten, Fleckfieber"
Nr. 3101 der Anlage zur Berufskrankheitenverordnung (BKV) „Infektionskrankheiten, wenn der Versicherte im Gesundheitsdienst, in der Wohlfahrtspflege oder in einem Laboratorium tätig oder durch eine andere Tätigkeit der Infektionsgefahr in ähnlichem Maße besonders ausgesetzt war"
Nr. 3102 der Anlage zur Berufskrankheitenverordnung (BKV) „Von Tieren auf Menschen übertragbare Krankheiten"
§ 10 Entwicklungshelfer-Gesetz (EhfG) vom 18.06.1969 (BGBl. I S. 549)

6.5 Bemerkungen

Verzeichnis tropenmedizinischer Institutionen der Bundesrepublik Deutschland, die über spezielle Einrichtungen zur Erkennung und Behandlung von Tropenkrankheiten verfügen.
(Erstellung in Zusammenarbeit mit der Deutschen Tropenmedizinischen Gesellschaft)

Berlin: Institut für Tropenmedizin
Spandauer Damm 130, Haus 10
14050 Berlin
Tel.: 0 30/30 11 66
Robert Koch-Institut
Nordufer 20, 13353 Berlin
Tel.: 0 30/ 4 54 74

Bonn: Institut für Medizinische Parasitologie
der Universität
Siegmund-Freud-Straße 25, 53105 Bonn
Tel.: 02 28/2 87 56 73/74

Dresden: Institut für Tropenmedizin und Reisemedizin am
Städtischen Klinikum Dresden-Friedrichstadt*)
Friedrichstraße 39-41, 01067 Dresden
Tel.: 03 51/4 80 38 00 oder 4 80 38 05

Hamburg: Bernhard-Nocht-Institut für Tropenmedizin*)
Klinische Abteilung
Bernhard-Nocht-Straße, 20359 Hamburg
Tel.: 0 40/31 18 20
Fax: 0 40/3 11 82-3 94
Ambulante Überweisung: 0 40/31 28 51
Stationäre Einweisung: 0 40/3 11 82-3 58/3 60

Heidelberg: Hygieneinstitut der Universität Heidelberg
Abteilung 17.4 Tropenhygiene
Im Neuenheimer Feld 324, 69120 Heidelberg
Tel.: 0 62 21/56 29 05 oder 56 29 25

Leipzig: Medizinische Klinik IV der Universität
Abteilung Infektions- und Tropenmedizin
Härtelstraße 16-18, 04107 Leipzig
Tel.: 03 41/9 72 49 72

München: Abteilung für Infektions- und Tropenmedizin der
Universität
Leopoldstraße 5, 80802 München
Tel.: 0 89/39 88 44

Städtisches Krankenhaus München-Schwabing
IV. Medizinische Abteilung*⁾
Kölner Platz 1, 80804 München
Tel.: 0 89/3 06 81

Rostock: Klinik und Poliklinik für Innere Medizin
der Universität
Abteilung für Tropenmedizin und
Infektionskrankheiten
Ernst-Heydemann-Straße 6, 18057 Rostock
Tel.: 03 81/4 94 75 15

Tübingen: Institut für Tropenmedizin des Universitäts-
klinikums
Keplerstraße 15, 72074 Tübingen
Tel.: 0 70 71/2 98 23 65

Tropenklinik Paul-Lechler-Krankenhaus*⁾
Paul-Lechler-Straße 24, 72076 Tübingen
Tel.: 0 70 71/2 06-0

Ulm: Medizinische Universitäts-Klinik, Sektion
Infektionskrankheiten und Tropenmedizin
Robert Koch-Straße 8, 89081 Ulm
Tel.: 07 31/5 02-44 20

Würzburg: Missionsärztliche Klinik, Tropenmedizinische
Abteilung*⁾
Salvatorstraße 7, 97074 Würzburg
Tel.: 09 31/7 91-0

6.6 Literatur

6.6.1 Tropenmedizinische Literatur und Hinweise für den Arzt
BELL D.R: Lecture Notes on Tropical Medicine. Oxford: Blackwell, 1995

---

*⁾ 24-stündiger ärztlicher Bereitschaftsdienst

BRUCE-CHWATT L.J.: Essential Malariology. London: Heinemann, 1993
CAHILL K.M., O'BRIEN W.: Tropical Medicine. A. Clinical Text. Oxford: Heinemann, 1990
COOK G.C.: Manson's Tropical Diseases. London: W.B. Saunders, 1996
DU PONT H.L., STEFFEN R.: Textbook of Travel Medicine and Health, Hamilton: B.C. Decker, 1997
ENDERS G.: Infektionen und Impfungen in der Schwangerschaft. München: Urban und Schwarzenberg, 1988
FIELDS B.N. et al: Virology. New York: Raven Press, 1996
GENTILINI M.: Médecine Tropicale. Paris: Flammarion, 1993
JUNGHANNS T., BODIO M.: Notfall-Handbuch Gifttiere, Stuttgart: Thieme, 1996
KNOBLOCH J.: Tropen- und Reisemedizin. Stuttgart: Fischer, 1996
LANDGRAF H. et al: Flugreisemedizin. Berlin: Blackwell, 1996
LANG W.: Tropenmedizin in Klinik und Praxis. Stuttgart: Thieme, 1996
MANDELL G.L. et al: Principles and Practice of Infectious Diseases. New York: Churchill Livingstone, 1995
MEHLHORN H. et al: Diagnostik und Therapie der Parasitosen des Menschen. Stuttgart: Fischer, 1995
PARISH L.C., MILLIKAN L.E.: Global Dermatology. New York: Springer, 1994
PETERS W., GILLES H.M.: A Colour Atlas of Tropical Medicine and Parasitology. London: Mosby-Wolfe, 1995
PIEKARSKI G.: Medizinische Parasitologie in Tafeln. Berlin: Springer, 1987
PORTERFIELD J.S.: Exotic Viral Infections. London: Chapman B. Hall, 1995
ROBERT KOCH-INSTITUT: Merkblätter für Ärzte: Nr. 21 Virushepatitis; Nr. 25 Cholera; Nr. 27 Infektionskrankheiten und Schutzimpfungen im internationalen Reiseverkehr; Nr. 43 Die HIV-Infektion
ROBERT KOCH-INSTITUT: Epidemiologisches Bulletin (erscheint wöchentlich)
SCHALLER K.F.: Colour Atlas of Tropical Dermatology and Venerology. Berlin: Springer, 1994
SHAKIR R.A., NEWMAN PK, POSER CM: Tropical Neurology. London: W.B. Saunders, 1996
SPIESS H.: Impfkompendium. Stuttgart: Thieme, 1994
STRICKLAND G.T.: Hunter's Tropical Medicine. Philadelphia: W.B. Saunders, 1991

STÜRCHLER D.: Endemic Areas of Tropical Infections. Berlin: Huber, 1988
VOGEL H.: Tropenradiologie, Landsberg: Ecomed, 1994
WARREN K.S., MAHMOUD A.A.F.: Tropical and Geographical Medicine, New York: Mc Graw-Hill, 1989
WERNSDORFER W.H., MC GREGOR I.: Malaria. Principles and Practice of Malariology. Edingburgh: Churchill Livingstone, 1988
WHO: International Travel and Health, Vaccination, Requirements and Health Advice. Genf 1997 (erscheint jährlich)
WHO: Weekly Epidemiological Record.
WILSON M.E.: A Word Guide to Infections. New York: Oxford University Press, 1991
ZIELONKA M. von: Reisen und Infektionsrisiko. Berlin: Springer, 1996

6.6.2 Ratschläge und Hinweise für Tropenreisende und Auslandstätige

Centrum für Reisemedizin (CRM): Aktueller Reisemedizinischer Informations-Service, CRM-Handbuch zur reisemedizinischen Beratung, Düsseldorf (erscheint halbjährlich)
DAWOOD R.: Travellers' Health. How to stay healthy abroad. Oxford: Oxford University Press, 1992
DÖRING H.: Ärztlicher Ratgeber für den Aufenthalt in Entwicklungsländern. Berlin: Reimer, 1993
FRÜHWEIN N., NOTHDURFT HD: Gesundheit auf Reisen. Ostfildern: Fink-Kümmerly und Frey, 1996
HATT J.: The Tropical Traveller. Penguin Books, London 1993
HUSS G.: Mit Kindern in die Tropen, Marburg: Kilian, 1994
JUNGHANNS T., BRAENDLI B.: Gesund in den Tropen, Bern: Huber, 1991
KRETSCHMER H., KAISER M.: Gesund reisen in fernen Ländern. Stuttgart: TRIAS, 1996
KRETSCHMER H. et al: Ratschläge zur Erhaltung der Gesundheit in tropischen und subtropischen Ländern. Merkblatt Nr. 23, 22. Auflage, 1996. Erhältlich über Bundesverwaltungsamt, Postfach 680169, 50728 Köln
LAER G. von: Gesundheit und Alltag in den Tropen. Jena: Fischer, 1995
MORLEY D.: The Care of Babies and Young Children in the Tropics. (National Association of Maternal and Child Wellfare, Tavistock House North, London WC 1, England)
MÜLLER-SACKS E.: Ärztlicher Ratgeber für Auslandsaufenthalte. Berlin: Springer, 1997

OCHEL K.:Reisen, leben, arbeiten in den Tropen. Stuttgart: Fischer, 1994
ÖRY F.G. et al: In the Tropics with Children. Amsterdam: Royal Tropical Institute, 1989
SCHLEMMER W., von WERDER K.: Reiseerkrankungen. Stuttgart: Deutscher Apotheker Verlag, 1993
WERNER G.T., ZIELONKA M. von: Kleine Touristik- und Tropenmedizin. Stuttgart: Wissenschaftliche Verlagsgesellschaft, 1995

G 35

G 36 Vinylchlorid

Bearbeitung: Ausschuß ARBEITSMEDIZIN, Arbeitskreis „Gefährliche Stoffe", Berufsgenossenschaft der chemischen Industrie, Heidelberg

1 Anwendungsbereich

Dieser Grundsatz gibt Anhaltspunkte für gezielte arbeitsmedizinische Vorsorgeuntersuchungen, um Erkrankungen, die durch Vinylchlorid entstehen können, zu verhindern oder frühzeitig zu erkennen.

Hinweise für die Auswahl des zu untersuchenden Personenkreises geben die Auswahlkriterien für die spezielle arbeitsmedizinische Vorsorge nach dem Berufsgenossenschaftlichen Grundsatz G 36 „Vinylchlorid" (ZH 1/600.36).

2 Untersuchungsarten

2.1 Erstuntersuchung
Vor Aufnahme einer Tätigkeit an Arbeitsplätzen, an denen der Luftgrenzwert für Vinylchlorid nicht eingehalten wird oder andere Auswahlkriterien erfüllt sind.

2.2 Nachuntersuchungen
während dieser Tätigkeit

2.3 Nachgehende Untersuchungen
nach Ausscheiden aus dieser Tätigkeit

3 Erstuntersuchung

3.1 Allgemeine Untersuchung

3.1.1 Feststellung der Vorgeschichte
(allgemeine Anamnese, Arbeitsanamnese, Beschwerden)

3.1.2 Untersuchung im Hinblick auf die Tätigkeit

3.1.3 Urinstatus
Mehrfachteststreifen, Sediment

3.2 Spezielle Untersuchung

3.2.1 erforderlich
- großes Blutbild mit Thrombozyten
- SGPT (ALT)
- γ-GT
- alkalische Phosphatase

3.2.2 erwünscht
- weitere Leberdiagnostik
- Oberbauchsonographie mit besonderer Darstellung der Leber

3.3 Arbeitsmedizinische Kriterien

3.3.1 gesundheitliche Bedenken

3.3.1.1 dauernde gesundheitliche Bedenken
Personen mit
- systemischen Blutkrankheiten
- sklerodermieartigen Hauterkrankungen
- Akroosteolyse
- Störungen des zentralen und peripheren Nervensystems
- Gefäßveränderungen (insbesondere Raynaudsches Syndrom)
- erheblich eingeschränkter Atemfunktion
- in den letzten 2 Jahren durchgemachter oder bestehender Lebererkrankung
- Diabetes mellitus (insulinpflichtig)
- Alkohol-, Medikamenten-, Drogenabhängigkeit

3.3.1.2 befristete gesundheitliche Bedenken
Personen mit den unter 3.3.1.1 genannten Erkrankungen, soweit eine Wiederherstellung zu erwarten ist

3.3.2 keine gesundheitlichen Bedenken unter bestimmten Voraussetzungen
Sind die in 3.3.1.1 genannten Erkrankungen oder Funktionsstörungen weniger ausgeprägt, so soll der untersuchende Arzt prüfen, ob unter bestimmten Voraussetzungen eine Beschäftigung oder Weiterbeschäftigung möglich ist. Hierbei wird gedacht an verbesserte Arbeitsplatzverhältnisse, Verwenden per-

sönlicher Schutzausrüstungen, verkürzte Nachuntersuchungsfristen usw.

3.3.3 keine gesundheitlichen Bedenken
alle anderen Personen, soweit keine Beschäftigungsbeschränkungen bestehen (siehe 6.6.3)

4 Nachuntersuchungen

4.1 Nachuntersuchungsfristen

4.1.1 erste Nachuntersuchung
6–12 Monate

4.1.2 weitere Nachuntersuchungen
12–24 Monate

4.1.3 vorzeitige Nachuntersuchung
- nach mehrwöchiger Erkrankung oder körperlicher Beeinträchtigung, die Anlaß zu Bedenken gegen eine Weiterbeschäftigung gibt
- nach ärztlichem Ermessen in Einzelfällen (z. B. bei befristeten gesundheitlichen Bedenken)
- auf Wunsch eines Arbeitnehmers, der einen ursächlichen Zusammenhang zwischen seiner Erkrankung und seiner Tätigkeit am Arbeitsplatz vermutet

4.2 Allgemeine Untersuchung

4.2.1 Zwischenanamnese (einschließlich Arbeitsanamnese)
besonders achten auf
Vollgefühl, Oberbauchbeschwerden, Magen-Darm-Störungen, Gewichtsabnahme, Appetitlosigkeit (Abneigung gegen Fett), Sensibilitätsstörungen, Schwindelgefühl

4.2.2 Untersuchung im Hinblick auf die Tätigkeit

4.2.3 Urinstatus
siehe 3.1.3

4.3 Spezielle Untersuchung

4.3.1 erforderlich
- großes Blutbild mit Thrombozyten
- SGPT (ALT)

G 36

- γ-GT
- alkalische Phosphatase

4.3.2 erwünscht
siehe 3.2.2

4.3.3 bei unklaren Fällen
Biomonitoring (siehe 6.7)

4.4 Arbeitsmedizinische Kriterien
siehe 3.3

5 Nachgehende Untersuchungen
Nachgehende Untersuchungen sind in Abständen von weniger als 60 Monate für Versicherte vorzunehmen, die nach dem 1. Oktober 1984 (eventuell abweichende Stichtage in den neuen Bundesländern sind zu beachten) eine Tätigkeit beendet haben, bei der der Luftgrenzwert von 3 ml/m^3 für Vinylchlorid in bestehenden Anlagen der VC- und PVC-Herstellung bzw. 2 ml/m^3 (im übrigen) nicht eingehalten wurde oder andere Auswahlkriterien erfüllt waren. Diese Tätigkeit muß so lange ausgeübt worden sein, daß mindestens eine Nachuntersuchung zu veranlassen war. Untersuchungsumfang wie in 4.2 und 4.3, wobei das Biomonitoring (4.3.2) selbstverständlich entfallen kann. Die vom Organisationsdienst für nachgehende Untersuchungen (ODIN) nach Ausscheiden aus dem Unternehmen zu veranlassenden nachgehenden Untersuchungen werden nach einer Vereinbarung mit den angeschlossenen Unfallversicherungsträgern durchgeführt. Sie erfolgen zunächst, wenn die betreffende Tätigkeit länger als zwei Jahre gedauert hat und werden in einem einheitlichen Abstand von zwei Jahren wiederholt.

6 Ergänzende Hinweise

6.1 Physikalisch-chemische Eigenschaften und MAK-Wert
Vinylchlorid (Monochlorethylen) ist bei normalen Bedingungen ein farbloses, leicht entzündliches Gas mit schwach süßlichem Geruch. Bei 101,3 kPa (760 Torr) wird es bei −14 °C zu einer farblosen, leicht beweglichen Flüssigkeit kondensiert. Vinylchlorid ist in fast allen organischen Flüssigkeiten sehr gut löslich. In Waser ist Vinylchlorid nur wenig löslich; bei Verwendung von Suspensionsmitteln, Stabilisatoren oder Emulgatoren kann es unter Rühren in Wasser fein verteilt werden. In Abwesenheit von Luft und Licht ist reines, trockenes Vinylchlorid in

flüssigem und gasförmigem Zustand stabil und nicht korrosiv. Die chemischen Umsetzungen des Vinylchlorids beschränken sich fast ausschließlich auf die Reaktionen der Doppelbildung. Das Chloratom, als zweite funktionelle Gruppe, ist nur schwer austauschbar. Die wichtigste Eigenschaft des Vinylchlorids ist seine Fähigkeit zu polymerisieren.

Formel	CH_2
relative Molekülmasse	62,5
Schmelzpunkt	–154 °C
Siedepunkt	–14 °C
Dichte (20 °C)	0,91 kg/l
Dampfdichte (Luft = 1)	2,16
TRK-Wert (1997)	
bestehende Anlagen der VC- und PVC-Herstellung	3 ml/m^3 bzw. 8 mg/m^3
im übrigen	2 ml/m^3 bzw. 5 mg/m^3

Die jeweils aktuelle Fassung der TRGS 102 „TRK-Werte" bzw. der TRGS 900 „Luftgrenzwerte" ist zu beachten.
Vinylchlorid ist ein Stoff der Gruppe III A 1 (beim Menschen krebserzeugend) der MAK-Werte-Liste. Die jeweils aktuelle Einstufung gemäß TRGS 905 „Verzeichnis krebserzeugender, erbgutverändernder oder fortpflanzungsgefährdender Stoffe" ist zu beachten.
Kurzzeitwert (TRGS 900, Abschnitt 2.3)
– Schichtmittelwert einhalten
– Überschreitungsfaktor 4 für 15 Minuten zulässig
Vinylchlorid (bestehende Anlagen der VC- und PVC-Herstellung) 12 ml/m^3 bzw. 32 mg/m^3
im übrigen: 8 ml/m^3 bzw. 20 mg/m^3
– insgesamt nicht mehr als 1 Stunde pro Schicht

6.2 Vorkommen und Gefahrenquellen

Eine Exposition gegen Vinylchlorid ist in jenen Betrieben möglich, die das Produkt herstellen, polymerisieren, lagern, transportieren oder weiterverarbeiten. Eine erhöhte Exposition ist gelegentlich möglich bei Betriebsstörungen wie z. B. Leckagen an Anlageteilen und beim Reinigen von Armaturen.
Nach dem heutigen Wissensstand ist eine Gesundheitsschädigung bei Einhaltung des TRK-Wertes nicht zu erwarten.
In Betrieben der PVC-Weiterverarbeitung ist eine dauerhaft sichere Einhaltung der Technischen Richtkonzentration von Vinylchlorid gegeben, wenn Rohprodukte verwendet werden, deren Restmonomergehalt unter 10 mg VC/kgPVC (DIN 7746 Teil 1) liegt und geeignete lüftungstechnische Maßnahmen getroffen sind. Auf Messungen der Vinylchloridkonzentrationen in der Luft am Arbeitsplatz kann dann verzichtet werden.

G 36

6.3 Aufnahme

6.3.1 vorwiegend durch die Atemwege

6.3.2 durch die Haut

6.4 Wirkungsweise
Vinylchlorid wird über die Zwischenstufen überwiegend zu Thiodiglykolsäure abgebaut. Die kanzerogene Wirkung des Vinylchlorids wird auf eine DNA-Alkylierung reaktiver Metaboliten zurückgeführt.
Vinylchlorid oder seine Metaboliten wirken vor allem auf die Leber (karzinogene Effekte), das Blut, die Haut, das Gefäßsystem und das Knochensystem.

6.5 Krankheitsbild

6.5.1 akute/subakute Gesundheitsschädigung
Exposition gegen Vinylchlorid in sehr hohen Dosen verursacht Müdigkeit, Schwindel, pränarkotisches Syndrom, Narkose eventuell mit Todesfolge

6.5.2 chronische Gesundheitsschädigung
Leberschäden einschließlich bösartiger Erkrankungen, Oesophagus- und Magenfundusvarizen, Milzvergrößerung, Thrombozytopenie, Durchblutungsstörungen (insbesondere Raynaudsches Syndrom), Akroosteolyse, morphologische Veränderungen der Fingerglieder, sklerodermieartige Hautveränderungen

6.6 Rechtsgrundlagen

6.6.1 Rechtsgrundlagen für spezielle arbeitsmedizinische Vorsorgeuntersuchungen
§ 28 Gefahrstoffverordnung (GefStoffV), Anhang VI zur GefStoffV
§§ 3, 15 UVV „Arbeitsmedizinische Vorsorge" (VBG 100), Anlage 1 zur UVV

6.6.2 Berufskrankheit
§ 9 Abs. 1 Siebtes Sozialgesetzbuch (SGB VII)
Nr. 1302 der Anlage zur Berufskrankheitenverordnung (BKV) „Erkrankungen durch Halogenwasserstoffe"

6.6.3 Beschäftigungsbeschränkungen
§ 22 Jugendarbeitsschutzgesetz (JArbSchG) i.d.F. vom 24.2.97 (BGBl. I S. 311)
§§ 4, 6 Mutterschutzgesetz (MuSchG) i.d.F. vom 17.1.97 (BGBl. I S. 21)
§§ 3–5 Mutterschutzrichtlinienverordnung (MuSchRiV) vom 15.4.97 (BGBl. I S. 782)

6.7 Analytik
aus MAK-Werte-Liste 1997, IX Krebserzeugende Arbeitsstoffe
1 Expositionsäquivalente für krebserzeugende Arbeitsstoffe

Luft Vinylchlorid		Probenahmezeitpunkt: nach mehreren vorangegangenen Schichten
(ml/m^3)	(mg/m^3)	Harn Thiodiglykolsäure (mg/24 h)
1	2,6	1,8
* 2	5,2	2,4
4	10	4,5
8	21	8,2
16	41	10,6

* TRK-Wert

Literatur zur Analytik
Biologische Arbeitsplatztoleranzwerte in MAK- und BAT-Werte-Liste 1997, Weinheim: Wiley-VCH
ANGERER, J., SCHALLER, K.H.: Analysen in biologischem Material. In: GREIM, H. (Hrsg.): Analytische Methoden zur Prüfung gesundheitsschädlicher Arbeitsstoffe, Weinheim: Wiley-VCH
Die Werte in biologischem Material sollen mit analytisch zuverlässigen Methoden überwacht werden und den Anforderungen der statistischen Qualitätssicherung genügen. Siehe Bekanntmachung der DGAUM und des VDBW „Anforderungen an die Qualitätssicherung arbeitsmedizinisch-toxikologischer Analysen in biologischem Material (Biomonitoring)". – ASUrsg

6.8 Literatur
Auswahlkriterien für spezielle arbeitsmedizinische Vorsorge „Vinylchlorid", ZH 1/600.36, Hauptverband der gewerblichen Berufsgenossenschaften, Carl Heymanns Verlag KG, Luxemburger Str. 449, 50939 Köln
Berufsgenossenschaft der chemischen Industrie: „Vinylchlorid" (Merkblatt M 031/1994: Jedermann-Verlag Dr. Otto Pfeffer oHG, Postfach 10 31 40, 69021 Heidelberg

Gesellschaft Deutscher Chemiker (GDCh). Beratergremium für umweltrelevante Altstoffe (BUA) „Vinylchlorid (Chlorethen)", BUA-Bericht 35 (1988)
GIESEN, T., ZERLETT, G.: Berufskrankheiten und medizinischer Arbeitsschutz. Abschnitt C. Köln: Kohlhammer, 1996
GREIM, H.: Gesundheitsschädliche Arbeitsstoffe. Toxikologisch-arbeitsmedizinische Begründungen von MAK-Werten. Weinheim: Wiley-VCH
GREIM, H., LEHNERT, G.: Krebserzeugende Arbeitsstoffe mit biologischen Expositionsäquivalenten (EKA) − Arbeitsmedizinisch-toxikologische Begründungen. Weinheim: Wiley-VCH
International Agency for Research on Cancer (IARC): IARC-Monographs on the Evaluation of the Carcinogenic Risk of Chemicals to Humans. Suppl. 7, 139-141, Lyon: 1987
KÜHN-BIRETT: V 03Vinylchlorid. In: Merkblätter Gefährliche Arbeitsstoffe. Ecomed
LELBACH, W.: A 25-Year Follow-Up Study of Heavily Exposend Vinyl Chloride Workers in Germany. American Journal of Industrial Medicine. 29, 1996, 446-458
WEIHRAUCH, M., TANNAPFEL, A., WEBER, A., WITTEKIND, CH., LEHNERT, G.: DNA-Mutationsanalyse bei Verdacht auf vinylchlorinduziertem hepatozellulärem Karzinom. Arbeitsmed. Sozialmed. Umweltmed. 32, 1997, 269-271

G 37 Bildschirmarbeitsplätze

Bearbeitung: Ausschuß ARBEITSMEDIZIN, Arbeitsgruppe „Bildschirmarbeitsplätze", Verwaltungs-Berufsgenossenschaft, Hamburg

1 Anwendungsbereich

Dieser Grundsatz gibt Anhaltspunkte für gezielte arbeitsmedizinische Vorsorgeuntersuchungen, um Gesundheitsbeschwerden (siehe 6.3), die durch die Tätigkeit an Bildschirmarbeitsplätzen (siehe 6.1) entstehen können, zu verhindern oder frühzeitig zu erkennen.

Hinweise für die Auswahl des zu untersuchenden Personenkreises geben die Auswahlkriterien für die spezielle arbeitsmedizinische Vorsorge nach dem Berufsgenossenschaftlichen Grundsatz G 37 „Bildschirmarbeitsplätze" (ZH 1/600.37).

2 Untersuchungsarten

2.1 Erstuntersuchung
vor Aufnahme einer Tätigkeit an Bildschirmarbeitsplätzen

2.2 Nachuntersuchung
während dieser Tätigkeit

2.3 Nachgehende Untersuchungen
entfällt

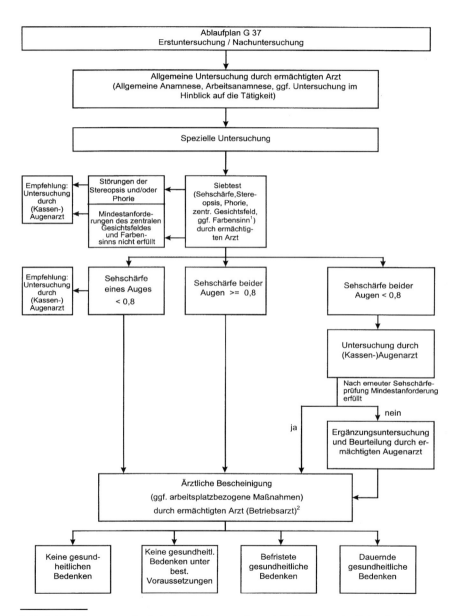

[1] Nur bei Anforderungen an das Farbunterscheidungsvermögen wird bei Störungen des Farbensinns eine Ergänzungsuntersuchung durch einen ermächtigten Augenarzt durchgeführt.
[2] Eine ärztliche Bescheinigung an den Arbeitgeber kann nur mit Einwilligung des Untersuchten erstellt werden.

3 Erstuntersuchung

3.1 Allgemeine Untersuchung

3.1.1 Feststellung der Vorgeschichte
Allgemeine Anamnese, Beschwerden:
unter anderem
- Augenbeschwerden und Augenerkrankungen
- Beschwerden und Erkrankungen des Bewegungsapparates
- neurologische Störungen
- Stoffwechselerkrankungen
- Bluthochdruck
- Dauerbehandlung mit Medikamenten

Arbeitsanamnese:
unter anderem
- Arbeitsplatz
- Arbeitsaufgabe
- Arbeitseinweisung
- Arbeitszeit

3.1.2 Untersuchung im Hinblick auf die Tätigkeit
Nur bei entsprechenden Auffälligkeiten oder Beschwerden

3.2 Spezielle Untersuchung

3.2.1 Siebtest
(durch ermächtigten Arzt)
- Sehschärfe Ferne (wenn vorhanden mit Sehhilfe)
- Sehschärfe Nähe, arbeitsplatzbezogen (wenn vorhanden mit Sehhilfe)
- Stereopsis (räumliches Sehen)
- Phorie (Stellung der Augen)
- Zentrales Gesichtsfeld
- Farbensinn[1]

Die Mindestanforderungen an zu prüfende Merkmale beim Siebtest sind in der Tabelle 1, die Übersicht über Verfahren in der Tabelle 2 aufgeführt (s. S. 456).

---

[1] Nur bei Anforderungen an das Farbunterscheidungsvermögen

Tab. 1: Mindestanforderungen an im Siebtest zu prüfende Merkmale (siehe 3.2.1 bzw. 4.2.1)

Merkmal	Mindestanforderungen nach 3.2.1 und 4.3.1
Sehschärfe Ferne	0,8/0,8
Sehschärfe Nähe, arbeitsplatzbezogen	0,8/0,8
zentrales Gesichtsfeld	regelrecht
Farbensinn[1]	regelrecht

Tab. 2: Übersicht über die im Siebtest anzuwendenden Verfahren (siehe 3.2.1 bzw. 4.3.1)

Merkmal	Geräte bzw. Verfahren
Sehschärfe Ferne	Testverfahren nach DIN 58220 Teil 5
Sehschärfe Nähe	Testverfahren nach DIN 58220 Teil 5
Phorie	Testgeräte
Stereopsis	Testgeräte
zentrales Gesichtsfeld	Standard-Tafel
Farbensinn	Farbentafeln (z. B. Ishihara) oder Testgeräte

Test- oder Prüfgeräte nach Empfehlungen der Kommission für sinnesphysiologische Untersuchungen und Geräte der Deutschen Ophthalmologischen Gesellschaft (DOG).
Ergebnis und Beurteilung:
a) Mindestanforderungen bezüglich der Sehschärfe erfüllt
Sehschärfe beider Augen >= 0,8 (Ferne und Nähe):
keine gesundheitlichen Bedenken (siehe 3.3.3)[2]
b) Mindestanforderungen bezüglich der Sehschärfe nicht erfüllt
– Sehschärfe eines Auges < 0,8 (Ferne und Nähe):
keine gesundheitlichen Bedenken (siehe 3.3.3) verbunden mit der Empfehlung, einen Augenarzt nach Wahl des Untersuchten aufzusuchen.[3]
– Sehschärfe beider Augen < 0,8 (Ferne und Nähe):
keine gesundheitlichen Bedenken unter bestimmten Voraussetzungen mit der Bemerkung: „Untersuchung innerhalb von 3 Monaten durch einen Augenarzt nach Wahl des Unter-

---

[2] Bei Sehschärfe < 1,0 ist eine augenärztliche Untersuchung sinnvoll, aber nicht Bestandteil dieser arbeitsmedizinischen Vorsorgeuntersuchungen.

[3] Kosten, die durch Empfehlung an den Untersuchten entstehen, einen Augenarzt nach seiner Wahl aufzusuchen, sind nicht Bestandteil dieser arbeitsmedizinischen Vorsorgeuntersuchungen.

suchten" (siehe 3.3.2), danach erneuter Siebtest (nur erneute Sehschärfenprüfung):
- ○ Mindestanforderungen erfüllt:
  keine gesundheitlichen Bedenken (siehe 3.3.3)
- ○ Mindestanforderungen nicht erfüllt:
  Ergänzungsuntersuchung durch einen ermächtigten Augenarzt (siehe 3.2.2)
c) Mindestanforderungen für zentrales Gesichtsfeld und Farbensinn erfüllt:
keine gesundheitlichen Bedenken (siehe 3.3.3)
d) Störungen der Stereopsis und/oder Phorie, Mindestanforderungen bezüglich des zentralen Gesichtsfeldes nicht erfüllt:
keine gesundheitlichen Bedenken (siehe 3.3.3), verbunden mit der Empfehlung, einen Augenarzt nach Wahl des Untersuchten aufzusuchen. Ein 2. Siebtest entfällt.
e) Störungen des Farbensinns:
Ergänzungsuntersuchung durch einen ermächtigten Augenarzt.

3.2.2 Ergänzungsuntersuchung
(durch ermächtigten Augenarzt)
Die Ergänzungsuntersuchung durch einen ermächtigten Augenarzt ist angezeigt,
wenn
- weiterhin Auffälligkeiten oder Beschwerden bestehen
- die Mindestanforderungen weiterhin nicht erfüllt werden
- Auswirkungen auf die weitere Tätigkeit am Bildschirmarbeitsplatz bestehen könnten.

Die Ergänzungsuntersuchung richtet sich nach den Ergebnissen des Siebtestes.
Der Augenarzt übermittelt nach der Ergänzungsuntersuchung die Befunde, eine augenärztliche Beurteilung und Vorschläge für weitere Maßnahmen nur dem überweisenden ermächtigten Arzt.
Der ermächtigte Arzt hat unter Einbeziehung der augenärztlichen Beurteilung die ärztliche Bescheinigung (siehe 3.3) auszustellen.
Die augenärztliche Ergänzungsuntersuchung umfaßt:
1. Allgemeiner Teil:
   - Erhebung der Anamnese
   - Übersichtsuntersuchung der Augen
2. Spezieller Teil:
   - 3.2.1 b): Refraktionsbestimmung
   - 3.2.1 d): Quantitative Gesichtsfeldprüfung am Perimeter
   - 3.2.1 e): Prüfung des Farbensinns mit Bestimmung des Anomaliequotienten

3. **Augenärztliche Beurteilung**
Werden weitere augenärztliche Untersuchungen erforderlich, sind diese in begründeten Fällen möglich.

3.3 Arbeitsmedizinische Kriterien

3.3.1 gesundheitliche Bedenken

3.3.1.1 dauernde gesundheitliche Bedenken
(siehe auch 3.3.2)
Personen mit
- schwerwiegenden Gesundheitsschäden, z. B. des Bewegungsapparates, wenn kein Ausgleich geschaffen werden kann
- deutlicher Einschränkung des Sehvermögens, wenn kein Ausgleich geschaffen werden kann

3.3.1.2 befristete gesundheitliche Bedenken
Personen mit den unter 3.3.1.1 genannten Erkrankungen, soweit eine Wiederherstellung zu erwarten ist

3.3.2 keine gesundheitlichen Bedenken unter bestimmten Voraussetzungen
Personen mit
- schwerwiegenden Gesundheitsschäden, z. B. des Bewegungsapparates, wenn ein Ausgleich geschaffen werden kann
- deutlicher Einschränkung des Sehvermögens, wenn ein Ausgleich geschaffen werden kann
- Erkrankungen nach 3.3.1.1 bei
  - verkürzten Nachuntersuchungsfristen
  - ärztlicher Therapie
  - individueller Arbeitsplatzgestaltung

Bei deutlicher Sehbehinderung oder Blindheit erfolgt die Beurteilung in Zusammenarbeit mit einem Rehabilitationszentrum für Blinde und Sehbehinderte oder einer entsprechenden Einrichtung.

3.3.3 keine gesundheitliche Bedenken
alle anderen Personen.
Hinweis: Einäugigkeit schließt Arbeit an Bildschirmgeräten grundsätzlich nicht aus.

4 Nachuntersuchungen

4.1 Nachuntersuchungsfristen
erste Nachuntersuchung und alle weiteren Nachuntersuchungen
- Personen bis 40 Jahre: vor Ablauf von 60 Monaten
  Personen über 40 Jahre: vor Ablauf von 36 Monaten
  vorzeitige Nachuntersuchung
- nach Erkrankungen mit Anlaß zu Bedenken gegen eine Weiterbeschäftigung (siehe 3.3.1.1)
- auf Wunsch eines Arbeitnehmers, der unabhängig vom Ergebnis vorangegangener Untersuchungen einen ursächlichen Zusammenhang zwischen seiner Erkrankung und seiner Tätigkeit am Arbeitsplatz vermutet
- nach ärztlichem Ermessen in Einzelfällen, z. B. bei befristeten gesundheitlichen Bedenken

4.2 Allgemeine Untersuchung

4.2.1 Zwischenanamnese
siehe 3.1.1

4.2.2 Untersuchung im Hinblick auf die Tätigkeit siehe 3.1.2

4.3 Spezielle Untersuchung

4.3.1 Siebtest
siehe 3.2.1

4.3.2 Ergänzungsuntersuchung
siehe 3.2.2

4.4 Arbeitsmedizinische Kriterien
siehe 3.3

5 Nachgehende Untersuchungen
entfällt

6 Ergänzende Hinweise

6.1 Begriffsbestimmungen
Ein Bildschirmgerät ist ein Bildschirm zur Darstellung alphanumerischer Zeichen oder zur Grafikdarstellung, ungeachtet des Darstellungsverfahrens.

Ein Bildschirmarbeitsplatz ist ein Arbeitsplatz mit einem Bildschirmgerät, der ausgestattet sein kann mit Einrichtungen zur Erfassung von Daten, Software, die den Beschäftigten bei der Ausführung ihrer Arbeitsaufgaben zur Verfügung steht, Zusatzgeräte oder Elementen, die zum Betreiben oder Benutzen des Bildschirmgerätes gehören; oder sonstigen Arbeitsmitteln, sowie die unmittelbare Arbeitsumgebung.

Ein Beschäftigter an einem Bildschirmarbeitsplatz ist jeder, der gewöhnlich bei einem nicht unwesentlichen Teil seiner normalen Arbeit einen Bildschirm benutzt.[4]

6.2 Ermächtigungen
Untersuchungen nach 3.1 und 3.2.1 sowie 4.2 und 4.3.1 sind durch ermächtigte Ärzte durchzuführen.
Untersuchungen nach 3.2.2 sowie 4.3.2 sind durch ermächtigte Augenärzte durchzuführen.

6.3 Gesundheitsbeschwerden
Je nach Intensität und Dauer der Tätigkeit am Bildschirmgerät können bei nicht ausreichendem Sehvermögen oder bei ergonomisch ungenügend gestalteten Bildschirmarbeitsplätzen asthenopische Beschwerden wie z. B. Kopfschmerzen, brennende und tränende Augen, Flimmern vor den Augen oder Beschwerden durch körperliche Fehlhaltungen auftreten.

6.4 Arbeitsplatzbezogene Korrektur der Augen
Ist nach 3.2.1, 3.2.2, 4.3.1 oder 4.3.2 eine spezielle arbeitsplatzbezogene Korrektur der Augen erforderlich, so muß diese entsprechend den durch den Arbeitsplatz vorgegebenen Sehabständen und Blickwinkeln erfolgen.

6.5 Rechtsgrundlagen

6.5.1 Rechtsgrundlagen für spezielle arbeitsmedizinische Vorsorgeuntersuchungen
Bildschirmarbeitsverordnung (BildscharbV)
Arbeitsschutzgesetz (ArbschG)
§ 2 der UVV „Allgemeine Vorschriften" (VBG 1)
Abschnitt 5 der „Sicherheitsregeln für Bildschirmarbeitsplätze im Bürobereich" (ZH 1/618)

---

[4] Unter gewöhnlich bei einem nicht unwesentlichen Teil der normalen Arbeit sind Arbeiten zu verstehen, die z. B. ohne Bildschirm nicht zu erledigen sind.

6.5.2 Berufskrankheit
entfällt

6.5.3 Beschäftigungsbeschränkungen
entfällt

6.5.4 Literatur
Verordnung über Sicherheit und Gesundheitsschutz bei der Arbeit an Bildschirmgeräten (Bildschirmarbeitsverordnung – BildscharbV), BGBl 1996, Teil I, S. 1843 ff
Richtlinie des Rates der Europäischen Gemeinschaften: Richtlinie des Rates über die Mindestvorschriften bezüglich der Sicherheit und des Gesundheitsschutzes bei der Arbeit an Bildschirmgeräten (Fünfte Einzelrichtlinie im Sinne von Artikel 16 Absatz 1 der Richtlinie 89/391/EWG < 90/270/EWG >) Abl. Nr. L 156 vom 21.6.1990, S. 14
Abschnitt 5 der „Sicherheitsregeln für Bildschirmarbeitsplätze im Bürobereich" (ZH 1/618)
Auswahlkriterien für die spezielle arbeitsmedizinische Vorsorge „Bildschirmarbeitsplätze" (ZH 1/600.37)

G 37

G 38 Nickel und seine Verbindungen

Bearbeitung: Ausschuß ARBEITSMEDIZIN, Arbeitskreis „Gefährliche Stoffe", Berufsgenossenschaft der chemischen Industrie, Heidelberg

1 Anwendungsbereich
Dieser Grundsatz gibt Anhaltspunkte für gezielte arbeitsmedizinische Vorsorgeuntersuchungen, um Erkrankungen, die durch Nickel oder seine Verbindungen entstehen können, zu verhindern oder frühzeitig zu erkennen.
Hinweise für die Auswahl des zu untersuchenden Personenkreises geben die Auswahlkriterien für die spezielle arbeitsmedizinische Vorsorge nach dem Berufsgenossenschaftlichen Grundsatz G 38 „Nickel oder seine Verbindungen" (ZH 1/600.38).

2 Untersuchungsarten

2.1 Erstuntersuchung
Vor Aufnahme einer Tätigkeit an Arbeitsplätzen, an denen der Luftgrenzwert für Nickel oder seine Verbindungen nicht eingehalten wird oder andere Auswahlkriterien erfüllt sind.

2.2 Nachuntersuchungen
während dieser Tätigkeit

2.3 Nachgehende Untersuchungen
nach Ausscheiden aus dieser Tätigkeit

3 Erstuntersuchung

3.1 Allgemeine Untersuchung

3.1.1 Feststellung der Vorgeschichte
(allgemeine Anamnese, Raucheranamnese, Arbeitsanamnese – auch im Hinblick auf frühere Exposition gegen krebserzeugende Gefahrstoffe – Beschwerden, allergische Disposition, Erkrankungen der Atemwege)

3.1.2 Untersuchung im Hinblick auf die Tätigkeit
besonders zu achten auf Ekzeme und Hautallergien

3.1.3 Urinstatus
Mehrfachteststreifen

3.2 Spezielle Untersuchung

3.2.1 erforderlich
- Spekulumuntersuchung der Nase
- Röntgenaufnahme des Thorax im Groß- oder Mittelformat (nicht kleiner als 10 × 10 cm) bzw. Berücksichtigung eines Röntgenbefundes nicht älter als 1 Jahr
bei Exposition gegen Nickeltetracarbonyl und bei der elektrolytischen Nickelgewinnung zusätzlich
- Blutsenkungsreaktion
- Spirometrie (siehe Anhang 1, Leitfaden „Lungenfunktionsprüfung")

3.2.2 erwünscht
entfällt

3.3 Arbeitsmedizinische Kriterien

3.3.1 gesundheitliche Bedenken

3.3.1.1 dauernde gesundheitliche Bedenken
Personen mit
- Erkrankungen der Atemwege (z. B. schwere Atemwegsobstruktion) oder chronischer Bronchitis, Bronchiektasen, Pleuraschwarten
- Erkrankungen der Haut (Ekzeme und Hautallergien)

3.3.1.2 befristete gesundheitliche Bedenken
Personen mit den unter 3.3.1.1 genannten Erkrankungen, soweit eine Wiederherstellung zu erwarten ist

3.3.2 keine gesundheitlichen Bedenken unter bestimmten Voraussetzungen
Sind die in 3.3.1.1 genannten Erkrankungen oder Funktionsstörungen weniger ausgeprägt, so soll der untersuchende Arzt prüfen, ob unter bestimmten Voraussetzungen eine Beschäftigung oder Weiterbeschäftigung möglich ist. Hierbei wird gedacht an verbesserte Arbeitsplatzverhältnisse, Verwenden persönlicher Schutzausrüstungen, verkürzte Nachuntersuchungsfristen usw.

3.3.3 keine gesundheitlichen Bedenken
alle anderen Personen, soweit keine Beschäftigungsbeschränkungen bestehen (siehe 6.6.3)

4 Nachuntersuchungen

4.1 Nachuntersuchungsfristen

4.1.1 erste Nachuntersuchung
- Nickel und Nickelverbindungen in Form atembarer Stäube
  36–60 Monate
- Nickelverbindungen in Form atembarer Tröpfchen
  12–24 Monate
- Nickeltetracarbonyl
  12–24 Monate

4.1.2 weitere Nachuntersuchungen
- Nickel und Nickelverbindungen in Form atembarer Stäube
  36–60 Monate
- Nickelverbindungen in Form atembarer Tröpfchen
  12–24 Monate
- Nickeltetracarbonyl
  12–60 Monate

4.1.3 vorzeitige Nachuntersuchung
- nach mehrwöchiger Erkrankung oder körperlicher Beeinträchtigung, die Anlaß zu Bedenken gegen eine Weiterbeschäftigung gibt
- nach ärztlichem Ermessen in Einzelfällen (z. B. bei befristeten gesundheitlichen Bedenken)
- auf Wunsch eines Arbeitnehmers, der einen ursächlichen Zusammenhang zwischen seiner Erkrankung und seiner Tätigkeit am Arbeitsplatz vermutet

4.2 Allgemeine Untersuchung

4.2.1 Zwischenanamnese
(einschließlich Arbeitsanamnese und Raucheranamnese)

4.2.2 Untersuchung im Hinblick auf die Tätigkeit
siehe 3.1.2

4.2.3 Urinstatus
siehe 3.1.3

4.3 Spezielle Untersuchung

4.3.1 erforderlich
siehe 3.2.1
Die Röntgenaufnahme des Thorax soll ab dem 40. Lebensjahr bzw. nach mehr als zehnjähriger Exposition wiederholt werden

4.3.2 erwünscht
Nickelbestimmung im biologischen Material
siehe 6.7

4.3.3 bei unklaren Fällen
Röntgenuntersuchung der Nasennebenhöhlen
bei unklaren allergischen Hauterkrankungen – hautärztliche Ergänzungsuntersuchung

4.4 Arbeitsmedizinische Kriterien
siehe 3.3

5 Nachgehende Untersuchungen
Nachgehende Untersuchungen sind in Abständen von weniger als 60 Monate für Versicherte vorzunehmen, die nach dem 1. Oktober 1984 (eventuell abweichende Stichtage in den neuen Bundesländern sind zu beachten) eine Tätigkeit beendet haben, bei der der Luftgrenzwert von 0,5 mg/m^3 für Nickel als Nickelmetall, Nickelsulfid und sulfidische Erze, Nickeloxid und Nickelcarbonat (berechnet als Nickel im Gesamtstaub bzw. 0,05 mg/m^3 für Nickelverbindungen in Form atembarer Tröpfchen (berechnet als Nickel im Gesamtstaub) nicht eingehalten wurde oder andere Auswahlkriterien erfüllt waren. Diese Tätigkeit muß so lange ausgeübt worden sein, daß mindestens eine Nachuntersuchung zu veranlassen war. Untersuchungsumfang wie in 4.2 und 4.3, wobei das Biomonitoring (4.3.2) selbstverständlich entfallen kann. Die vom Organisationsdienst für nachgehende Untersuchungen (ODIN) nach Ausscheiden aus dem Unternehmen zu veranlassenden nachgehenden Untersuchungen werden nach einer Vereinbarung mit den angeschlossenen Unfallversicherungsträgern durchgeführt. Sie erfolgen zunächst, wenn die betreffende Tätigkeit länger als zwei Jahre gedauert hat und werden in einem einheitlichen Abstand von zwei Jahren wiederholt.

6 Ergänzende Hinweise

6.1 Physikalisch-chemische Eigenschaften und MAK-Wert

Elementsymbol Ni
relative Atommasse 58,7
Schmelzpunkt 1452 °C
Siedepunkt 2730 °C
Dichte (20 °C) 8,9 kg/l
TRK-Wert (1997)
– Nickel als Nickelmetall, Nickelsulfid und sulfidische Erze, Nickeloxid und Nickelcarbonat
0,5 mg/m^3 berechnet als Nickel im Gesamtstaub
– Nickelverbindungen in Form atembarer Tröpfchen
0,05 mg/m^3 berechnet als Nickel im Gesamtstaub
Diese Stoffe sind Gegenstand der Gruppe III A 1 (beim Menschen krebserzeugend) der MAK-Werte-Liste
– Nickeltetracarbonyl
siehe TRGS 901, Teil II lfd. Nr. 7
Die jeweils aktuelle Fassung der TRGS 102 „TRK-Werte" bzw. der TRGS 900 „Luftgrenzwerte" ist zu beachten.
Eingestuft in Gruppe III A 2 (im Tierversuch krebserzeugend) der MAK-Werte-Liste. Die jeweils aktuelle Einstufung gemäß TRGS 905 „Verzeichnis krebserzeugender erbgutverändernder oder fortpflanzungsgefährdender Stoffe ist zu beachten.
Kurzzeitwert (TRGS 900, Abschnitt 2.3)
– Schichtmittelwert einhalten
– Überschreitungsfaktor 4 für 15 Minuten zulässig
Nickel (als Nickelmetall, Nickelsulfid und sulfidische Erze, Nickeloxid und Nickelcarbonat): 2,0 mg/m^3
Nickelverbindungen in Form atembarer Tröpfchen: 0,2 mg/m^3
– insgesamt nicht mehr als 1 Stunde pro Schicht

6.2 Vorkommen und Gefahrenquellen

Auszug aus Auswahlkriterien „Nickel oder seine Verbindungen" (ZH 1/600.38):
Spezielle arbeitsmedizinische Vorsorge bei Tätigkeiten mit Nickel oder seinen Verbindungen (ausgenommen Nickeltetracarbonyl) ist insbesondere bei folgenden Betriebsarten, Arbeitsplätzen oder Tätigkeiten einschließlich Reinigungs- und Reparaturarbeiten erforderlich. Hier kann auf spezielle arbeitsmedizinische Vorsorge dann verzichtet werden, wenn durch Messungen belegt ist, daß der Luftgrenzwert 0,5 mg/m^3 für Nickel als Nickelmetall, Nickelsulfid und sulfidische Erze, Nickeloxid und Nickelcarbonat (berechnet als Nickel im Gesamt-

staub) bzw.0,05 mg/m^3 für Nickelverbindungen in Form atembarer Tröpfchen (berechnet als Nickel im Gesamtstaub) unterschritten ist. Bei unmittelbarem Hautkontakt gilt der Luftgrenzwert als überschritten:
- Aufbereiten und Verarbeiten von Nickelerzen zu Nickel oder Nickelverbindungen (auch Arbeiten an nachgeschalteten Staubfiltern)
- Elektrolytische Abschneidung von Nickel und Verwendung unlöslicher Anoden
- Herstellen und Verarbeiten von Nickel oder seinen Verbindungen in Pulverform
- Herstellen nickelhaltiger Akkumulatoren und Magnete
- Metall-Schutzgasschweißen und Lichtbogenhandschweißen mit hochlegierten Zusatzwerkstoffen (mit einem Massengehalt von 5 % oder mehr Nickel)
- Plasmaschmelz- und Laserstrahl-Schneiden von Werkstoffen mit einem Massengehalt von 5% oder mehr Nickel
- thermisches Spritzen (Flamm-, Lichtbogen-, Plasmaspritzen) mit Spritzzusätzen mit einem Massengehalt von mehr als 5 % Nickel
- Schleifen von Nickel und von Legierungen mit einem Massengehalt von mehr als 5% Nickel (z. B. Magnete)
- Abbruch- und Sanierungsarbeiten, die mit Nickel oder seinen Verbindungen kontaminiert sind
- Galvanik, manuell bediente offene, luftbewegte Nickelbäder über 65 °C
- Gießerei und Stahlfertigung beim Zulegieren von Nickel in Eisenschmelzen

Nickeltetracarbonyl entsteht beim Herstellen von Nickel nach dem Mondprozeß durch Behandeln eines Sulfidgemisches mit Kohlenmonoxid. Mit seinem Auftreten muß aber auch dann gerechnet werden, wenn Kohlenmonoxid unbeabsichtigt mit einer reaktiven Form von Nickel in Verbindung kommt.

6.3 Aufnahme

6.3.1 durch die Atemwege in Form von Staub, Rauch oder Aerosolen
(Sprühtröpfchen)

6.3.2 durch die Haut (gilt nur für Nickeltetracarbonyl)

6.3.3 durch den Magen-Darm-Trakt

6.4 Wirkungsweise
- beim Einatmen lokal karzinogen im Bereich der Atemwege und der Nasenschleimhaut
- Sensibilisierung bei Hautkontakt

6.5 Krankheitsbild

6.5.1 akute/subakute Gesundheitsschädigung
Toxische Konzentrationen von Nickeltetracarbonyl führen vor allem zu einer Schädigung von Atemwegen und Lunge (interstitielle Pneumonie), eventuell zum Lungenödem. Demgegenüber reicht die orale und inhalative Toxizität von Nickel oder seinen Verbindungen nicht aus, gewerbliche Vergiftungen zu verursachen.

6.5.2 chronische Gesundheitsschädigung
Bei Inhalation insbesondere organischen Nickelverbindungen wie Trinickeldisulfid (Nickelsubsulfid-Ni_3S_2) und Nickeloxid (NiO), in seltenen Fällen Krebs der Nasenhöhlen, Nasennebenhöhlen und Lunge.
Bei den verschiedenen Nickelverbindungen besteht zwischen karzinogenem Potential und Resorbierbarkeit – und damit der Ausscheidung von Nickel im Urin – wahrscheinlich kein Zusammenhang.
Bei Hautkontakt sind allergische Ekzeme möglich, vereinzelt begleitet von allergischem Bronchialasthma.

6.6 Rechtsgrundlagen

6.6.1 Rechtsgrundlagen für spezielle arbeitsmedizinische Vorsorgeuntersuchungen
§ 28 Gefahrstoffverordnung (GefStoffV), Anhang VI zur GefStoffV
§§ 3, 15 UVV „Arbeitsmedizinische Vorsorge" (VBG 100), Anlage 1 zur UVV

6.6.2 Berufskrankheit
§ 9 Abs. 1 Siebtes Buch Sozialgesetzbuch (SGB VII)
Nr. 4109 der Anlage zur Berufskrankheitenverordnung (BKV) „Bösartige Neubildungen der Atemwege und der Lungen durch Nickel oder seine Verbindungen"
Nr. 5101 der Anlage zur Berufskrankheitenverordnung (BKV) „Schwere oder wiederholt rückfällige Hauterkrankungen, die zur Unterlassung aller Tätigkeiten gezwungen haben, die für die Entstehung, Verschlimmerung oder das Wiederaufleben der Krankheit ursächlich waren oder sein können".

G 38

6.6.3 Beschäftigungsbeschränkungen
§ 22 Jugendarbeitsschutzgesetz (JArbSchG) i.d.F. vom 24.2.97 (BGBl. I S. 311)
§§ 4, 6 Mutterschutzgesetz (MuSchG) i.d.F. vom 17.1.97 (BGBl. I S. 21)
§§ 3–5 Mutterschutzrichtlinienverordnung (MuSchRiV) vom 15.4.97 (BGBl. I S. 782)

6.7 Analytik
aus MAK-Werte-Liste 1997, IX Krebserzeugende Arbeitsstoffe
Expositionsäquivalente (EKA-Werte)
Nickel (Nickelmetall, -oxid, -carbonat, -sulfid, sulfidische Erze)

Luft Nickel (mg/m^3)	Probennahmezeitpunkt: nach mehreren vorangegangenen Schichten
	Harn Nickel ($\mu g/l$)
0,10	15
0,30	30
* 0,50	45

* TRK-Wert

Literatur zur Analytik
ANGERER, J., SCHALLER, K.H.: Analysen in biologischem Material. In: GREIM, H. (Hrsg.): Analytische Methoden zur Prüfung gesundheitsschädlicher Arbeitsstoffe, Weinheim: Wiley-VCH
Die Werte in biologischem Material sollen mit analytisch zuverlässigen Methoden überwacht werden und den Anforderungen der statistischen Qualitätssicherung genügen. Siehe Bekanntmachung der DGAUM und des VDBW „Anforderungen an die Qualitätssicherung arbeitsmedizinisch-toxikologischer Analysen in biologischem Material (Biomonitoring)". – ASU

6.8 Bemerkungen
keine

6.9 Literatur
Auswahlkriterien für spezielle arbeitsmedizinische Vorsorge „Nickel oder seine Verbindungen", ZH 1/600.38, Hauptverband der gewerblichen Berufsgenossenschaften, Carl Heymanns Verlag KG, Luxemburger Str. 449, 50939 Köln

Berufsgenossenschaft der chemischen Industrie: „Nickeltetracarbonyl". (Merkblatt M 029/1989): Jedermann-Verlag Dr. Otto Pfeffer oHG, Postfach 10 31 40, 69021 Heidelberg

GIESEN, T., ZERLETT, G.: Berufskrankheiten und medizinischer Arbeitsschutz. Abschnitt C. Köln: Kohlhammer, 1996

GREIM, H.: Gesundheitsschädliche Arbeitsstoffe. Toxikologisch-arbeitsmedizinische Begründungen von MAK-Werten. Weinheim: Wiley-VCH

GREIM, H., LEHNERT, G.: Biologische Arbeitsstoff-Toleranz-Werte (BAT-Werte) und Expositionsäquivalente für krebserzeugende Arbeitsstoffe (EKA) − Arbeitsmedizinisch-toxikologische Begründungen. Weinheim: Wiley-VCH

International Agency for Research on Cancer (IARC): IARC-Monographs on the Evaluation of the Carcinogenic Risk of Chemicals to Humans. Suppl. 7, 139-141: Lyon, 1987

KÜHN-BIRETT: N 20 Nickeltetracarbonyl, N 21 Nickelchlorid, N 22 Nickeloxid, N 23 Nickelsulfat. In: Merkblätter Gefährliche Arbeitsstoffe. Ecomed

MOESCHLIN, S.: Klinik und Therapie der Vergiftungen. Stuttgart: Georg Thieme, 1986

PATTY, F. A.: Industrial Hygiene and Toxicology, Volume II New York: Wiley & Sons, 1991

TRGS 901 „Begründungen und Erläuterungen zu Grenzwerten in der Luft am Arbeitsplatz" Nr. 7 (Nickeltetracarbonyl) Köln: Carl Heymanns, 1997

Ullmanns Enzyklopädie der technischen Chemie, Bd. 9. Weinheim: Verlag Chemie, 1987

G 38

G 39 Schweißrauche

Bearbeitung: Ausschuß ARBEITSMEDIZIN, Arbeitsgruppe 4.1 „Schweißrauche", Maschinenbau- und Metall-BG, Düsseldorf (Redaktionsschluss: Juni 2002)

1 Anwendungsbereich

Dieser Grundsatz gibt Hinweise für gezielte arbeitsmedizinische Vorsorgeuntersuchungen, um Gesundheitsbeeinträchtigungen, die durch Schweißrauchexposition entstehen können, zu verhindern oder frühzeitig zu erkennen.

So weit der Luftgrenzwert (TRGS 900 und TRGS 901) für bestimmte Gefahrstoffe in Schweißrauchen nicht eingehalten wird oder andere Auswahlkriterien erfüllt sind, für die Berufsgenossenschaftlichen Grundsätze für arbeitsmedizinische Vorsorgeuntersuchungen bestehen (so z. B. für Blei, Chrom-VI-Verbindungen, Nickel, Fluoride), sind diese Grundsätze zusätzlich anzuwenden.

Darüber hinaus enthält der Grundsatz ergänzende Untersuchungshinweise, wenn eine Exposition gegenüber aluminiumoxidhaltigen Schweißrauchen vorliegt, um Gesundheitsbeeinträchtigungen, die durch aluminiumhaltige Schweißrauchkomponenten entstehen können, frühzeitig zu erkennen oder zu verhindern.

Hinweise für die Auswahl des zu untersuchenden Personenkreises geben die „Auswahlkriterien für die spezielle arbeitsmedizinische Vorsorge"
(BGI 504-39).

2 Untersuchungsarten

2.1 Erstuntersuchung

vor Aufnahme der Tätigkeit an Schweißarbeitsplätzen, bei denen eine Schweißrauchkonzentration von mehr als 3 mg/m^3 A-Staubanteil*) (alveolengängige Fraktion) gegeben ist. Dieser Wert ist als Schichtmittelwert definiert.

---

*) Schweißrauche sind in der Regel < als 1 µm und somit alveolengängig einschließlich der darin enthaltenen ultrafeinen Partikel. Auf Grund der bisherigen messtechnischen Erfahrungen können Schweißrauche mit einem Probenahmesystem für die einatembare Fraktion (E-Staub) bestimmt werden.

2.2 Nachuntersuchungen
während dieser Tätigkeit

2.3 Nachgehende Untersuchung
entfällt

3 Erstuntersuchung

3.1 Allgemeine Untersuchung

3.1.1 Feststellung der Vorgeschichte
Allgemeine Anamnese, Arbeitsanamnese, Raucheranamnese, Beschwerden insbesondere unter Berücksichtigung atemwegsbezogener Symptome (z. B. Husten, Auswurf, Dyspnoe).

3.1.2 Untersuchung im Hinblick auf die Tätigkeit
– Körperliche Inspektion hinsichtlich des kardiopulmonalen Systems einschließlich Auskultation, Perkussion

3.2 Spezielle Untersuchung
– Spirometrie (s. Anhang 1 „Lungenfunktionsprüfung")
– in begründeten Fällen Röntgenaufnahme des Thorax in Großformat mit Hartstrahltechnik im pa-Strahlengang. Auf Grund der Arbeitsanamnese kann eine Indikation bestehen, die eine zusätzliche Aufnahme mit seitlichem Strahlengang erfordert. Ein derartiger Röntgenbefund, in der Regel nicht älter als 1 Jahr, kann Berücksichtigung finden.
– in begründeten Fällen erweiterte Lungenfunktionsdiagnostik (z. B. Bodyplethysmographie, unspezifischer Inhalationstest zur Abklärung einer bronchialen Überempfindlichkeit, Belastungsuntersuchung)
– bei Aluminiumschweißrauchexposition zusätzlich erwünscht:
Nachweis der Konzentration des Aluminiums im Urin, wenn anamnestische Hinweise für eine vorausgegangene Aluminiumbelastung sprechen.

3.3 Arbeitsmedizinische Kriterien

3.3.1 gesundheitliche Bedenken

3.3.1.1 dauernde gesundheitliche Bedenken
Personen mit
- manifester obstruktiver oder restriktiver Atemwegserkrankung, insbesondere Asthma bronchiale, chronischer Bronchitis insbesondere mit obstruktiver Komponente und/oder Emphysem
- klinisch manifester irreversibler bronchialer Hyperreagibilität (länger als 6 Monate)
- röntgenologisch (konventionell oder HRCT) objektivierbare Staublunge, Silikose (1/1 und mehr), Asbestose (1/0–1/1 und mehr), asbestbedingten Pleuraveränderungen sowie anderen fibrotischen oder granulomatösen Veränderungen der Lunge einschließlich funktionell wirksamer Thoraxdeformitäten, Pleuraverschwartungen (z. B. tuberkulöser Genese)
- bestehender Herzinsuffizienz oder Krankheiten, die häufig zu Herzinsuffizienz führen
- bei Aluminiumschweißrauchexposition zusätzlich Personen mit einer Aluminose.

3.3.1.2 befristete gesundheitliche Bedenken
Personen mit
- den unter 3.3.1.1 genannten Befunden, soweit eine Wiederherstellung zu erwarten ist
- akuten Erkrankungen der Atemwege (z. B. akute Bronchitis, TBC, Lungenentzündung)
- bei Aluminiumschweißrauchexposition zusätzlich
  - bei Überschreitung des BAT-Wertes von 200 µg Aluminium/l Urin

3.3.2 keine gesundheitlichen Bedenken unter bestimmten Voraussetzungen
Sind die in 3.3.1.1 genannten Erkrankungen oder Funktionsstörungen weniger ausgeprägt, so soll der untersuchende Arzt prüfen, ob unter bestimmten Voraussetzungen eine Beschäftigung möglich ist.
In diesen Fällen ist die Höhe und die Dauer der Exposition für den vorgesehenen Arbeitsplatz zu ermitteln (ggf. unter Heranziehung der Auswahlkriterien für Schweißrauche, BGI 504-39, Nr.5) und bei der Beurteilung zu berücksichtigen.
Zusätzlich beim Aluminiumschweißen zu beachten:
Überschreitung des BAT-Wertes von 200 µg Aluminium/l Urin. In diesem Falle ist eine Überprüfung des Arbeitsplatzes zu empfehlen und engmaschige Kontrollen der Aluminiumkonzentration im Urin erforderlich.

3.3.3 keine gesundheitlichen Bedenken
alle anderen Personen, soweit keine Beschäftigungsbeschränkungen bestehen (siehe 6.6.3)

4 Nachuntersuchungen

4.1 Nachuntersuchungsfristen

4.1.1 erste Nachuntersuchung
36 Monate

4.1.2 weitere Nachuntersuchungen
36 Monate

4.1.3 vorzeitige Nachuntersuchung
– nach mehrwöchiger Erkrankung oder körperlicher Beeinträchtigung, die Anlass zu Bedenken gegen eine Weiterbeschäftigung geben (insbesondere Beschwerden, die auf eine Bronchial- oder Lungenerkrankung hindeuten)
– nach ärztlichem Ermessen in Einzelfällen (z. B. bei befristeten gesundheitlichen Bedenken)
– auf Wunsch eines Arbeitnehmers, der einen ursächlichen Zusammenhang zwischen Erkrankung und seiner Tätigkeit am Arbeitsplatz vermutet
– bei Aluminiumschweißrauchexposition zusätzlich
  • spätestens binnen 3 Monaten, wenn der BAT-Wert von 200 µg Aluminium/l Urin überschritten war, wenn auf Grund ungünstiger Expositionsbedingungen (z. B. Schweißen in engen Räumen) ein rascher Anstieg der Aluminiumbelastung möglich ist.

4.2 Allgemeine Untersuchungen

4.2.1 Zwischenanamnese
(allgemeine Anamnese, Arbeitsanamnese, Beschwerden, Raucheranamnese) siehe 3.1.1

4.2.2 Untersuchung im Hinblick auf die Tätigkeit
siehe 3.1.2

4.3 Spezielle Untersuchung
siehe 3.2
– pa-Thorax-Aufnahme nach 6 Jahren; vorgezogene Röntgenuntersuchung bei spezieller Indikation
– bei Aluminiumschweißrauchexposition zusätzlich bei unklaren Fällen
  - dem Unternehmer schriftlich eine Überprüfung des Arbeitsplatzes zu empfehlen, wenn der Versicherte in Folge der Arbeitsplatzverhältnisse gefährdet erscheint.
  - der Versicherte ist medizinisch zu beraten. Die **Früh**diagnose der Aluminose ist heute nur mit Hilfe der hochauflösenden Computertomographie (HRCT) möglich. Sie kann im Einzelfall, insbesondere bei Überschreitung des BAT-Wertes über einen längeren Zeitraum indiziert sein.

4.4 Arbeitsmedizinische Kriterien
siehe 3.3
Im Falle gesundheitlicher Bedenken wird auf die Erläuterungen zur Durchführung arbeitsmedizinischer Vorsorgeuntersuchungen, 1.6.1 Kriterien verwiesen (insbesondere Beratung des Versicherten und Empfehlung an den Unternehmer).
– bei Aluminiumschweißrauchexposition
  - **befristete gesundheitliche Bedenken**
    Personen mit den unter 3.3.1.2 genannten Befunden bzw. Erkrankungen, soweit eine Wiederherstellung zu erwarten ist
  - **keine gesundheitlichen Bedenken unter bestimmten Voraussetzungen**
    Überschreitung des BAT-Wertes von 200 µg Aluminium/l Urin
    In diesem Falle ist eine Überprüfung des Arbeitsplatzes zu empfehlen und engmaschige Kontrollen der Aluminiumkonzentration im Urin erforderlich.

5 Nachgehende Untersuchungen
entfällt
siehe aber auch Berufsgenossenschaftliche Grundsätze G 15 „Chrom-VI-Verbindungen" und/oder G 38 „Nickel oder seine Verbindungen", die je nach Art der Schweißertätigkeit zur Anwendung kommen können

6 Ergänzende Hinweise

6.1 Physikalisch-chemische Eigenschaften und MAK- bzw. TRK-Werte

Rauche sind disperse Verteilungen feinster fester Stoffe in einem Gas, insbesondere in Luft. Sie entstehen durch thermische und/oder chemische Prozesse.

Die Menge der Schweißrauche ist abhängig vom jeweiligen schweißtechnischen Verfahren und den Schweißparametern. Ihre chemische Zusammensetzung ist hauptsächlich bedingt durch die verwendeten Zusatz- und Grundwerkstoffe. Wegen der Vielzahl der beim Schweißen und verwandten Verfahren entstehenden partikel- und gasförmigen Stoffe können allgemeingültige physikalisch-technische Eigenschaften und Luftgrenzwerte nicht angegeben werden.

Soweit im Schweißrauch bestimmte Gefahrstoffe vorkommen, für die Luftgrenzwerte bzw. BAT-Werte bestehen (z. B. Blei, Chromate, Nickel, Ozon, Nitrosegase) sind deren Eigenschaften, auch in Kombination zu berücksichtigen.

Bei Aluminiumschweißrauchexposition siehe auch 6.8.1.6.1

6.2 Vorkommen und Gefahrenquellen

Nachstehend werden beispielhaft Verfahren aufgeführt, bei denen die Einhaltung des Richtwertes von 3 mg/m^3 A-Staub nicht sicher ist:

– Lichtbogenhandschweißen mit umhüllten Stabelektroden, sofern keine ausreichende Lüftung gewährleistet ist
– MIG, MAG-Schweißen, insbesondere mit Fülldraht und selbstschützenden Fülldrähten, sofern keine ausreichende Lüftung gewährleistet ist
– Plasmaschneiden ohne Absaugung oder ohne Wasserabdeckung
– Maschinelles Brennschneiden ohne Absaugung
– Flamm-, Lichtbogen- und Plasmaspritzen in nicht vollständig gekapselten Anlagen
– Laserstrahlschweißen mit und ohne Zusatzwerkstoff ohne Absaugung
– Laserstrahlschneiden ohne Absaugung
– Brennfugen
– Lichtbogen-Druckluftfugen
– Abbrennstumpf-Schweißen

Weitere Hinweise sind dem BGI 504-39 zu entnehmen.

Darüber hinaus zeigen wissenschaftliche Studien und Arbeitsplatzmessungen bei der Be- und Verarbeitung von Chrom/Nickel-Stählen und von Nickel und Nickelbasislegierungen **bei Fehlen oder bei nicht ausreichender Wirksamkeit von lüftungstechnischen Maßnahmen** die folgende Situation (aus BGI 593 „Schadstoffe in der Schweißtechnik"):

Exposition gegenüber	Cr-VI-Verbindungen bei Chrom-Nickel-Werkstoffen		Nickeloxiden bei			
			Chrom-Nickel-Werkstoffen		Nickel und Nickelbasiswerkstoffen	
Verfahren	Überschreitung des TRK-Wertes[1]	Unterschreitung des TRK-Wertes[1]	Überschreitung des TRK-Wertes[2]	Unterschreitung des TRK-Wertes[2]	Überschreitung des TRK-Wertes[2]	Unterschreitung des TRK-Wertes[2]
Lichtbogenhand(LBH)-Schweißen mit umhüllten Stabelektroden	immer			fast immer		selten
MAG-Schweißen mit Massivdraht		häufig		häufig	fast immer	
MAG-Schweißen mit Fülldraht	häufig			fast immer		
MIG-Schweißen					fast immer	
WIG-Schweißen		immer		immer		fast immer
Plasma-schmelzschneiden	häufig		immer		immer	
Laserstrahlschneiden	häufig		immer		immer	
Thermisches Spritzen	häufig		immer		immer	

1) TRK-Wert für Cr-VI-Verbindungen = 0,1 mg/m³ beim Lichtbogenhandschweißen
1) TRK-Wert für Cr-VI-Verbindungen = 0,05 mg/m³ bei allen anderen Verfahren
2) TRK-Wert für Nickeloxide = 0,5 mg/m³

Bei der Beurteilung ist immer oder häufig davon auszugehen, dass der Richtwert von 3 mg/m³ A-Staub überschritten ist

6.3 Aufnahme
durch die Atemwege

6.4 Wirkungsweise

6.4.1 Irritativ-toxische Wirkungen
Schweißrauche wirken in der Regel unter günstigen arbeitshygienischen Arbeitsplatz- und Lüftungsbedingungen nicht chemisch-irritativ oder toxisch auf die Schleimhäute, das Bronchialsystem und die Lungen.
Bei bestimmten Grund- und Zusatzwerkstoffen können im Schweißrauch jedoch Stoffe mit chemisch-irritativer Wirkung auf das Bronchialsystem auftreten wie Chromate (insbesondere beim Lichtbogenhandschweißen mit hochlegierten umhüllten Stabelektroden mit einem Chromanteil > 5 %), oxidische Verbindungen einiger weiterer Legierungsmetalle und Fluoride (beim Lichtbogenhandschweißen mit basisch umhüllten Stabelektroden).
Auch einige, bei bestimmten Verfahren entstehenden Gase, wie Stickstoffoxide (insbesondere bei Autogenverfahren) und Ozon (insbesondere beim MIG- und WIG-Schweißen von Aluminium-Werkstoffen) sowie Pyrolyseprodukte (z. B. aus Kunststoff-, Farb- oder Mineralölbeschichtungen), wirken potentiell irritativ oder toxisch auf die Atemwege.

6.4.2 Sensibilisierung und Metallrauchfieber (bzw. Metalldampffieber)
Bestimmte Metalle und ihre Oxide in Schweißrauchen können (z. B. Kupfer, Zink) bei Personen mit hierfür bestehender Disposition zu Metallrauchfieber führen (Krankheitsbild siehe 6.5.). Der pathogenetische Mechanismus dieses Krankheitsbildes ist bislang nicht völlig geklärt.
In wenigen Einzelfällen sind allergische Sensibilisierungen des Bronchialsystems vom Soforttyp gegen bestimmte Metalle bekannt geworden (Cobalt, Chrom, Nickel).
Bei Aluminiumschweißrauchexposition siehe auch 6.8.1

6.4.3 Pneumokoniosen
Schweißrauche und Schweißgase stellen ein komplexes Gefahrstoffgemisch dar. Das in den Schweißrauchen insbesondere enthaltene Eisenoxid kann im Lungeninterstitium in Form röntgenologisch fassbarer Staubdepots abgelagert werden. Die röntgenologisch nachweisbaren Veränderungen können als sog. Siderose nach Beendigung der Schweißrauch-Exposition reversibel sein. Diese Veränderungen besitzen im Allge-

meinen keinen Krankheitswert und führen zu keiner klinisch relevanten Einschränkung der Lungenfunktion.
In seltenen Einzelfällen kann es nach hoher Einwirkung zu einer reaktiven Fibrosierung in enger räumlicher Beziehung zu den Schweißrauchpartikelablagerungen i. S. einer klinisch manifesten Lungenfibrose (Siderofibrose) kommen (s. a. 6.5.2).
Bei Aluminiumschweißrauchexposition siehe auch 6.8.1.6.4.3

6.4.4 Mutagenität und Kanzerogenität

Weit überwiegend enthalten Schweißrauche keine partikel- und/oder gasförmigen Stoffe mit bekannter mutagener oder kanzerogener Potenz. Demgegenüber haben die Rauche von chrom- und/oder nickelhaltigen Schweißzusatzwerkstoffen mutagene und unter bestimmten Bedingungen kanzerogene Wirkungen gezeigt. Dies gilt insbesondere für Rauche aus hochlegierten, umhüllten Stabelektroden. Bei Schweißern, die meist langjährig unter ungünstigen arbeitshygienischen Bedingungen in derartiger Form hochlegierte Zusatzwerkstoffe geschweißt bzw. hochlegierte Werkstoffe mit thermischen Verfahren geschnitten haben, sind Bronchialkarzinome beobachtet und als Berufskrankheit anerkannt worden.
Die International Agency for Research on Cancer (IARC) hat Schweißrauche im Jahr 1990 als „möglicherweise kanzerogen für den Menschen" (possibly carcinogenic to humans – Gruppe 2 B) eingestuft. Dies ist nicht zuletzt Folge der Exposition gegenüber den verschiedensten Stoffen die beim Schweißen in Abhängigkeit von den Verfahren auftreten können und in epidemiologischen Studien nur schwer zu kontrollieren sind. Neben den eigentlichen Schweißrauchkomponenten ist hierbei u. a. an Asbest, aromatische Amine (aus Azo- und Teerfarbstoffen), Pyrolyse-Produkte aus organischem Material (Verbrennen, Abschleifen, Entfernen von teerhaltigen Anstrichen und von Ölen/Fetten) sowie an Chromate in Farbstoffen zu denken.
Insbesondere in Kohortenstudien finden sich erhöhte, jedoch selten signifikante Risiken für Tumoren im Bereich des Respirationstraktes. Fall-Kontroll-Studien zeigen oft deutlichere Hinweise auf eine lungenkanzerogene Potenz. STERN (1987) kam in einer umfassenden Metaanalyse zu dem Ergebnis, dass Schweißen allgemein zu einem erhöhten Lungenkrebsrisiko führt. Eine neuere Metaanalyse wurde aktuell von DANIELSEN (2000) vorgelegt.

Grundsätzlich ist eine differenzierende Betrachtung der Schweißverfahren und insbesondere die Höhe der Exposition gegenüber den kanzerogenen Chrom-VI-Verbindungen und Nickeloxiden einer kausalanalytischen Beurteilung zu Grunde zu legen. Von einer arbeitsmedizinisch-toxikologisch relevanten Exposition im Sinne einer krebserzeugenden Wirkung im Bereich des Atemtraktes sollte insbesondere dann ausgegangen werden, wenn eine mehrjährige Exposition gegenüber Chromaten und/oder oxidischen Nickelverbindungen in Höhe des TRK-Wertes oder darüber dokumentiert ist. Die durchschnittliche Latenzzeit Schweißrauch-induzierter Tumorerkrankungen liegt bei ca. 20 Jahren. Bei exzessiver Einwirkung von Chromaten und/oder oxidischen Nickelverbindungen sind auch kürzere Latenzzeiten denkbar.

Bezüglich möglicher Chromat- und Nickelexpositionen siehe Tabelle Seite 479.

6.5 Krankheitsbild

6.5.1 akute/subakute Erkrankungen

Die Exposition gegenüber Schweißrauchen führt im Allgemeinen nicht zu akuten oder subakuten Erkrankungen. Eine Typ I vermittelte allergische Reaktion (Sofortreaktion) wird in der Regel an den Atemwegen nicht ausgelöst.

Bei Personen mit entsprechender Disposition kann durch einige Metalle und deren Oxide Metalldampffieber auftreten. Hierbei handelt es sich um ein, schon nach wenigen bis zu 10 Stunden Latenzzeit, eintretendes Krankheitsbild mit Atemnot sowie Allgemeinsymptomen in Form von Fieber, Schüttelfrost und Abgeschlagenheit. Die Symptome sind im Allgemeinen innerhalb von Stunden bis Tagen voll reversibel. Persistierende Befunde sind bisher nicht beobachtet worden. Gewöhnungseffekte sind bekannt; nach längerer Arbeitskarenz ist in diesen Fällen mit dem Wiederaufleben der Atemwegsbeschwerden bei erneuter Exposition zu rechnen.

Bei arbeitsmedizinisch toxikologisch relevanter Exposition gegenüber chemisch-irritativ wirkender Schweißrauchbestandteile oder Gase im Einzelfall können akute Reizzustände an Augen oder oberen Atemwegen, Husten, Auswurf und/oder eine Atemwegsobstruktion auftreten. Sie manifestieren sich im Allgemeinen in langsamprogredienter Form über die Arbeitsschicht oder danach. Sie sind nach Expositionskarenz in der Regel reversibel. Nach längerer Exposition ist jedoch die Entwicklung einer anhaltenden Atemwegsobstruktion möglich.

Bei Personen mit vorbestehender unspezifischer Überempfindlichkeit des Bronchialsystems (UBH), chronischer Bronchitis oder manifester obstruktiver Atemwegserkrankung können Schweißrauche zu akuter Atemwegsobstruktion oder einer persistierenden Verschlimmerung einer vorbestehenden Bronchialerkrankung führen.
Ozon und Stickstoffoxide besitzen darüber hinaus in höheren Konzentrationen eine toxische Potenz für die Schleimhäute. Toxische Lungenödeme sind nach Exposition gegen Stickstoffoxide (z. B. als Folge von Arbeiten mit der großen Flamme in unzureichend belüfteten engen Räumen) beobachtet worden. Hierbei ist zu berücksichtigen, daß toxische Effekte im Bereich der Bronchiolen und der Alveolen bis hin zum im Einzelfall lebensbedrohlich toxischen Lungenödem mit längerer Latenzzeit von 1 bis 2 Tagen nach Expositionsende gegenüber entsprechenden Gefahrstoffen eintreten. Das Krankheitsbild ist im Allgemeinen reversibel; im Einzelfall sind jedoch länger andauernde Lungenfunktionseinbußen möglich.
Bei Aluminiumschweißrauchexposition siehe auch 6.8.1.5.1

6.5.2 Chronische Erkrankungen
Die übliche Exposition gegen Schweißrauch führt im Allgemeinen nicht zu chronischen Erkrankungen. In epidemiologischen Studien konnte bisher keine signifikante Überhäufigkeit von obstruktiven Atemwegserkrankungen nachgewiesen werden. Unabhängig davon kann im Einzelfall eine Gefährdung vor allem unter den im Text unter 6.4.1 genannten Verfahren resultieren.
Bei längerfristiger Exposition gegen chemisch-irritativ bzw. toxisch wirksamen Schweißrauchbestandteilen bzw. nach akuten, unfallartigen Intoxikationen sind im Einzelfall persistierende Lungenfunktionsveränderungen auffällig.
Interstitielle Siderofibrosen der Lunge nach langjähriger, intensiver Schweißrauch-Einwirkung unter ungünstigen arbeitshygienischen Bedingungen sind ganz vereinzelt beschrieben worden. Röntgenologisch zeigen sich meist kleine unregelmäßige Schatten der Formen s und t. In frühen Stadien finden sich belastungsabhängige Gasaustausch- und Diffusionsstörungen. Erst in fortgeschrittenen Krankheitsstadien kommt die Erniedrigung der Vitalkapazität als Zeichen einer restriktiven Ventilationsstörung hinzu. Unter Einsatz der Elektronenmikroskopie einschließlich der energiedispersiven Röntgenmikroanalyse entsprechen die in fibrosierenden Lungenarealen abgelagerten Staubpartikeln in ihrer elementaren Zusammensetzung den Schweißrauchen am Arbeitsplatz.

Morphologisch zeigen sich im Lungengewebe interstitielle Fibrosierungen in lichtmikroskopisch meist enger topographischer Beziehung zu den Staubdepots.
Bei Aluminiumschweißrauchexposition siehe auch 6.8.1.1.4.2

6.6 Rechtsgrundlagen

6.6.1 Rechtsgrundlagen für spezielle arbeitsmedizinische Vorsorgeuntersuchungen
§ 3 UVV „Arbeitsmedizinische Vorsorge" (BGV A4/VBG 100)

6.6.2 Berufskrankheiten
§ 9 Abs. 1 Siebtes Buch Sozialgesetzbuch (SGB VII)
Nr. 1103 der Anlage zur Berufskrankheitenverordnung (BKV)
„Erkrankungen durch Chrom oder seine Verbindungen"
Nr. 4109 der Anlage zur Berufskrankheitenverordnung (BKV)
„Bösartige Neubildungen der Atemwege und der Lungen durch Nickel oder seine Verbindungen"
Nr. 4301 der Anlage zur Berufskrankheitenverordnung (BKV)
„Durch allergisierende Stoffe verursacht obstruktive Atemwegserkrankungen (einschließlich Rhinopathie), die zur Unterlassung aller Tätigkeiten gezwungen haben, die für die Entstehung, die Verschlimmerung oder das Wiederaufleben der Krankheit ursächlich waren oder sein können".
Nr. 4302 der Anlage zur Berufskrankheitenverordnung (BKV)
„Durch chemisch-irritativ oder toxisch wirkende Stoffe verursachte obstruktive Atemwegserkrankungen, die zur Unterlassung aller Tätigkeiten gezwungen haben, die für die Entstehung, die Verschlimmerung oder das Wiederaufleben der Krankheit ursächlich waren oder sein können"

6.6.3 Beschäftigungsbeschränkungen
§ 22 Jugendarbeitsschutzgesetz (JArbSchG) i.d.F. vom 26.01.1998 (BGBl. I S. 164)
§§ 4, 6 Mutterschutzgesetz (MuSchG) i.d.F. vom 17.01.1997 (BGBl. I S. 22; ber. S. 293) i.V.m. § 5 Abs. 1 Nr. 3 Mutterschutzrichtlinienverordnung (MuSchRiV) vom 15.04.1997, (BGBl. I S. 782)

6.7 Bemerkungen

Wenn in Schweißrauchen bestimmte Gefahrstoffe (z. B. Blei, Chrom-VI-Verbindungen, Nickeloxide) auftreten, so sind die zugehörigen Auswahlkriterien zu beachten und bei Überschreiten der in diesen Definitionen genannten Auslöseschwellen arbeitsmedizinische Vorsorgeuntersuchungen nach den betreffenden Berufsgenossenschaftlichen Grundsätzen zusätzlich durchzuführen.

6.8 Spezielle Schweißrauchbestandteile

6.8.1 Schweißrauche beim Aluminiumschweißen

Zusätzliche Hinweise für ergänzende Untersuchung auf Grund einer Aluminiumschweißrauch-Exposition sind an den erforderlichen Stellen in den Punkten 1–5 angehängt.

6.8.1.1 Ergänzende Hinweise

6.8.1.1.1 Physikalisch-chemische Eigenschaften und Luftgrenzwerte

Aluminiumoxid (Al_2O_3) als Rauch entsteht aus dem Zusatz- und Grundwerkstoff beim Schweißen und Schneiden von Aluminiumwerkstoffen. Zusätzlich entsteht besonders beim Schutzgasschweißen von strahlungsreflektierenden Aluminiumwerkstoffen Ozon. Zudem ist zu beachten, dass beim Schutzgasschweißen von Aluminiumwerkstoffen, wie in Schweißrauchen allgemein, auch ultrafeine Partikel (mit einem Durchmesser der Einzelpartikel von < 100 nm) enthalten sind.

Für Aluminiumoxid-Rauch existiert ein Luftgrenzwert von 6 mg/m^3 A (alveolengängige Fraktion) mit einer Spitzenbegrenzung von „4" (TRGS 900) sowie ein BAT-Wert von 200 µg Aluminium/l Urin (TRGS 903).

Soweit im Schweißrauch weitere Gefahrstoffe vorkommen, für die Luftgrenzwerte und/oder biologische Arbeitsstofftoleranzwerte bestehen sind die entsprechenden Regelungen des Gefahrstoffrechts zu berücksichtigen.

6.8.1.1.2 Vorkommen und Gefahrenquellen

Nachstehend werden beispielhaft Verfahren aufgeführt, bei denen die Einhaltung des Richtwertes von 3 mg/m^3 A-Staub nicht sicher ist:

– MIG-Schweißen von Aluminiumwerkstoffen, sofern keine ausreichende Lüftung gewährleistet ist
– Plasmaschmelzschneiden von Aluminiumwerkstoffen ohne Absaugung oder ohne Wasserabdeckung
– Flamm-, Lichtbogen- und Plasmaspritzen in nicht vollständig gekapselten Anlagen.

G 39

6.8.1.1.3 Wirkungsweise

6.8.1.1.3.1 Metalldampffieber und/oder Sensibilisierung
Es liegen keine Hinweise dafür vor, dass aluminiumhaltige Schweißrauche ein Metalldampffieber verursachen und/oder eine sensibilisierende Wirkung vom Soforttyp im Bereich des Bronchialsystems haben.

6.8.1.1.3.2 Pneumokoniosen
Nach hinreichender Aluminiumexposition kann es zu einer Aluminose kommen. Das Krankheitsbild der Aluminose, auch als Aluminiumstaublunge bezeichnet, ist durch eine diffuse interstitielle Lungenfibrose gekennzeichnet, die sich bevorzugt in den Ober- und Mittelfeldern manifestiert. In fortgeschrittenen Stadien ist sie durch subpleurale Emphysemblasen charakterisiert, so dass ein erhöhtes Risiko für Spontanpneumothoraces besteht.

Das Erkrankungsrisiko für eine Aluminose hängt primär von der Höhe, Art und Dauer der Exposition ab. Darüber hinaus spielt nach derzeitigem Erkenntnisstand auch die individuelle Disposition eine Rolle. Ein besonders hohes Risiko scheint für Personen zu bestehen, die in der aluminiumpulverherstellenden Industrie an Stampfmaschinen gegenüber ungefettetem bzw. schwach gefettetem, gestampftem Aluminiumpulver exponiert sind. Auch aus dem Bereich von Aluminiumschweißern liegen neuere Ergebnisse vor, die darauf hinweisen, daß bei diesen Beschäftigten ebenfalls Erkrankungen der Lunge auftreten können.

Die Diagnose des Frühstadiums einer Aluminose war bis vor kurzem radiologisch nur schwer möglich. In neueren Untersuchungen (Kraus et al., 1997) zeigte sich, dass die hochauflösende Computertomografie (HRCT) im Vergleich zur konventionellen Röntgenaufnahme bei der Aluminose eine höhere Sensitivität und Spezifität aufweist. Mittels HRCT ist es möglich, auch Frühstadien einer Aluminose zu erfassen. Röntgenmorphologisch handelt es sich dabei um kleine, flaue rundliche und irreguläre Fleckschatten, die sich bevorzugt in den Oberfeldern manifestieren. Teilweise gleicht das röntgenologische Erscheinungsbild einer Alveolitis mit charakteristischen milchglasartigen Trübungen (so genannten „ground-glass pattern"). In fortgeschritteneren Stadien kommt es neben einer Ausdehnung im Bereich der gesamten Lunge zunehmend zur Ausbildung linearer Schatten als Zeichen der progredienten Fibrose.

6.8.1.1.4 Krankheitsbild

6.8.1.1.4.1 akute/subakute Erkrankungen
Die Exposition gegenüber aluminiumhaltigen Schweißrauchen führt im Allgemeinen nicht zu akuten oder subakuten Erkrankungen.

6.8.1.1.4.2 chronische Erkrankungen
Das Krankheitsbild der Aluminose beginnt wie bei allen Pneumokoniosen uncharakteristisch mit chronischem Husten sowie Auswurf und/oder Dyspnoe bei körperlicher Belastung. Im fortgeschrittenen Stadium wird schon in Ruhe über Dyspnoe geklagt. Im weiteren Verlauf der Erkrankung kann es zum chronischen Cor pulmonale kommen. Als Folge des Lungenemphysems wird bei der Aluminose gehäuft ein Pneumothorax, auch beidseits, auftreten. Ein Fortschreiten der Erkrankung wird auch noch nach Expositionsende beobachtet. Lungenfunktionsanalytisch stehen bei der fortgeschrittenen Aluminose restriktive Ventilationsstörungen und ggf. Gasaustauschstörungen im Vordergrund.

7 Literatur
AUFFAHRT, J., BREDENDIEK-KÄMPER, S., FRÖHLICH, N., LAMPE, C.: Stoffbelastungen beim thermischen Spritzen. Schriftenreihe der Bundesanstalt für Arbeitsschutz und Arbeitsmedizin. Gefährliche Stoffe GA 51, (1997)

BECKER, N.: Cancer mortality among arc welders exposed to fumes containing chromium and nickel. Results of a third follow up: 1989–1995 J. Occup Envivon Med 41: 294–303 (1999)

BGI 593 (ZH 1/223) Schadstoffe in der Schweißtechnik, Arbeitsgemeinschaft der Metall-Berufsgenossenschaften

DANIELSEN, T. E., LANGARD, S., ANDERSEN, A.: Incidence of cancer among welders and other shipyard workers with information on previous work history. J Occup Environ Med 42: 101–9 (2000)

DIN-Taschenbuch Nr. 8 Schweißtechnik 1, Normen über Begriffe, Schweißzusätze, Fertigung, Güte und Prüfung, Beuth Verlag, Berlin (jeweils nach Fassung)

EMMERLING, G., SCHALLER, K.-H., WELTLE, D,: Arbeitsmedizinische Belastungs- und Beanspruchungsuntersuchungen von Edelstahlschweißern. Arbeitsmed. Sozialmed. Präventivmed. 24: 251–254 (1989)

EMMERLING, G., ZSCHIESCHE, W.: Gesundheitsgefahren durch Schweißrauche – Technische Grundlagen und arbeitsmedizinische Erkenntnisse – arbeitsmedizin aktuell 8.4, 18. Lieferung, G. Fischer Verlag, Stuttgart, 139–153 (Mai 1986)

JÖCKEL, K. H., AHRENS, W., POHLABELN, H. et al.: Lung cancer risk and welding: results from a case-control study in Germany, Am J Ind Med 33: 313–20 (1998)
KRAUME G., ZOBER, A.: Arbeitssicherheit und Gesundheitsschutz in der Schweißtechnik. DVS-Verlag, Düsseldorf (Fachbuchreihe Schweißtechnik, Bd. 105) (1989)
KRAUS, Th., SCHALLER, K. H., RAITHEL, H. J., LETZEL, S. (1997): Frühdiagnostik der Aluminiumstaublunge, Arbeitsmed. Sozialmed. Umweltmed. 32: 203–207 (1997)
LETZEL, S. (1994): Arbeitsmedizinische Untersuchungen zur Belastung und Beanspruchung in der Aluminiumpulver-herstellenden Industrie. Habilitationsschrift für das Fach Arbeits- und Sozialmedizin, Universität Erlangen-Nürnberg, Schriftenreihe der Bundesanstalt für Arbeitsmedizin, Sonderschrift 8, Berlin
MUR, J. M., PHAM, Q. T., TECULESCU, D. et al.: Arc welders respiratory health evolution over five years. Int Arch Occup Environ Health 61: 321–327 (1989)
RAITHEL, H. J., ZSCHIESCHE, W.: Arbeitsmedizinische Aspekte beim Schweißen unter besonderer Berücksichtigung des Pulverflammspritzens. Arbeitsmedizin, Sozialmedizin, Präventivmedizin 26, 261–269, (1991)
RÖSLER, J., WOITOWITZ, H. J.: Plumonary fibrosis after heavy exposure to welding fumes. Eur. J. Oncol. 3: 391–394 (1998)
SCHNEIDER, W. D., DIETZ, E., GIERKE, E., LIEBICH, R., MAINTZ, G.: Siderose, chronische Bronchitis und Lungenfunktion bei Elektroschweißern – eine epidemiologische Längsschnittstudie. In: Norphoth. K (Hrsg.) Bericht über die 27. Jahrestagung der Deutschen Gesellschaft für Arbeitsmedizin e.V., Essen, 6.–9. Mai 1987, Gentner, Stuttgart, S. 427–431 (1987)
SIMONATO, L., FLETCHER, A. C., ANDERSEN, A. et al.: A historical prospective study of European stainless steel, mild steel, and shipyard welders. Br J Ind Med 48: 145–154 (1991)
STANULLA, H., LIEBETRAU, G.: Die Elektroschweißerlunge. Prax Klin Pneumol 38: 14–18 (1984)
STROHBACH, Ch., ZSCHIESCHE, W., TRUCKENBRODT, R., KRAUS, Th., LÜTKE: Differentialdiagnostische Erwägungen zur Problematik sog. Schweißerlungen anhand einer Kasuistik. Arbeitsmed., Sozialmed., Umweltmed. 34 S. 483–487 (1999)
VOGELMEIER, C., KÖNIG, G., BENCZE, K., FRUHMANN, G.: Pulmonary involvement in zinc fume fever. Chest 92: 946–948 (1987)
ZOBER, A.: Arbeitsmedizinische Untersuchungen zur inhalativen Belastung von Lichtbogenschmelzschweißern. ASP 18, 17–19 (1983)
ZSCHIESCHE, W.: Gesundheitsgefahren durch Schweißrauche und -gase (I–III). Arbeitsmed Sozialmed. Präventivmed. 24: Tafeln 88, 89, 91 (1989)
ZSCHIESCHE, W.: Schweißerlunge – Einheitliches Krankheitsbild? In: Konietzko, U. Costabel, P. C. Bauer (Hrsg.) Lunge und Arbeitswelt, S. 123–147, Springer, Berlin (1990)

G 40 Krebserzeugende Gefahrstoffe – allgemein

Bearbeitung: Ausschuß ARBEITSMEDIZIN, Arbeitskreis „Gefährliche Stoffe", Berufsgenossenschaft der chemischen Industrie, Heidelberg

1 Anwendungsbereich
Dieser Grundsatz gibt Anhaltspunkte für arbeitsmedizinische Vorsorgeuntersuchungen, um lokale oder systemische Veränderungen und Erkrankungen, die durch krebserzeugende Gefahrstoffe entstehen können, frühzeitig zu erkennen. Sie sollen immer dann Verwendung finden, wenn der Luftgrenzwert der in Tabelle 1 genannten, den Grundsatz G 40 betreffenden, krebserzeugenden Gefahrstoffe nicht eingehalten wird oder andere Auswahlkriterien erfüllt sind. Dabei ist insbesondere die Möglichkeit der Hautresorption zu berücksichtigen.
Hinweise für die Auswahl des zu untersuchenden Personenkreises geben:
– Anlage 1 zur UVV „Arbeitsmedizinische Vorsorge" (VBG 100)
– Anhang VI zur Gefahrstoffverordnung (GefStoffV)
– Technische Regeln für Gefahrstoffe TRGS 100 „Auslöseschwelle für gefährliche Stoffe"
– Technische Regeln für Gefahrstoffe TRGS 150 „Unmittelbarer Hautkontakt mit Gefahrstoffen"
– „Auswahlkriterien für die spezielle arbeitsmedizinische Vorsorge" – ZH 1/600.40a–40h (siehe 6.8)
Bei Exposition gegenüber einem krebserzeugenden Gefahrstoff, für den ein spezieller Berufsgenossenschaftlicher Grundsatz für arbeitsmedizinische Vorsorgeuntersuchungen vorliegt, ist dieser anzuwenden.

2 Untersuchungsarten

2.1 Erstuntersuchung
Vor Aufnahme einer Tätigkeit an Arbeitsplätzen, an denen der Luftgrenzwert für krebserzeugende Gefahrstoffe nicht eingehalten wird oder andere Auswahlkriterien erfüllt sind.

2.2 Nachuntersuchungen
während dieser Tätigkeit

2.3 Nachgehende Untersuchungen
nach Ausscheiden aus dieser Tätigkeit

3 Erstuntersuchung

3.1 Allgemeine Untersuchung

3.1.1 Feststellung der Vorgeschichte
(Allgemeine Anamnese, Arbeitsanamnese, Strahlenexposition, Raucher- und Alkoholanamnese, Medikamenteneinnahme, Beschwerden)
besonders zu achten auf:
- gehäuftes Vorkommen maligner Erkrankungen oder Immunerkrankungen in der Familie
- frühere Präkanzerosen, maligne Tumor- oder Immunerkrankungen (siehe Tabelle 4)
- wiederholt schwere Infektionskrankheiten
- schlecht heilende Wunden
- ungewollte starke Gewichtsabnahme
- chronischen Reizhusten
- länger andauernde Heiserkeit
- Auswurf mit Blutbeimengungen
- Blut im Urin
- Stuhlgang von wechselnder Konsistenz mit Blut- und Schleimbeimengungen
- immunsuppressive Therapie
- frühere therapeutische oder sonstige erhebliche Expositionen gegen ionisierende Strahlen
- frühere berufliche Belastung durch krebserzeugende Gefahrstoffe
- Expostion gegen krebserzeugende Gefahrstoffe außerhalb der beruflichen Tätigkeit

3.1.2 Untersuchung im Hinblick auf die Tätigkeit
besonders zu achten auf:
- Hauterscheinungen (Ekzeme, Hyperkeratosen, Ulzerationen, Pigmentstörungen, Naevi, Strahlenhaut)
- Schleimhautveränderungen von Mund, Rachen und Nase
- Lymphknotenschwellung
- sonstige auf Tumorerkrankungen hinweisende Befunde (siehe Tabellen 4, 5 und 6)
ergänzende Informationen zur Organlokalisation enthalten die Tabellen 2 und 3

3.1.3 Urinstatus
– Mehrfachteststreifen einschließlich Erythrozyten und Leukozyten

3.2 Spezielle Untersuchung

3.2.1 erforderlich
– Blutsenkungsgeschwindigkeit
– großes Blutbild
– Suchtest auf occultes Blut im Stuhl
– γ-GT, SGPT (ALT), SGOT (AST)
nur wenn die Wirkungsweise des betreffenden krebserzeugenden Gefahrstoffes dies erfordert (z. B. Benzo(a)pyren, Dichlordimethylether, Dieselmotor-Emmissionen) oder im Einzelfall bei Auffälligkeiten in der Anamnese bzw. bei der Untersuchung:
– Röntgenaufnahme des Thorax im Groß- oder Mittelformat (nicht kleiner als 10 × 10 cm) bzw. Berücksichtigung eines Röntgenbefundes nicht älter als 1 Jahr

3.2.2 erwünscht
entfällt

3.2.3 bei unklaren Fällen
und entsprechenden Befunden sowie fortbestehenden eindeutig pathologischen Blutwerten können weiterführende fachärztliche Untersuchungen angezeigt sein (z. B. hämatologisch, biochemisch, zytologisch, histologisch, sonographisch, radiologisch, endoskopisch)

3.3 Arbeitsmedizinische Kriterien

3.3.1 gesundheitliche Bedenken

3.3.1.1 dauernde gesundheitliche Bedenken
Personen mit
– durchgemachten oder bestehenden Krebserkrankungen
– Präkanzerosen (siehe Tabelle 4)
– fortbestehenden, eindeutig pathologischen Laborbefunden für klinisch relevante Parameter
– schweren Immundefekten
– Therapiemaßnahmen, die das Immunsystem nachhaltig schwächen

G 40

3.3.1.2 befristete gesundheitliche Bedenken
– nach ärztlichem Ermessen in Einzelfällen

3.3.2 keine gesundheitlichen Bedenken unter bestimmten Voraussetzungen
bei den in 3.3.1.1 genannten Erkrankungen oder Funktionsstörungen soll der untersuchende Arzt prüfen, ob unter bestimmten Voraussetzungen eine Beschäftigung oder Weiterbeschäftigung vertretbar ist. Hierbei wird gedacht an verkürzte Nachuntersuchungsfristen, Verwenden besonderer persönlicher Schutzausrüstungen usw.

3.3.3 keine gesundheitlichen Bedenken
alle anderen Personen, soweit keine Beschäftigungsbeschränkungen bestehen (siehe 6.6.3)

4 Nachuntersuchungen

4.1 Nachuntersuchungsfristen
Wenn Art (z. B. Dichlordimethylether) und Ausmaß der Exposition gegen einen krebserzeugenden Gefahrstoff des Grundsatzes G 40 dies erfordern, können die genannten Nachuntersuchungsfristen im Einzelfall auf 12 Monate verkürzt werden.

4.1.1 erste Nachuntersuchung
24–60 Monate je nach Art und Ausmaß der Exposition

4.1.2 weitere Nachuntersuchungen
24–60 Monate je nach Art und Ausmaß der Exposition

4.1.3 vorzeitige Nachuntersuchung
– nach mehrmöchiger Erkrankung oder körperlicher Beeinträchtigung, die Anlaß zu Bedenken gegen eine Weiterbeschäftigung gibt
– nach ärztlichem Ermessen in Einzelfällen (z. B. bei befristeten gesundheitlichen Bedenken)
– auf Wunsch eines Arbeitnehmers, der einen ursächlichen Zusammenhang zwischen seiner Erkrankung und seiner Tätigkeit am Arbeitsplatz vermutet

4.2 Allgemeine Untersuchung

4.2.1 Zwischenanamnese
einschließlich Arbeitsanamnese unter besonderer Berücksichtigung des zwischenzeitlichen Umgangs mit krebserzeugenden Gefahrstoffen. Auch kurzzeitige hohe Expositionen (Unfälle) sind zu beachten. Wenn möglich, Heranziehung von Daten aus arbeitsplatz- oder personenbezogenem Luft- bzw. Biomonitoring. Raucher- und Alkoholanamnese, Strahlenbelastung, Medikamenteneinnahme.
Besonders zu achten auf:
siehe 3.1.1
zuzüglich
- gehäuftes Auftreten von ähnlichen bzw. identischen Erkrankungen an vergleichbaren Arbeitsplätzen
- wiederholtes Auftreten von Symptomen, die auf eine Tumorerkrankung hinweisen könnten

4.2.2 Untersuchung im Hinblick auf die Tätigkeit
besonders zu achten auf
siehe 3.1.2
zuzüglich
- sonstige akute oder chronische Wirkungen des betreffenden oder anderer Gefahrstoffe
ergänzende Informationen hinsichtlich Erkrankung bzw. Organlokalisation enthalten die Tabellen 2 und 3

4.2.3 Urinstatus
siehe 3.1.3

4.3 Spezielle Untersuchung

4.3.1 erforderlich
siehe 3.2.1

4.3.2 erwünscht
- Analysen in biologischem Material zur Abschätzung der Gefahrstoffexposition (siehe 6.7 und Tabelle 7)
- Ultraschalluntersuchung des Abdomens
- alkalische Phosphatase

4.3.3 bei unklaren Fällen
siehe 3.2.3

4.3.4 spezifische Diagnostik
Die Bestimmung von Tumormarkern kann im Hinblick auf eine Tumorfrühdiagnostik zur Zeit nicht empfohlen werden. Beim gegenwärtigen Erkenntnisstand zur Immuntoxizität von krebserzeugenden Gefahrstoffen kann eine Bestimmung von immunologischen Parametern (z. B. quantitative Bestimmung von Lymphozyten und ihren Subpopulationen sowie Lymphozyten-Stimulation, Immunglobulinspiegel) nicht empfohlen werden. Auch zytogenetische Untersuchungen (z. B. Chromosomenaberrationen, Schwesterchromatidaustausch, Mikronukleustest) sind derzeit für eine routinemäßige Anwendung in der arbeitsmedizinischen Praxis nicht zu empfehlen. Dies gilt auch für Analysen von Addukten an Makromolekülen (Proteine DNA) und die Bestimmung onkogener Proteine

4.4 Arbeitsmedizinische Kriterien
siehe 3.3

5 Nachgehende Untersuchungen
Nachgehende Untersuchungen sind in Abständen von weniger als 60 Monate für Versicherte vorzunehmen, die nach dem 1. Oktober 1984 (eventuell abweichende Stichtage in den neuen Bundesländern sind zu beachten) eine Tätigkeit beendet haben, bei der der Luftgrenzwert für krebserzeugende Gefahrstoffe nicht eingehalten wurde oder andere Auswahlkriterien erfüllt waren. Diese Tätigkeit muß so lange ausgeübt worden sein, daß mindestens eine Nachuntersuchung zu veranlassen war. Untersuchungsumfang wie in 4.2 und 4.3, wobei das Biomonitoring (4.3.2) in der Regel entfallen kann.
Die vom Organisationsdienst für nachgehende Untersuchungen (ODIN) nach Ausscheiden aus dem Unternehmen zu veranlassenden nachgehenden Untersuchungen werden nach einer Vereinbarung mit den angeschlossenen Unfallversicherungsträgern durchgeführt. Sie erfolgen zunächst, wenn die betreffende Tätigkeit länger als zwei Jahre gedauert hat, und werden in einem einheitlichen Abstand von zwei Jahren wiederholt. Bei den aromatischen Aminen beträgt der Untersuchungsabstand ein Jahr.

6 Ergänzende Hinweise
Unter den etwa 170 krebserzeugenden Gefahrstoffen der Kategorie K1 und K2 befinden sich viele, die industriell von untergeordneter Bedeutung sind. Auch werden zahlreiche Einzelsubstanzen aufgezählt, die bestimmten Gruppen zuzuordnen sind, z. B. 40 aromatische Amine (G 33), 12 Chrom-VI-Verbin-

dungen (G 15) und 10 Nitrosamine (G 40). Der dadurch nur scheinbar sehr großen Zahl krebserzeugender Gefahrstoffe stehen nur 10 spezielle Berufsgenossenschaftliche Grundsätze für arbeitsmedizinische Vorsorgeuntersuchungen gegenüber. Daher wird der im Jahr 1982 erstmals in der Zeitschrift ASP veröffentlichte Grundsatz G 40 „Krebserzeugende Gefahrstoffe – allgemein" in erster Linie bei den Stoffen herangezogen, die ihre krebserzeugende Wirkung bisher nur im Tierversuch erwiesen haben und bei denen Wirksamkeit, Wirkungsweise und Zielorgan beim Menschen bisher nicht bekannt sind, die aber trotzdem – oder gerade deswegen – der besonderen Aufmerksamkeit des untersuchenden Arztes bedürfen.

Die in anderen Berufsgenossenschaftlichen Grundsätzen für arbeitsmedizinische Vorsorgeuntersuchungen bestehenden Abschnitte „physikalisch-chemische Eigenschaften und MAK-Wert" (6.1) und „Vorkommen und Gefahrenquellen" (6.2) können wegen der Vielzahl krebserzeugender Gefahrstoffe hier nicht aufgeführt werden. Die Abschnitte „Aufnahme" (6.3), „Wirkungsweise" (6.4) und „Krankheitsbild" (6.5) können wegen der sehr unterschiedlichen in der Mehrzahl aus Tierversuchen abgeleiteten, krebserzeugenden Wirkungen ebenfalls nicht wie gewohnt formuliert werden.

Klinisches Bild und Verlauf berufsbedingter Krebserkrankungen unterscheiden sich nicht von anderen Krebserkrankungen. Spezielle und senitive biochemische Indikatoren eines entstehenden Malignoms sind derzeit nicht verfügbar. Daher wird auf Veränderungen der Haut oder anderer Organe, die bei einigen berufsbedingten Krebserkrankungen vorkommen können, sowie auf die Indikatorsymptome für maligne Tumoren, sogenannte paraneoplastische Syndrome, hingewiesen.

In den Tabellen 4 bis 6 sind – ohne ausdrücklichen Bezug auf einzelne krebserzeugende Gefahrstoffe – Beispiele von derzeit bekannten Präkanzerosen bzw. Paraneoplasien aufgeführt. Als Präkanzerosen werden aus pathologischer Sicht Gewebeveränderungen bezeichnet, die ein statistisch erhöhtes Entartungsrisiko aufweisen. Kutane Paraneoplasien sind definitionsgemäß Hauterscheinungen, welche an die Existenz eines viszeralen Malignoms gebunden sind. Sie sind somit von den eigentliche Metastasen eines Tumors abzugrenzen.

6.6 Rechtsgrundlagen

6.6.1 Rechtsgrundlagen für spezielle arbeitsmedizinische Vorsorgeuntersuchungen
§ 28 Gefahrstoffverordnung (GefStoffV), Anhang VI zur GefStoffV

TRGS 905 „Verzeichnis krebserzeugender, erbgutverändernder oder fortpflanzungsgefährdender Stoffe"
§§ 3, 15 UVV „Arbeitsmedizinische Vorsorge" (VBG 100), Anlage 1 zur UVV

6.6.2 Berufskrankheiten

§ 9 Abs. 1 Siebtes Buch Sozialgesetzbuch (SGB VII)
Die Anlage zur Berufskrankheitenverordnung (BKV) enthält einige Listennummern für krebserzeugende Gefahrstoffe, für die ein spezieller Grundsatz für arbeitsmedizinische Vorsorgeuntersuchungen vorliegt, diese werden hier nicht aufgeführt. Folgende Listennummern haben krebserzeugende Gefahrstoffe des Grundsatzes G 40 zum Gegenstand:
Nr. 4110 Bösartige Neubildungen der Atemwege und der Lungen durch Kokereirohgase
Nr. 5102 Hautkrebs oder zur Krebsbildung neigende Hautveränderungen durch Ruß, Rohparaffin, Teer, Anthrazen, Pech oder ähnliche Stoffe
Berufsbedingte Krebserkrankungen durch Gefahrstoffe des Grundsatzes G 40 können – neben anderen chronischen Erkrankungen – auch nach folgenden beispielhaft aufgezählten Nummern der Anlage zur BKV anerkannt werden:
Nr. 1110 Erkrankungen durch Beryllium oder seine Verbindungen
Nr. 1307 Erkrankungen durch organische Phosphorverbindungen (z. B. Hexamethylphosphorsäuretriamid)
Nr. 1310 Halogenierte Alkyl-, Aryl- oder Alkylaryloxide (z. B. Dichlordimethylether)
Nr. 1311 Erkrankungen durch halogenierte Alkyl-, Aryl- oder Alkyl-arylsulfide (z. B. 2,2'-Dichlordiethylsulfid = Schwefellost)
Daneben kommen Entschädigungen nach § 9 Abs. 2 SGB VII „wie eine Berufskrankheit" in Betracht (Hinweis: Lungenkrebs durch polyzyklische aromatische Kohlenwasserstoffe bei Nachweis der Einwirkung einer kumulativen Dosis von mindestens 100 Benzo(a)pyren-Jahren [µg/m^3] × Jahre).

6.6.3 Beschäftigungsbeschränkungen

§ 22 Jugendarbeitsschutzgesetz (JArbSchG) i.d.F. vom 24.2.97 (BGBl. I S. 311)
§§ 4, 6 Mutterschutzgesetz (MuSchG) i.d.F. vom 17.1.97 (BGBl. I S. 21)
§§ 3–5 Mutterschutzrichtlinienverordnung (MuSchRiV) vom 15.4.97 (BGBl. I S. 782)

6.7 Biomonitoring – Analytik

Die Tabelle 7 enthält für einige krebserzeugende Gefahrstoffe des Grundsatzes G 40 Angaben zum Biomonitoring, d. h. zur Erfassung einer inneren Belastung und, in einigen wenigen Fällen, eines Beanspruchungsparameters. Es wurden dabei nur die Gefahrstoffe berücksichtigt, bei denen beim derzeitigen Erkenntnisstand ein Biomonitoring praxisgerecht möglich ist.

Die Werte im biologischen Material sollen mit analytisch zuverlässigen Methoden überwacht werden und den Anforderungen der statistischen Qualitätssicherung genügen. Siehe Bekanntmachung der DGAUM und des VDBW „Anforderungen an die Qualitätssicherung arbeitsmedizinisch-toxikologischer Analysen im Biologischen Material (Biomonitoring)" Arbeitsmed. Sozialmed. Umweltmed. (in Vorbereitung)

Ergänzende Informationen hierzu enthält die Veröffentlichung: ANGERER, J., LEHNERT, G.: Anforderungen an arbeitsmedizinisch-toxikologischen Analysen – Stand der Technik. Deutsches Ärzteblatt 94, Heft 37 (1997) C-1753–C-1760

Krebserzeugende Arbeitsstoffe werden bei der Untersuchung biologischer Proben nicht unter der strengen Definition von BAT-Werten, sondern unter dem Blickwinkel arbeitsmedizinischer Erfahrungen zum Nachweis und zur Quanifizierung der individuellen Arbeitsstoffbelastung berücksichtigt. Stoff- bzw. Metabolitenkonzentrationen im biologischen Material, die höher liegen als es der Stoffkonzentration in der Arbeitsplatzluft entspricht, weisen auf zusätzliche, in der Regel perkutane Aufnahmen hin.

Für einige Arbeitsstoffe stehen Expositionsäquivalente für krebserzeugende Arbeitsstoffe (EKA-Werte) zur Verfügung. Dabei handelt es sich um Korrelationen zwischen externer Exposition und den entsprechenden Konzentrationen des Gefahrstoffs oder seiner Metaboliten im biologischen Material. Aus den Korrelationen kann entnommen werden, welche innere Belastung sich bei ausschließlich inhalativer Aufnahme ergeben würde. Der in der Tabelle 7 aufgeführte biologische Wert entspricht dabei dem aktuellen TRK-Wert. Bei gesplitteten TRK-Werten wird das Äquivalent des niedrigeren Wertes angegeben. Bei der arbeitsmedizinischen Anwendung dieser Werte müssen die in der BAT-Werte-Liste aufgeführten Angaben zum Zeitpunkt der Probengewinnung sowie das Kapitel 7 „Interpretation von Meßwerten" der arbeitsmedizinisch-toxikologischen Begründungen streng beachtet werden. Die aufgeführte Literatur gibt weitere wichtige Informationen (GREIM, LEHNERT).

Literatur zur Analytik

ANGERER, J., SCHALLER, K.H.: Analysen in biologischem Material. In: GREIM, H. (Hrsg.): Analytische Methoden zur Prüfung gesundheitsschädlicher Arbeitsstoffe. Weinheim: Wiley-VCH

ANGERER, J., SCHALLER, K.H. (eds): Analyses of Hazardous Substances in Biological Materials, Vol. 1-5. Weinheim: Wiley-VCH

SCHALLER, K.H., ANGERER, J., LEHNERT, G.: Biologische Arbeitsstoff-Toleranzwerte (Biomonitoring) Teil VI: Qualitätssicherung arbeitsmedizinisch-toxikologischer Analysen – Erfordernisse für die ärztliche Beurteilung von Ergebnissen des Biomonitoring. Arbeitsmed. Sozialmed. Umweltmed. 31, 1996, 317-323

GREIM, J., LEHNERT, G. (Hrsg.): Biologische Arbeitsstoff-Toleranz-Werte (BAT-Werte) – Arbeitsmedizinisch-toxikologische Begründungen. Weinheim: Wiley-VCH

LEHNERT, G., ANGERER, J., SCHALLER, K.H.: Statutsbericht über die externe Qualitätssicherung arbeits- und umweltmedizinisch-toxikologischer Analysen in biologischen Materialien. Arbeitsmed. Sozialmed. Umweltmed. 33, 1998, 21–26

6.8 Bemerkungen

Der Grundsatz G 40 „Krebserzeugende Gefahrstoffe – allgemein" soll auch bei der arbeitsmedizinischen Betreuung der Beschäftigten angewendet werden, die Umgang mit krebserzeugenden Zytostatika haben. Erfahrungen, die die Schaffung eines speziellen Grundsatzes gestatten, liegen gegenwärtig noch nicht vor. Auch fehlen noch verbindliche Aussagen, welche Zytostatika als krebserzeugend anzusehen sind. Für die Praxis wird auf die Aussagen zu den krebserzeugenden Arzneistoffen in Abschnitt III „Krebserzeugende Arbeitsstoffe" der MAK-Werte-Liste verwiesen (siehe auch: Abschnitt 2.1 der TRGS 905). Ausführliche Informationen enthält das Kapitel „Krebserzeugende Arzneistoffe (zur Tumortherapie eingesetzt)" in GREIM, H. (Hrsg.): Toxikologisch-arbeitsmedizinische Begründungen von MAK-Werten. Weinheim, Wiley-VCH. Auch bei den Nitrosaminen sollen die arbeitsmedizinischen Untersuchungen zur Zeit unter Beachtung des Grundsatzes G 40 „Krebserzeugende Gefahrstoffe – allgemein" erfolgen. Für spezielle Untersuchungensmethoden und ein geeignetes Biomonitoring müssen zunächst noch praktische Erfahrungen gewonnen werden, ehe an die Schaffung eines speziellen Berufsgenossenschaftlichen Grundsatzes gedacht werden kann.

Für untengenannte krebserzeugende Gefahrstoffe, bei denen die Untersuchungen unter Beachtung des Grundsatzes G 40 „Krebserzeugende Gefahrstoffe – allgemein" erfolgen, gibt es Auswahlkriterien

ZH 1/600.40 a Acrylnitril
- 40 b Benzo(a)pyren
- 40 c Beryllium
- 40 d 1,3-Butadien
- 40 e 1-Chlor-2,3-Epoxypropan (Epichlorhydrin)
- 40 f Cobalt und seine Verbindungen
- 40 g Dimethylsulfat
- 40 h Hydrazin

6.9 Literatur

ALBROD, M.: Häufigkeit und Bedeutung sonographischer Zufallsbefunde in der Arbeitsmedizin. Arbeitsmed. Sozialmed. Umeltmed. 26, 1991, 115–118

Auswahlkriterien für die spezielle arbeitsmedizinische Vorsorge nach den Berufsgenossenschaftlichen Grundsätzen für arbeitsmedizinische Vorsorgeuntersuchungen (ZH 1/ 600.40a–40h), Hauptverband der gewerblichen Berufsgenossenschaften (Hrsg.), Carl Heymanns Verlag KG

COTTIER, H. (Hrsg.): Sogenannte Präkanzerosen und Carcinoma in situ. In: Pathogenese. Ein Handbuch für die ärztliche Fortbildung. Band 1, 203–206, Springer, 1989

DOLL, R., PETO, R.: The Causes of Cancer. Oxford University Press, 1981

ECETOC: Identification of Immunotoxic Effects of Chemicals and Assessment of Their Relevance to Man. Monography No. 10, 1987

EDER, M. GEDIGK, P. (Hrsg.): Präcancerose-Entartungsrisiko. In: Lehrbuch der Allgemeinen Pathologie und der Pathologischen Anatomie. 292 -295, Springer, 1990

ENDERLEIN, G., HEUCHERT, G., STARK, H.: Analyse arbeitsplatzbezogener Krebsrisiken basierend auf dem Abgleich von Registern, Arbeitsmed. Sozialmed. Umweltmed. 33, 1998, 47–55

GROPP, C.: Tumormarker, Bedeutung für klinische Diagnostik. Pneumologie 45, 1991, 137–139

HEMMINIK, K., REUNANEN, A., KAHN, H.: Use of DNA Adducts in the Assessment of Occupational and Environmental Exposure to Carcinogens. Eur. J. Cancer 27, 1991, 289–291

HENNERICI, M., TROYKA, K. V.: Paraneoplastische Syndrome am Nervensystem, Internist 31, 1990, 499–504

GREIM, H. (Hrsg.): Gesundheitsschädliche Arbeitsstoffe. Toxikologisch-arbeitsmedizinsiche Begründung von MAK-Werten, Kommission zur Prüfung gesundheitschädlicher Arbeitsstoffe der Deutschen Forschungsgmeinschaft. Weinheim: Wiley-VCH, 1991
GREIM, H., LEHNERT, G. (Hrsg.): Biologische Arbeitsstoff-Toleranz-Werte (BAT-Werte) – Arbeitsmedizinisch-toxikologische Begründungen. Weinheim: Wiley-VCH
HERZBERG, J. J.: Paraneoplastische Syndrome der Haut. In: Dermatologie in Praxis und Klinik (HRSG.: Korting, G.W.). 41. 158–41. 174, Stuttgart: Georg Thieme, 1981
International Agency for Research on Cancer. IARC Monographs on the Evaluation of Carcinogenic Risks to Humans. Overall Evaluation of Carcinogenicity: An Updating of IARC Monographs Volumes 1 to 42, Supplement 7. WHO, Lyon: 1987
ISHIBE, N., KELSEY, K. T.: Genetic Suspectibility to Environmental and Occupational Cancers, Cancer Causes & Control 3, 1997 504-513
KI MOON BANG: Epidemiology of Occupational Cancer in Occupational Medicine, State of the Art Reviews 11, 1996 467-485
KRIPKE, M. L.: Immunregulation of Carcinogenesis: Past, Present and Future. J. Nat. Cancer Inst. 80, 1988 722–727
LAMERZ, R.: Tumormarker. Prinzipien und Klinik. Dt. Ärzteblatt 86, 1989 771–777
LEWALTER, J., Neumann, H.-G.: Biologische Arbeitsstoff-Toleranzwerte (Biomonitoring) Teil VIII: Bewertung der Hintergrundbelastungen bei beruflich nicht-exponierten Personen. Arbeitsmed. Sozialmed. Umweltmed. 31, 1996, 420–432
LEWIS, R. S. (Ed.): Carcinogenically Active Chemicals. New York: Van Nostrand Reinhold, 1991
LUSTER, M. I., GERMOLEC, D. R., ROSENTHAL, G. J.: Immunotoxicology: review of current status. Annals Allergy 64, 1990, 427–432
MÜLLER, O. A., WERDER, K. v.: Paraneoplastische Endokrinopathien. Internist 31, 1990, 492–498
MUNSON, A. E., McCAY, J. A., CAO, W.: Approaches to immunotoxicologic studies with emphasis on chemical-induced immunomodulation. Annals of Allergy 66, 1991) 505–518
NEUMANN, H.-G.: Analyses of hemoglobin as a ‚ose monitor for alkylating and arylating agents. Arch. Toxicol. 56, 1984, 1–6

PLUTO, R., STOCKER, W. G., ZOBER, A.: Die Real-time Sonographie in der arbeitsmedizinischen Routine. In: F. Schuckmann und S. Schopper-Jochum: Bericht über die 30. Jahrestagung der Deutschen Gesellschaft für Arbeitsmedizin und Umweltmedizin e.V., 367–370, Stuttgart: Gentner Verlag, 1990
RUDER, A. M.: Epidemiology of Occupational Carcinogens and Mutagens in Occupational Medicine, State of the Art Reviews 11, 1996, 487–512
SCHMÄHL, D., u.a.: Maligne Tumoren – Entstehung, Wachstum, Chemotherapie. Aulendorf: Editio Cantor, 1981
SCHNEIDER, A. W., HULADND, H.: Tumormarker und prognostische Parameter beim Harnblasenkarzinom. Urologe 29, (1990, 71–76
SILLING-ENGELHARDT, G., HIDDEMANN, W.: Paraneoplasien des hämotopoetischen Zellsystems. Internist 31, 1990, 520–525
TOMATIS, I.: Cancer: Causes, Occurrence and Control. IARC Scientific Publications No. 100, Lyon: 1990
TRGS 900 „Grenzwerte in der Luft am Arbeitsplatz – MAK- und TRK-Werte (Luftgrenzwerte), Bundesarbeitsblatt (in der jeweils gültigen Fassung)
TRGS 905 „Verzeichnis krebserzeugender, erbgutverändernder oder fortpflanzungsgefährdener Stoffe", Bundesarbeitsblatt (in der jeweils gültigen Fassung)
VALENTIN, H., KENTNER, M. (Hrsg.): Abschätzung des Krebsrisikos beim Menschen. Stuttgart: Gustav Fischer Verlag, 1988
VALENTIN, H., TRIEBIG, G.: Bösartige Erkrankungen verursacht durch Arbeit und Beruf. Arbeitsmedizin aktuell, Stuttgart: Gustav Fischer Verlag, 1984
LOON, A. J. M. von et. al.: Occupational Exposure to Carcinogens and Risk of Lung Cancer: Results from The Netherlands Chort Study, Occupational and Environmental Medicine 54, 1997, 817–824
WÖRMANN, B., LOO, J. van de: Fieber, Gewichtsverlust und seltene Paraneoplasien. Internist 31, 1990, 532–537

G 40

Tabelle 1: Alphabetische Aufzählung der in Kategorie K1 bzw. K2 eingestuften krebserzeugenden Gefahrstoffe, eränzt durch einige Stoffe der Gruppe III A1 bzw. III A2 der MAK-Werte-Liste

Krebserzeugender Gefahrstoff	BG-Grundsatz-Nr.:	Kategorie	ODIN-Schlüssel-Nr.
Acrylamid	40	K2	15320
Acrylnitril	40	K2	15340
1-Allyloxy-2,3-epoxypropan	40	K2	14854
4-Aminoazobenzol	33	K2	15471
o-Amioazotoluol	33	K2	15473
4-Aminobiphenyl	33	K2	15410
Salze von 4-Aminobiphenyl	33	K2	154100
6-Amino-2-ethoxynaphthalin	33	K2	154121
4-Amino-3-fluorphenol	33	K2	15080
2-Amino-4-nitrotoluol	33	III A 2	15466
Ammoniumdichromat	15	K2	132360
Antimontrioxid (siehe Diantimontrioxid)			
Arsenpentoxid, arsenige Säure Arsensäure und deren Salze (Arsenite, Arsenate)	16	K1	1300
Arsentrioxid (siehe Diarsentrioxid)			
Arzneistoffe, krebserzeugende	40	K1/K2	04491
Asbest Chrysotil, Amphibol-Asbeste, (Aktinolith, Amosit, Anthophyllit, Krokydolith, Tremolit)	1.2	K1	12651
Auramin	33	K2	154107
Aziridin (siehe Ethylenimin)			
Azofarbstoffe, krebserzeugende	33	K1/K2	1547
Benzidin (4,4'-Diaminobiphenyl)	33	K1	15411
Salze von Benzidin	33	K1	154110
Benzol	8	K1	1420
Benz[a]pyren 1.)	40/4	K2	1429
Beryllium und seine Verbindungen	40	K2	1230
Bis(chlormethyl)ether (Dichlordimethylether)	40	K1	14362
1,3-Bis(2,3-epoxyproxy)-benzol (siehe Diglycidylresorcinether)			
Bormethan	40	K2	14514
Buchenholzstaub	44	K1	07741
1,3-Butadien	40	K2	1412
Butan (enthält ≥ 0,1% Butadien)	40	K2	14123
iso-Butan (enthält ≥ 0,1% Butadien)	40	K2	14124
Butanonoxim	40	III A2	15386
2,4-Butansulton	40	K2	15682
Cadmium und seine Verbindungen (bioverfügbar, in Form atembarer Stäube/ Aerosole), sowie nicht namentlich genannt	32	K2	12360
Cadmiumchlorid	32	K2	12361
Cadmiumcyanid	32	K2	12365

Fortsetzung Tabelle 1

Krebserzeugender Gefahrstoff	BG-Grundsatz-Nr.:	Kategorie	ODIN-Schlüssel-Nr.
Cadmiumflourid	32	K2	12366
Calciumformiat	32	K2	12367
Cadmiumhexafluorosilikat	32	K2	12368
Cadmiumiodid	32	K2	12369
Cadmiumoxid	32	K2	12362
Cadmiumsulfat	32	K2	12363
Cadmiumsulfid	32	K2	12364
Calciumchromat	15	K2	13230
4-Chloranilin	33	K2	15484
4-Chlorbenzotrichlorid	40	K2	14630
1-Chlor-2,3-epoxypropan	40	K2	14360
Chlorfluormethan (R 31)	40	K2	14536
N-Chlorformylmorpholin	40	K2	15681
4-Chlor-o-toluidin	33	K1	15488
α-Chlortoluole-Gemisch	40	K1	14610
Chrom-III-chromat (chromic-chromate)	15	K2	13231
Chrom-VI-Verbindungen (sofern diese nicht als Einzelsubstanz aufgeführt sind)	15	K2	1323
Chromoxychlorid	15	K2	13238
Chromtrioxid (Chromsäure)	15	K2	13235
Cobalt und seine bioverfügbaren Verbindungen (in Form atembaren Stäube/Aerosolen)	40	III A 2	1361
2,4-Diaminoanisol	33	K2	15485
4,4'-Diamonidiphenylmethan	33	K2	15415
4,4'-Diaminodiphenylsulfid (siehe 4,4'-Thiodianilin)			
2,4-Diaminotoluol (siehe 4-Methyl-m-phenylendiamin)			
o-Dianisidin (siehe 3,3'-Dimethoxy-benzidin)			
Diantimontrioxid	40	III A2	13012
Diarsenpentoxid (siehe Arsenpentoxid)			
Diarsentrioxid	16	K1	1300
Diazomethan	40	K2	15370
1,2-Dibrom-3-chlorpropan	40	K2	14530
1,2-Dibromethan	40	K2	14510
Dichloracetylen	40	K2	1445
3,3'-Dichlorbenzidin	33	K2	15480
Salze von 3,3'-Dichlorbenzidin	33	K2	154800
1,4-Dichlorbuten -2	40	K2	1447
2,2'-Dichlordiethylsulfid (siehe Schwefellost)			
1,2-Dichlorethan	40	K2	14344
2,2'-Dichlor-4,4'-methylendianilin	33	K2	15481

G 40

Fortsetzung Tabelle 1

Krebserzeugender Gefahrstoff	BG-Grundsatz-Nr.:	Kategorie	ODIN-Schlüssel-Nr.
Salze von 2,2'-Dichlor-4,4'-methylendianilin	33	K2	154810
1,3-Dichlor-2-propanol	40	K2	147910
1,3-Dichlorpropen (cis- und trans-)	40	K2	1446
Dieselmotor-Emissionen	40	K2	07801
Diethylsulfat	40	K2	15220
Diglycidylresorcinether	40	K2	15092
1,4-Dihydroxybenzol	40	III A2	1501
3,3'Dimethoxybenzidin	33	K2	15486
Salze von 3,3'-Dimethoxybenzidin	33	K2	154860
3,3'-Dimethylbenzidin	33	K2	15419
Salze von 3,3'-Dimethylbenzidin	33	K2	154190
Dimethylcarbamoylchlorid	40	K2	15380
3,3'-Dimethyl-4,4'diaminodiphenylmethan	33	K2	154101
N,N-Dimethylhydrazin	40	K2	15302
1,2-Dimethylhylhydrazin	40	K2	153020
Dimethylnitrosamin (siehe N-Nitrosodimethylamin)			
Dimethylsulfamoylchlorid	40	K2	15502
Dimethylsulfat	40	K2	15221
Dinickeltrioxid (siehe Nickel)			
Dinitrotoluole (Isomerengemische)	33	K2	15469
Eichenholzstaub	44	K1	07742
Epichlorhydrin (siehe 1-Chlor-2,3-epoxypropan)			
1,2-Epoxybutan	40	K2	14853
1-Expoxyethyl-3,4-epoxycyclohexan (siehe Phenylglycidylether)			
1,2-Epoxypropan	40	K2	14852
2,3-Epoxy-1-propanol	40	K2	14730
Erdöl-Extrakte- verschiedene	40	K2	140001
Ethylcarbamat	40	K2	15250
Ethylenchlorid (siehe 1,2-Dichlorethan)			
Ethylendibromid (siehe 1,2-Dibromethan)			
Ethylenimin	40	K2	15300
Ethylenoxid	40	K2	14851
Glycidol (siehe 2,3-Epoxy-1-propanol)			
Glycidyltrimethylammoniumchlorid	40	K2	14870
Hexachlorbenzol	40	K2	14607
Hexamethylphosphorsäuretriamid	40	K2	15260
Hydrazin	40	K2	12810
Salze von Hydrazin	40	K2	128100
Hydrazinbis(3-carboxy-4-hydroxybenzolsulfonat)	40	K2	128101
Hydrazobenzol	33	K2	15470

Fortsetzung Tabelle 1

Krebserzeugender Gefahrstoff	BG-Grundsatz-Nr.:	Kategorie	ODIN-Schlüssel-Nr.
Kaliumbromat	40	K2	12220
Kaliumchromat	15	K2	132361
Kaliumdichromat	15	K2	132362
p-Kresidin	33	K2	15487
2-Methoxyanilin	33	K2	154870
Methylacrylamidoglykolat (mit ≥ 0,1% Acrylamid)	40	K2	153201
Methylacrylamidomethoxyacetat (mit ≥ 0,1% Acrylamid)	40	K2	153200
2-Methylaziridin (siehe Prohylenimin)			
N-Methyl-bis(2-chlorethyl)amin (siehe Stickstofflost)			
4,4'-Methylen-bis(N,N-dimethylanilin)	33	K2	154108
Methyliodid	40	III A2	14520
1-Methyl-3-nitro-1-nitrosoguanidin	40	K2	153663
4-Methyl-m-phenylendiamin	33	K2	154103
Monochlordimethylether	40	K1	14361
2-Naphthylamin	33	K1	15412
Salze von 2-Naphthylamin	33	K1	154120
Natriumdichromat	15	K2	13236
Nickel oder seine Verbindungen	38	K1	1362
– Nickel und Nickelverbindungen in Form atembarer Stäube			
– Nickelverbindungen in Form atembarer Tröpfchen			
Nickelcarbonyl (Nickeltetracarbonyl)	38	III A2	12540
Nickeldioxid (siehe Nickel)			
Nickelmonoxid (siehe Nickel)			
5-Nitroacenaphthen	33	K2	15460
2-Nitroanisol	33	K2	1567
4-Nitrobiphenyl	33	K2	15465
2-Nitronaphthalin	33	K2	15461
2-Nitropropan	40	K2	15361
N-Nitrosodi-n-butylamin	40	K2	153604
N-Nitrosodiethanolamin	40	K2	153606
N-Nitrosodiethylamin	40	K2	153601
N-Nitrosodimethylamin	40	K2	153600
N-Nitrosodi-i-propylamin	40	K2	153602
N-Nitrosodi-n-propylamin	40	K2	153603
N-Nitrosoethylphenylamin	40	K2	153631
N-Nitrosomethylethylamin	40	K2	153605
N-Nitrosomethylphenylamin	40	K2	153630
N-Nitrosomorpholin	40	K2	153660
N.-Nitrosopiperidin	40	K2	153661
N-Nitrosopyrrolidin	40	K2	153662
2-Nitrotoluol	33	K2	154630

Fortsetzung Tabelle 1

Krebserzeugender Gefahrstoff	BG-Grundsatz-Nr.:	Kategorie	ODIN-Schlüssel-Nr.
4,4'-Oxidianilin (ODA)	33	K2	154104
Peche (siehe Benzo(a)pyren			
Oxiran (siehe Ethylenoxid)			
Pentachlorphenol	40	K2	14661
Phenylglycidylether	40	K2	15090
polyzyklische aromatische Kohlenwasserstoffe (siehe Benzo(a)pyren)			
3-Propanolid	40	K2	15600
1,3-Propansulton	40	K2	15680
Propylenimin	40	K2	15301
Propylenoxid (siehe 1,2-Epoxypropan)			
Schwefellost	40	K1	14570
Stickstofflost	40	K1	153001
Strontiumchromat	15	K2	13232
Styroloxid	40	K2	14230
Teere (siehe Benzo(a)pyren)			
2,3,7,8-Tetrachlordibenzo-p-dioxin (TCDD)	40	K2	146620
Tetranitromethan	40	K2	15365
Thioacetamid	40	K2	15504
4,4'-Thiodianilin	33	K2	154105
o-Tolidin (siehe 3,3'-Dimethylbenzidin)			
o-Toluidin	33	K2	154102
2,4'-Toluylendiamin (siehe 4-Methyl-m-phenylendiamin)			
2,3,4-Trichlorbuten-1	40	K2	14460
Trichlorethen	14	III A1	1443
1,2,3-Trichlorpropan	40	K2	14343
α,α,α-Trichlortoluol (Benzotrichlorid)	40	K2	14611
2,4,5-Trimethylanilin	33	K2	154106
Trinickeldisulfid (siehe Nickel)			
Urethan (siehe Ethylcarbamat)			
Vinylchlorid	36	K1	1440
4-Vinyl-1,2-cyclohexendiepoxid	40	K2	141810
Vinylcyclohexen	40	III A2	141811
N-Vinyl-2-pyrrolidon	40	III A2	15631
Zinkchromate, einschließlich Zinkaliumchromat	15	K1	13233
Zytostatika (siehe Arzneistoffe, krebserzeugende)			

[1] Benzo(a)pyren wird als Leitsubstanz für eine größere Zahl polycyclischer aromatischer Kohlenwasserstoffe genannt, die ebenfalls in Kategorie K1 und K2 eingestuft sind.

Tabelle 2: Zum Grundsatz G 40 gehörende krebserzeugende Gefahrstoffe der Kategorie K1 bzw. Gruppe III A1 – beim Menschen krebserzeugend

Gefahrstoff	Organe
Bis(chlormethyl)ether (Dichlordimethylether)	Lunge
Chlormethyl-methylether (Monochlordimethylether)	Lunge
α-Chlortoluole (Gemisch)	Lunge
2,2'-Dichlordiethylsulfid (Schwefellost)	Lunge, Larynx, Pharynx
N-Methyl-bis(2-chlorethyl)-amin (N-Lost)	Haut*, Leukämie*, Harnblase,* Lunge*
Pyrolseprodukte aus organischem Material (PAK, z. B. Benzo(a)pyren)	Haut, Lunge

* nach therapeutischer Anwendung

Tabelle 3: Zum Grundsatz G 40 gehörende krebserzeugende Gefahrstoffe der Kategorie K2 bzw. Gruppe III A2 – im Tierversuch krebserzeugend

Gefahrstoff	Spezies	Organe	Applikation
Acrylamid	Maus, Ratte	Lunge	p.i., p.o., i.v., i.p.
Acrylnitril	Maus, Ratte	Lunge, Kolon, ZNS	p.i., p.c., p.o.
1-Allyl-1-2,3-epoxypropan	Ratte	Nase	p.i.
Antimontrioxid (Diantimontrioxid)	Ratte	Lunge	i.v., s.c.
Aziridin (siehe Ethylenimin)			
Benz(a)pyren	Maus, Ratte, Hamster	Trachea, Kehlkopf, Lunge, Speiseröhre, Haut	p.i., p.o., p.c., i.t.
Beryllium und seine Verbindungen	Maus, Ratte	Lunge, Haut, Knochen	p.i., i.t.
Bromethan	Ratte	Magen	p.o.
1,3-Butadien	Maus, Ratte	Lunge, blutbildendes System	p.i.
Butan (enthält ≥ 0,1 % Butadien)	siehe 1,3	Butadien	
iso-Butan (enthält ≥ 0,1 % Butadien)			
Butananonoxim	Ratte, Maus	Leber	p.i.
2,4-Butansulton	Ratte	Haut	s.c.
4-Chlorbenzotrichlorid	Maus	Haut, Brustdrüse, Speiseröhre, Magen	p.c., p.o.
1-Chlor-2,3-epoxypropan (Epichlorhydrin)	Maus	Haut	p.c.
Chlorfluoromethan (R31)	Ratte	Magen	p.o.
N-Chlorformylmorpholin	Ratte	Haut	p.c.
Cobalt (Cobaltmetall, Cobaltoxid, Cobaltsulfid)	Maus, Ratte	Lunge, Bindegewebe	i.v., i.t., i.p., i.m.
Diazomethan	Maus, Ratte	Lunge	p.i.
1,2-Dibrom-3-chlorpropan	Maus, Ratte	Haut, Magen, Mamma	p.o., p.i., s.c.
1,2-Dibromethan	Maus, Ratte	Magen	p.i., p.o.
Dichloracethylen	Maus, Ratte	Niere	p.i.
1,4-Dichlorbuten-2	Maus	Bindegewebe	p.o., p.i., i.v.
1,2 Dichlorethan	Maus, Ratte	Magen	p.i., p.o.

Fortsetzung Tabelle 3

Gefahrstoff	Spezies	Organe	Applikation
1,3-Dichlorapropen (cis- und trans-)	Maus, Ratte	Harnblase, Lunge, Magen, Bindegewebe	p.o.
α,α-Dichlortoluol	Maus	Haut, Lunge	p.i
Dieselmotor-Emission	Ratte, Maus	Lunge	p.i., s.c.
Diethylsulfat	Ratte	Haut	p.o.
Diglycidylresorcinether	Ratte	Magen	p.o.
1,4-Dihydroxybenzol	Ratte, Maus	Magen, blutbildendes System	p.i., p.c.
Dimethylcarbamoylchlorid	Maus, Ratte, Hamster	Haut	
N,N-Dimethylhydrazin	Hamster, Maus	Leber, Lunge, Niere	p.o.
1,2-Diemthylhydrazin	Hamster, Maus, Ratte	Kolon, Rektum, Leber	p.o.
N,N-Dimethylnitrosamin (N-Nitrosodimethylamin)	Maus, Ratte	Magen	p.o., p.i., i.p.
Dimethylsulfamoylchlorid	Ratte	Bindegewebe	s.c.
Dimethylsulfat	Ratte	Bindegewebe, Nase, Lymphknoten	p.i., p.o., i.v., s.c.
1,2-Epoxybutan	Ratte	Lunge	p.i.
1,2-Epoxypropan	Maus, Ratte	Bindegewebe, Mamma, Nase	p.i.
2,3-Epoxy-1-propanol	Maus, Ratte	Magen, Brustdrüse	p.i.
Erdöl-Extrakte, verschiedene			–
Ethylcarbamat	Maus,	Haut, Leber, Blutgefäße, Lunge, blutbildendes System	p.i., p.c., p.o.
Ethylenimin	Maus	Haut, Lunge, blutbildendes System	p.i., p.o, p.c., i.p.
Ethylenoxid	Maus, Ratte	Leukämie, Magen, Bindegewebe, Lunge	p.o., i.p., s.c., i.v.
Glycidyltrimethylammoniumchlorid	Maus	Haut	p.c.
Hexachlorbenzol	Maus, Ratte	Leber	p.c.
Hexamethylphosphorsäuretriamid	Ratte	Nasenschleimhaut	p.i.

G 40

Fortsetzung Tabelle 3

Gefahrstoff	Spezies	Organe	Applikation
Hydrazin	Maus, Ratte	Lunge	p.i.
Hydrazinbis(3-carboxy-4-hydroxybenzolsulfonat	–	–	–
Jodmethan (Methyliodid)	Maus, Ratte	Lunge	p.i., s.c.
Kaliumbromat	–	–	–
Methylacrylamidoglykolat (mit ≥ 0,1% Acrylamid)	siehe Acrylamid		
Methylacrylamidomethoxyacetat (mit ≥ 0,1% Acrylamid)			
2-Methylaziridin (Propylenimin)	Ratte	Gehirn	p.o.
1-Methyl-3-nitro-1-nitrosoguanidin	–	–	–
2-Nitropropan	Ratte	Leber	i.p., (p.o., p.i.)
Nitrosamine	Maus, Ratte, Hamster	Tumoren der (des) Lunge, Trachea, Ösophagus, Leber, Nasenhöhlen, Harnblase, Kolon, Magen	p.i., p.o., i.p., i.v., s.c.
wie			
N-Nitrosodiethanolamin		Leber, Niere, Lunge	p.o., s.c.
N-Nitrosodiethylamin		Leber, Niere, Speiseröhre, Respirationstrakt, Magen	p.o., i.v., s.c.
N-Nitrosodimethylamin (N-N-Dimethylnitrosamin)	Maus, Ratte, Hamster	Leber, Niere, Lunge	p.o., p.i., p.c., i.p.
N-Nitrosodi-i-propylamin		Leber, Respirationstrakt	p.o., p.i.
N-Nitrosodi-n-butylamin		Leber, Ösophagus, Harnblase, Verdauungs- und Respirationstrakt	p.o., s.c., p.i.
N-Nitrosodi-n-propylamin		Leber, Niere, Ösophagus, Respirations- und Verdauungstrakt	p.o., s.c., p.i.
N-Nitrosoethylphenylamin		nicht untersucht	
N-Nitrosomethylethylamin		Ösophagus, Harnblase, Leber, Blutgefäße, Nase, blutbildendes System	p.o.

Fortsetzung Tabelle 3

Gefahrstoff	Spezies	Organe	Applikation
N-Nitrosomethylphenylamin	Maus	Ösophagus, Harnblase, Lunge, oberer Verdauungstrakt	s.c., p.o.
N-Nitrosomorpholin	Ratte,	Leber, Niere, Lunge, blutbildendes System	p.o., i.v., s.c.
N-Nitrosopiperidin	Hamster	Leber, Ösophagus, Lunge, Magen	p.o., s.c.
N-Nitrosopyrrolidin		Leber, Gallengang, Nase	p.o., i.p.
Pentachlorphenol	Maus	Leber	p.o.
Phenylglycidylether	Ratte	Nase	p.o.
3-Propanolid	Maus, Ratte	lokale Tumore	p.i., p.o., (i.p.), p.c., s.c.
1,3 Propansulton	Ratte	ZNS, blutbildendes System, Dünndarm, Mamma	p.i.
Pyrolyseprodukte aus organischem Material (PAK)	Ratte, Maus	Trachea, Lunge, Haut, Kehlkopf	p.c., p.i., i.t.
Styroloxid	Ratte, Maus	Magen, Lunge	p.o., s.c.
2,3,7,8-Tetrachlordibenzo-p-dioxin (TCDD)	Maus, Ratte	Leber	p.o., p.c., i.p.
Tetranitromethan	Maus	Lunge	p.i.
Thioacetamid	–	–	–
2,3,4-Trichlorbuten-1	Ratte	Nasenhöhle	p.o., p.i.
1,2,3-Trichlorpropan	Ratte, Maus	Mundhöhle, Magen, Pankreas, Niere, Leber	p.o.
α,α-Trichlorotoluol (Benzotrichlorid)	Maus	Haut, Lunge, Mundhöhle, Ösophagus, Magen, Nase	p.c., p.i., p.o.
Vinylcyclohexen	Ratte, Maus	Ova, Haut, lymphatisches Gewebe	p.o., p.c.
4-Vinyl-1,2-cyclohexendiepoxid	Maus, Ratte	Haut, Lunge	(p.o.)
N-Vinyl-2-pyrrolidon	Ratte	Leber, Nase, Kehlkopf	p.i.

Erläuterungen und Abkürzungen:

p.i. = per inhalationem	i.p. = intraperitoneal	p.o. = peroral	
i.v. = intravenös	p.c. = percutan	i.t. = intratracheal	
i.a. = implantiert	s.c. = subcutan	i.m. = intramusculär	

G 40

Tabelle 4: Beispiele für Präkanzerosen beim Menschen (nach Cottier 1980, Eder und Gedigk 1990, Hundeiker 1981)

Organ	Präkanzerose	Späterer Krebs
Haut	Keratose (Sonnenstrahlen, Röntgenstrahlen, Teer, Pech und Öle, Arsen) Morbus Bowen Xeroderma pgmentosum Verrucae vulgaris	Carcinoma spinocellulare
	Lentigo maligno (Hutschinson-Dubreuilh, Naevus pigmentosus)	malignes Melanom
Mundhöhle	Leukoplaki, Erythroplakie	Karzinom
Larynx	Dysplasie, Carcinoma in situ	Karzinom
Bronchialsystem	Dysplasie, Carcinoma in situ	Bronchialkarzinom
Mamma	proliferative Mastopathie, Carcinoma in situ, Morbus Paget	Karzinom
Ösophagus	Dysplasie, Carcinoma in situ	Karzinom
Magen-Darm	perniziöse Anämie, Zustand nach Magen-Resektion (> 10 Jahre), Colitis ulzerosa, Morbus Crohn, Adenome	Karzinom
Leber	Leberzirrhose nach Hepatitis B oder C	Leberzellkarzinom
Knochenmark/ Hämatopoetisches System	Präleukämie	Leukämie
Lymphatische Organe	angioimmunoblastische Lymphadenopathie	malignes Lymphom
Cervix	Dysplasie, Carcinoma in situ	Karzinom
Hoden	Retentio testis	Hodentumor
Harnblase	Dysplasie, Carcinoma in situ	Harnblasenkrebs

Tabelle 5: Wichtige kutane Paraneoplasien oder andere auf eine Neoplasie hindeutende Symptome beim Menschen (modifiziert nach Herzberg 1981)

Paraneoplasie/Symptom	Wichtige Lokalisation(en)	Vorkommen	Art und Sitz der Neoplasie
Acanthosis nigricans maligna	Axillae, Handrücken, Lippen, Genitalgegend	selten	Tumor im Bauchraum
Ichthyosen und Keratosen	Rumpf, Halsregion	selten	Leukämie
Morbus Bowen	Rumpf	häufig	Lungenkarzinom
blasenbildende Dermatosen	gesamte Haut	häufig	Karzinome, Leukämie, Retikulosen
Dermatomyositis	Streckseiten der Fingergelenke	häufig, bei über 40jähr.	Karzinome, Leukämie, Retikulosen
figurierte und knotige Erytheme	gesamte Haut	sehr häufig	Karzinome, Leukämie, Retikulosen
Pruritus	Füße, Unterschenkel, später generalisiert beim Morbus Hodgkin lokalisiert über betroffenen Lymphknoten	häufig	Morbus Hodgkin, Leukämie, Retikulosen
Dermatomykosen	flächenhaft ausgebreitet, Mundschleimhaut und gesamte Haut	häufig	Tumoren
Urticaria pigmentosa	typisches Krankheitsbild	häufig	Adenokarzinom des weiblichen Genitaltraktes
Herpes zoster generalisatus	typisches Krankheitsbild	häufig	Morbus Hodgkin, Leukämie
Vitiligo	typisches Krankheitsbild	häufig	Karzinome

G 40

Tabelle 6: Wichtige Paraneoplasien beim Menschen (endokrin, hämatogen, neurogen)

Paraneoplasie	Pathophysiologie/Lokalisation	Vorkommen	Art und Sitz der Neoplasie
Cushing-Syndrom (CS)	ektope ACTH-Produktion	ca. 10% des CS	kleinzelliges Bronchialkarzinom. Selten: Pankreas, Schilddrüse, Karzinoid, Phäochromozytom
Akromegalie	ektope GHRH-Produktion	0,5–1% der Akromegalie	Pankreas, Karzinoide
Polyneuropathie (akute, subakute und chronische Form)	nicht bekannt	selten	Lunge, Ovar
Myasthenia gravis	Antikörperbildung gegen Acetylcholin-Rezeptor	selten	malignes Thymom
Blutzellen-Veränderungen z. B. Anämie, Polyglobulie, Leukozytopenie, Thrombozytopenie	Abwehrreaktion, autoimmunologische Reaktionen, Zytokin-vermittelte Prozesse	bei 5% der Malignome	alle Malignome, insbesondere Leukämie, Lymphome
hypertrophe Osteoarthropathie der Finger	nicht bekannt	bis zu 12% bei Lungenkarzinom	Lungen, Lungenmetastasen, Thymom, Mesotheliom
Sweet-Syndrom (akute febrile neutrophile Dermatose)	Gesicht, Streckseiten der Extremitäten	selten	Leukämie
Lupus erythematodes disseminatus	Gesicht, Arme	selten	kein spezifisches Malignom
schnell progredient verlaufende digitale Nekrosen	Fingerendglieder	selten	Lungenkarzinom

Tabelle 7: Meßparameter, Analysenmatrix und -methode sowie EKA-Wert für krebserzeugende Gefahrstoffe des Grundsatzes G 40, für die ein Biomonitoring durchführbar ist.

Gefahrstoff	Meßparameter	Matrix	Methode	EKA-Wert zur TRK
Acrylamid	Acrylamid	Harn Serum	HPLC HPLC	
Acrylnitril	Cyanoethylvalin Cyanoethylmerkaptursäure Thiodiglykolsäure	Blut Harn Harn	GC GC GC	420 µg/l
Antimontrioxid	Antimon	Harn	GF- bzw. Hydrid-AAS	
Beryllium und seine Verbindungen	Beryllium	Harn	GF-AAS	
Chlorfluormethan	Chlorfluormethan	Blut	Dampfraum-GC	
Cobalt und seine Verbindungen (in Form atembarer Stäube/Aerosole)	Cobalt	Harn Blut	GF-AAS GF-AAS	60 µg/l 5 µg/l
1,2-Dichlorethan	1,2-Dichlorethan	Blut	GC-ECD	
1,1-Dimethylhydrazin	1,1-Dimethylhydrazin	Blut	GC-FID	
Dimethylsulfat	S-Methylcystein N-Methyl-Valin	Harn Blut	GC-MS GC-MS	40 µg/l
Ethylenoxid	N-Hydroxyethylvalin	Blut	GC-MS	90 µg/l
Hydrazin	Hydrazin Hydrazin	Harn Plasma	GC GC	380 µg/g Kreatinin 340 µg/l
N-Nitrosoverbindungen	N-Nitrosoethanolamin (NDELA)[1]	Harn	GC-Chemolumineszenz-Detektor	

G 40

Fortsetzung Tabelle 7

Gefahrstoff	Meßparameter	Matrix	Methode	EKA-Wert zur TRK
Pentachlorphenol	Pentachlorphenol (PCP)	Harn Serum	GC-ECD	300 µg/l[2] 1000 µg/l[2]
Polycyclische aromatische Kohlenwasserstoffe (PAK) krebserzeugend	1-Hydroxypyren Hydroxy- und Dihydroxydiole der PAK	Harn Harn	HPLC GC-FID/MS	
Pyrolyseprodukte aus organischem Material	1-Hydroxypyren Hydroxy- und Dihydroxydiole der PAK	Harn Harn	HPLC GC-MS	
2,3,7,8-Tetrachlordibenzo-p-dioxin	2,3,7,8-Tetrachlordibenzo-p-dioxin	Blut	GC-MS	

[1] NDELA ist ein Vertreter der Gruppe der im Harn ausgeschiedenen Nitrosaminmetabolite, dem jedoch eine Indikatorfunktion zukommt.
[2] EKA-Wert bei einer äußeren Belastung von 50 µg/m^3 (alter MAK-Wert).
[3] Abkürzungen

GC: Gaschromatographie
GC-ECD: Gaschromatographie-Elektroneneinfangdetektor
GC-MS: Gaschromatographie-Massenspektrometrie
GC-FID: Gaschromatographie-Flammenionisationsdetektor
GF-AAS: Gasflammenphotometrie-Atomabsorptionssepektrometrie
HPLC: Hochdruckflüssigkeitschromatographie

G 41 Arbeiten mit Absturzgefahr

Bearbeitung: Ausschuß ARBEITSMEDIZIN, Arbeitsgruppe „Arbeiten mit Absturzgefahr", Arbeitsmedizinischer Dienst der Bau-Berufsgenossenschaft Hannover, Zentrum Braunschweig

1 Anwendungsbereich
Dieser Grundsatz gibt Anhaltspunkte für gezielte arbeitsmedizinische Vorsorgeuntersuchungen, um Gesundheitsstörungen (insbesondere Gleichgewichtsstörungen), die zu einer erhöhten Absturzgefahr führen können (siehe 6.1), frühzeitig zu erkennen.
Hinweise für die Auswahl des zu untersuchenden Personenkreises geben die Auswahlkriterien für die arbeitsmedizinische Vorsorge (ZH 1/600.41).

2 Untersuchungsarten

2.1 Erstuntersuchung
vor Aufnahme einer Tätigkeit mit Absturzgefahr

2.2 Nachuntersuchungen
während dieser Tätigkeit

2.3 Nachgehende Untersuchungen
entfällt

3 Erstuntersuchung

3.1 Allgemeine Untersuchung

3.1.1 Feststellung der Vorgeschichte
(allgemeine Anamnese, Arbeitsanamnese, Beschwerden)
– Herzrhythmusstörungen, Herzinsuffizienz, Zustand nach Herzinfarkt
– Kopf-Hals-Trauma, Verkehrs-, Arbeits-, Sport-, Hausunfall
– Nierenerkrankungen
– Diabetes mellitus
– Neurologische Erkrankungen (z. B. Anfallsleiden)

- Psychiatrische Erkrankungen
- Pharmaka oder Genußmittel, Medikamente mit sedativer (Neben-)Wirkung, Diuretica, aminoglycosidische Antibiotika, Antivertiginosa, Alkohol, Suchtmittel
- Sehstörungen: Unschärfe, Doppelbilder, Bewegungseindrücke, Blindheit
- Schwindelsymptome: Schwankschwindel, Liftgefühl, Drehgefühl, Fallneigung, Schwarz-Werden-vor-Augen, Unsicherheit
- Vegetative Symptome: Schweißausbruch, Übelkeit, Würgen, Erbrechen, Kollaps
  - Auslösung: Kinetose-Schiff, Flugzeug, Bahn, Auto, Kopfdrehen, Bücken, Aufstehen, Blickwendung
  - Dauer der Beschwerden: seit Stunden, seit Tagen, seit Wochen, seit Monaten, seit Jahren, seit Jahrzehnten
  - Dauer des einzelnen Anfalls: 1 bis 2 Sekunden, Minuten, Stunden, Tage, Wochen, Monate, langdauernd gleichmäßig, an- und abschwellend andauernd
- Ohrensymptome: Ohrensausen, Hörverminderung, Taubheit, Zustand nach Ohr-Operation
- Zeichen sonstiger Hirnnerven-Störungen:
  - Geruch: Anosmie, Parosmie
  - Geschmack: Ageusie, Parageusie
  - Trigeminuszeichen
  - Facialisparese: peripher
    zentral

3.1.2 Untersuchung im Hinblick auf die Tätigkeit
besonders zu achten auf Gleichgewichts- und Bewußtseinsstörungen sowie Störungen des Bewegungsapparates

3.1.3 Urinstatus
(Mehrfachteststreifen: Eiweiß, Zucker, Gallenfarbstoffe, Blut)

3.2 Spezielle Untersuchung

3.2.1 erforderlich
- Prüfung der Kopf-Körper-Gleichgewichtsfunktion unter Einschluß des Stehversuches nach Romberg und des Tretversuches nach Unterberger/Fukuda (jeweils 1 Minute) – nach Möglichkeit mit fotooptischer Aufzeichnung durch Cranio-Corpo-Graphie (CCG)
- Überprüfung des Sehvermögens
- Überprüfung des Hörvermögens
- EKG
- Ergometrie (siehe Anhang 2, Leitfaden „Ergometrie"), ab 40. Lebensjahr bzw. bei erheblich körperlich belastender Tätigkeit und/oder in unklaren Fällen

3.2.2 erwünscht
- Stoffwechseluntersuchungen (Blutzucker, γ-GT, Kreatinin)
- kleines Blutbild

3.2.3 bei unklaren Fällen
- z. B. Verdacht auf Dissimulation bzw. psychogenen Schwindel fünffaches CCG mit jeweils einminütigen Intervallen

3.2.4 bei entsprechenden Befunden können weiterführende Untersuchungen durch Ärzte des jeweils in Frage kommenden Gebietes angezeigt sein
- Psychiatrische oder neurologische Untersuchung
- Neurootologische Nystagmus-Untersuchung mit Hilfe des Elektronystagmogrammes zur Feststellung der monauralen und/oder monokulären Reaktionsleistung, wenn Schwindelbeschwerden bei unauffälligem CCG bestehen

3.3 Arbeitsmedizinische Kriterien

3.3.1 gesundheitliche Bedenken

3.3.1.1 dauernde gesundheitliche Bedenken
Personen mit
- Tretversuchs-Lateralschwankungen ab 20 cm oder einer Seitenabweichung weiter als 80° nach rechts oder 70° nach links
- Stehversuchs-Längsschwankungen ab 12 cm und/oder Stehversuchs-Querschwankungen ab 10 cm
- chronischen Schwindelanfällen mit schweren elektronystagmographisch nachweisbaren vestibulooculären oder retinooculären Augenbewegsstörungen

(Wegen der besonderen Beschaffenheit des menschlichen Gleichgewichtsfunktionssystems besteht die Möglichkeit des Ausgleichs einer Störung. In besonders gelagerten Fällen kann daher eine erneute Überprüfung in einjährigem Abstand angezeigt sein. Nach vier Jahren ist eine Besserung in der Regel nicht mehr zu erwarten.)

Personen mit
- erheblicher Einschränkung der Beweglichkeit, Verlust oder Herabsetzung der groben Kraft einer für die Durchführung der Tätigkeit wichtigen Gliedmaße
- Erkrankungen oder Veränderungen des Herzens oder des Kreislaufs mit Einschränkung der Leistungs- oder Regulationsfähigkeit, Blutdruckveränderungen stärkeren Grades, Zustand nach Herzinfarkt

- Anfallsleiden jeglicher Ursache
- Stoffwechselkrankheiten, insbesondere medikamentös zu behandelnder Diabetes mellitus
- Störungen der Drüsen mit innerer Sekretion, insbesondere der Schilddrüse, der Epithelkörperchen oder der Nebennieren
- Sehvermögen unter 0,5-1,0; 0,7-07, mit oder ohne Sehhilfe
- Einschränkungen des normalen Gesichtsfeldes beiderseits bei orientierender Prüfung ohne Gerät
- Hörvermögen unter 3 m Umgangssprache beiderseits
- Gemüts- oder Geisteskrankheiten, auch wenn diese abgeklungen sind, jedoch ein Rückfall nicht hinreichend sicher ausgeschlossen werden kann, abnormer Wesensart oder abnormen Verhaltensweisen erheblichen Grades, Schwachsinn
- Alkohol-, Suchtmittel-, Medikamenten-Abhängigkeit

3.3.1.2 befristete gesundheitliche Bedenken
Personen mit den unter 3.3.1.1 genannten Erkrankungen oder Funktionsstörungen, soweit eine Wiederherstellung oder ausreichende Besserung zu erwarten ist
(Klammerzusatz in 3.3.1.1. beachten)

3.3.2 keine gesundheitlichen Bedenken unter bestimmten Voraussetzungen
Personen mit den unter 3.3.1.1 genannten Erkrankungen oder Funktionsstörungen, wenn unter Berücksichtigung besonderer Voraussetzungen – z. B. verkürzte Nachuntersuchungsfristen, spezifische Auflagen – nicht zu befürchten ist, daß sie sich selbst oder Dritte gefährden

3.3.3 keine gesundheitlichen Bedenken
alle anderen Personen, soweit kein Beschäftigungsverbot besteht (siehe 6.3.3)

4 Nachuntersuchungen

4.1 Nachuntersuchungsfristen

4.1.1 erste und weitere Nachuntersuchungen
bis zum 25. Lebensjahr	36 Monate
vom 25. bis zum 50. Lebensjahr	24–36 Monate
über dem 50. Lebensjahr	12–15 Monate

4.1.2 **vorzeitige Nachuntersuchung**
- nach mehrwöchiger Erkrankung oder körperlicher Beeinträchtigung, die Anlaß zu Bedenken gegen eine Weiterbeschäftigung gibt
- nach ärztlichem Ermessen in Einzelfällen (z. B. bei befristeten gesundheitlichen Bedenken)
- auf Wunsch eines Arbeitnehmers, der gesundheitliche Bedenken gegen die Fortführung seiner Tätigkeit mit Absturzgefahr hat
- wenn Hinweise auftreten, die aus anderen Gründen Anlaß zu Bedenken gegen eine Weiterbeschäftigung geben

4.2 **Allgemeine Untersuchung**

4.2.1 **Zwischenanamnese (einschließlich Arbeitsanamnese)**
siehe 3.1.1

4.2.2 **Untersuchung im Hinblick auf die Tätigkeit**
besonders zu achten auf Gleichgewichts- und Bewußtseinsstörungen sowie Störungen des Bewegungsapparates

4.2.3 **Urinstatus**
siehe 3.1.3

4.3 **Spezielle Untersuchung**
siehe 3.2

4.4 **Arbeitsmedizinische Kriterien**
siehe 3.3

5 **Nachgehende Untersuchungen**
entfällt

6 **Ergänzende Hinweise**

6.1 **Menschliches Gleichgewicht**
Das menschliche Gleichgewicht findet seine Orientierung im Raum mittels der Schwerkraftinformation über die Vestibularisrezeptoren in beiden Innenohren, mittels der visuellen Umweltinformation über beide Augen und schließlich durch die propriozeptiv wahrgenommene Stellungsregelung des Körpers. Das Zusammenspiel dieser drei Sinne nennt man auch die Gleichgewichtstrias. Die Ebenen des Vestibularsystems sind optimal horizontal und vertikal eingestellt, wenn Kopf und Blick 30 Grad nach vorne geneigt sind. Dann ist ein etwa 3

Meter vor dem normalen Erwachsenen auf der Ebene liegender Punkt der visuelle Stabilisierungspunkt.

6.2 Vorkommen und Gefahrenquellen

Erhöhte Absturzgefahr ist insbesondere für die untengenannten oder mit ihnen vergleichbaren Betriebsarten, Arbeitsplätze oder Tätigkeiten anzunehmen.
- Freileitungen und Fahrleitungen
- Antennenanlagen
- Brücken, Masten, Türme, Schornsteine
- Flutlichtanlagen
- Auf- und Abbau freitragender Konstruktionen (z. B. Montage im Stahlbau, Stahlbetonfertigteilbau, Holzbau)
- Schächte und Blindschächte im Bergbau
- Gerüstbauarbeiten

Bei diesen Tätigkeiten kommt es vor, daß Versicherte beim Standortwechsel kurzzeitig nicht durch Sicherheitsgeschirre gegen Absturz geschützt sind. Dabei würde sich die Absturzgefahr für die Versicherten erheblich erhöhen, die die in 3.3.1.1 genannten Erkrankungen oder Funktionsstörungen aufweisen.

Eine erhöhte Absturzgefahr ist an den obengenannten Arbeitsplätzen nicht anzunehmen, wenn Versicherte durch technische Maßnahmen (Geländer, Seitenschutz, Wände usw.) oder Sicherheitsgeschirre ständig gesichert sind. Erhöhte Absturzgefahr ist außerdem nicht anzunehmen, wenn Versicherte aufgrund von Unfallverhütungsvorschriften keiner Sicherung bedürfen.

6.3 Rechtsgrundlagen

6.3.1 Rechtsgrundlagen für spezielle arbeitsmedizinische Vorsorgeuntersuchungen

§ 7 UVV „Arbeitsmedizinische Vorsorge" (VBG 100)
§ 11 Arbeitsschutzgesetz (ArbSchG)

6.3.2 Berufskrankheit
entfällt

6.3.3 Beschäftigungsverbote
§ 22 Jugendarbeitsschutzgesetz (JArbSchG) i.d.F. vom 24.2.97 (BGBl. I S. 311)

6.4 **Bemerkungen**
Mit Hilfe der Cranio-Corpo-Graphie (CCG), einem fotooptischen Aufzeichnungsverfahren der Kopf- und Schulterbewegungen auf einem Sofortbild mit eingeblendetem oder überlagertem Normbereich, läßt sich die Kopf-Körper-Schwankung objektiv und quantitativ registrieren und unmittelbar auswerten.
Der aufrecht stehende bzw. tretende oder schreitende Mensch zeichnet sich durch Bewegungsmuster von Kopf und Schulter aus. Diese Bewegungsmuster kommen unter dem unmittelbaren Einfluß des Gleichgewichtsapparates zustande. Durch Leuchtmarken können diese funktionellen Bewegungsmuster in Leuchtspuren umgesetzt und fotografisch aufgezeichnet werden. Um die visuelle Orientierung auszuschalten, soll der Untersuchte die Augen schließen oder – noch besser – während des Versuches eine Maske vor den Augen tragen. Unter den zahlreichen Meßparametern haben sich zwei als besonders aussagekräftig erwiesen. Diese klinisch bedeutsamen Auswerteparameter sind die Lateralschwankungsbreite des Körpers während jedes einzelnen Schrittes (seitliches Hin- und Herschwanken des Körpers während jedes einzelnen Schrittes) und die anguläre Deviation während des Tretens von 80 Schritten auf der Stelle (Seitenabweichung von der Geradeausrichtung).

6.5. **Literatur**
BREYER, A., CLAUSSEN, C. F., GLÜCK, W., KEMPF, H.: Die Untersuchung der optischen Horizontaleinstellung bei Freileitungsmonteuren. Verhlg. Gesellschaft für Neurootologie und Aequilibriometrie e.V. (GNA) Bd. 8, 1981
CHOSSY, A. von: Gerüstunfälle, Zbl. Arbeitsmed. 1970/9, 268–272
CLAUSSEN, C. F.: Schwindel, ein Leitfaden für Klinik und Praxis, 225, S.; Hamburg und Neu-Isenburg: Edition Medicine u. Pharmacie, 1981
CLAUSSEN, C. F.: Über die Objektivierung von normalem, simuliertem und gestörtem Gleichgewichtsverhalten mittels der Cranio-Corpo-Graphie. Verhlg. Dt. Ges. Arbeitsmed. 15, 1975, 155
CLAUSSEN, C. F.: Gleichgewichtsprüfungen und Arbeitsmedizin. Verhlg. GNA Bd. 8, 1981, 107-150
CLAUSSEN, C. F.: Epidemiologische und arbeitsmedizinische Erkenntnisse zur Entwicklung eines Berufsgenossenschaftlichen Grundsatzes „Absturzgefahr". In: Schriftenreihe des Hauptverbandes der gewerblichen Berufsgenossenschaften, Arbeitsme-

dizinisches Kolloquium des Hauptverbandes der gewerblichen Berufsgenossenschaften am 15. Mai 1981 in Berlin, Seiten 41–63

GLÜCK, W., CLAUSSEN, C. F., KEMPF, H., BREYER, A.: Cranio-Corpo-Graphische Untersuchungen des Kopf-Körper-Gleichgewichts bei Hochleitungsmonteuren. Verhlg. D. GNA Bd. 8, 1981

G 42 Tätigkeiten mit Infektionsgefährdung

Bearbeitung: Ausschuß ARBEITSMEDIZIN, Arbeitskreis 5 „Infektionsgefährdung", Berufsgenossenschaft für Gesundheitsdienst und Wohlfahrtpflege, Hamburg (Redaktionsschluss: Juni 2002)

Vorbemerkung
Dieser Grundsatz gliedert sich in 2 Teile:
Der **Elementarteil** beinhaltet den Umfang der Basisuntersuchungen einschließlich der arbeitsmedizinischen Beurteilungskriterien und der Beratung zum Schutz vor Infektionskrankheiten, die für alle Tätigkeiten mit Infektionsgefährdung anzuwenden sind.
Der **spezielle Teil** beinhaltet darüber hinaus erregerspezifische Hinweise.

Elementarteil

1 **Anwendungsbereich**
Diese Grundsätze geben Anhaltspunkte für gezielte arbeitsmedizinische Vorsorgeuntersuchungen bei beruflicher Exposition gegenüber Erregern, die zu Infektionskrankheiten führen können.
Die Vorsorgeuntersuchungen sollen dazu beitragen, gesundheitliche Beeinträchtigungen, die durch Infektionserreger entstehen können, frühzeitig zu erkennen oder zu verhindern.
Hinweise für die Auswahl des zu untersuchenden Personenkreises und den Untersuchungsumfang geben die Auswahlkriterien für die spezielle arbeitsmedizinische Vorsorge.
(BGI 504-42)

2 **Untersuchungsarten**

2.1 **Erstuntersuchung**
vor Aufnahme einer Tätigkeit an Arbeitsplätzen mit Infektionsgefährdung

2.2 Nachuntersuchungen
- während dieser Tätigkeiten
- letzte Nachuntersuchung (siehe 4.1.4)

2.3 Nachgehende Untersuchungen
entfällt

3 Erstuntersuchung

3.1 Allgemeine Untersuchung

3.1.1 Feststellung der Vorgeschichte
Allgemeine Anamnese, Impfanamnese, Arbeitsanamnese, früher durchgemachte oder bestehende Infektionen oder Infektionskrankheiten. Besonders ist zu achten auf immunologisch bedingte oder das Immunsystem nachhaltig schwächende Erkrankungen oder therapeutische Maßnahmen

3.1.2 Untersuchung im Hinblick auf die Tätigkeit
- allgemeine körperliche Untersuchung
- Urinstatus (Mehrfachteststreifen, bei Indikation: Sediment)
- Blutsenkungsgeschwindigkeit
- Blutstatus (Hämoglobin, Erythrozyten, Leukozyten)
- γ-GT, SGPT
- Blutzucker

3.2 Spezielle Untersuchung
je nach Erreger, siehe spezieller Teil

3.3 Arbeitsmedizinische Kriterien

3.3.1 gesundheitliche Bedenken

3.3.1.1 dauernde gesundheitliche Bedenken
Personen mit
- dauernd verminderter Immunabwehr
z. B. bei
  - chronischen (angeborenen oder erworbenen) Erkrankungen, die die Abwehrmechanismen des Körpers nachhaltig schwächen
  - einer veränderten Abwehrlage infolge Behandlung mit Immunsuppressiva, Zytostatika, ionisierenden Strahlen usw.
  - systemischer Dauerbehandlung mit Kortikosteroiden oder Antibiotika, die die Abwehrmechanismen des Körpers nachhaltig schwächen

– chronischen, therapieresistenten Handekzemen, die die Schutzfunktion der Haut gegenüber Infektionserregern nachhaltig beeinträchtigen

3.3.1.2 befristete gesundheitliche Bedenken
Personen mit
– vorübergehend verminderter Immunabwehr
z. B. bei
  – Infektionskrankheiten
  – systemischer Behandlung mit Kortikosteroiden
– akuten Handekzemen, die die Schutzfunktion der Haut gegenüber Infektionserregern beeinträchtigen

3.3.2 keine gesundheitlichen Bedenken unter bestimmten Voraussetzungen
Bei weniger ausgeprägten Erkrankungen (im Sinne einer verminderten Immunabwehr) soll der untersuchende Arzt prüfen, ob unter bestimmten Voraussetzungen (verbesserte Arbeitsplatzbedingungen, Verwenden besonderer persönlicher Schutzausrüstung, verkürzte Nachuntersuchungsfristen usw.) eine Beschäftigung oder Weiterbeschäftigung vertretbar ist

3.3.3 keine gesundheitlichen Bedenken
alle anderen Personen, soweit keine Beschäftigungsbeschränkungen bestehen (siehe 6.6.3)

4 Nachuntersuchungen

4.1 Nachuntersuchungsfristen

4.1.1 erste Nachuntersuchung
vor Ablauf von 12 Monaten

4.1.2 weitere Nachuntersuchungen
vor Ablauf von 36 Monaten

4.1.3 vorzeitige Nachuntersuchung
– nach schwerer oder längerer Erkrankung, die Anlaß zu Bedenken gegen eine Weiterbeschäftigung geben könnte
– nach Verletzungen mit der Möglichkeit des Eindringens von Infektionserregern
– nach ärztlichem Ermessen in Einzelfällen (z. B. bei befristeten gesundheitlichen Bedenken)
– auf Wunsch eines Versicherten, der einen ursächlichen Zusammenhang zwischen seiner Erkrankung und seiner Tätigkeit am Arbeitsplatz vermutet

4.1.4 letzte Nachuntersuchung
bei Beendigung einer Tätigkeit mit Infektionsgefährdung (siehe 4.4)

4.2 Allgemeine Untersuchung

4.2.1 Zwischenanamnese
siehe 3.1.1

4.2.2 Untersuchung im Hinblick auf die Tätigkeit
siehe 3.1.2

4.3 Spezielle Untersuchung
siehe 3.2

4.4 Letzte Nachuntersuchung
– bei Beendigung einer Tätigkeit mit Infektionsgefährdung
– Umfang wie Erstuntersuchung (siehe 3.1 und 3.2)
– Beratung zur möglichen Krankheitsmanifestation nach Beendigung der Inkubationszeit

4.5 Arbeitsmedizinische Kriterien
siehe 3.3

5 Nachgehende Untersuchungen
entfällt

6 Ergänzende Hinweise

6.1 Beratung zum Schutz vor Infektionen/Infektionskrankheiten
– Information über direkte und indirekte Übertragungswege (Kontakt-, Tröpfchen-, Schmierinfektion)
– Hygienemaßnahmen
– Persönliche Schutzausrüstung (zusätzlich zur Dienstkleidung)
  – Hautschutz
  – Handschuhe
  – (flüssigkeitsdichte) Schürzen
  – Kittel
  – Augenschutz
  – Mundschutz
  – Atemschutz
  – Partikelfiltermaske (FFP2)
– Immunisierung (aktiv, passiv, Kontraindikationen, Impfkalender, Anspruch auf Versorgung im Impfschadensfall)
– Sofortmaßnahmen bei Unfällen

6.2 Vorkommen und Gefahrenquellen
siehe spezieller Teil

6.3 Aufnahme
siehe spezieller Teil

6.4 Wirkungsweise
siehe spezieller Teil

6.5 Krankheitsbild
siehe spezieller Teil

6.6 Rechtsgrundlagen

6.6.1 Rechtsgrundlage für spezielle arbeitsmedizinische Vorsorgeuntersuchungen
§ 3 UVV „Arbeitsmedizinische Vorsorge" (VBG 100) Anlage 1 LBG 1.2 „Sicherheitstechnische und arbeitsmedizinische Betreuung und spezifische arbeitsmedizinische Vorsorge bei besonderer Gesundheitsgefährdung am Arbeitsplatz".
Biostoffverordnung – BiostoffV (in Vorbereitung)

6.6.2 Berufskrankheit
§ 9 Abs. 1 Siebtes Buch Sozialgesetzbuch (SGB VII)
Nr. 3101 der Anlage zur Berufskrankheitenverordnung (BKV) „Infektionskrankheiten, wenn der Versicherte im Gesundheitsdienst, in der Wohlfahrtspflege oder in einem Laboratorium tätig oder durch eine andere Tätigkeit der Infektionsgefahr in ähnlichem Maße ausgesetzt war"
Nr. 3102 der Anlage zur Berufskrankheitenverordnung (BKV) „Von Tieren auf Menschen übertragbare Krankheiten"
Nr. 3103 der Anlage zur Berufskrankheitenverordnung (BKV) „Wurmkrankheiten der Bergleute, verursacht durch Ankylostoma duodenale oder Strongyloides stercoralis"
Nr. 3104 der Anlage zur Berufskrankheitenverordnung (BKV) „Tropenkrankheiten, Fleckfieber"
Sofern die Tatbestandsmerkmale der Berufskrankheit nicht erfüllt sind, ist an die Möglichkeit des Arbeitsunfalles i.S. des § 8 Abs. 1 SGB VII zu denken.

6.6.3 Beschäftigungsbeschränkungen
§ 22 Jugendarbeitsschutzgesetz (JArbSchG) in der Fassung vom 24.02.1997 (BGBl. I S. 311)
§ 19 UVV „Gesundheitsdienst" (VBG 103)

G 42

§ 4 Mutterschutzgesetz (MuSchG) in der Fassung vom 17. Januar 1997 (BGBl. I S. 21) in Verbindung mit §§ 3 bis 5 Verordnung zur ergänzenden Umsetzung der EG-Mutterschutz-Richtlinie (MuSchRiV) vom 15.04.1997 (BGBl. I S. 782)

6.7 Literatur

6.7.1 Bücher

BRANDIS-KÖHLER-EGGERS-PULVERER (Hrsg.): Lehrbuch der Medizinischen Mikrobiologie, Stuttgart-Jena-New York: Gustav Fischer Verlag, 1994, 2. Aufl.
HAHN-FALKE-KLEIN (Hrsg.): Medizinische Mikrobiologie 7, Auflage, Berlin-Heidelberg-New York: Springer Verlag, 1994
KAYSER-BIENZ-ECKERT-Lindenmann (Hrsg.): Medizinische Mikrobiologie, Stuttgart-New York: Georg Thieme Verlag
WERNER (Hrsg.): Medizinische Mikrobiologie, Berlin-New York: De Gruyter Verlag, 1992
HOFMANN (Hrsg.): Infektiologie; Diagnostik; Therapie; Prophylaxe; Handbuch; Atlas für Klinik und Praxis. Loseblatt Sammlung, Landsberg: ecomed-Verlag
HOFMANN-TILLER: Infektiologie in Stichworten, Landsberg: ecomed-Verlag, 1993
MAAS-STÜCK: Virushepatitis A bis E, Diagnose, Therapie, Prophylaxe, Marburg: Kilian-Verlag, 1994
MAAS: Impfreaktionen, Impfkomplikationen in Kongressberichte des Deutschen Grünen Kreuzes, 40 Jahre DVV, Marburg: Kilian-Verlag, 1995
MAIER – WHO (Hrsg.): Hepatitis-Hepatitisfolgen, 4. überarbeitete und erweiterte Auflage, Stuttgart-New York: Georg Thieme Verlag, 1995
Reisen und Gesundheit (1995), Impfbestimmungen und Gesundheitsratschläge, Marburg: Kilian-Verlag, 1995

6.7.2 Zeitschriften

– Epidemiologisches Bulletin
Robert Koch-Institut, Stresemannstr. 90-102, 10963 Berlin
– Schriftenreihe des Deutschen Zentralkomitees zur Bekämpfung der Tbc
III. Med. Universitätsklinik, Langenbeckstr., 55131 Mainz

6.7.3 Merkblätter
Robert Koch-Institut
Brucellose
Echinokokkose
Frühsommer-Meningoenzephalitis (FSME)
Hepatitis C
Keuchhusten
Legionellose
Lyme-Borreliose
Masern
Paratyphus
Röteln
Salmonellen
Scharlach
Tollwut
Typhus (Typhus abdominalis) und Paratyphus
HIV Infektion/Aids
Virushepatitis
Empfehlungen für die Wiederzulassung in Schulen und sonstigen Gemeinschaftseinrichtungen
zu beziehen über   Deutscher Ärzte-Verlag GmbH
   Dieselstr. 2
   50859 Köln

Hauptverband der gewerblichen Berufsgenossenschaften
– Merkblatt „Empfehlungen zur Hepatitis-A-Prophylaxe", ZH 1/192
– Sichere Biotechnologie „Viren", ZH 1/344
– Sichere Biotechnologie „Parasiten", ZH 1/345
– Sichere Biotechnologie „Bakterien", ZH 1/346
zu beziehen über   Carl Heymanns-Verlag
   Luxemburger Str. 449
   50939 Köln

Berufsgenossenschaft für Gesundheitsdienst und Wohlfahrtspflege (BGW)
– Merkblatt M 612: Aids, Informationen für Versicherte, im Gesundheitsdienst, im Rettungs- und Sanitätsdienst
– Merkblatt M 613: Aktive Immunisierung gegen Hepatitis B
– Merkblatt M 614: Arbeitsmedizinische Vorsorgeuntersuchungen im Gesundheitsdienst (Krankenhaus)
– Merkblatt M 615: Arbeitsmedizinische Vorsorgeuntersuchungen im Gesundheitsdienst (Praxen der Ärzte und Zahnärzte)

- Merkblatt M 616: Arbeitsmedizinische Vorsorgeuntersuchungen im Gesundheitsdienst (Tierärztliche Praxen und Kliniken)
- Merkblatt M 617: Arbeitsmedizinische Vorsorgeuntersuchungen im Gesundheitsdienst (Praxen und Therapeuten)
- Merkblatt M 618: Arbeitsmedizinische Vorsorgeuntersuchungen im Gesundheitsdienst (Hauskrankenpflege)
- Merkblatt M 619: Arbeitsmedizinische Vorsorgeuntersuchungen im Gesundheitsdienst (Altenpflegeheim)
zu beziehen über BGW
Pappelallee 35–37
22089 Hamburg

6.8 Referenzzentren
- Deutsche Vereinigung zur Bekämpfung der Viruskrankheiten e.V. (DVV), Postfach 3809, 48021 Münster
- Nationales Referenzzentrum für Hepatitis A, Max von Pettenkofer-Institut der Universität München, Pettenkoferstr. 9a, 80336 München
- Nationales Referenzzentrum für Hepatitis B, Hygiene-Institut der Universität, Abt. Medizinische Mikrobiologie, Kreuzbergring 57, Göttingen
- Aids-Zentrum des Robert Koch-Instituts, Stresemannstr. 90–102, Berlin
- Ständige Impfkommission (STIKO) beim Robert Koch-Institut, Stresemannstr. 90–102, 10963 Berlin

Spezieller Teil

Inhaltsverzeichnis
1.	Brucellosen	528
2.	Chlamydien-Infektionen	529
3.	Diphtherie	531
4.	Echinokokkose	532
5.	Epstein-Barr-Virus-Infektionen	534
6.	Erysipeloid (Rotlauf)	535
7.	Frühsommer-Meningoenzephalitis (FSME)	536
8.	Helicobacter-Infektionen	538
9.	Hepatitis A-Infektionen	539
10.	Hepatitis B-Infektionen	541
11.	Hepatitis C-Infektionen	543
12.	Hepatitis D-Infektionen	545
13.	Hepatitis E-Infektionen	546
14.	Hepatitis G-Infektionen	547
15.	Herpes simplex-Virusinfektionen	548

16. HIV-Infektionen (AIDS)	549
17. Keuchhusten (Pertussis)	552
18. Legionellose	554
19. Leptospirose	555
20. Lyme-Borreliose	556
21. Masern (Morbilli)	558
22. Meningokokken-Infektionen	559
23. Milzbrand (Anthrax)	560
24. Mumps	562
25. Mykoplasmen-Infektionen	563
26. Parvovirus B19-Infektionen (Ringelröteln)	564
27. Poliomyelitis	566
28. Poxvirus-Infektionen	567
29. Q-Fieber	568
30. Röteln	570
31. Rotavirus-Infektionen	571
32. Salmonella typhi-Infektionen	572
33. (Transmissible) spongiforme Enzephalopathien (TSE)	573
34. Streptokokken-Infektionen	575
35. Tetanus	576
36. Tollwut (Rabies)	578
37. Tuberkulose	582
38. Virusbedingtes hämorrhagisches Fieber Ebolavirus-Infektionen	583
39. Virusbedingtes hämorrhagisches Fieber Hantavirus-Infektionen	584
40. Virusbedingtes hämorrhagisches Fieber Lassa-Fieber und verwandte Erkrankungen	585
41. Virusbedingtes hämorrhagisches Fieber Marburgvirus-Krankheit	587
42. Windpocken (Herpes zoster)	588
43. Zytomegalie	589

G 42

1. Brucellose

1 Erreger
a) Brucella-Spezies, gramnegative kokkoide Stäbchen
b) Br. abortus (Bangsche Krankheit, Ziegen- bzw. Schafbrucellose),
c) Br. melitensis (Maltafieber),
d) Br. suis (Schweinebrucellose),
e) Br. canis (Hundebrucellose).

2 Vorkommen
Allgemein
Weltweit, in enger Verbindung mit dem Auftreten von Tierbrucellosen, gehäuft in einigen Ländern Westeuropas und des Mittelmeerraums (Br. abortus vor allem Mittel- und Nordeuropa).

Berufliches Vorkommen
Bei Personen in der Fleischverarbeitung, bei Abdeckern, Schäfern, Landwirten, Tierärzten, Tierpflegern, Melkern, Molkereiarbeitern, Laborpersonal, Jägern, Besamungstechnikern. Einstufung nach EG-Richtlinie 90/679/EWG, Gruppe 3.

3 Übertragungsweg/ Immunität
Ansteckung durch Kontakt zu Sekreten/ Exkreten infizierter Tiere über verletzte Haut oder Schleimhaut sowie durch Genuß kontaminierter, nicht pasteurisierter Milchprodukte, aerogene Infektion möglich; jahre- bis jahrzehntelange Immunität.

4 Krankheitsbild
Inkubationszeit 6 bis 21 Tage (B. melitensis: bis 3 Monate); bis 90% subklinisch; Prodromi mit Kopf-, Gelenk- und Muskelschmerzen, gastrointestinalen Störungen, mäßigem Fieber; mit Beginn des Generalisationsstadiums Fieber mit Maxima um 40 °C (undulierend oder Kontinua), Rückfälle in 5% bis zu 2 Jahren nach Krankheitsbeginn; chronischer Verlauf > 2 Jahre mit Hepatosplenomegalie, Lymphadenitis, gelegentlich Hepatitis mit Ikterus, Hämorrhagien, Orchitis, chronische Bronchopneumonie, Endokarditis, Meningoenzephalitis (Neurobrucellose).

5 Spezielle Untersuchungen
Zur Feststellung der Infektionsbereitschaft/Suszeptibilität, Krankheitsanamnese nicht ausreichend; Nachweis spezieller Antikörper zur Feststellung des Befalls; Erregernachweis aus Blut, Liquor, Urin, Gewebeproben.

6 Spezielle Beratung
Persönliche Schutzausrüstung bei aufgetretener Brucellose bzw. bei Verdacht. Impfstoffe in den USA und in Frankreich in Erprobung.

7 Ergänzende Hinweise
Namentliche Meldepflicht gem. § 7 Abs. 1 Infektionsschutzgesetz (IfSG) bei direktem oder indirektem Erregernachweis (akute Infektion).

2. Chlamydien-Infektionen

1 Erreger
Chlamydia-Spezies
a) C. trachomatis mit 15 Serotypen
b) C. psittaci
c) C. pneumoniae
Pleomorphe, unbewegliche, gramnegative, obligat intrazelluläre Bakterien.

2 Vorkommen
Allgemein
Weltweit, Erregerreservoir Mensch (bei C. trachomatis und C. pneumoniae) und Tier bei C. psittaci (Wild- und Nutzvögel).

Berufliches Vorkommen
Ornithose/Psittakose-Gefährdung bei Arbeitern in der Geflügelhaltung und verarbeitenden Geflügelindustrie, Tierpflegern und Tierärzten; C. pneumoniae im Gesundheitsdienst (Pädiatrie), in der Entwicklungshilfe; C. trachomatis überwiegend in der Ophthalmologie (Serovar A–C) und Gynäkologie (Serovar D–K).
Einstufung nach EG-Richtlinie 90/679 EWG, Gruppe 2.

3 Übertragungsweg/Immunität
a) C. trachomatis: Übertragung über infektiöses Augensekret durch Schmierinfektion, Serovar
D-K durch alle Formen sexuellen Kontaktes und unter der Geburt auf das Neugeborene, Chlamydien-Übertragung beim Lymphogranuloma venereum (LGV) ebenfalls sexuell, aber mit deutlich geringerer Frequenz;
b) C. psittaci: Zoonose, Erreger-Übertragung durch Kot infizierter Vögel (Staubinhalation), Weiterverbreitung Mensch zu Mensch ungewöhnlich, aber beschrieben;
c) C. pneumoniae: Tröpfcheninfektion Mensch zu Mensch.

G 42

4 Krankheitsbild
a) C. trachomatis-Serovar A-C: Inkubationszeit: Schleichender Beginn, ca. 1 bis 3 Wochen; Trachom, bilaterale chronisch-follikuläre Konjunktivitis mit Bildung von Pannus, Keratitis und Hornhautnarben, in 10 bis 20% zur Erblindung führend; Serotypen D–K 1.: Infektion des Urogenitaltraktes, nichtgonorrhoische Urethritis (NGU), Zervizitis-Salpingitis (pelvic disease), Einschlußkonjunktivitis, Pneumonie; Serotyp L 1–3: Lymphogranuloma venereum, inguinale Bubonenbildung mit Fieber, Schüttelfrost, Arthralgie und Fistelbildung.
b) C. psittaci: Ornithose, Psittakose; Inkubationszeit: 1-3 Wochen, als grippale Form (Fieber, Kopfschmerz, Myalgie) und atypische Pneumonie.
c) C. pneumoniae: Inkubationszeit: Wenige Tage; relativ mild verlaufende Pneumonien bei jungen Erwachsenen, untypische Atemwegserkrankungen bei Kindern (Bronchitis, Tracheobronchitis); als ätiologisches Agens für die Arteriosklerose diskutiert.

5 Spezielle Untersuchung
Zur Feststellung der Infektionsbereitschaft/Suszeptibilität; AK-Bestimmung (ELISA) nur in Ausnahmefällen bei klinischem Verdacht auf Chlamydien-Infektion; Erregernachweis durch PCR möglich.

6 Spezielle Beratung
Eine spezifische Prophylaxe existiert nicht, bei Erkrankung (Trachom) lokale Chemotherapie, ansonsten systemische Chemotherapie für alle Chlamydieninfektionen mit Doxycyclin für mindestens 3 Wochen, alternativ Erythromycin.

7 Ergänzende Hinweise
Namentliche Meldepflicht gem. § 7 Abs. 1 Infektionsschutzgesetz (IfSG) bei direktem oder indirektem Erregernachweis (nur C. psittaci/akute Infektion).

3. Diphtherie

1 Erreger
Corynebacterium diphtheriae (grampositives, nicht sporenbildendes Stäbchen).

2 Vorkommen
Allgemein
Vorwiegend in den Entwicklungsländern und Osteuropa, in Deutschland lokale Kleinepidemien wegen ungenügender Durchseuchungsrate; nur 40% der Erwachsenen sind ausreichend geschützt.

Berufliches Vorkommen
Gesundheitsdienst;
Einstufung nach EG Richtlinie 90/ 679/ EWG, Gruppe 2.

3 Übertragungsweg/ Immunität
Tröpfcheninfektion oder infizierte Gegenstände, keine lebenslange Immunität.

4 Krankheitsbild
Inkubationszeit 2 bis 5 Tage, mitunter langer Trägerstatus nach Infektion bzw. Erkrankung von bis dato gesunden Trägern im Rahmen anderer Infektionen; Verlauf unter dem Bild eines Lokalinfekts (Pharyngitis und Tonsillitis, leicht erhöhte Temperaturen, Ausbildung weißer Pseudomembranen, die zunächst nur auf den Tonsillen auftauchen und schließlich den gesamten Nasen-Rachenraum einnehmen; Ablösung nach einer Woche unter Entfieberung) oder einer toxischen Allgemeinerkrankung: gegen Ende des Lokalinfekts oder zu Beginn Allgemeinreaktion mit Myokarditis, Endokarditis, Nephrose, Metastasierung mit Bildung von Diphtherietoxin in verschiedenen befallenen Organen, eitrig-blutige Nasendiphterie bei Kleinkindern und Säuglingen wichtigste Komplikation; bei primär toxischem Verlauf in der Regel schwere Schäden wie Polyneuritis diphtherica, Letalität um 20%.

5 Spezielle Untersuchung
Zur Feststellung der Impfindikation/Suszeptibilität, Krankheits-/Impfanamnese nicht ausreichend, Impfbuchkontrolle erforderlich.

G 42

6 Spezielle Beratung
Präexpositionell: Grundimmunisierung bzw. Nachimpfung; *Exposition ohne Verdacht einer Diphtherieerkrankung:* nach Nasenrachenabstrich Abwägung einer Chemotherapie, ggf. Impfung; *Exposition mit Verdacht einer Diphtherieerkrankung:* Sofort 500 bis 1.000 Einheiten/kg Körpergewicht Diphtherie-Antitoxin, Penicillin hochdosiert über 7–10 Tage (Eradikation) bei bekannter Allergie Erythromycin; bei toxischem Verlauf bis 2.000 Einheiten Antitoxin, Absonderung des Erkrankten; ergänzend Penicillin G für 10 Tage.

7 Ergänzende Hinweise
Namentliche Meldepflicht gem. § 6 Abs. 1 Nr. 1 Infektionsschutzgesetz (IfSG) bei Krankheitsverdacht, Erkrankung, Tod und gem. § 6 Abs. 1 Nr. 3 (IfSG) bei Verdacht auf Impfschaden sowie gem. § 7 Abs. 1 (IfSG) bei direktem (toxinbildende Stämme) oder indirektem Erregernachweis (akute Infektion).
Nichtnamentliche Meldepflicht gem. § 6 Abs. 3 (IfSG) als Ausbruch bei gehäuftem Auftreten nosokomialer Infektionen, bei denen ein epidemischer Zusammenhang wahrscheinlich ist oder vermutet wird.
Anspruch auf Versorgung gem. § 60 IfSG im Impfschadensfall oder bei einer durch andere Maßnahmen der spezifischen Prophylaxe entstandenen gesundheitlichen Schädigung.
Wiederzulassung (Gemeinschaftseinrichtungen) nach 3 Abstrichen ohne Nachweis toxinbildender Stämme von C. diphtheriae, ebenso bei Ausscheidern sowie nicht antibiotisch behandelter Kontaktpersonen eine Woche nach letztem Kontakt.

4. Echinokokkose

1 Erreger
Echinococcus granulosus (Hundebandwurm), Echinococcus multilocularis (kleiner Fuchsbandwurm); Tierstamm Plathelminthen (Plattwürmer), Klasse Cestoden (Bandwürmer).

2 Vorkommen
Allgemein
Echinococcus granulosus weltweit, in Europa vor allem Mittelmeerländer, von dort stammen Fälle in Deutschland, Hund als Endwirt; Echinococcus multilocularis in nördlicher Hemisphäre, hierzulande endemisch in Süddeutschland (insbesondere der Raum der Schwäbischen Alb), Bayern, Rheinland-Pfalz, Westharz, Niedersachsen, Thüringen, Nordrhein-West-

falen, jährliche Inzidenz 0,18 bis 0,74/100.000 Einwohner in europäischen Endemiegebieten; Fuchs (Hund, Katze) als Endwirt.

Berufliches Vorkommen
Im Endemiegebiet für Förster, Waldarbeiter, Landschaftspfleger, Gerber, Präparatoren, Beschäftigte in Speziallaboratorien, Veterinärmedizin;
Einstufung nach EG-Richtlinie 90/ 679 EWG, Gruppe 3**.

3 **Übertragungsweg/Immunität**
Ausscheidung von Wurm mit Gliedern und Eiern durch Endwirte; perorale Infektion/Invasion des Menschen (Fehlwirt) infolge engen Kontaktes (Echinococcus granulosus) bzw. Tätigkeit in kontaminiertem Gelände (Echinococcus multilocularis); Eier in Lebensmitteln 3 bis 18 Monate infektiös; als Zwischenwirte auch Rind, Pferd, Schaf, Schwein (Echinococcus granulosus) bzw. Feld-, Wühlmaus, Bisamratte (Echinococcus multilocularis); keine Immunität.

4 **Krankheitsbild**
Inkubationszeit ca. 6 Monate bis mehrere Jahre; Ansteckungsfähigkeit besteht nicht, da Mensch Fehlwirt; im Fehl-/Zwischenwirt Larvenentwicklung; lympho-hämatogene Ausbreitung mit raumfordernden Prozessen, Leber (60%–75%), Lunge (15%–30%), Gehirn, Röhrenknochen, Wirbelsäule, Gallenwege; flüssigkeitsgefüllte Zyste (Echinococcus granulosus) bzw. infiltrierend tumorartige multiple (alveoläre) Blasenbildung (Echinococcus multilocularis); Oberbauchsymptomatik, Zwerchfellhochstand. Lungenechinokokkose: oft Zufallsbefund; große Zysten können aufgrund der Raumforderung zu Husten, thorakalen Schmerzen, Hämoptoe und Dyspnoe führen, Ruptur der Zyste möglich (in der Regel mit starken allergischen Reaktionen verbunden); in seltenen Fällen subpleurale Lungenzysten; meist Pleurabefall als Komplikation von Lungen- oder Leberechinokokkose; Hydropneumothorax; Letalität 7% (Echinococcus granulosus) bzw. 50 bis 90% (Echinococcus multilocularis).

5 **Spezielle Untersuchung**
Zur Feststellung der Infektionsbereitschaft/Suszeptibilität; bei Einsatz in Naturherdgebieten bzw. gefährdenden Arbeitsbereichen; zur Feststellung der humoralen Immunantwort unter Beachtung der Inkubationszeit; Krankheitsanamnese nicht ausreichend; bei Infektions-/Invasionsverdacht Nachweis Echinokokken-spezifischer Antikörper, je nach Labor (IIFT, IHAT, KBR.RAST), zur Artendifferenzierung ELISA.

G 42

6	**Spezielle Beratung** *Präexpositionell:* Schutzimpfung nicht möglich; *postexpositionell:* nach Endwirtkontakt (Fuchs, Hund, Katze) serologische Kontrolle (3, 6, 12 Monate) zur Früherkennung; Hunde aus Endemiegebieten behandeln lassen.
7	**Ergänzende Hinweise** Nichtnamentliche Meldepflicht gem. § 7 Abs. 3 Infektionsschutzgesetz (IfSG) bei direktem oder indirektem Erregernachweis.

5. Epstein-Barr-Virus-Infektionen

1	**Erreger** Epstein-Barr-Virus (EBV), DNA-Virus, Familie Herpesviridae.
2	**Vorkommen** *Allgemein* Infektiöse Mononukleose (Pfeiffersches Drüsenfieber) weltweit, hierzulande Durchseuchungsraten im jüngeren Erwachsenenalter 90 bis 95%, in Ländern mit niedrigem sozioökonomischem Status Bevölkerung bereits in früher Kindheit fast vollständig EBV-infiziert; EBV-assoziiertes Burkitt-Lymphom im Kindesalter; endemisch in Malariagebieten Afrikas (Inzidenz 10/100.000), Lateinamerikas, Neuguineas; spontan im Erwachsenenalter, Europa, Nordamerika; EBV-assoziiertes Nasopharynx-Karzinom (Schminckesches Lymphoepitheliom), in Südostasien (Inzidenz 10/100.000), in Europa selten, in Deutschland 4% aller bösartigen Tumoren; EBV-assoziierte B-Zell-Lymphome bei Immunsuppression. *Berufliches Vorkommen* Gesundheitsdienst, Gemeinschaftseinrichtungen für Kinder und Jugendliche (ohne Schulen), Altenheime, Einrichtungen für geistig Behinderte; Einstufung nach EG-Richtlinie 90/679/EWG, Gruppe 2.
3	**Übertragungsweg/ Immunität** Ausscheidung mit Speichel, Sperma, Vaginalsekret bei Erkrankten, u.U. lebenslang (20–30%); Weitergabe direkt (kissing disease), aerogen (Tröpfcheninfektion), über Transplantate, Transfusionen (EBV-haltige B-Lymphozyten); Gefahr nosokomialer Infektion; Pathogenese der Tumorentstehung nicht geklärt; dauerhafte Immunität, endogene Reaktivierung möglich.

4 Krankheitsbild
Inkubationszeit (infektiöse Mononukleose) ca. 10 bis 60 Tage bei Jugendlichen, 4 bis 8 Wochen bei Erwachsenen; Ansteckungsfähigkeit solange Virusausscheidung, Virusträgertum mit EBV-Persistenz in Parotis (B-Lymphozyten); Primärinfektion in Kindheit (unter 5 Jahre) selten (1:2.000), danach jede zweite apparent; Fieber, Pharyngitis, Tonsillitis, Lymphknotenschwellung (Pfeiffersches Drüsenfieber), vermehrte T-Lymphozyten (mononukleäre Zellen), seltener Hepatitis; als Komplikationen Pneumonie, Meningitis, Meningoenzephalitis, Myo-, Perikarditis, Glomerulonephritis, Polyradikulitis (Guillain-Barré-Syndrom); schwere Verläufe (70% Letalität) bei angeborenen und erworbenen Immundefekten; Embryopathien möglich, ebenso Reaktivierungen als Begleiterscheinung anderer Infektionen; Burkitt-Lymphom mit EBV-spezifischen Komponenten in Tumorzellen (Kofaktor); charakteristische Chromosomen-Translokation, B-Lymphozytenproliferation bei fehlerhaft umgelagerten Protoonkogenen; Schmincke-Tumor mit kofaktoriellen Umwelteinflüssen (Nahrungsbestandteile, mikrobiogene Substanzen); EBV-assoziierte B-Zell-Lymphome nach Cyclosporin A-Applikation (Organtransplantation), HIV-Infektion, genetisch bedingter Immunsuppression mit EBV-DNA in Tumorzellen (analog in Biopsien von Hodgkin-Lymphomen), hierbei fehlen B-Lymphozyten-typische Chromosomentranslokationen.

5 Spezielle Untersuchung
Nur bei Immunsupprimierten zur Feststellung der Infektionsbereitschaft/Suszeptibilität; Basisdiagnostik mit ELISA und IFT; bei positivem Ergebnis Differenzierung von frischen, abgelaufenen und reaktivierten Infektionen möglich.

6 Spezielle Beratung
Präexpositionell: derzeit Schutzimpfung nicht verfügbar; Subunit-Vakzine in Erprobung (Tiermodell); postexpositionelle Chemotherapie (Nukleosidanaloga) beeinflußt produktive Infektion, verringert nicht Anzahl der zirkulierenden B-Lymphozyten.

7 Ergänzende Hinweise
Namentliche Meldepflicht gem. § 6 Abs. 1 Nr. 5 Infektionsschutzgesetz (IfSG) bei Auftreten einer bedrohlichen Krankheit oder von mindestens zwei gleichartigen Erkrankungen, bei denen ein epidemischer Zusammenhang wahrscheinlich ist oder vermutet wird, wenn dies auf eine schwerwiegende Gefahr für die Allgemeinheit hinweist.

Nichtnamentliche Meldepflicht gem. § 6 Abs. 3 (IfSG) als Ausbruch bei gehäuften nosokomialer Infektionen, bei denen ein epidemischer Zusammenhang wahrscheinlich ist oder vermutet wird.

6. Erysipeloid

1 Erreger
Erysipelothrix rhusiopathiae, grampositive aerobe Stäbchen.

2 Vorkommen
Allgemein
Weltweit, sporadisch, in Mitteleuropa selten.

Berufliches Vorkommen
Beschäftigte in der fleisch- und fischverarbeitenden Industrie, Tierärzte, Metzger, Fischer, Fischhändler, Austernöffner; Einstufung nach EG-Richtlinie 90/679/EWG, Gruppe 2.

3 Übertragungsweg/Immunität
Inokulation der Erreger durch kleine Hautläsionen (Finger, Hände) beim Umgang mit infiziertem Tiermaterial; Dauer der Immunität nach Infektion nicht bekannt; Übertragung durch Flöhe fraglich.

4 Krankheitsbild
Inkubationszeit: 1 bis 4 Tage, Ansteckungsfähigkeit gering; Hauterysipeloid mild und lokal oder schwer und generalisiert, selten Arthritis der benachbarten Gelenke, sehr selten Septikämie mit Endokarditis nach enteraler Infektion durch infizierte Lebensmittel, dann hohe Letalität.

5 Spezielle Untersuchung
Bei Infektionsverdacht; kultureller Erregernachweis möglich durch Injektion von physiologischer Kochsalzlösung in den infizierten Hautbezirk und sofortiger Aspiration bzw. Blutkultur bei Sepsis und Arthritis.

6 Spezielle Beratung
Entfällt

7   **Ergänzende Hinweise**
    Namentliche Meldepflicht gem. § 6 Abs. 1 Nr. 5 Infektionsschutzgesetz (IfSG) bei Auftreten einer bedrohlichen Krankheit oder von mindestens zwei gleichartigen Erkrankungen, bei denen ein epidemischer Zusammenhang wahrscheinlich ist oder vermutet wird, wenn dies auf eine schwerwiegende Gefahr für die Allgemeinheit hinweist.

7. Frühsommer-Meningoenzephalitis (FSME)

1   **Erreger**
    Frühsommer-Meningoenzephalitis (FSME)-Virus, RNA-Virus, Familie Flaviviridae.

2   **Vorkommen**
    Allgemein
    Endemisch, Durchseuchungsrate in Süddeutschland ca. 5%; Gelbhalsmaus, Igel, Maulwurf und Zecke (Holzbock), unter 1% infiziert; Waldränder, Flußniederungen; saisonal von Mai bis September; Naturherdgebiete in Baden-Württemberg, Bayern, Österreich, Schweiz, einigen osteuropäischen, skandinavischen und Balkanländern.

    Berufliches Vorkommen
    Gärtner und Angehörige land- und forstwirtschaftlicher Berufe in Risikogebieten; Personal in FSME-Speziallaboratorien; andere Berufsgruppen bei Arbeiten an Wald- und Straßenrändern in niederer Vegatation.
    Einstufung nach EG-Richtlinie 90/679/EWG, Gruppe 3**.

3   **Übertragungsweg/Immunität**
    Durch Stich (Biß) blutsaugender infizierter Zecken, die sich von Büschen und Gräsern fallen lassen; seltene (aerogene) Laborinfektionen; lebenslange Immunität, auch nach inapparenter Infektion.

4   **Krankheitsbild**
    Inkubationszeit 3 bis 14 Tage; Ansteckungsfähigkeit besteht nicht, jedoch Übertragbarkeit durch Zecken (Ixodes) mit Viruspersistenz innerhalb der Population; 60–70% inapparente, 20–30% subklinische Verläufe, 10% mit ZNS-Beteiligung; zweigipfliger Fieberverlauf, grippeähnliches Primärstadium (2 bis 4 Tage), symptomloses Intervall (1-20 Tage), Sekundärstadium mit Meningitis (55%), Meningoenzephalitis (35%), Meningomyeloenzephalitis (10%), ca. 1% der Fälle letal, 5% mit Defektheilung.

G 42

5 Spezielle Untersuchung

Zur Feststellung der Impfindikation/Suszeptibilität, Krankheits-/Impfanamnese nicht ausreichend, Impfbuchkontrolle erforderlich. Nachweis FSME-spezifischer IgG-Antikörper (ELISA); Hämagglutinationshemmtest (HHT), Komplementbindungsreaktion (KBR); Impfindikation bei Seronegativität, 4 bis 6 Wochen nach Grundimmunisierung Impfkontrolle.

6 Spezielle Beratung

Präexpositionelle Schutzimpfung mit Totvakzine; Aufklärung über Risiken (postvakzinal-assoziierte Störungen des zentralen und peripheren Nervensystems); postexpositionelle Applikation von FSME-Human-Immunglobin bei Nichtimmunisierten umstritten; möglichst umgehende mechanische (nicht drehen!) Zeckenentfernung; expositionsprophylaktisch niedere Vegetation in Endemiegebieten meiden, abdeckende Kleidung, Repellentien.

7 Ergänzende Hinweise

Namentliche Meldepflicht gem. § 7 Abs. 1 Infektionsschutzgesetz (IfSG) bei direktem oder indirektem Erregernachweis (akute Infektion) und gem. § 6 Abs. 1 Nr. 3 (IfSG) bei Verdacht auf Impfschaden.
Anspruch auf Versorgung gem. § 60 IfSG im Impfschadensfall oder bei einer durch andere Maßnahmen der spezifischen Prophylaxe entstandenen gesundheitlichen Schädigung.

8. Helicobacter-Infektionen

1 Erreger

Helicobacter pylori (gramnegatives spiralig gewundenes, bewegliches, nicht sporenbildendes Stäbchen).

2 Vorkommen

Allgemein
Weltweit, Magenkompartimente (Mukosa, Mukus) als Habitate; in Entwicklungsländern frühzeitig hohe Durchseuchung (80% bei 20jährigen); in Industriestaaten zusätzlich alterskorrelierende Prävalenz (30% bei < 30jährigen, 50–60% bei 50–60jährigen); enges Zusammenleben (Crowding) verlegt den Grad der Auseinandersetzung des Keims mit dem Organismus vom Erwachsenen- ins Kindesalter.

Berufliches Vorkommen
Personal in Endoskopieeinheiten der Gastroenterologie; Durchseuchungsraten 30 bis 69%; mögliche Gefährdung beim Umgang mit Magenbiopsaten, Magenaspiraten in entsprechenden Laboratorien; Infektionsgefährdung im zahnmedizinischen Bereich wird diskutiert.
Einstufung nach EG-Richtlinie 90/679/EWG, Gruppe 2.

3 **Übertragungsweg/Immunität**
Infektkettenbildung nicht geklärt; als infektiös gelten Magensekret, Magenbiopsie-, Zahnplaquematerial, Stuhl; indirekter fäkal-oraler Übertragungsmodus (Schmierinfektion) am wahrscheinlichsten, aerogener (Tröpfcheninfektion) für möglich gehalten; Helicobacter-induzierte humorale Immunantwort ohne wesentliche Keimeliminierung; keine Angaben zur Dauer von Ansteckungsfähigkeit und Immunität.

4 **Krankheitsbild**
Inkubationszeit unbekannt; Pars pylorica (Antrum) als Prädilektionsort; Mukosabesiedlung assoziiert mit chronischer (atrophischer) Gastritis im Antrumbereich (70 bis 90%), für gastro-duodenale Ulkuskrankheit von kofaktorieller pathogenetischer Bedeutung (75 bis 80% aller Magen-, 95% aller Duodenalulzera), ebenso Beziehung zum gastro-submukösen niedrigmalignen B-Zell-Lymphom (MALT-Lymphom) i.S. einer Prämaltlymphom-Kondition, desgleichen zum gastralen Adenokarzinom (1:10.000); in Verbindung mit Ulcus ventriculi beträgt Risikofaktor 1,8, mit Ulcus duodeni 0,6; es korrelieren 55 bis 60% der Magenkarzinome mit Helicobacter pylori.

5 **Spezielle Untersuchung**
Zur Feststellung der Infektionsbereitschaft/Suszeptibilität; Nachweis von Helicobacter -IgG (A)-Serum-Antikörpern mit Immuno-Blot-Technik (Western-Blot) oder Enzymimmunotest (ELISA): IgG-ELISA-Speicheltest wegen geringer Empfindlichkeit zur Erstdiagnostik nicht geeignet; Polymerase-Ketten-Reaktion (PCR) zum DNA-Nachweis in Validisierungsphase.

6 **Spezielle Beratung**
Expositionsprophylaxe: Flüssigkeitsdichte Schutzkleidung, Partikelmaske (FFP 2);
Dispositionsprophylaxe: Gentechnologisch hergestellte orale Vakzine in Erprobung;
Eradikationstherapie möglich (antibiotisch, antisekretorisch).

G 42

7 **Ergänzende Hinweise**
Namentliche Meldepflicht gem. § 6 Abs. 1 Nr. 5 Infektionsschutzgesetz (IfSG) bei Auftreten einer bedrohlichen Krankheit oder von mindestens zwei gleichartigen Erkrankungen, bei denen ein epidemischer Zusammenhang wahrscheinlich ist oder vermutet wird, wenn dies auf eine schwerwiegende Gefahr für die Allgemeinheit hinweist.
Als Screening Test ist der C^{13}-Harnstoff-Atemtest umstritten, ebenso der Helicobacter-Antikörper-Test.

9. Hepatitis A

1 **Erreger**
Hepatitis A-Virus (HAV), RNA-Virus, Familie Picornaviren.

2 **Vorkommen**
Allgemein
Weltweit, sporadisches und epidemisches Auftreten; hohe Durchseuchung in den Mittelmeer-Anrainerstaaten und in der dritten Welt (100% im 10. Lebensjahr); in West-, Mittel-, und Nordeuropa seit Jahren Durchseuchung sinkend; derzeit in Deutschland bei Personen unter 30 Jahren weniger als 4%.

Berufliches Vorkommen
a) Im Gesundheitsdienst bei Tätigkeiten auf pädiatrischen Stationen, Infektionsstationen sowie bei Stuhluntersuchungen in medizinischen Laboratorien; Arbeitsaufenthalt in Endemiegebieten;
b) Unter besonderen Bedingungen (z. B. örtliche Besonderheiten, Fäkalienkontakt) bei Tätigkeit in kinderbetreuenden Einrichtungen, in Altenheimen, Einrichtungen für Behinderte, bei Kanalisationsarbeiten.
Einstufung nach EG-Richtlinie 90/679/EWG, Gruppe 2.

3 **Übertragungsweg/Immunität**
Fäkal-oral; Beginn der Infektiosität 7 bis 14 Tage vor Krankheitsbeginn, Dauer bis zum Abflauen der Krankheitserscheinungen, lebenslange Immunität.

4 **Krankheitsbild**
Inkubationszeit 20 bis 40 Tage; uncharakteristische Prodromi, primär cholestatische Verläufe bei Erwachsenen möglich, erhöhte Transaminasen ca. 2 Monate, keine Chronifizierung, fulminante Verläufe < 1%, selten letal; Gefahr von Abort, Früh-, sowie Totgeburt.

5   **Spezielle Untersuchung**
    Zur Feststellung der Impfindikation/Suszeptibilität, Krankheits-/Impfanamnese nicht ausreichend, Impfbuchkontrolle erforderlich; anti-HAV-Bestimmung bei Personen über 40 Jahre bzw. aus Gebieten erhöhter Inzidenz; Titerkontrolle nach Impfung nicht erforderlich.

6   **Spezielle Beratung**
    Präexpositionell: Schutzimpfung (Totvakzine) empfohlen für Personen der Berufsrisikogruppe a); für Gruppe b) wird keine direkte Impfempfehlung ausgesprochen; der Arzt sollte abwägen, ob aufgrund der besonderen Bedingungen eine Impfprophylaxe empfohlen werden soll; Schutzimpfung auch unmittelbar nach Exposition sinnvoll.
    Impfschema: Grundimmunisierung 2 (3) Injektionen; Auffrischimpfung (1 Dosis) im Abstand von 10 Jahren ohne vorherige Titerkontrolle.

7   **Ergänzende Hinweise**
    Namentliche Meldepflicht gem. § 6 Abs. 1 Nr. 1 Infektionsschutzgesetz (IfSG) bei Krankheitsverdacht, Erkrankung, Tod und gem. § 6 Abs. 1 Nr. 3 (IfSG) bei Verdacht auf Impfschaden sowie gem. § 7 Abs. 1 (IfSG) bei direktem oder indirektem Erregernachweis (akute Infektion).
    Namentliche Meldpflicht gem. § 6 Abs. 1 Nr. 2 (IfSG) bei Verdacht auf und Erkrankung an mikrobiell bedingter Lebensmittelvergiftung oder akuter infektiöser Gastroenteritis, wenn eine Tätigkeit i. S. § 42 Abs. 1 (IfSG) ausgeübt wird oder mindestens zwei gleichartige Erkrankungen auftreten, bei denen ein epidemischer Zusammenhang wahrscheinlich ist oder vermutet wird.
    Nichtnamentliche Meldepflicht gem. § 6 Abs. 3 (IfSG) als Ausbruch bei gehäuftem Auftreten nosokomialer Infektionen, bei denen ein epidemischer Zusammenhang wahrscheinlich ist oder vermutet wird.
    Anspruch auf Versorgung gem. § 60 IfSG im Impfschadensfall oder bei einer durch andere Maßnahmen der spezifischen Prophylaxe entstandenen gesundheitlichen Schädigung.
    Tätigkeits- und Beschäftigungsverbot gem. § 42 Abs. 1 Nr. 1 u. 2 IfSG für Kranke, Krankheitsverdächtige, wenn Übertragung auf Lebensmittel zu befürchten ist, z. B. in Küchen von Gaststätten und sonstigen Einrichtungen mit oder zur Gemeinschaftsverpflegung; gilt analog für Wassergewinnungs- und Wasserversorgungsanlagen gem. §§ 37 u. 38 IfSG sowie § 5 TrinkwV 2000. Wiederzulassung (Gemeinschaftseinrichtungen) 2 Wochen nach Auftreten erster Symptome bzw. 1 Woche nach Auftreten des Ikterus, bei Kontaktpersonen (ohne Immunität) 4 Wochen nach letztem Kontakt.

G 42

10. Hepatitis B

1 Erreger
Hepatitis B-Virus (HBV), DNA-Virus, Familie Hepadnaviridae.

2 Vorkommen
Allgemein
Weltweit, Durchseuchung (Anti Hbc positiv) in Mitteleuropa 5 bis 10%, medizinisches Personal in Risikobereichen bis 30%, in Drittweltländern, in Süd- und Südosteuropa > 50%; Virusträger (HBs-Ag positiv) in Mitteleuropa bis 2%, in Drittweltländern bis 20%, in Süd- und Südosteuropa bis 5%; Gruppen mit höherer Durchseuchung sind unter anderem: i.v.-Drogenabhängige bis 80%, geistig Behinderte in Gemeinschaftseinrichtungen, Homosexuelle, Strafgefangene bis 60%, Prostituierte bis 30%.

Berufliches Vorkommen
Gesundheitsdienst, Einrichtungen für geistig Behinderte, Strafvollzug; Heime bzw. Tagesstätten der Altenpflege, ambulante Pflegedienste, insbesondere beim Umgang mit Körperflüssigkeiten und bei verletzungsauslösenden Arbeitsmitteln bzw. Umgang mit aggressiven Patienten; bei Tätigkeiten in abwassertechnischen Anlagen, wenn ein Verletzungsrisiko durch Kanülen besteht (Fixerbesteck), Medizinproduktherstellung.
Einstufung nach EG-Richtlinie 90/679/EWG, Gruppe 3**.

3 Übertragungsweg/Immunität
Parenteral durch Körperflüssigkeiten (vorwiegend Blut- und Blutprodukte von Virusträgern), beruflich vorrangig über Stich- und Schnittverletzungen; bei ca. 10% Viruspersistenz, ansonsten lebenslange Immunität.

4 Krankheitsbild
Inkubationszeit 2 bis 6 Monate; Verlauf in vielen Fällen symptomarm oder symptomlos;
akute cholestatische, aber auch fulminante Verläufe mit Leberversagen, Letalität 1 bis 2%;
Übergang in chronische Hepatitis bei 10% der Fälle (auch bei klinisch unauffälligem Verlauf);
Verlaufsformen der chronischen Hepatitis B:
-symptomlose Trägerschaft des HBs-Ag
-chronisch persistierende Hepatitis B
-chronisch aktive Hepatitis B
-HBV-assoziierte Leberzirrhose
-primäres Leberzellkarzinom.
HDV-Superinfektion der HBs-Ag-Träger möglich.

5   **Spezielle Untersuchung**
    Zur Feststellung der Infektionsbereitschaft/Suszeptibilität, Krankheits-/Impfanamnese nicht ausreichend, Impfbuchkontrolle erforderlich; Bestimmung von Anti-HBc; wenn Anti-HBc negativ, keine weitere Diagnostik; wenn Anti-HBc positiv, Bestimmung von HBs-Ag und Anti-HBs (quantitativ); wenn HBs-Ag positiv, Bestimmung von HBe-Ag und Anti-HBe.
    Zur Feststellung des Impferfolges Überprüfung von Anti-HBs quantitativ (durch Impfbuchkontrolle bzw. Antikörperbestimmung).

6   **Spezielle Beratung**
    Präexpositionell: Wenn Anti-HBc negativ, Grundimmunisierung im Abstand 0, 1 und 6 Monaten empfehlen (VBG 103 § 4, GUV 8.1); 4 Wochen nach Grundimmunisierung Impferfolgskontrolle (Anti-HBs quantitativ); Auffrischimpfung entsprechend dem zu diesem Zeitpunkt erreichten Antikörpertiter, bei Anti-HBs-Werten > 100 IE/l Auffrischung (1 Dosis) in der Regel 10 Jahre nach abgeschlossener Grundimmunisierung ausreichend; bei Anti-HBs-Werten < 100 IE/l erneute Impfung (1 Dosis) innerhalb eines Jahres und Titerkontrolle nach 4 Wochen; bei Anti-HBs-Werten < 10 IE/l sofortige Wiederimpfung (60–75% der Non- oder Lowresponder sprechen auf bis zu 3 zusätzliche Impfungen mit ausreichendem Titeranstieg an).

Hepatitis-B-Immunprophylaxe bei Exposition

Anzahl der bisherigen HB-Impfungen	Anti-HBs-Wert*	erforderlich ist die Gabe von	
		HB-Impfstoff	HB-Immunglobulin
unbekannt, keine, 1 oder 2 (keine oder unvollst. Grundimmunisierung)	–	ja	ja**
3 oder mehr	mehr als 100 IE/L	nein	nein
3 oder mehr	weniger als 100 IE/L	ja	nein***

*   Kann der Anti-HBs-Wert nicht innerhalb von 24 Stunden bestimmt werden, ist die gleichzeitige Gabe von Impfstoff und Immunglobulin erforderlich.
** Nein, bei einem Anti-HBs-Wert weniger als 100 IE/L.
*** Ja, bei einem Anti-HBs-Wert weniger als 10 IE L.
Non-Responder (kein meßbares Anti-HBs-Ag nach mindestens 6 Impfungen) erhalten unverzüglich HB-Impfstoff und HB-Immunglobulin. Fehlende Impfungen der Grundimmunisierung sind entsprechend den für die Grundimmunisierung gegebenen Empfehlungen nachzuholen.

Eintrag des Anti-HBs-Titers ins Impfbuch. Impfung gegen Hepatitis B schützt gleichzeitig gegen Hepatitis-D-Infektion. Abschätzung des Infektionsrisikos durch HBs-Ag-Träger, Vorliegen von HBe-Ag bedeutet hohe Infektiosität, Vorliegen von Anti-HBe bedeutet niedrige Infektiosität, ergänzend ist Bestimmung von HBV-DNA möglich; bei Infektiosität Beratung des Beschäftigten bezüglich des Verhaltens am Arbeitsplatz und des Infektionsrisikos für das enge soziale Umfeld; die Infektiosität findet keinen Eingang in die arbeitsmedizinische Beurteilung; Impfverweigerung sollte schriftlich festgehalten werden, führt jedoch nicht zu arbeitsmedizinischen Bedenken.

Postexpositionell: Unverzügliche Reinigung der Wunde unter fließendem Wasser und mit Seife, anschließend Desinfektion mit einem virusinaktivierenden Hautdesinfektionsmittel bzw. gründliches Spülen der kontaminierten Haut-/Schleimhautareale mit Wasser oder 20 bis 30prozentiger alkoholischer Lösung (Mundschleimhaut).

7   Ergänzende Hinweise
Beratung auch des Unternehmers (VBG 103 § 4, GUV 8.1), auch bezüglich der Vorgehensweise bei Verletzung mit möglicherweise kontaminierten Gegenständen (z. B. Betriebsanweisung, Unfallmeldung und Dokumentation); sofortige Entsorgung gebrauchter Kanülen (Skalpelle etc.).
Namentliche Meldepflicht gem. § 6 Abs. 1 Nr. 1 Infektionsschutzgesetz (IfSG) bei Krankheitsverdacht, Erkrankung, Tod und gem. § 6 Abs. 1 Nr. 3 (IfSG) bei Verdacht auf Impfschaden sowie gem. § 7 Abs. 1 (IfSG) bei direktem oder indirektem Erregernachweis (akute Infektion).
Bezüglich der Beschäftigung von chronisch infizierten Mitarbeitern gelten die vom Robert Koch-Institut (RKI) publizierten Empfehlungen der Deutschen Vereinigung zur Bekämpfung der Viruskrankheiten e.V. (DVV).
Anspruch auf Versorgung gem. § 60 IfSG im Impfschadensfall oder bei einer durch andere Maßnahmen der spezifischen Prophylaxe entstandenen gesundheitlichen Schädigung.
Wiederzulassung (Gemeinschaftseinrichtungen) sobald Allgemeinbefinden Besuch gestattet, bei Hepatitis B-Virusträgern i. d. R. nicht eingeschränkt (Ausnahmen: Aggressionsverhalten, generalisierte Dermatitis).

11. Hepatitis C

1 Erreger
Hepatitis C Virus (HCV); RNA-Virus, Familie Flaviviridae.

2 Vorkommen
Allgemein
Anti-HCV-Prävalenz bis 1,5% in Westeuropa und Nordamerika, 1 bis 3% Mittlerer Osten und Teile Asiens, 10 bis 20% Zentralafrika und Ägypten, Gruppen höherer Durchseuchung:
– Hämophile bis 90%
– i.v.-Drogenabhängige bis 70%
– Sexualpartner
Durchseuchung von medizinischem Personal ist nicht signifikant erhöht; erste Erkenntnisse zeigen, daß für Dialysepersonal erhöhte Seroprävalenzen vorliegen.

Berufliches Vorkommen
Gesundheitsdienst, Altenpflege, ambulante Pflegedienste, Medizinproduktherstellung.
Einstufung nach EG Richtlinie 90/ 679/ EWG, Gruppe 3**.

3 Übertragungsweg/Immunität
Parenteral durch Körperflüssigkeiten (vorwiegend Blut- und Blutprodukte von Virusträgern, Sexualkontakt), beruflich über Stich- und Schnittverletzungen.

4 Krankheitsbilder
Inkubationszeit ca. 50 Tage (21–84 Tage);
Verlaufsformen:
– klinisch inapparente Hepatitis C
– ca. 20% der frischen Infektionen verlaufen ikterisch
– bis zu 80% gehen in eine chronische Hepatitis C über.
Bei der chronischen Hepatitis C besteht ein hohes Risiko für eine Leberzirrhose oder ein primäres Leberzellkarzinom.

5 Spezielle Untersuchung
Zur Feststellung der Infektionsbereitschaft/Suszeptibilität Anti-HCV (ELISA und Immuno-blot).

6 Spezielle Beratung
Postexpositonell: Bei Kanülenstich/Schnittverletzung unverzügliche Reinigung der Wunde unter fließendem Wasser und mit Seife, anschließend Desinfektion mit einem virusinaktivie-

renden Hautdesinfektionsmittel bzw. gründliches Spülen der kontaminierten Haut-/Schleimhautareale mit Wasser oder 20 bis 30prozentiger alkoholischer Lösung (Mundschleimhaut). Bei HCV-positiven Personen HCV-RNA-Bestimmung mittels PCR möglich; PCR und Bestimmung des HCV-Genotyps für die Indikation und die Erfolgskontrolle eines Alpha-Interferon-Therapieversuchs.

7 **Ergänzende Hinweise**
Beratung auch des Unternehmers bezüglich der Vorgehensweise bei Verletzung mit möglicherweise kontaminierten Gegenständen (z. B. Betriebsanweisung, Unfallmeldung und Dokumentation); sofortige Entsorgung gebrauchter Kanülen (Skalpelle etc.).
Namentliche Meldepflicht gem. § 6 Abs. 1 Nr. 1 Infektionsschutzgesetz (IfSG) bei Krankheitsverdacht, Erkrankung, Tod sowie gem. § 7 Abs. 1 (IfSG) bei direktem oder indirektem Erregernachweis (akute Infektion).
Bezüglich der Beschäftigung von chronisch infizierten Mitarbeitern gelten die vom Robert Koch-Institut (RKI) publizierten Empfehlungen der Deutschen Vereinigung zur Bekämpfung der Viruskrankheiten e.V. (DVV).

12. Hepatitis D

1 **Erreger**
Hepatitis D Virus (HDV), RNA-Virus, Familie Hepadnaviridae.

2 **Vorkommen**
Allgemein
Weltweit, mit hohen Prävalenzraten in Süd- und Osteuropa, den Nilländern und dem nördlichen Südamerika (v.a. Amazonasgebiet); bei Drogenabhängigen besonders häufig.

Berufliches Vorkommen
Gesundheitsdienst;
Einstufung nach EG Richtlinie 90/679/EWG, Gruppe 3**.

3 **Übertragungsweg/Immunität**
Analog Hepatitis B.

4 **Krankheitsbild**
Als defektes Virus auf die Helferfunktion des HBV angewiesen; bei Koinfektion zunächst HBs-Ag nachweisbar, nach drei Wochen als Zeichen der simultanen Infektion HD-Ag; bei Super-

infektion HD-Ag etwa drei Wochen nach Infektion; Gesamtinkubationszeit damit bei Koinfektion 12 bis 15 Wochen, bei Superinfektion chronisch an Hepatitis B erkrankter Personen drei Wochen; Ansteckungsfähigkeit bei super- oder koinfizierten HBs-positiven Personen; bei Screening von Blutspenden auf HBs und Verwerfen positiver Proben auch Elimination des HDV-Risikos; Restrisiko einer HDV-Infektion (durch Nichterkennen von HBs-Ag) 1:3.000; Koinfektion 2% chronischer Verlauf der Virushepatitis, akuter Hepatitis-B-Verlauf in der Regel komplizierter und protrahierter, bei Superinfektion Chronifizierung in 70 bis 90% der Fälle.

5 **Spezielle Untersuchung**
Zur Feststellung der Infektionsbereitschaft/Suszeptibilität analog Hepatitis B. Bei HBs-Positiven HD-Ag und Anti HDV mit RIA oder ELISA. RNA-Hybridisierung zum Nachweis des HDV-Genoms, Westernblot zur Bestimmung der HDV-Antigenämie; bei HBs-Positiven zur Verlaufskontrolle.

6 **Spezielle Beratung**
Präexpositionell: bei Anti-HBc-Negativen Hepatitis-B-Schutzimpfung; Risiko erhöht bei chronischer Hepatitis B.

7 **Ergänzende Hinweise**
Namentliche Meldepflicht gem. § 6 Abs. 1 Nr. 1 Infektionsschutzgesetz (IfSG) bei Krankheitsverdacht, Erkrankung, Tod und gem. § 6 Abs. 1 Nr. 3 (IfSG) bei Verdacht auf Impfschaden sowie gem. § 7 Abs. 1 (IfSG) bei direktem oder indirektem Erregernachweis (akute Infektion); analoges Vorgehen wie bei Hepatits B, da HDV nur zusammen mit einer HBV-Infektion (Koinfektion) oder bei HbsAg-Trägern (Superinfektion) vorkommt.
Anspruch auf Versorgung gem. § 60 IfSG im Impfschadensfall oder bei einer durch andere Maßnahmen der spezifischen Prophylaxe entstandenen gesundheitlichen Schädigung.

13. Hepatitis E

1 Erreger
Hepatitis E Virus (HEV), RNA-Virus, Familie Caliciviren.

2 Vorkommen
Allgemein
Verbreitung vor allem in den Tropen und Subtropen mit Schwerpunkten in Nordafrika, dem indischen Subkontinent und Mexiko, Vorkommen auch in Deutschland; nach ersten Seroprävalenzstudien in Süddeutschland ca. 5% Anti HEV positiv.

Berufliches Vorkommen
Wie Hepatitis A, aufgrund der lückenhaften Kenntnis noch keine endgültige Beurteilung möglich;
Einstufung nach EG Richtlinie 90/6/9/EWG, Gruppe 3**.

3 Übertragungsweg/ Immunität
Fäkal-oral; lebenslange Immunität.

4 Krankheitsbild
Inkubationszeit 40 Tage; Ansteckungsfähigkeit vermutlich geringer als bei Hepatitis A; ebenso wie bei der Hepatitis A keine Chronifizierung; im Unterschied zu dieser jedoch hohe Gefährdung von Schwangeren (im dritten Trimenon 10 bis 20% Letalität).

5 Spezielle Untersuchung
Zur Feststellung der Infektionsbereitschaft/Suszeptibilität Anti-HEV-ELISA.

6 Spezielle Beratung
Hygienemaßnahmen wie bei der Hepatitis A; keine spezifische Therapie verfügbar; derzeit keine spezifische Prophylaxe möglich; Impfstoff in Entwicklung.

7 Ergänzende Hinweise
Namentliche Meldepflicht gem. § 6 Abs. 1 Nr. 1 Infektionsschutzgesetz (IfSG) bei Krankheitsverdacht, Erkrankung, Tod sowie gem. § 7 Abs. 1 (IfSG) bei direktem oder indirektem Erregernachweis (akute Infektion).
Namentliche Meldepflicht gem. § 6 Abs. 1 Nr. 2 (IfSG) bei Verdacht auf und Erkrankung an mikrobielle bedingter Lebens-

mittelvergiftung oder akuter infektiöser Gastroenteritis, wenn eine Tätigkeit i. S. § 42 Abs. 1 (IfSG) ausgeübt wird oder mindestens zwei gleichartige Erkrankungen auftreten, bei denen ein epidemischer Zusammenhang wahrscheinlich ist oder vermutet wird.
Nichtnamentliche Meldepflicht gem. § 6 Abs. 3 (IfSG) als Ausbruch bei gehäuftem Auftreten nosokomialer Infektionen, bei denen ein epidemischer Zusammenhang wahrscheinlich ist oder vermutet wird.
Tätigkeits- und Beschäftigungsverbot gem. § 42 Abs. 1 Nr. 1 u. 2 IfSG für Kranke, Krankheitsverdächtige, wenn Übertragung auf Lebensmittel zu befürchten ist, z. B. in Küchen von Gaststätten und sonstigen Einrichtungen mit oder zur Gemeinschaftsverpflegung; gilt analog für Wassergewinnungs- und Wasserversorgungsanlagen gem. §§ 37 u. 38 IfSG sowie § 5 TrinkwV 2000.

14. Hepatitis G

1 Erreger
Hepatitis G-Virus (HGV), RNA-Virus, Familie Flaviviridae.

2 Vorkommen
Allgemein
Offenbar weltweit; Prävalenz innerhalb Normalbevölkerung z.Z. nur für Blutspender (Deutschland/USA) bekannt (1–2%); wohl ursächlich für einen Teil bisher nicht zuzuordnender Non-ABCDE Hepatitiden; erste Untersuchungen zeigen erhöhte Prävalenz bei i.v.-Drogenabhängigen, Dialysepatienten und hämophilen Patienten, sowie bei homosexuellen HIV infizierten Männern; relativ häufige Doppelinfektionen mit HBV und HCV bei Drogenabhängigen (> 50%) und Polytransfundierten (21%).

Berufliche Vorkommen
Möglicherweise wie bei HBV- und HCV-Virus; Einstufung nach EG-Richtlinie 90/679/EWG, Gruppe 3**.

3 Übertragungsweg/Immunität
Inkubationszeit unbekannt, offensichtlich vergleichbar mit Übertragungswegen von Hepatitis C und Hepatitis B; parenteral über Blut (gesichert); sexueller Kontakt (wahrscheinlich); Viruspersistenz möglich; noch keine näheren Erkenntnisse über Ansteckungsfähigkeit und Dauer der Immunität.

4 **Krankheitsbilder**
Inkubationszeit, Infektions- und Krankheitsverlauf bisher weitgehend unbekannt; in der Regel benigne verlaufende Infektion.

5 **Spezielle Untersuchung**
Zur Feststellung der Infektionsbereitschaft/Suszeptibilität; Suchteste zum Antikörper- bzw. Antigennachweis abgelaufener HGV-Infektionen existieren nicht; bei begründetem Verdacht auf Infektion HGV – PCR möglich.

6 **Spezielle Beratung**
Bei klinischer Manifestation einer HGV-Infektion Krankenhausbehandlung selten erforderlich; PCR-positiver Blutprobenbefund zeigt Virämie (Infektion) an.

7 **Ergänzende Hinweise**
Namentliche Meldepflicht gem. § 6 Abs. 1 Nr. 1 Infektionsschutzgesetz (IfSG) bei Krankheitsverdacht, Erkrankung, Tod (akute Infektion).

15. Herpes simplex-Virus-Infektionen

1 **Erreger**
Herpes simplex-Virus (HSV), Serovare 1 und 2, DNA-Virus, Familie Herpesviridae.

2 **Vorkommen**
Allgemein
Weltweit, hierzulande Durchseuchungsraten im Erwachsenenalter um 90% (HSV-1) bzw. 10 bis 15% (HSV-2); 5 bis 15% Ausscheider (ab. 6. Lebensjahr).

Berufliches Vorkommen
Gesundheitsdienst (Ärzte bzw. Zahnärzte, Pflegepersonal); Einstufung nach EG-Richtlinie 90/679/EWG, Gruppe 2.

3 **Übertragungsweg/Immunität**
Tröpfchen-, Kontakt- oder Schmierinfektion (Tränenflüssigkeit, Speichel, Bläscheninhalt, Genitalsekret); Gefahr nosokomialer Infektion; Persistenz schützt nicht vollständig vor Superinfektion (Schleimhaut) mit ätiologischem HSV-Typ; Immunität gegenüber einem HSV-Typ lässt Erkrankung durch den anderen vermutlich wesentlich milder verlaufen.

4 Krankheitsbild

Inkubationszeit ca. 2 bis 12 (im Mittel 6) Tage; Ansteckungsfähigkeit solange Haut-/ Schleimhauteffloreszenzen (bis 3 Wochen), auch bei endogenem Rezidiv; primäre HSV-1-Infektion zu 90% inapparent; 10% pustuläre Eruptionen (Herpesbläschen) an Lippen, Mund, auf Horn-/Bindehaut, lebensbedrohlich extensiv auf ekzematischer Haut; Enzephalitis (Letalität 70%) oder Meningoenzephalitis; seit einigen Jahren vermehrt Herpes genitalis durch HSV-1; primäre HSV-2-Infektion zu 12% apparent mit Spontanabort, Vulvovaginitis, Penis-, Skrotumeffloreszenzen; Herpes neonatorum, ggf. mit Enzephalitis oder Sepsis (Letalität 50%), prophylaktisch Kaiserschnittentbindung; Urethritis, Proktitis; Exazerbationen (30–50%) bei DNA-Persistenz (in Ganglien), durch UV-, Röntgenstrahlen, fieberhafte Infekte, hormonelle (Menstruation), psychische Einflüsse (Schreckblasen), Immunsuppression; Polyradikulitis (Guillain-Barré-Syndrom); Herpes simplex rezidivans als häufigstes, Meningitis als ernstes Wiederaufbrechen. Typisches Krankheitsbild: Herpetisches Panaritium.

5 Spezielle Untersuchung

Zur Feststellung der Infektionsbereitschaft/Suszeptibilität bei immunsupprimierten Beschäftigten; HSV-spezifischer Nachweis von IgG-Antikörpern; hierzu mittels Einsatz typenspezifischer Glykoproteine G (gG-1/gG-2) mit Enzymimmunassay (ELISA); außerhalb indirekter Immunfluoreszenz (IIFT), Komplementbindungsreaktion (KBR), Neutralisationstest (NT).

6 Spezielle Beratung

Präexpositionell derzeit Schutzimpfung in klinischer Erprobung; postexpositionelle Chemotherapie (Nukleosidanaloga), ggf. äußerlich Ethanol, Heparin, Zinksulfat.

7 Ergänzende Hinweise

Namentliche Meldepflicht gem. § 6 Abs. 1 Nr. 5 Infektionsschutzgesetz (IfSG) bei Auftreten einer bedrohlichen Krankheit oder von mindestens zwei gleichartigen Erkrankungen, bei denen ein epidemischer Zusammenhang wahrscheinlich ist oder vermutet wird, wenn dies auf eine schwerwiegende Gefahr für die Allgemeinheit hinweist.
Nichtnamentliche Meldepflicht gem. § 6 Abs. 3 (IfSG) als Ausbruch bei gehäuftem Auftreten nosokomialer Infektionen, bei denen ein epidemischer Zusammenhang wahrscheinlich ist oder vermutet wird.

16. HIV-Infektionen (AIDS)

1 Erreger
Humane Immundefizienzviren (HIV 1 und HIV 2), RNA-Virus, Familie Retroviridae.

2 Vorkommen
Allgemein
HIV 1 weltweit, HIV 2 weltweit endemisch, vor allem in Westafrika und im westlichen Zentralafrika.

Berufliches Vorkommen
Gesundheitsdienst, Strafvollzug;
Einstufung nach EG-Richtlinie 90/679 EWG, Gruppe 3**.

3 Übertragungsweg/ Immunität
Durch Sexualkontakte, über Blut und Blutprodukte, diaplazentar und unter der Geburt, bei Drogenabhängigen durch gemeinsam benutzte Injektionsbestecke.

4 Krankheitsbild
Serokonversionszeit 1 bis 6 Monate, dabei bereits Infektiosität, die lebenslang anhält und bei Erreichen des AIDS-Vollbildes am höchsten ist; nach bisweilen mononukleoseähnlichen Symptomen am Ende der Serokonversionszeit Monate bis Jahre andauernde Latenzphase, die schließlich nach Jahren bis Jahrzehnten in das eigentliche Krankheitsbild AIDS übergeht.

5 Spezielle Untersuchung
Nur zum Ausschluß einer HIV-Infektion nach beruflicher Exposition (insbesondere Verletzungen mit Blutkontakt); als Suchtest Anti-HIV-ELISA, bei positivem Ergebnis Bestätigung mit Western-Blot, indirektem Immunfluoreszenztest; weitere Kontrollen nach 6 Wochen, 3 und 6 Monaten.

6 Spezielle Beratung
Postexpositionelle: Unverzügliche Reinigung der Wunde unter fließendem Wasser und mit Seife, anschließend Desinfektion mit einem virusinaktivierenden Desinfektionsmittel, bei Stich oder Schnittverletzungen Förderung der Blutung; nach Einverständniserklärung Blutentnahme bei der betroffenen Person und beim Patienten mit serologischer Bestimmung (Beachtung möglicher HBV/HCV-Infektion).

Stadieneinteilung der HIV-Infektion (modifiziert nach einem Vorschlag der WHO 1990)

Stadium	Dauer	Klinik	Diagnostik/Laborbefunde
akute Infektion	3 Tage bis 4 Wochen	gelegentlich flüchtige Mononukleose ähnliche Symptomatik	Nachweis von Antikörpern nach 4–16 Wochen
asymptomatische HIV-Infektion	Monate bis Jahre	gelegentliche indolente, persistierende, generalisierte Lymphknotenschwellungen	HIV-Antikörper-Nachweis
symptomatische HIV-Infektion	Monate bis Jahre	**leichte Formen mit geringer Beeinträchtigung des Allgemeinbefindens** Gewichtsverlust (< 10% des Normalgewichts) Mukokutane Veränderungen: seborrhoisches Ekzem, lokal rez. Herpes simplex, segmentaler Herpes zoster, rez. leichtere Atemweginfektionen (z. B. bakterielle Sinusitis) **schwerere Formen mit deutlicher Beeinträchtigung des Allgemeinbefindens** Gewichtsverlust (> 10% des Normalgewichts) chronische Durchfälle, intermittierend oder konstant erhöhte Temperatur (> 1 Monat), orale Candidiasis (Soor), orale Haarleukoplakie, schwerere bakterielle Infektionen (z. B. bakterielle Lungenentzündung)	Erhöhung von IgG und IgA, erhöhte BSG allmähliche Abnahme der Leukozyten, Lymphozyten und T-Helferzellen (CD$_4$) im Verlauf gelegentlich Thrombozytopenie

G 42

Fortsetzung

Stadium	Dauer	Klinik	Diagnostik/ Laborbefunde
schwerer Immundefekt (AIDS)	Monate bis Jahre abhängig von der Beherrschbarkeit der Komplikation	rezidivierende Infekte mit opportunistischen Erregern und Parasiten (z. B. Pneumocystis carinii-Pneumonie, Candida-Ösophagitis, zerebrale Toxoplasmose) und/oder Kaposi-Sarkom (aggressive, disseminierte Form) und/oder Neoplasien vorwiegend des lymphoretikulären Systems (Non-Hodgkin-Lymphome) HIV Enzephalopathie HIV Kachexie	HIV-Antikörper-Nachweis häufig, Nachweis von p24-Antigen, Leukopenie, Lymphopenie, T-Helferzellen stark erniedrigt (i.d.R. < 200/mm^3) oder fehlend, gelegentlich Anämie und Thrombozytopenie, Anergie (Intrakutantest wiederholt negativ)

Angesichts des Nebenwirkungsrisikos einer medikamentösen Postexpositionsprophylaxe ist diese nur bei einer HIV-Exposition mit deutlichem HIV-Übertragungsrisiko medizinisch begründet, z. B. bei parenteralem Kontakt mit Blut und/oder Körperflüssigkeiten einer HIV-positiven Person.
HIV-positive Beschäftigte sind zu beraten im Hinblick auf ihre erhöhte Infektionsgefährdung, abhängig vom Stadium der Infektion/Erkrankung, außerdem zum Verhalten am Arbeitsplatz und zum Infektionsrisiko für das enge soziale Umfeld.

7 Ergänzende Hinweise
Nichtnamentliche Meldepflicht gem. § 7 Abs. 3 Infektionsschutzgesetz (IfSG) bei direktem oder indirektem Errgernachweis.
Weitere Informationen zur medikamentösen Postexpositionsprophylaxe über das Robert-Koch-Institut (vgl. auch Epidemiologisches Bulletin 21/98 und 38/99).

17. Keuchhusten (Pertussis)

1 Erreger
Bordetella pertussis, gramnegatives Stäbchen, Toxinbildner.

2 Vorkommen
Allgemein
Weltweit mit epidemischen Häufungen, Prävalenz abhängig vom Durchimpfungsgrad;
z. B. 1/10.000 (frühere DDR, Pflichtimpfung) gegenüber 3.200/10.000 (Schweden, 1985, keine Impfung); geschätzte Erkrankungszahl Deutschland (alte Bundesländer) 100.000 pro Jahr.

Berufliches Vorkommen
Gesundheitsdienst (Pädiatrie), Gemeinschaftseinrichtungen für Kinder und Jugendliche (ohne Schulen); Einstufung nach EG Richtlinie 90/6/9/EWG, Gruppe 2.

3 Übertragungsweg/Immunität
Tröpfcheninfektion, Staubinfektion, Immunität nicht lebenslang.

4 Krankheitsbild

Inkubationszeit 1 bis 3 Wochen, hohe Kontagiositätsrate in nicht-geimpften Populationen (25–50% in Schulen, 70–100% in Familien); Beginn der Krankheit mit dem Stadium catarrhale (katarrhalische Erscheinungen, immer stärker werdender Husten, Dauer ein bis zwei Wochen), gefolgt vom Stadium convulsivum mit stakkatoartigen Hustenanfällen, ziehender Inspiration, in vielen Fällen Zyanose und Erbrechen von Schleim und Nahrung bis zu sechs Wochen andauernd, Anfälle bis zu zweimal stündlich, dabei nachts häufiger als tags, Auslösung durch Essen, Schreien, Lachen; Komplikationen durch Otitis media, eitrige Bronchitiden, Pneumonien mit Atelektasebildung, akute Enzephalopathie, Tod im akuten Anfall; Rekonvaleszenz Stadium decrementi über sechsWochen, wobei die Hustenanfälligkeit noch für mehrere Monate bestehen kann.

5 Spezielle Untersuchung

Entfällt, da serologischer Test unzuverlässig.

6 Spezielle Beratung

Präexpositionell: aktive Schutzimpfung möglich; passive Immunisierung bzw. 14tägige Erythromycinprophylaxe bei nichtimmunisierten Kontaktpersonen, passive Immunisierung mit Pertussis-Immunglobulin zur Mitigierung je nach Klinik. Erythromycin im Stadium catarrhale, alternativ Cotrimoxazol.

7 Ergänzende Hinweise

Namentliche Meldepflicht gem. § 6 Abs. 1 Nr. 5 Infektionsschutzgesetz (IfSG) bei Auftreten einer bedrohlichen Krankheit oder von mindestens zwei gleichartigen Erkrankungen, bei denen ein epidemischer Zusammenhang wahrscheinlich ist oder vermutet wird, wenn dies auf eine schwerwiegende Gefahr für die Allgemeinheit hinweist und gem. § 6 Abs. 1 Nr. 3 (IfSG) bei Verdacht auf Impfschaden.
Anspruch auf Versorgung gem. § 60 IfSG im Impfschadensfall oder bei einer durch andere Maßnahmen der spezifischen Prophylaxe entstandenen gesundheitlichen Schädigung.
Wiederzulassung (Gemeinschaftseinrichtungen) 5 Tage nach Beginn einer Erythromycin-Behandlung, ohne antimikrobielle Therapie erst 3 Wochen nach Auftreten der ersten klinischen Symptome.

18. Legionellose

1 Erreger
Gramnegative aerobe Stäbchen, mehr als 35 Spezies, davon humanpathogen Legionella pneumophila der Serogruppe 1–15 (insbesondere Serovar 1) und 17 weitere non pneumophila, z. B. L. bozemanii, L. micdadei, L. jordanis, L. gormanii, L. longbeachae.

2 Vorkommen
Allgemein
Weltweit, sporadische und epidemische Erkrankungen, Erregervorkommen in Süßwasserbiotopen, Vermehrung der Erreger in niedertemperierten Hausinstallationssystemen von Großgebäuden (Hotels, Krankenhäusern etc.), ggf. Rückkühlwerke.

Berufliches Vorkommen
Bei Reinigungs-/Wartungsarbeiten von Legionellen-kontaminierten Wäscherkammern und ggf. Rückkühlwerken von (älteren) Raumlufttechnischen Anlagen sowie Kühltürmen unter bestimmten Voraussetzungen; Gefährdung kann bei älteren RLT-Anlagen gegeben sein, die mit Wäscherkammern betrieben sind und keine Schwebstoffilter haben; unter bestimmten Voraussetzungen: Pflegepersonal, z. B. wenn dieses aufgrund der Betreuung bestimmter Patientengruppen häufig mit Legionellen-kontaminiertem Wasser (z. B. durch häufiges Duschen) exponiert ist; zahnärztliches Personal; keine Gefährdung bei RLT-Anlagen, die mit Dampfbefeuchtern versehen sind.
Einstufung nach EG-Richtlinie 90/679/EWG, Gruppe 2.

3 Übertragungsweg/Immunität
Insbesondere durch legionellenhaltige lungengängige Aerosole (Duschen, Hotwhirlpools, Kühlwasser, Befeuchterwasser von Klimaanlagen), selten Mikroaspiration, keine Übertragung von Mensch zu Mensch.

4 Krankheitsbild
Legionellose: Inkubationszeit 2 bis 10 Tage; schwere pneumonische Verlaufsform, Lobärpneumonie mit hohem Fieber und multiplen extrapulmonalen Symptomen, Lethargie, Delirium, Diarrhoe, Hämaturie, Nierenversagen durch Rhabdomyolyse, Peri-, Myo-, Endokarditis, Letalität unbehandelt 20 %.

G 42

Pontiac Fieber: Inkubationszeit bis zu 2 Tagen, influenzaähnliche leichte Verlaufsform, Symptome klingen ohne Behandlung nach einigen Tagen ab.

5 **Spezielle Untersuchung**
Bei Infektionsverdacht einmaliger Antikörpernachweis nicht ausreichend, Verlaufskontrolle nach 3 bis 4 Wochen (Titersprung) erforderlich.

6 **Spezielle Beratung**
Fachgerechte Wartung und Betrieb technischer aerosolproduzierender Systeme (Waschkauen, Klimaanlagen etc.).

7 **Ergänzende Hinweise**
Namentliche Meldepflicht gem. § 7 Abs. 1 Infektionsschutzgesetz (IfSG) bei direktem oder indirektem Erregernachweis (akute Infektion).
Nichtnamentliche Meldepflicht gem. 6 Abs. 3 (IfSG) als Ausbruch bei gehäuftem Auftreten nosokomialer Infektionen, bei denen ein epidemischer Zusammenhang wahrscheinlich ist oder vermutet wird.

19. Leptospirosen

1 **Erreger**
Leptospira interrogans, 200 verschiedene Serovare, z. B. L. weilii (-Ratte), L. grippotyphosa (-Maus), L. sejro (-Schwein), L. canicola (-Hund), L. hardjo (-Rind).

2 **Vorkommen**
Allgemein
Weltweit, Vorkommen bei Säugetieren; sporadisches und epidemisches Auftreten humaner Erkrankungen; Inzidenz stark durch berufliche Exposition geprägt.

Berufliches Vorkommen
Bei starker Exposition, z. B. im Kanal- und Abwasserbereich, bei Rattenfängern, in der Landwirtschaft tätigen Personen, Tierärzten, Tierzüchtern, im Schlachthof- und im fleischverarbeitenden Bereich, Personal in Speziallaboratorien; Einstufung nach EG-Richtlinie 90/679/EWG, Gruppe 2.

3 Übertragungsweg/Immunität
Ansteckung durch Kontakt mit infizierten Tieren (z. B. durch urinkontaminierte Oberflächengewässer); Eindringen durch Hautverletzungen sowie durch intakte Schleimhaut, Ausbreiten mit dem Blutstrom in alle Organe; langjährige, aber typenspezifische Immunität.

4 Krankheitsbilder
Inkubationszeit: 2 bis 26, im Durchschnitt 7 bis 12 Tage; sehr variabel, hoher Prozentsatz verläuft als selbstlimitierende, unspezifische fieberhafte Erkrankung; an der Pathogenese der klassisch biphasisch verlaufenden Leptospirosen sind direkte bakterielle Invasion, Entzündung und immunologische Reaktion beteiligt.
a) Anikterische Form (L. grippotyphosa u.a.)
  1. Phase (Leptospirämie 3–7 Tage): Konjunktivitis, starker Kopfschmerz, Myalgien (Wadenschmerz), Abdominalschmerz, Temperaturen 40 °C,
  2. Phase (entfällt bei 50% der Fälle): Exanthem, Meningitis, Uveitis.
b) Ikterische Form (L. icterohaemorrhagiae) mit dramatischem Verlauf in der 1. Phase (Leptospirämie 3–7 Tage),
  Übergang in eine 2. Phase (10–30 Tage) mit cholestatischem Ikterus und Nierenversagen, gastrointestinalen Hämorrhagien und Myokarditis.

5 Spezielle Untersuchung
Zur Feststellung der Infektionsbereitschaft/Suszeptibilität Agglutinationstest.

6 Spezielle Beratung
Präexpositioneller: Französischer Impfstoff, in Deutschland derzeit nicht zugelassen; Chemoprophylaxe mit 200 mg Doxycyclin einmal wöchentlich in Hochendemiegebieten (Regenzeit) möglich; ansonsten Expositionsprophylaxe (wasserdichte Schutzkleidung, Stiefel, Handschuhe, Brille).

7 Ergänzende Hinweise
Namentliche Meldepflicht gem. § 7 Abs. 1 Infektionsschutzgesetz (IfSG) bei direktem oder indirektem Erregernachweis (akute Infektion).

G 42

20. Lyme-Borreliose

1 Erreger
Borrelia burgdorferi, spiralförmiges Bakterium.

2 Vorkommen
Allgemein
Vermutlich weltweit, gesicherte Verbreitung in der gesamten nördlichen Hemisphäre (USA, Europa, Japan), aber auch Fallbeschreibungen aus Australien; meist sporadische Erkrankungen; Erregerreservoir insbesondere bei Wildtieren; Vektor in Europa Ixodes-Zecken (in Deutschland Durchseuchung mit B. burgdorferi 2 bis über 30%); Biotop ist die niedrige Vegetation, hohes Gras, Unterholz, Büsche.

Berufliches Vorkommen
Gärtner und Angehörige land- und forstwirtschaftlicher Berufe, andere Berufsgruppen bei Arbeiten an Wald- und Straßenrändern in niederer Vegetation, Beschäftigte in Laboratorien der Humanmedizin und Pathologie.
Einstufung nach EG-Richtlinie 90/679/EWG, Gruppe 2.

3 Übertragungsweg/ Immunität
Zeckenstich; transplazentare Übertragung wahrscheinlich; Immunität fraglich, Reinfektionen kommen vor.

4 Krankheitsbild
Inkubationszeit variabel, wenige Tage bis Wochen; klinische Manifestation sehr variabel; Ablauf typischerweise in 3 Stadien:
Stadium I: Erythema chronicum migrans, ringförmiges Erythem um die Einstichstelle mit langsamer zentrifugaler Ausbreitung;
Stadium II: frühe Dissemination (nach Wochen bis Monaten) mit neurologischen, u.U. kardialen, selten auch Hautsymptomen; akute lymphozytäre Meningoradikulitis Bannwarth; Karditis; Lymphadenosis cutis benigna Baefverstedt (Borrelien-Lymphozytom);
Stadium III (Spätmanifestationen, chronisches Stadium): Acrodermatitis chronica atrophicans; Lyme-Borreliose; chronische Neuroborreliose (Enzephalomyelitis).

5 Spezielle Untersuchungen
Zur Feststellung der Infektionsbereitschaft/Suszeptibilität IgG-Antikörperbestimmung mittels ELISA, Western-Blot als Bestätigungstest bei positivem Ergebnis.

6 Spezielle Beratung
Impfstoff in der Entwicklung; expositionsprophylaktisch ist zum Zeckenschutz auf geschlossene Kleidung mit z. B. langschäftigen Socken, langärmeligen Hemden zu achten; eine Chemoprophylaxe nach Zeckenstich ist auch in Endemiegebieten nicht angezeigt.

7 Ergänzende Hinweise
Namentliche Meldepflicht gem. § 6 Abs. 1 Nr. 5 Infektionsschutzgesetz (IfSG) bei Auftreten einer bedrohlichen Krankheit oder von mindestens zwei gleichartigen Erkrankungen, bei denen ein epidemischer Zusammenhang wahrscheinlich ist oder vermutet wird, wenn dies auf eine schwerwiegende Gefahr für die Allgemeinheit hinweist.

21. Masern (Morbilli)

1 Erreger
Masern-Virus, RNA-Virus, Familie Paromyxoviridae.

2 Vorkommen
Allgemein
Weltweit, hierzulande Verschiebung des Häufigkeitsgipfels ins Erwachsenenalter, epidemisches Auftreten in Gebieten mit geringen Durchseuchungsraten, derzeit 85% (16- bis 20jährige), bzw. 90 bis 95% (21- bis 30jährige) immun.

Berufliches Vorkommen
Gesundheitsdienst (Pädiatrie), Gemeinschaftseinrichtungen für Kinder und Jugendliche (ohne Schulen);
Einstufung nach EG-Richtlinie 90/679/EWG, Gruppe 2.

3 Übertragungsweg/Immunität
Tröpfcheninfektion durch Virusausscheidung in katarrhalischem Prodromalstadium, lebenslange Immunität.

4 Krankheitsbild
Inkubationszeit 8 bis 14 Tage bis Exanthemausbruch; Ansteckungsfähigkeit, Infektiosität ab 9. Inkubationstag bis 4. Tag nach Exanthemausbruch; exponierte Nichtimmune fast immer infiziert, keine Ansteckungsgefährdung bei sogenannten Impfmasern; katarrhalisches Prodromalstadium (2–5 Tage), zweigipfliger Fieberverlauf > 39 °C, Koplik'sche Flecken, Exanthemstadium (bis 10 Tage) mit konfluierenden oder disseminierten großfleckig erhabenen Effloreszenzen, Beginn hinter

den Ohren, Ausbreitung über den gesamten Körper; Komplikationen vor allem bei dreigipfligem Fieberverlauf – Pseudokrupp, Bronchopneumonie (1–6%), Otitis media (7–9%), Enzephalitis (1–2‰) mit Defektheilungen, Enzephalomyelitis (1‰) mit Persönlichkeitsveränderungen und Lähmungen, SSPE (subakute sklerosierende Panenzephalitis, tödlich, Häufigkeit 1:100.000), selten Appendizitis, Hepatitis, Ileocolitis, Myokarditis, Riesenzellpneumonie bei Immunschaden, Gesamtletalität 1:10.000.

5 **Spezielle Untersuchung**
Zur Feststellung der Impfindikation/Suszeptibilität, Krankheits-/Impfanamnese nicht ausreichend, Impfbuchkontrolle erforderlich; Nachweis durch Masern IgG-ELISA, bei negativem Ausfall Impfindikation, Kontrolle des Antikörperstatus 4 bis 6 Wochen nach Impfung.

6 **Spezielle Beratung**
Präexpostionell: Schutzimpfung mit Lebendvakzine (ggf. Kombinationsimpfstoff), mitigierte, flüchtige Masern möglich (sogenannte Impfmasern); *postexpositionell:* umgehende Applikation von Standard-Human-Immunglobulin bei Ungeschützten (mehrwöchiger Schutz); Indikation besonders bei seronegativen Schwangeren, Beschäftigten mit Immundefekten, inaktiver Tuberkulose, Stoffwechselkrankheiten.

7 **Ergänzende Hinweise**
Namentliche Meldepflicht gem. § 6 Abs. 1 Nr. 1 Infektionsschutzgesetz (IfSG) bei Krankheitsverdacht, Erkrankung, Tod und gem. § 6 Abs. 1 Nr. 3 (IfSG) bei Verdacht auf Impfschaden sowie gem. § 7 Abs. 1 (IfSG) bei direktem oder indirektem Erregernachweis (akute Infektion).
Anspruch auf Versorgung gem. § 60 IfSG im Impfschadensfall oder bei einer durch andere Maßnahmen der spezifischen Prophylaxe entstandenen gesundheitlichen Schädigung.
Wiederzulassung (Gemeinschaftseinrichtungen) nach Abklingen klinischer Symptome, frühestens 5 Tage nach Exanthemausbruch, bei Kontaktpersonen (fehlende Immunität) erst nach Ablauf der mittleren Inkubationszeit (14 Tage).

22. Meningokokken-Infektionen

1 **Erreger**
Neisseria meningitidis (gramnegativer Diplokokkus), Serovare (Polysaccharidkapsel) A, B, C, W 135, Y; bei Keimträgern D, X, Z, 29 E, H, J, K, L.

2 Vorkommen
Allgemein
Weltweit, sogenannter Meningitisgürtel Afrikas (Sahelzone), Brasilien, Arabien, Südasien, La-Plata-Staaten, Nordamerika; hierzulande sporadisch (Februar bis April) mit 2–4 Fällen/ 100.000 Einwohner/Jahr (75% der Isolate Serovar B), überwiegend Säuglinge, Kleinkinder; Häufung bei niedrigem sozioökonomischen Status/dichten Wohnverhältnissen; hierzulande 4 bis 6% (gesunde) Keimträger.

Berufliches Vorkommen
Gesundheitsdienst (Ärzte, Pflegepersonal); Aufsichts-, Erziehungs- und Hauspersonal in Gemeinschaftseinrichtungen für Kinder und Jugendliche (ohne Schulen), Familien, Behinderte; Arbeitsaufenthalte im Ausland (Entwicklungshelfer); Einstufung nach EG-Richtlinie 90/679/EWG, Gruppe 2.

3 Übertragungsweg/Immunität
Tröpfcheninfektion (überwiegend von Keimträgern mit Besiedlung der Nasopharynxschleimhaut); inapparente anogenitale Besiedlung möglich; keine länger anhaltende Immunität.

4 Krankheitsbild
Inkubationszeit 1 bis 10 (< 4) Tage; Ansteckungsfähigkeit solange Kolonisation (symptomlose Persistenz); lympho-hämatogene Manifestationen als Pharyngitis, Pneumonie (selten), petechiale Läsionen, (eitrige) Haubenmeningitis (40% aller Fälle), Letalität trotz Antibiotikatherapie 20% (Säuglinge/ Kleinkinder) bzw. 35% (> 65jährige); Otitis media/Ertaubung; foudroyante Sepsis: (Waterhouse-Friderichsen-Syndrom mit Extravasaten, Hämorrhagien, Sugillationen), Mikrozirkulationsstörungen (Nebennierennekrose), disseminierter intravaskulärer (Verbrauchs-)Koagulopathie (Letalität 85%), septischem Schock.

5 Spezielle Untersuchung
Zur Feststellung der Infektionsbereitschaft/Suszeptibilität und der Impfindikation/Immunität vor Einsatz in gefährdeten Gebieten (Endemiegebiete mit epidemischen Ausbrüchen) bzw. in Arbeitsbereichen (Laboratorien); Krankheits-/Impfanamnese nicht ausreichend, Impfbuchkontrolle erforderlich; Nachweis Meningokokken-spezifischer Antikörper nicht möglich, deshalb Impfindikation einsatzbegründet; Impferfolgskontrolle (Serokonversion) 4 bis 6 Wochen nach Impfung.

G 42

6	**Spezielle Beratung**
	Präexpositionell: Schutzimpfung mit tetravalenten Kapselpolysaccharidimpfstoff A, C, W 135, Y, Serokonversionsrate 92% (ab 2. Lebensjahr); Impfschutzdauer 2 bis 5 Jahre; schützt nicht gegen hierzulande vorherrschende (75%) B-Gruppen-Infektionen (kaum immunogen); erfolgversprechende postexpositionelle Chemoprophylaxe (Minocyclin, Rifampicin) binnen 48 Std. bei Ungeschützten (enger Kontakt); kein ungezielter Einsatz wegen Nebenwirkungen/Resistenzentwicklung.
7	**Ergänzende Hinweise**
	Namentliche Meldepflicht gem. § 6 Abs. 1 Nr. 1 Infektionsschutzgesetz (IfSG) bei Krankheitsverdacht, Erkrankung, Tod (nur Meningitis und Sepsis) und gem. § 6 Abs. 1 Nr. 3 (IfSG) bei Verdacht auf Impfschaden sowie gem. § 7 Abs. 1 bei direktem Erregernachweis (akute Infektion).
	Nichtnamentliche Meldepflicht gem. § 6 Abs. 3 (IfSG) als Ausbruch bei gehäuftem Auftreten nosokomialer Infektionen, bei denen ein epidemischer Zusammenhang wahrscheinlich ist oder vermutet wird.
	Anspruch auf Versorgung (§ 60 IfSG) im Impfschadensfall oder bei einer durch andere Maßnahmen der spezifischen Prophylaxe entstandenen gesundheitlichen Schädigung.
	Wiederzulassung (Gemeinschaftseinrichtungen) nach Abklingen klinischer Symptome; klinische Überwachung von Kontaktpersonen während der (mutmaßlichen) Inkubationszeit, Ausschluss vom Besuch der Einrichtung nicht erforderlich.

23. Milzbrand (Anthrax)

1	**Erreger**
	Bacillus anthracis, grampositive aerobe Sporenbildner.
2	**Vorkommen**
	Allgemein
	Weltweit, sporadisches Auftreten, sehr selten in Industrieländern, in Deutschland vereinzelt in den siebziger Jahren beobachtet.
	Berufliches Vorkommen
	Epidemiologische Bedeutung schwer abschätzbar; Infektionsrisiko für Beschäftigte in der verarbeitenden Industrie von importierten Häuten, Leder, Tiermaterialien (Horn, Hufe); Einstufung nach EG-Richtlinie 90/679/EWG, Gruppe 3.

3 Übertragungsweg/Immunität
Übertragung durch Bremsen fraglich; aerogen durch Inokulation von erregerhaltigem Staub beim Gerben und Scheren von Schafen, lokal durch Eindringen der Erreger in die Haut, oral durch Inokulation von erregerhaltigem Fleisch erkrankter Tiere.

4 Krankheitsbild
Hautmilzbrand: Inkubationszeit 3 bis 10 Tage, geringe Kontagiosität, nach ca. 3 Tagen entsteht eine Pustula maligna (juckende rote Pustel mit schwarzem Zentrum), lokal begrenzt oder hämatogene Ausbreitung mit Fieber, Schüttelfrost, Diarrhoe, Hautblutungen, Milzschwellung, Kreislaufstörung, Atemlähmung durch Tod, ca. 95% der Infektionen;
Lungenmilzbrand: Inkubationszeit Stunden bis ca. 5 Tage in Abhängigkeit von der Infektionsdosis, sehr hohe Kontagiosität über Tröpfcheninfektion, Isolierung von Erkrankten, foudroyant verlaufende Bronchopneumonie, Dyspnoe, Zyanose, blutiger Auswurf (enthält reichlich Milzbranderreger), unbehandelt in wenigen Tagen tödlich;
Darmmilzbrand: Inkubationszeit wenige Tage, hämorrhagische Gastroenteritis, Kreislaufversagen, unbehandelt tödlich.

5 Spezielle Untersuchung
Zur Feststellung der Infektionsbereitschaft/Suszeptibilität aufgrund der eingeschränkten diagnostischen Möglichkeiten zur Antikörperbestimmung nur bei Verdacht auf Infektion; mikroskopischer Erregernachweis (Grampräparat/direkte Immunfluoreszenz); parallel Beginn der Chemotherapie.

6 Spezielle Beratung
Impfstoff z.Z. in Erprobung in den USA.

7 Ergänzende Hinweise
Namentliche Meldepflicht gem. § 6 Abs. 1 Nr. 1 Infektionsschutzgesetz (IfSG) bei Krankheitsverdacht, Erkrankung, Tod sowie gem. § 7 Abs. 1 bei direktem oder indirektem Erregernachweis (akute Infektion).
Bei Kranken, Krankheitsverdächtigen, Ansteckungsverdächtigen kann eine Absoderung gem. § 30 IfSG angeordnet werden (Lungenmilzbrand).

24. Mumps

1 Erreger
Mumpsvirus, RNA-Virus, Familie Paramyxoviren.

2 Vorkommen
Allgemein
Weltweit, hierzulande Verschiebung des Häufigkeitsgipfels ins Erwachsenenalter, epidemisches Auftreten in Gebieten mit geringen Durchseuchungsraten, derzeit ca. 60% (16- bis 20jährige), bzw. ca. 70% (21- bis 30jährige) immun.

Berufliches Vorkommen
Gesundheitsdienst (Pädiatrie), Gemeinschaftseinrichtungen für Kinder und Jugendliche (ohne Schulen);
Einstufung nach EG-Richtlinie 90/679/EWG, Gruppe 2.

3 Übertragungsweg/Immunität
Tröpfcheninfektion (Nasensekret, Speichel) oder Schmierinfektion (Urin), Virusausscheidung 1 Woche vor Erkrankungsbeginn; fast immer (97%) lebenslange Immunität.

4 Krankheitsbild
Inkubationszeit 12 bis 35 (im Mittel 18) Tage; Ansteckungsfähigkeit gering; 30–50% inapparente Verläufe, 10tägige ein- oder beidseitige Parotisschwellung mit Fieber (bis 40°), 50% Pankreatitis (Komplikation Typ I-Diabetes), weiterhin Hepatitis, Myokarditis, Enzephalitis; bei Frauen in ca. 25% Mastitis, selten Oophoritis, Mumpsvirus-induzierte Aborte im 1. Trimenon; bis zu 50% Orchitis bei Erwachsenen, davon jeder zweite mit nachfolgender Hodenatrophie.

5 Spezielle Untersuchung
Zur Feststellung der Infektionsbereitschaft/Suszeptibilität, Krankheits-/Impfanamnese nicht ausreichend, Impfbuchkontrolle erforderlich; Nachweis mumpsspezifischer IgG-Antikörper mittels ELISA; Impfindikation bei Seronegativität, Impferfolgskontrolle (Serokonversion) 4 bis 6 Wochen nach Impfung.

6 Spezielle Beratung
Präexpositionell: Schutzimpfung mit Lebendvakzine (ggf. Kombinationsimpfstoff), *postexpositionell:* umgehende Applikation von Standard-Human-Immunglobulin bei Ungeschützten, auch zur Verhütung/Mitigierung Mumps-assoziierter Komplikationen.

7 **Ergänzende Hinweise**
Namentliche Meldepflicht gem. § 6 Abs. 1 Nr. 5 Infektionsschutzgesetz (IfSG) bei Auftreten einer bedrohlichen Krankheit oder von mindestens zwei gleichartigen Erkrankungen, bei denen ein epidemischer Zusammenhang wahrscheinlich ist oder vermutet wird, wenn dies auf eine schwerwiegende Gefahr für die Allgemeinheit hinweist und gem. § 6 Abs. 1 Nr. 3 (IfSG) bei Verdacht auf Impfschaden.
Anspruch auf Versorgung gem. § 60 IfSG im Impfschadensfall oder bei einer durch andere Maßnahmen der spezifischen Prophylaxe entstandenen gesundheitlichen Schädigung.
Wiederzulassung (Gemeinschaftseinrichtungen) nach Abklingen klinischer Symptome, frühestens 9 Tage nach Auftreten der Parotitisschwellung, bei Kontaktpersonen erst nach Ablauf der mittleren Inkubationszeit (18 Tage), sofern eine Immunität nicht vorliegt.

25. Mykoplasmen-Infektionen

1 **Erreger**
Mykoplasmen, Familie Mykoplasmataceae.
Bedeutendste Vertreter: a) M. pneumoniae
b) M. hominis
c) U. urealyticum.

2 **Vorkommen**
Allgemein
Weltweit, je nach Erreger ganzjährig sporadische Erkrankungen und Kleinepidemien (Gesundheitsdienst (Pädiatrie), Schulen und sonstige Gemeinschaftseinrichtungen für Kinder und Jugendliche, Heime, Gefängnis); größere Epidemien alle 2–5 Jahre.

Berufliches Vorkommen
a) medizinisches Personal in Betreuung von Patienten mit Mykoplasmeninfektionen (besonders Pädiatrie), eventuell auch Personal von Heimen, Schulen, Gemeinschaftseinrichtungen für Kinder und Jugendliche (ohne Schulen); Tierpfleger von Primaten;
b)/c) Labormitarbeiter und Personal in Gynäkologie, Urologie und Venerologie;
Einstufung nach EG-Richtlinie 90/679/EWG; a), Gruppe 2.

G 42

3 Übertragungsweg/Immunität

a) Tröpfcheninfektion von Erkrankten, Rekonvaleszenten und inapparent Infizierten; geringe Infektiosität; Erregerreservoir: Mensch und Primaten; Häufigkeitsgipfel der Erkrankung 1. bis 5. Lebensjahrzehnt;

b)/c) Sexualkontakte, Inokulation durch Stich oder Spritzer bei Labormitarbeitern und Personal in Gynäkologie, Urologie und Venerologie.

4 Krankheitsbild

Inkubation: 1 bis 3 bis (5) Wochen

a) Inapparenter Verlauf oder banale Infekte der oberen Atemwege bis primär atypische Pneumonie (20% bilateral); 10 bis 20% aller Pneumonien durch M. pneumoniae; bei 3 bis 10% der mit M. pneumoniae infizierten Pneumonie; quälender Reizhusten mit blutig tingiertem Auswurf, Diskrepanz zwischen leicht pathologischem Auskultationsbefund und auffälliger Röntgen-Thoraxaufnahme; extrapulmonale Komplikationen: Kältehämagglutinine (> 50% der Fälle), hämolytische Anämien, Kopfschmerzen, Myringitis, Anorexie, Erbrechen, Diarrhoe (14 – 44%), Myalgie, Arthralgie (14 – 44%), Exanthem (25%), selten Meningitis, Meningoenzephalitis, Myokarditis, Perikarditis, Erythema nodosum, Hepatitis, Polyradikulitis, Stevens-Johnson-Syndrom (Erythema exsudativum multiforme), Pleuritis;

b)/c) Infektionen des Urogenitaltraktes; Haut- und Schleimhaut.

5 Spezielle Untersuchungen

Zur Feststellung der Infektionsbereitschaft/Suszeptilibität nach Exposition Erregernachweis/Antikörperbestimmung mittels ELISA oder indirekter Immunfluorenztest (IFT), Serokonversation/Titeränderung prüfen.

6 Spezielle Beratung

Impfstoffe in der Erprobung.

7 Ergänzende Hinweise

Namentliche Meldepflicht gem. § 6 Abs. 1 Nr. 5 Infektionsschutzgesetz (IfSG) bei Auftreten einer bedrohlichen Krankheit oder von mindestens zwei gleichartigen Erkrankungen, bei denen ein epidemischer Zusammenhang wahrscheinlich ist oder vermutet wird, wenn dies auf eine schwerwiegende Gefahr für die Allgemeinheit hinweist.

Nichtnamentliche Meldepflicht gem. § 6 Abs. 3 (IfSG) als Ausbruch bei gehäuftem Auftreten nosokomialer Infektionen, bei denen ein epidemischer Zusammenhang wahrscheinlich ist oder vermutet wird.

26. Parvovirus-B19-Infektion (Ringelröteln)

1 Erreger
Parvovirus-B-19, DNA-Virus, Familie Parvoviridae.

2 Vorkommen
Allgemein
Weltweit, epidemisches Auftreten in Gebieten mit geringen Durchseuchungsraten, derzeit hierzulande ca. 30% Antikörperprävalenz bei 16- bis 50jährigen.

Berufliches Vorkommen
Gesundheitsdienst (Pädiatrie), Gemeinschaftseinrichtungen für Kinder und Jugendliche (ohne Schulen);
Einstufung nach EG-Richtlinie 90/679/EWG, Gruppe 2.

3 Übertragungsweg/Immunität
Virusausscheidung im Prodromalstadium, Tröpfcheninfektion, parenterale Übertragung (Blut) bekannt, diaplazentare Übertragung auf den Feten während der Schwangerschaft in ca. 10% der Fälle.

4 Krankheitsbild
Inkubationszeit 13 bis 17 Tage; Auftreten eines girlandenförmigen, im Gesicht beginnenden absteigenden Exanthems, das bis zu 3 Wochen andauert und mit Arthralgie (kleine Gelenke) und einer Lymphadenopathie einhergehen kann (Erythema infectiosum), während der Schwangerschaft mit Hauptrisiko zwischen der 20. und 28. Woche Hydrops fetalis mit intrauterinem Fruchttod, bei lebendgeborenen Kindern keine Schäden, selten Komplikationen durch vaskuläre Purpura; bei Thalassämie, Sichelzell- bzw. anderen chronisch hämolytischen Anämien aplastische Krisen mit Erythropoeseinhibition bis zu 4 Wochen möglich; bei chronischer Immunschwäche wie z. B. AIDS, chronische Knochenmarksaplasie möglich; Infektiosität bis zum Auftreten des Ringelrötelnexanthems.

5 Spezielle Untersuchung
Zur Feststellung der Infektionsbereitschaft/Suszeptibilität bei Schwangeren < 30. Woche, Personen, die an Thalassämie oder Sichelzellanämie leiden, sowie chronisch Immunschwache im Falle eines gehäuften Auftretens in der betreffenden Einrichtung; Nachweis von Antikörpern mit IgG-ELISA; bei Angehörigen der o.g. Risikogruppen, insbesondere bei seronegativen Schwangeren, weitere IgG-ELISA-Bestimmung nach Ablauf der Inkubationszeit.

6 **Spezielle Beratung**
Schutzimpfung nicht möglich; zuverlässige, postexpositionelle Prophylaxe mit Immunglobulin ebenfalls nicht möglich; seronegative Schwangere in Einrichtungen, in denen Ausbrüche/ein gehäuftes Auftreten beobachtet werden, sollten bis zum Abklingen der Infektionswellen beurlaubt werden (Empfehlung der DVV); ähnliches Verfahren bei Personen mit Thalassämie/ Sichelzellanämie bzw. Immunsupprimierten; bislang keine gesetzlichen Regelungen.

7 **Ergänzende Hinweise**
Namentliche Meldepflicht gem. § 6 Abs. 1 Nr. 5 Infektionsschutzgesetz (IfSG) bei Auftreten einer bedrohlichen Krankheit oder von mindestens zwei gleichartigen Erkrankungen, bei denen ein epidemischer Zusammenhang wahrscheinlich ist oder vermutet wird, wenn dies auf eine schwerwiegende Gefahr für die Allgemeinheit hinweist.
Nichtnamentliche Meldepflicht gem. § 6 Abs. 3 (IfSG) als Ausbruch bei gehäuftem Auftreten nosokomialer Infektionen, bei denen ein epidemischer Zusammenhang wahrscheinlich ist oder vermutet wird.

27. Poliomyelitis

1 **Erreger**
Poliovirus 1/2/3, RNA-Virus, Familie Picornaviridae.

2 **Vorkommen**
Allgemein
Östliche Hemisphäre, Endemiegebiete Afrika, Asien, ehemalige Sowjetunion, sporadische Ausbrüche in den Niederlanden.

Berufliches Vorkommen
Gesundheitsdienst (Pädiatrie), kinderbetreuende Einrichtungen;
Einstufung nach EG-Richtlinie 90/679 EWG, Gruppe 2.

3 **Übertragungsweg/Immunität**
Fäkal-oral, selten Tröpfcheninfektion.

4 **Krankheitsbild**
Inkubationszeit 5 bis 14 Tage; Erregervermehrung im Nasenrachenraum und Darm, Virusausscheidung und damit Ansteckungsfähigkeit (auch bei klinisch Gesunden) mehrere Monate,

in 99% der Fälle inapparenter Verlauf, abortive Poliomyelitis (Fieber über wenige Tage, Kopfschmerzen, Übelkeit, Obstipation); nicht paralytische Poliomyelitis (aseptische Meningitis) mit Fieber, Kopfschmerzen, Gastrointestinalsymptomen und meningealen Symptomen von bis zu 10 Tagen Dauer mit möglicher passagerer Muskelschwäche; paralytische Poliomyelitis (ggf. nach Ablauf der aseptischen Meningitis) unter Fieberabfall und Entwicklung der paralytischen Erkrankung mit schlaffen Lähmungen im Bereich der Extremitäten, bisweilen auch der Interkostalmuskulatur und Ausbildung einer Zwerchfellähmung (spinale Form), bzw. unter Beteiligung der Nerven X, XI und XII; in manchen Fällen Tod durch Atemlähmung, häufig Defektheilungen.

5   **Spezielle Untersuchung**
    Zur Feststellung der Impfindikation/Suszeptibilität, Krankheits-/Impfanamnese nicht ausreichend, Impfbuchkontrolle erforderlich.

6   **Spezielle Beratung**
    Präexpositionell: Schutzimpfung mit SABIN-Lebend-(Schluck)-impfung; bei Kontraindikation (Immunsuppression bzw. immunsupprimierten Personen im Haushalt) Gabe von inaktiviertem Impfstoff nach SALK, anschließend SABIN-Boosterimpfung. Übertragung des Impfvirus über den Stuhl als mögliche Ursache einer Infektion exponierter Kontaktpersonen. Unmittelbar nach jeder Polio-Schluckimpfung Nachweis von Impfviren im Pharyngealsekret.

7   **Ergänzende Hinweise**
    Namentliche Meldepflicht gem. § 6 Abs. 1 Nr. 1 Infektionsschutzgesetz (IfSG) bei Krankheitsverdacht, Erkrankung, Tod und gem. § 6 Abs. 1 Nr. 3 (IfSG) bei Verdacht auf Impfschaden sowie gem. § 7 Abs. 1 bei direktem oder indirektem Erregernachweis (akute Infektion).
    Bei Kranken, Krankheitsverdächtigen, Ansteckungsverdächtigen kann eine Absoderung (§ 30 IfSG) angeordnet werden; Umgebungsimpfung von Kontaktpersonen.
    Anspruch auf Versorgung gem. § 60 IfSG im Impfschadensfall oder bei einer durch andere Maßnahmen der spezifischen Prophylaxe entstandenen gesundheitlichen Schädigung.
    Wiederzulassung (Gemeinschaftseinrichtungen) frühestens 3 Wochen nach Krankheitsbeginn, bei Kontaktpersonen (ohne Immunität) 3 Wochen nach Kontakt.

28. Poxvirus-Infektionen

1 Erreger
Poxviren DNA-Viren, Familie Poxviridae.
a) Variolavirus
b) Vacciniavirus (siehe G 43)
c) Affenpocken-, Katzenpocken-, Kuhpocken-, Melkerknoten-, Orfvirus.

2 Vorkommen
Allgemein
Letzter bekannter Fall 1977 in Somalia. Deklaration der WHO am 08.05.1980, daß Erde pockenfrei.
Tierpocken (siehe 1c) weltweit.

Berufliches Vorkommen
a) Variola major: Infektionsrisiko nur noch bei Beschäftigten in Hochsicherheitslaboratorien außerhalb Deutschlands;
b) Vacciniavirus: Beschäftigte in Laboratorien, die mit genetisch veränderten Vacciniaviren arbeiten;
c) Tierpocken: Tierärzte, Tierpfleger, Landwirte, Hirten,
Einstufung nach EG-Richtlinie 90/ 679/ EWG.
Variola major und minor: Gruppe 4; Tierviren: Gruppe 2.

3 Übertragungsweg/Immunität
a) Variolavirus: In Hochsicherheitslabors, keine zuverlässige lebenslange Immunität nach Infektion, bisweilen nur Teilimmunität;
b) Vacciniavirus: Übertragung durch Verletzung nicht intakter Haut.
c) Tierpocken: Schmierinfektion, unsichere Immunität.

4 Krankheitsbild
a, b) Variolavirus (Vacciniavirus): Inkubationszeit 8 bis 17 Tage, während des Exanthemausbruchs höchste Infektiosität, jedoch Ansteckungsmöglichkeit bis zum völligen Abheilen der Haut- und Schleimhauteffloreszenzen, Erregerreservoir: Mensch; Effloreszenzen an Haut und Schleimhäuten, zunächst Flecken, dann Knötchen, einkammerige Bläschen, dann Pustulae, Abheilung unter Schorfbildung, Letalität 20 bis 30%, in einigen Fällen Teilimmunität, hierdurch Reinfektion (Variolois) möglich.
c) Tierpocken: Kuhpocken und Melkerknoten führen beim Menschen zu lokalen Hautulzerationen; in jüngster Zeit Berichte über Infektionen durch Katzenpocken bei Nichtgeimpften: lo-

kale Hautulzerationen und systemische Erkrankungen, bei nichtgeimpften Immunsupprimierten: generalisierte Erkrankung.

5 Spezielle Untersuchung
Entfällt

6 Spezielle Beratung
Präexpositionell: Schutzimpfung mit Lebendvakzine bei Beschäftigten in Hochrisikolaboratorien; in Kooperation mit CDC-Atlanta (USA) nur dort Impfstoffbezug bei namentlicher Meldung der Impflinge.

7 Ergänzende Hinweise
Namentliche Meldepflicht gem. § 6 Abs. 1 Nr. 5 Infektionsschutzgesetz (IfSG) bei Auftreten einer bedrohlichen Krankheit oder von mindestens zwei gleichartigen Erkrankungen, bei denen ein epidemischer Zusammenhang wahrscheinlich ist oder vermutet wird, wenn dies auf eine schwerwiegende Gefahr für die Allgemeinheit hinweist und gem. § 6 Abs. 1 Nr. 3 (IfSG) bei Verdacht auf Impfschaden.
Anspruch auf Versorgung gem. § 60 IfSG im Impfschadensfall oder bei einer durch andere Maßnahmen der spezifischen Prophylaxe entstandenen gesundheitlichen Schädigung.

29. Q-Fieber

1 Erreger
Coxiella burnetii (obligat intrazelluläres Bakterium).

2 Vorkommen
Allgemein
Weltweit (sporadisch, epidemisch); Inzidenz in Nord- und Mitteleuropa gering (50–150 Fälle pro Jahr in England); Durchseuchung der Viehzüchter ca. 20%, der Durchschnittsbevölkerung 2 bis 4%; lokal begrenzte Epidemien in Süddeutschland und Hessen.

Berufliches Vorkommen
Viehzüchter, Tierpfleger, Tierärzte, Schlachthofpersonal, Molkereiarbeiter und andere Arbeitnehmer mit Kontakt zu Nutztieren und Tierprodukten;
Einstufung nach EG-Richtlinie 90/679/EWG, Gruppe 3.

G 42

3 **Übertragungsweg/Immunität**
40 Arthropodenarten infiziert, Zecken Hauptreservoir, für den Menschen ohne Bedeutung; menschliche Infektionen über Nutztiere (Rinder, Ziegen, Schafe), die Erreger über Geburtswege, Urin und Milch ausscheiden; am häufigsten inhalative Aufnahme der Erreger; Infektion über Rohmilchverzehr bzw. direkten Kontakt selten; keine Übertragung von Mensch zu Mensch, Tiere oft symptomlos.

4 **Krankheitsbild**
Inkubationszeit 14 bis 21 Tage, selten länger, plötzlicher Beginn mit Fieber bis 40 Grad, Schüttelfrost, Kopf-, Gelenk-, Muskelschmerzen, Husten, blutiges Sputum möglich, Brustschmerzen ab 5. Tag, Pneumonien (oft nur radiologisch diagnostizierbar, klinisch kein oder diskreter physikalischer Befund); häufig (bis 80%) ansteigende Transaminasen, mitunter Ikterus, auch grippale und typhöse Verlaufsform möglich; Leukopenie mit Linksverschiebung, relative Bradykardie, Splenomegalie, Proteinurie, Erythrozyturie beschrieben, Rötung und Gedunsenheit des Gesichts, Lippenzyanose ähnlich des Fleckfiebers, aber ohne Exanthem und Konjunktivitis; ohne Behandlung Fieberverlauf biphasisch über 9 bis 14 Tage; bei 30% der Patienten granulomatöse Hepatitis, seltener Meningitis, Enzephalitis, Pleuritis, Orchitis, Myokarditis, Endokarditis; Letalität 1%, gelegentlich chronische Verläufe.

5 **Spezielle Untersuchung**
Zur Einleitung weiterer diagnostischer und therapeutischer Maßnahmen bei Krankheitsverdacht bzw. zur Sanierung des Tierbestandes (Verhinderung weiterer Erkrankungen).

6 **Spezielle Beratung**
Spezifische Prophylaxe noch nicht vorhanden; Kontrolle des Tierbestandes; Beratung hinsichtlich der Therapiemöglichkeiten (Chemotherapie); Impfstoff in Erprobung.

7 **Ergänzende Hinweise**
Namentliche Meldepflicht gem. § 7 Abs. 1 Infektionsschutzgesetz (IfSG) bei direktem oder indirektem Erregernachweis (akute Infektion).

30. Röteln (Rubella)

1 **Erreger**
Rötelnvirus, RNA-Virus, Familie Togaviridae.

2 Vorkommen

Allgemeine
Weltweit, hierzulande Verschiebung des Häufigkeitsgipfels ins Erwachsenenalter, derzeit ca. 90% der Frauen im gebärfähigen Alter (15–45 Jahre) immun.

Berufliches Vorkommen
Gesundheitsdienst, Gemeinschaftseinrichtungen für Kinder und Jugendliche (ohne Schulen).
Einstufung nach EG-Richtlinie 90/679/EWG, Gruppe 2.

3 Übertragungsweg/Immunität
Tröpfchen-, Kontakt- oder Schmierinfektion (Blut, Urin, Stuhl, Konjunktival-/Zervixsekret, Synovialflüssigkeit, Sputum); wahrscheinlich lebenslange Immunität.

4 Krankheitsbild
Inkubationszeit 14 bis 23 Tage; Ansteckungsfähigkeit 7 Tage vor bis 7 Tage nach Exanthemausbruch, bei pränatal Infizierten mindestens 2 Jahre; katarrhalisches Prodromalstadium (2 Tage), zervikal-retroaurikuläre Lymphknotenschwellung; Exanthemstadium (2–3 Tage/ fehlt in 20%) mit blaßroten, nicht konfluierenden Effloreszenzen (Beginn hinter den Ohren, Ausbreitung über Gesicht, Hals, Rumpf); Komplikationen (selten) Meningoenzephalitis, Arthralgien, Otitis media, Myo-, Perikarditis; pränatale inapparente oder apparente Infektionen mit Embryopathien.

5 Spezielle Untersuchung
Zur Feststellung der Impfindikation/Suszeptibilität, Krankheits-/Impfanamnese nicht ausreichend, Impfbuchkontrolle erforderlich; Nachweis Röteln-spezifischer IgG-Antikörper quantitativ mit Hämagglutinationshemmtest (HHT); Enzymimmunoassay (ELISA) obligatorisch, falls HHT-Titer $\leq$ 1 : 16, Impfindikation bei Seronegativität (Schwangere ausgenommen); Impferfolgskontrolle (Serokonversion) 4 bis 6 Wochen nach Impfung.

6 Spezielle Beratung
Präexpositionell: (Lebendvakzine ggf. Kombinationsimpfstoff-Maser-); während der Schwangerschaft kontraindiziert, jedoch bei versehentlicher Impfung keine Indikation für Abruptio; *postexpositionell:* bei seronegativen Schwangeren (1./2. Trimenon) umgehende Applikation von Röteln-/Human-Immunglobulin (bis 2 Tage nach Exposition), nach Kontakt mit Rötelnkranken.

G 42

7 Ergänzende Hinweise

Namentliche Meldepflicht gem. § 6 Abs. 1 Nr. 3 Infektionsschutzgesetz (IfSG) bei Verdacht auf Impfschaden. Nichtnamentliche Meldepflicht gem. § 7 Abs. 3 (IfSG) bei direktem oder indirektem Erregernachweis. Anspruch auf Versorgung gem. § 60 IfSG im Impfschadensfall oder bei einer durch andere Maßnahmen der spezifischen Prophylaxe entstandenen gesundheitlichen Schädigung. Wiederzulassung (Gemeinschaftseinrichtungen) nach Abklingen klinischer Symptome, frühestens 7 Tage nach Ausbruch des Exanthems.

31. Rotavirus-Infektionen

1 Erreger
Rotaviren der Gruppe A-C, RNA-Viren, Familie Reoviridae.

2 Vorkommen

Allgemein
Weltweit, vorwiegend Gruppe A, vor allem bei Kindern von 6 Monaten bis 2 Jahren, ganz-jähriges Auftreten mit Gipfel in den Wintermonaten.

Berufliches Vorkommen
Gesundheitsdienst (Pädiatrie), Gemeinschaftseinrichtungen für Kinder und Jugendliche (ohne Schulen).

3 Übertragungsweg/Immunität
Fäkal-oral, Schmierinfektion, Inhalation von virushaltigem Staub.

4 Krankheitsbild
Inkubationszeit 1 bis 10 Tage (< 4 Tage), Infektiosität schon vor Beginn der klinischen Erscheinungen, Virusausscheidung 1 bis 2 Wochen, oft länger; plötzlich einsetzende wässrige Diarrhoe (ohne Leukozyten und Erythrozyten im Stuhl), meist Erbrechen, keine erhöhten Temperaturen, Dauer in der Regel 3 bis 9 Tage; Komplikationen vor allem bei Säuglingen durch Wasser- und Elektrolytverlust.

5 Spezielle Untersuchung
Erregernachweis im Stuhl; Antikörpernachweis im Blut mittels KBR oder Enzymimmunoassay (ELISA).

6 Spezielle Beratung
Aktiver Lebendimpfstoff in Erprobung; bei Erkrankungsverdacht Beratung des Versicherten bezüglich des Verhaltens am Arbeitsplatz und zum Infektionsrisiko für das Arbeitsumfeld (Pädiatrie, Neonatologie, Wöchnerinnenstation).

7 Ergänzende Hinweise
Namentliche Meldepflicht gem. § 6 Abs. 1 Nr. 2 (IfSG) bei Verdacht auf und Erkrankung an mikrobiell bedingter Lebensmittelvergiftung oder akuter infektiöser Gastroenteritis, wenn eine Tätigkeit i. S. § 42 Abs. 1 IfSG ausgeübt wird oder mindestens zwei gleichartige Erkrankungen auftreten, bei denen ein epidemischer Zusammenhang wahrscheinlich ist oder vermutet wird.
Namentliche Meldepflicht gem. § 7 Abs. 3 Infektionsschutzgesetz (IfSG) bei direktem oder indirektem Erregernachweis (akute Infektion).
Tätigkeits- und Beschäftigungsverbot gem. § 42 Abs. 1 Nr. 1 u. 2 IfSG für Kranke, Krankheitsverdächtige, wenn Übertragung auf Lebensmittel zu befürchten ist, z. B. in Küchen von Gaststätten und sonstigen Einrichtungen mit oder zur Gemeinschaftsverpflegung; gilt analog für Wassergewinnungs- und Wasserversorgungsanlagen gem. §§ 37 u. 38 IfSG sowie § 5 TrinkwV 2000.
Wiederzulassung (Gemeinschaftseinrichtungen) nach Abklingen des Durchfalls (geformte Stühle).

32. Salmonella typhi-Infektionen

1 Erreger
Salmonella typhi, Familie Enterobacteriaceae.

2 Vorkommen
Allgemein
Weltweit, Erregerreservoir ist der Mensch; Bedeutung in Industrieländern fast nur noch als importierte Infektion im Gegensatz zu Ländern mit niedrigem Hygienestandard (Salmonellen-Enteritiden), z. B. ca. 80%ige Durchseuchung in Chile und Peru.

Berufliches Vorkommen
Bei Personen mit Arbeitsaufenthalt in Endemiegebieten, Tätigkeit im Stuhllabor; Pathologie, Tätigkeiten in Gemeinschaftseinrichtungen für Kinder, Jugendliche, Familien, Behinderte.
Einstufung nach EG-Richtlinie 90/679/EWG, Gruppe 3 **.

G 42

3 Übertragungsweg/Immunität

Fäkal-orale Infektion, primär über fäkalverunreinigte Nahrungsmittel oder Trinkflüssigkeiten, sekundär auch durch Körperflüssigkeiten sowie kontaminierte Gegenstände, Schmierinfektion; lebenslange, relative Immunität.

4 Krankheitsbild

Inkubationszeit 3 bis 60 (10) Tage; Ansteckungsgefahr ab 1. Woche, endet mit Systieren der Erregerausscheidung (gewöhnlich nach 21 Tagen).
Stadium I: langsamer Fieberanstieg auf Werte um 40 °C, meist Obstipation;
Stadium II: häufig Fieber-Kontinua (39–41 °C) mit relativer Bradykardie, Benommenheit, Hepatosplenomegalie, Roseolen; erbsbreiartige Durchfälle erst in der 3. Woche;
Stadium III: Entfieberung ab der 4. Krankheitswoche. Komplikationen durch Darmblutung/-perforation, toxisches Kreislaufversagen, Myokarditis, Hepatitis, Thrombosen, purulente Organmanifestationen wie z. B. Osteomyelitis, Meningoenzephalitis.

5 Spezielle Untersuchung

Erregernachweis im Stuhl.

6 Spezielle Beratung

Präexpositionell: Schutzimpfung mit Lebend- oder Totimpfstoff; *expositionsprophylaktisch* sollten strenge sanitäre und sonstige Hygienemaßnahmen erfolgen, insbesondere ausreichende thermische Behandlung von Nahrungsmitteln, Kochen von Trinkwasser; bei Verdacht auf Typhusinfektion Nachweis agglutinierender Antikörper mittels Gruber-Widal Reaktion oder IgG spezifischen Enzymimmunoassays (ELISA).

7 Ergänzende Hinweise

Namentliche Meldepflicht gem. § 6 Abs. 1 Nr. 1 Infektionsschutzgesetz (IfSG) bei Krankheitsverdacht, Erkrankung, Tod und gem. § 6 Abs. 1 Nr. 3 (IfSG) bei Verdacht auf Impfschaden sowie gem. § 7 Abs. 1 bei direktem oder indirektem Erregernachweis (akute Infektion).
Namentliche Meldepflicht gem. § 6 Abs. 1 Nr. 2 (IfSG) bei Verdacht auf und Erkrankung an mikrobiell bedingter Lebensmittelvergiftung oder akuter infektiöser Gastroenteritis, wenn eine Tätigkeit i. S. § 42 Abs. 1 (IfSG) ausgeübt wird oder mindestens zwei gleichartige Erkrankungen auftreten, bei denen ein epidemischer Zusammenhang wahrscheinlich ist oder vermutet wird.

Anspruch auf Versorgung gem. § 60 IfSG im Impfschadensfall oder bei einer durch andere Maßnahmen der spezifischen Prophylaxe entstandenen gesundheitlichen Schädigung.
Bei Kranken, Krankheitsverdächtigen, Ansteckungsverdächtigen, Ausscheidern kann eine Absonderung (§ 30 IfSG) angeordnet werden.
Tätigkeits- und Beschäftigungsverbot gem. § 42 Abs. 1 Nr. 1 u. 2 IfSG für Kranke, Krankheitsverdächtige, wenn Übertragung auf Lebensmittel zu befürchten ist, z. B. in Küchen von Gaststätten und sonstigen Einrichtungen mit oder zur Gemeinschaftsverpflegung; gilt analog für Wassergewinnungs- und Wasserversorgungsanlagen gem. §§ 37 u. 38 IfSG sowie § 5 TrinkwV 2000.
Wiederzulassung (Gemeinschaftseinrichtungen) nach klinischer Gesundung und 3 aufeinanderfolgenden negativen Stuhlbefunden (Abstand 1–2 Tage), ebenso bei Ausscheidern sowie Kontaktpersonen mit typhusverdächtigen Symptomen, i. d. R. jedoch bei Kontaktpersonen nicht eingeschränkt.

33. (Transmissible) spongiforme Enzephalopathien (TSE)

1 Erreger
Prion (infektiöses Protein).

2 Vorkommen
Allgemein
Weltweit.

Berufliches Vorkommen
Erhöhtes Berufsrisiko medizinisch-wissenschaftlich noch nicht nachgewiesen; diskutiert wird eine erhöhte Exposition gegenüber dem Erreger der Creutzfeldt-Jacob-Krankheit (CJD) bei medizinischem Personal (z. B. Neurochirurgie/Pathologie) und dem Erreger der Bovinen spongiformen Enzephalopathie (BSE) bei Schlachthofpersonal (infiziertes/kontaminiertes Gewebe), veterinärmedizinischem Personal;
Einstufung nach EG-Richtlinie 90/679/EWG, Gruppe 3**.

3 Übertragungsweg/Immunität
Übertragbarkeit wissenschaftlich noch nicht beantwortbar.
CJD: Diskutiert wird iatrogene Übertragung nach neurochirurgischen Eingriffen, Dura- und Hornhauttransplantationen eines Erkrankten, Applikation von gepooltem Wachstumshormon aus Hypophysen erkrankter Tiere sowie als Folge von Stich-/Schnittverletzungen.

BSE: Diskutiert wird die Übertragung durch infiziertes/kontaminiertes zentralnervöses Gewebe (Hirn/Rückenmark u. a. m.); kein Hinweis auf Immunität

4 **Krankheitsbild**
Transmissible spongiforme Enzephalopathien (TSE) sind infektiöse Erkrankungen des ZNS; sie führen nach Degeneration non Nervenzellen nach einem klinischen Verlauf von 2 Monaten bis 2 Jahren zum Tode; kennzeichnend ist die Denaturierung und Aggregation eines Proteins (Prionprotein/PrP) der Nervenzellmembran (Präamyloid).
Beim Menschen: Creutzfeldt-Jakob-Erkrankung (CJD)
Gerstmann-Sträussler-Scheinker Syndrom (GSS)
Kuru
Fatal Familial Insomnia (FFI) – tödliche familiäre Schlaflosigkeit
Inkubationszeit Jahre bis Jahrzehnte nach vermeintlicher Infektion; bei CJD anfänglich unspezifische Prodromi wie Kopfschmerzen, Schlafstörungen, Angstzustände, gefolgt von Verhaltensauffälligkeiten und kortikalen Herdsymptomen wie ataktischen Bewegungsstörungen und klonischen Zuckungen (in 8% der Fälle Bild eines apoplektischen Insults); terminale tiefgreifende präfinale Demenz (Dezerebration).
Beim Tier: Scrapie oder Traberkrankheit bei Schaf und Ziege
Bovine Spongiforme Enzephalopathie (BSE) bei Rindern,
Chronic Wasting Disease (CWD) bei Großohr-, Wapiti-Hirschen,
Transmissible Mink Encephalopathy (TME) bei Nerzen,
Feline spongiforme Enzephalopathie (FSE) bei Katzen,
Exotic Ungulate Encephalopathy (EUE) bei Kudus, Nyalas, Oryx-Gazellen
Mit der Möglichkeit von einzelnen unerkannten Fällen beim Rind als Ursache für sporadische Creutzfeldt-Jacob-Erkrankungen muß gerechnet werden.

5 **Spezielle Untersuchung**
Entfällt.

6 **Spezielle Beratung**
Entfällt.

7 **Ergänzende Hinweise**
Namentliche Meldepflicht gem. § 6 Abs. 1 Nr. 1 Infektionsschutzgesetz (IfSG) für die humane spongiforme Enzephalopathie (außer familiär-heriditärer Formen) bei Krankheitsverdacht, Erkrankung, Tod.

34. Streptokokken-Infektionen

1 **Erreger**
Streptococcus pyogenes (beta-hämolysierende Streptokokken der Serogruppe A); Streptococcus pneumoniae (α-hämolysierend, vergrünend).

2 **Vorkommen**
Allgemein
Weltweit.

Berufliches Vorkommen
Gesundheitsdienst (Pädiatrie), ambulante Pflegedienste, Gemeinschaftseinrichtungen für Kinder und Jugendliche (ohne Schulen);
Einstufung nach EG-Richtlinie 90/679/EWG, Gruppe 2.

3 **Übertragungsweg/Immunität**
Tröpfcheninfektion, Schmierinfektion, Infektbahnung durch Herpesvirusinfektion (vor allem bei Varizellen); keine lebenslange Immunität.

4 **Krankheitsbild**
a) Streptococcus pyogenes bedeutsam insbesondere in der Manifestation als Scharlacherkrankung: Tonsillitis, Fieber, Erbrechen, Lymphadenitis, nach 12 bis 36 Stunden kleinfleckiges Exanthem der Rachenschleimhaut; Exanthem beginnend am Hals; Generalisierung; nach 1 Woche Hautschuppung, bei Rückbildung des Enanthems Himbeerzunge; Komplikationen durch Otitis media, Sinusitis, rheumatisches Fieber, Endokarditis, Nephritis.
b) Streptococcus pneumoniae: Hämatogene Ausbreitung mit klassischer Lobärpneumonie, aber auch Bronchopneumonien, purulenter Meningitis, Pneumokokkensepsis (Post-Splenektomie-Syndrom), Pneumokokkenperitonitis; fortgeleitete Infektionen wie Otitis media, Sinusitis-Exazerbationen z. B. bei chronischer Bronchitis.

5 **Spezielle Untersuchung**
Zur Feststellung der Impfindikation/Suszeptibilität, Krankheits-/Impfanamnese nicht ausreichend, Impfbuchkontrolle erforderlich; Antistreptolysin-Titer-Bestimmung.

6 **Spezielle Beratung**
Dispositionsprophylaxe mit Teilantigenvakzine (Streptococcus pneumoniae) verfügbar, Anwendung der Impfung wird derzeit – außer bei Risikopatienten, Immunsupprimierten/Splenektomierten – kontrovers diskutiert; bei Scharlachgefährdung ausschließlich *expositionsprophylaktische* Maßnahmen, Absonderung unbehandelter Scharlachpatienten, Verbot des Aufenthalts in Schulen und Gemeinschaftseinrichtungen sowie Lebensmittelbetrieben und Einrichtungen der Trinkwasserversorgung, bis eine Weiterverbreitung nicht mehr zu befürchten ist; alternativ 24 Stunden nach Beginn der Antibiotika-Therapie; *Umgebungsprophylaxe* mit Penicillin bei Ansteckungsverdächtigen.

7 **Ergänzende Hinweise**
Namentliche Meldepflicht gem. § 6 Abs. 1 Nr. 5 Infektionsschutzgesetz (IfSG) bei Auftreten einer bedrohlichen Krankheit oder von mindestens zwei gleichartigen Erkrankungen, bei denen ein epidemischer Zusammenhang wahrscheinlich ist oder vermutet wird, wenn dies auf eine schwerwiegende Gefahr für die Allgemeinheit hinweist und gem. § 6 Abs. 1 Nr. 3 (IfSG) bei Verdacht auf Impfschaden (Streptococcus pneumoniae-Infektion).
Nichtnamentliche Meldepflicht gem. § 6 Abs. 3 (IfSG) als Ausbruch bei gehäuftem Auftreten nosokomialer Infektionen, bei denen ein epidemischer Zusammenhang wahrscheinlich ist oder vermutet wird.
Anspruch auf Versorgung gem. § 60 IfSG im Impfschadensfall oder bei einer durch andere Maßnahmen der spezifischen Prophylaxe entstandenen gesundheitlichen Schädigung (Streptococcus pneumoniae-Infektion).
Wiederzulassung (Gemeinschaftseinrichtungen) ab zweiten Tag antibiotischer Therapie von Scharlach u. a. A-Streptokokken-Infektionen und fehlenden Krankheitszeichen, ansonsten nach Abklingen klinischer Symptome und frühestens nach 3 Wochen; bei Impetigo contagiosa (Borkenflechte) 24 Std. nach Beginn einer wirksamen antibiotischen Therapie, ansonsten nach klinischer Abheilung befallener Hautareale.

35. Tetanus

1 Erreger
Clostridium tetani (grampositiver anaerober Sporenbildner).

2 Vorkommen
Allgemein
Weltweit; sporadisch nach Verletzung von Haut oder Schleimhaut bei Ungeimpften oder unvollständig Immunisierten.

Berufliches Vorkommen
Verletzungsträchtige Tätigkeiten insbesondere mit Erd- oder Tierkontakt;
Einstufung nach EG-Richtlinie 90/679/EWG, Gruppe 2.

3 Übertragungsweg/Immunität
Aufnahme der Sporen über Wunden (auch Bagatellverletzungen); Toxinbildung an der Eintrittspforte; ausschlaggebend für Toxinbildung anaerobe Wundverhältnisse (Verschmutzung, Gewebezertrümmerung, sauerstoffverbrauchende Mischinfektionen); Weiterleitung des Toxins entlang der Nervenbahnen zum ZNS; an Nervenzellen gebundenes Toxin nicht mehr durch Antitoxin neutralisierbar; keine Immunität nach überstandener Erkrankung.

4 Krankheitsbild
a) Generalisierter Tetanus
Inkubationszeit 4 bis 14 Tage;
Schweregrad I: anfangs Spannungsgefühl, Schweißausbruch, Kopfschmerzen, Abgeschlagenheit, subfebrile Temperaturen, Kiefersperre mit Trismus, durch Tonussteigerung der mimischen Muskulatur Risus sardonicus; Schluckbeschwerden, Hyperreflexie;
Schweregrad II: durch Tonuszunahme der Gesamtmuskulatur Auftreten des Opisthotonus, leichte tonische, selten klonische Krämpfe;
Schweregrad III: weitere Zunahme des Muskeltonus, brettharte Bauchdecken, tonische Krämpfe (durch geringe taktile oder akustische Reize auslösbar), Zwerchfell- und Glottislähmung bei erhaltenem Bewußtsein;
Letalität: Abhängig von Inkubationszeit, Toxinbildung und Abstand der ersten Krankheitserscheinungen bis zum Beginn der Krämpfe; Letalität bei frühzeitiger Diagnose und Therapie 10%, unbehandelt 30 bis 90%.

G 42

Impfschema Tetanus nach Verletzungen

Tetanusprophylaxe bei der Wundversorgung A kleinere saubere Wunden		
Anzahl vorausgegangener Tetanusimpfungen	Td DT (Erwachsene) (Kinder)	Tetanus-immunglobulin (TIG) 250 IE, bei schweren Fällen 500 IE
nicht bekannt oder < 3	Ja	Nein
≥ 3	Ja, wenn letzte Impfung > 10 Jahre her	Nein
B alle anderen Wunden		
nicht bekannt oder 1	Ja	Ja
2	Ja	Ja, wenn Verletzung > 24 Stunden zurückliegt
≥ 3	Ja, wenn letzte Impfung > 5 Jahre her	Nein

b) Lokaler Tetanus
Beschränkung der Symptome auf einzelne Muskelgruppen im Verletzungsbereich; meist bei Teilimmunisierten; eventuell Übergang in generalisierten Tetanus; Komplikationen: Aspirationspneumonien, Wirbelsäulenfrakturen, Luxationen, Endotoxinschock bei Sekundärinfektionen.

5 Spezielle Untersuchung
Zur Feststellung der Infektionsbereitschaft/Suszeptibilität Impfbuchkontrolle.

6 Spezielle Beratung
Bei nicht nachweisbarer Impfung Grundimmunisierung 0, 1, 12 Monate (Td-Impfstoff); wenn letzte Immunisierung länger als 10 Jahre zurückliegt, einmalige Auffrischung (Td-Impfstoff); in Einzelfällen Antitoxin-Bestimmung.

7 Ergänzende Hinweise
Namentliche Meldepflicht gem. § 6 Abs. 1 Nr. 5 Infektionsschutzgesetz (IfSG) bei Auftreten einer bedrohlichen Krankheit oder von mindestens zwei gleichartigen Erkrankungen, bei denen ein epidemischer Zusammenhang wahrscheinlich ist oder

vermutet wird, wenn dies auf eine schwerwiegende Gefahr für die Allgemeinheit hinweist und gem. § 6 Abs. 1 Nr. 3 (IfSG) bei Verdacht auf Impfschaden.
Anspruch auf Versorgung gem. § 60 IfSG im Impfschadensfall oder bei einer durch andere Maßnahmen der spezifischen Prophylaxe entstandenen gesundheitlichen Schädigung.
Vorgehen im Verletzungsfall vgl. Tabelle

36. Tollwut (Rabies)

1 Erreger
Rabiesvirus, RNA-Virus, Familie Rhabdoviridae.

2 Vorkommen
Allgemein
Weltweit (außer britische Inseln, Neuseeland, Japan).

Berufliches Vorkommen
Land-/Forstarbeiter, Tierärzte, Beschäftigte in der Tierhaltung (Tierpflege, Tierhandel und Tierlaboratorien), Mitarbeiter in Speziallaboratorien; Behandlung und Pflege erkrankter Personen, Arbeitnehmer, die Impfköder (enthalten Lebendimpfstoff!) auslegen; bei beruflichem Aufenthalt in Endemiegebieten; Einstufung nach EG-Richtlinie 90/679/EWG, Gruppe 3**.

3 Übertragungsweg/Immunität
Übertragung der Zoonose durch Speichel, über Hautverletzungen, durch Biß, Kratzen, Belecken bestehender Hautverletzungen, auch durch Schleimhautkontakt (Speichelspritzer auf Bindehaut); zeitlich begrenzte Immunität durch Impfung.

4 Krankheitsbild
Inkubationszeit 8 bis 90 Tage, je nach Inokulationsort (je näher am ZNS, desto kürzere Inkubationszeit); 10 bis 50% der Infizierten erkranken; am Inokulationsort Juckreiz, Parästhesien und Schmerzen; später Allgemeinsymptome, beginnende Hydrophobie und Photophobie; im Exzitationsstadium generalisierte motorische Unruhe, allgemeine Agitiertheit, Aggressivität, Schlundkrämpfe bereits beim Anblick von Wasser, tonisch-klonische Krämpfe (Tod am 3. bis 4. Tag im Krampf möglich); danach oder unter Auslassung des Exzitationsstadiums als „stille Wut"; nach stundenweiser Besserung fortschreitende schlaffe Lähmungen beginnend am Inokulationsort; Tod durch Lähmung des Atemzentrums bei klarem Bewußtsein meist am 4. bis 10. Krankheitstag; Letalität 100%.

G 42

| 5 | **Spezielle Untersuchung**
Zur Feststellung der Impfindikation, Impfbuchkontrolle erforderlich oder Antikörperbestimmung quantitativ.

| 6 | **Spezielle Beratung**
Präexpositionell: Aktive Immunisierung durch Impfung gemäß Schema; Expositionsprophylaxe: Impfung von Haus/Wild/Nutztieren;
Postexpositionell: Unverzügliche Reinigung der Wunde unter fließendem Wasser und mit Seife, anschließend Desinfektion mit einem virusinaktivierenden Hautdesinfektionsmittel; Tollwut-Inkubationsimpfung gemäß Schema; Überprüfung des Tetanusimpfschutzes.
Eine Tollwuterkrankung bei Kontaktpersonen (Angehörigen oder Pflegepersonen) zu einem Erkrankten ist bisher in der Literatur nicht dokumentiert. Der Speichel eines Erkrankten ist potentiell infektiös. Zur Vermeidung einer theoretisch möglichen Virusübertragung werden daher zusätzlich zu den allgemein üblichen krankenhaushygienischen Maßnahmen im Rahmen der Pflege Schutzhandschuhe und ein Nasen/Mundschutz bzw. Gesichtsschutz empfohlen. Virusübertragung auch möglich durch sich auffällig verhaltende Fledermäuse.

| 7 | **Ergänzende Hinweise**
Namentliche Meldepflicht gem. § 6 Abs. 1 Nr. 1 Infektionsschutzgesetz (IfSG) bei Krankheitsverdacht, Erkrankung, Tod, gem. § 6 Abs. 1 Nr. 3 (IfSG) bei Verdacht auf Impfschaden und gem. § 6 Abs. 1 Nr. 4 (IfSG) im Verletzungsfall sowie gem. § 7 Abs. 1 (IfSG) bei direktem oder indirektem Erregernachweis (akute Infektion).
Anspruch auf Versorgung gem. § 60 IfSG im Impfschadensfall oder bei einer durch andere Maßnahmen der spezifischen Prophylaxe entstandenen gesundheitlichen Schädigung.

Impfschema Tollwut nach STIKO
Präexpositionell: aktive Immunisierung (je 1 Impfdosis) am Tage 0; 7; 21. Kontrolle der Antikörper halbjährlich bei Arbeitnehmern in der Herstellung des Impfstoffes und in Speziallaboratorien; Auffrischimpfung bei einem Titer von < 0,5 IE/ml Serum; jährliche Auffrischimpfung bei allen anderen Arbeitnehmern mit fortbestehender Exposition.
Postexpositionell: Wundbehandlung siehe unter spezieller Beratung (gilt auch für Kontamination mit Impfflüssigkeit aus Impfködern).

Impfschema (siehe nächste Seite)

Impfschema Tollwut

	Art der Exposition	aktive Immunisierung	passive Immunisierung
I	Berühren, Füttern von Tieren, Belecken intakter Haut, Berühren von Impfködern mit intakter Haut	keine	keine
II	Knabbern an unbedeckter Haut, oberflächliche nicht blutende Kratzer durch ein Tier, Belecken nicht intakter Haut, Kontakt mit Impfflüssigkeit eines beschädigten Impfstoffköders (Lebendvirus) mit nicht intakter Haut	siehe Beipackzettel des Impfstoffes[2]	keine
III	jede Bißverletzung; Kratzwunden, die die Haut verletzen; Kontamination von Schleimhäuten mit Speichel [z. B. Lecken, Spritzer], Kontamination von Schleimhäuten und frischen Hautverletzungen mit Impfflüssigkeit eines beschädigten Impfstoffköders [Lebendvirus]	siehe Beipackzettel des Impfstoffes[2]	am Tag 0 mit Tollwuthyperimmunglobulin 20 IE/kg Körpergewicht[1]
Reexposition	Geimpfte (sowohl frühere prä- als auch postexpositionelle Impfung)	• letzte Impfung vor < 1 Jahr ⇒ Impfung am Tag 0 und 3 • letzte Impfung vor 1–5 Jahren ⇒ Impfung am Tag 0; 3 und 7 • letzte Impfung vor > 5 Jahren ⇒ vollständige Immunisierung nach Expositionsgrad	Expositionsgrad III bei vorausgegangener Impfung vor > 5 Jahren: am Tag 0 mit Tollwuthyperimmunglobulin 20 IE/kg Körpergewicht[1]

[1] Bei frischen Wunden soviel wie anatomisch möglich in und um die Biß- bzw. Kratzwunde, den Rest in den M. Glutaeus auf der Körperseite, die der aktiven Immunisierung gegenüber liegt.
[2] Immer in den M. Deltoideus, nie in den M. Glutaeus; kein Abwarten mit der Impfung!

G 42

37. Tuberkulose

1 Erreger
Mycobacterium tuberculosis/bovis, säurefeste Stäbchen.

2 Vorkommen
Allgemein
Weltweit, Inzidenz in Europa 30/100.000, in Deutschland 15/100.000 Einwohner; Altersverteilung in der deutschen Bevölkerung vorwiegend ältere Menschen; bei ausländischen Mitbürgern Krankheitsgipfel zwischen dem 20. und 40. Lebensjahr.

Berufliches Vorkommen
Bei Kontakt zu Personen mit ansteckungsfähiger Tuberkulose, insbesondere im Gesundheitsdienst und in der Wohlfahrtspflege; Gemeinschaftseinrichtungen für Behinderte; Strafvollzug; Tierpflege; Arbeitsaufenthalte in Gebieten mit erhöhter Tuberkulose-Inzidenz;
Einstufung nach EG-Richtlinie 90/679/EWG, Gruppe 3.

3 Übertragungsweg/Immunität
Tröpfcheninfektion, selten Infektion über kontaminierte Staubpartikel.

4 Krankheitsbild
Inkubationszeit 4 bis 8 Wochen, Ansteckungsfähigkeit bei Erregerausscheidung.
Primärtuberkulose: Erstinfektion, Befall des Respirationstraktes mit Bildung einer spezifisch pneumonischen Infiltration (Primärinfiltrat), Infiltration und Schwellung der regionären Lymphknoten (Primärkomplex).
Postprimäre Tuberkulose: Progression im Anschluß an eine Primärtuberkulose über folgende Wege:
  a) Per continuitatem vom pulmonalen Ersthed aus (selten),
  b) durch hämatogene und lymphogene Aussaat der Tuberkulosebakterien in den gesamten Organismus mit nachfolgender Organtuberkulose (häufigste Form),
  c) bronchogen durch kanalikuläre Ausbreitung.
  Meningealtuberkulose: Früheste Manifestation einer Generalisierung,
  Miliartuberkulose: Lymphogen-hämatogene Dissemination, Inokulationstuberkulose: Einimpfung tuberkulösen Materials in die Haut (Laboratoriumspersonal, Pathologen, Tierpfleger).

5 Spezielle Untersuchung

Vor der Tuberkulintestung ist der Impfstatus zu erheben, Impfanamnese nicht ausreichend, Impfbuchkontrolle erforderlich.
Tuberkulindiagnostik bei Ungeimpften: Intrakutaner Stempeltest mit gereinigtem Tuberkulin (10 Einheiten); bei bestehenden Zweifeln an der Aussage des Stempeltestes Intrakutantest nach Mendel-Mantoux als aussagefähigerer Tuberkulintest.
Tuberkulindiagnostik bei Geimpften bzw. bei bekannt positiver Tuberkulinreaktion: Nach einer BCG-Impfung muß in der Regel für die Dauer von 5 bis 10 Jahren mit einer Tuberkulinreaktion gerechnet werden; in der ehemaligen DDR bestand Pflicht zur BCG-Impfung für Neugeborene sowie für 16jährige Tuberkulinnegative; die Impfung Neugeborener wurde in der BRD auf freiwilliger Basis durchgeführt und wird seit 1975 wegen hoher Komplikationsraten nicht mehr empfohlen; Röntgen-Thorax p.a. nur bei medizinischer Indikation.

6 Spezielle Beratung

Die BCG-Impfung kann eine Infektion oder Erkrankung nicht verhindern; von der generellen Impfung wird nach heutigem Wissensstand abgeraten.

7 Ergänzende Hinweise

Namentliche Meldepflicht (nur Erkrankung, Tod) gem. § 6 Abs. 1 Infektionsschutzgesetz (IfSG) bei behandlungbedürftiger Tuberkulose (auch ohne bakteriologischen Nachweis) und gem. § 6 Abs. 2 im Abbruch- oder Verweigerungsfall einer Behandlung sowie gem. § 7 Abs. 1 (IfSG) bei direktem oder indirektem Nachweis (auch im Rahmen der Resistenzbestimmung) von Mycobacterium (M.) tuberculosis / africanum, M. bovis, vorab von säurefesten Stäbchen (Sputum).
Nichtnamentliche Meldepflicht gem. § 6 Abs. 3 (IfSG) als Ausbruch bei gehäuftem Auftreten nosokomialer Infektionen, bei denen ein epidemischer Zusammenhang wahrscheinlich ist oder vermutet wird.
Wiederzulassung (Gemeinschaftseinrichtungen) nach ansteckungsfähiger Lungentuberkulose bei initialem Nachweis säurefester Stäbchen mikroskopisch negative Befunde in 3 aufeinanderfolgenden Proben (Sputum, Bronchialsekret, Magensaft), unter antituberkulöser Therapie ab dritter Woche; Ausscheider sind als erkrankt anzusehen.

38. Virusbedingtes hämorrhagisches Fieber (Ebolavirus-Infektion)

1 **Erreger**
Ebolavirus, RNA Virus, Familie Filoviridae.

2 **Vorkommen**
Allgemein
Sporadisches und epidemisches Auftreten in den jeweiligen Verbreitungsgebieten; Epidemien in Zentralafrika und im Sudan in den 70er und 90er Jahren;

Berufliches Vorkommen
Arbeitsaufenthalt in Endemiegebieten, insbesondere im Gesundheitswesen, bei der Pflege erkrankter Patienten oder bei Labortätigkeit und bei der Tierpflege (Affen);
Einstufung nach EG-Richtlinie 90/679/EWG, Gruppe 4.

3 **Übertragungsweg/Immunität**
Übertragung durch Kot von Nagetieren und Insektenstiche, ansonsten von Mensch zu Mensch; aerogen durch infektiöse Faecespartikel; nosokomiale und Laborinfektionen sind vorgekommen; nach Ausheilung vermutlich lebenslange Immunität.

4 **Krankheitsbild**
Inkubationszeit 3 bis 40 Tage, abhängig von Infektionsdosis und Erreger; rascher Fieberanstieg auf 40 °C, Myalgien, Kopfschmerzen, neurologische Ausfälle, in vielen Fällen Desorientiertheit und Koma, Niereninsuffizienz, endokardiale Blutungen, Hämorrhagien, Pneumonie, Herz-Kreislauf-Versagen; Letalität bis 88% (Zaire).

5 **Spezielle Untersuchung**
Entfällt

6 **Spezielle Beratung**
Spezielle Hygieneregelung zur Zeit in Erarbeitung; Umgang mit den Erregern nur in Laboratorien unter Einhaltung der Sicherheitsstufe 4; expositionsprophylaktisch ist der Kontakt mit Mücken, Zecken und Nagetieren in Endemiegebieten zu meiden.

7 **Ergänzende Hinweise**
Namentliche Meldepflicht gem. § 6 Abs. 1 Nr. 1 Infektionsschutzgesetz (IfSG) bei Krankheitsverdacht, Erkrankung, Tod sowie gem. § 7 Abs. 1 (IfSG) bei direktem oder indirektem Erregernachweis (akute Infektion).
Bei Kranken, Krankheitsverdächtigen, unverzügliche Absonderung gem. § 30 Abs. 1 IfSG in einem geeigneten Krankenhaus (Quarantäne).

39. Virusbedingtes hämorrhagisches Fieber (Hantavirus-Infektion)

1 **Erreger**
Hantavirus, RNA-Virus, Familie Bunyaniaviridae,
a) Hantaan-Virus (Virus des koreanischen hämorrhagischen Fiebers)
b) Puumala-Virus.

2 **Vorkommen**
Allgemein
Weltweit, sporadisches und epidemisches Auftreten; Häufigkeit und regionale Verteilung noch unbekannt.

Berufliches Vorkommen
Waldarbeiter, Tätigkeiten in der Landwirtschaft, Wollspinnereien, Tierpflege (Nagetiere), Tätigkeiten mit Abwässern, Abfällen.
Einstufung nach EG-Richtlinie 90/679/EWG,
a) Gruppe 3
b) Gruppe 2

3 **Übertragungsweg/Immunität**
Erregerreservoir: Mäuse- und Rattenpopulation; Übertragung durch indirekte Kontakte (meist als Aerosole) zu Nagetierausscheidungen (Kot, Urin, Speichel).

4 **Krankheitsbild**
a) Schwerverlaufendes hämorrhagisches Fieber mit renalem Syndrom (HFRS);
b) Milder verlaufende Nephropathia epidemica;
c) Schwere Atemwegserkrankung: Hantavirus Pulmonary Syndrom (HPS); Hantavirus Adult Respiratory Distress Syndrom (ARDS).

G 42

5 **Spezielle Untersuchung**
Bei Infektionsverdacht spezifischer Antikörpernachweis.

6 **Spezielle Beratung**
Umgang mit den Erregern nur in Laboratorien unter Einhaltung der Sicherheitsstufe 4;
expositionsprophylaktisch ist der Kontakt mit Mücken, Zecken und Nagetieren in Endemiegebieten zu meiden.

7 **Ergänzende Hinweise**
Namentliche Meldepflicht gem. § 6 Abs. 1 Nr. 1 Infektionsschutzgesetz (IfSG) bei Krankheitsverdacht, Erkrankung, Tod sowie gem. § 7 Abs. 1 (IfSG) bei direktem oder indirektem Erregernachweis (akute Infektion).

40. Virusbedingtes hämorrhagisches Fieber (Lassa-Fiber und verwandte Erkrankungen)

1 **Erreger**
Lassavirus, Machupovirus, Juninvirus (Erreger des argentinischen hämorrhagischen Fiebers), Guanaritovirus, RNA-Viren, Familie Arenaviridae.

2 **Vorkommen**
Allgemein
Sporadisches und epidemisches Auftreten in den jeweiligen Verbreitungsgebieten:
Lassavirus in Westafrika, Junin-Virus in Argentinien, Guanarito-Virus in Venezuela.

Berufliches Vorkommen
Beruflicher Einsatz in Endemiegebieten, insbesondere im Gesundheitswesen; bei der Pflege erkrankter Patienten oder bei Labortätigkeit;
Einstufung nach EG-Richtlinie 90/679/EWG, Gruppe 4.

3 **Übertragungsweg/Immunität**
Übertragung durch Kot von Nagetieren und Insektenstiche, ansonsten von Mensch zu Mensch, aerogen durch infektiöse Faecespartikel; nosokomiale und Laborinfektionen sind vorgekommen; nach Ausheilung vermutlich lebenslange Immunität.

4 Krankheitsbild
Inkubationszeit 3 bis 40 Tage, abhängig von Infektionsdosis und Erreger; rascher Fieberanstieg auf 40 °C, Myalgien, Kopfschmerzen, neurologische Ausfälle, in vielen Fällen Desorientiertheit und Koma, Niereninsuffizienz, endokardiale Blutungen, Hämorrhagien, Pneumonie, Herz-Kreislauf-Versagen; Letalität bis 50%.

5 Spezielle Untersuchung
Entfällt

6 Spezielle Beratung
Umgang mit den Erregern nur in Laboratorien unter Einhaltung der Sicherheitsstufe 4;
präexpositionelle Schutzimpfung gegen das argentinische hämorrhagische Fieber derzeit in Entwicklung; expositionsprophylaktisch ist der Kontakt mit Mücken, Zecken und Nagetieren in Endemiegebieten zu meiden.

7 Ergänzende Hinweise
Namentliche Meldepflicht gem. § 6 Abs. 1 Nr. 1 Infektionsschutzgesetz (IfSG) bei Krankheitsverdacht, Erkrankung, Tod sowie gem. § 7 Abs. 1 (IfSG) bei direktem oder indirektem Erregernachweis (akute Infektion); vgl. Alarmplan: Bundesgesundheitsblatt (1994) 37 Sonderheft, Seite 17.
Bei Kranken, Krankheitsverdächtigen, unverzügliche Absonderung gem. § 30 Abs. 1 IfSG in einem geeigneten Krankenhaus (Quarantäre).

41. Virusbedingtes hämorrhagisches Fieber (Marburgvirus-Krankheit)

1 Erreger
Marburgvirus, RNA Virus, Familie Filoviridae.

2 Vorkommen
Allgemein
Sporadisches und epidemisches Auftreten in den jeweiligen Verbreitungsgebieten.

Berufliches Vorkommen
Beruflicher Einsatz in Endemiegebieten, insbesondere im Gesundheitswesen; bei der Pflege erkrankter Patienten oder bei Labortätigkeit und bei der Tierpflege (Affen);
Einstufung nach EG-Richtlinie 90/679/EWG, Gruppe 4.

3 Übertragungsweg/Immunität

Übertragung durch Kot von Nagetieren und Insektenstiche, ansonsten von Mensch zu Mensch, von Affen auf den Menschen; aerogen durch infektiöse Faecespartikel; nosokomiale und Laborinfektionen sind vorgekommen; nach Ausheilung vermutlich lebenslange Immunität.

4 Krankheitsbild

Inkubationszeit 3 bis 40 Tage, abhängig von Infektionsdosis und Erreger; rascher Fieberanstieg auf 40 °C, Myalgien, Kopfschmerzen, neurologische Ausfälle, in vielen Fällen Desorientiertheit und Koma, Niereninsuffizienz, endokardiale Blutungen, Hämorrhagien, Pneumonie, Herz-Kreislauf-Versagen; Letalität bis 50%.

5 Spezielle Untersuchung
Entfällt

6 Spezielle Beratung

Umgang mit den Erregern nur in Labors unter Einhaltung der Sicherheitsstufe 4,
Postexpositionell: Therapieversuch mit Rekonvaleszentenserum. Expositionsprophylaxe gegen Mücken, Zecken und Nagetieren in Endemiegebieten.

7 Ergänzende Hinweise

Namentliche Meldepflicht gem. § 6 Abs. 1 Nr. 1 Infektionsschutzgesetz (IfSG) bei Krankheitsverdacht, Erkrankung, Tod sowie gem. § 7 Abs. 1 (IfSG) bei direktem oder indirektem Erregernachweis (akute Infektion).
Bei Kranken, Krankheitsverdächtigen, unverzügliche Absonderung gem. § 30 Abs. 1 IfSG in einem geeigneten Krankenhaus (Quarantäne).

42. Windpocken (Herpes zoster)

1 Erreger
Varizella-Zoster-Virus, DNA-Virus, Familie Herpesviridae.

2 Vorkommen
Allgemein
Weltweit, in Deutschland ca. 90% aller jungen Erwachsenen immun.

Berufliches Vorkommen
Gesundheitsdienst (Pädiatrie), Gemeinschaftseinrichtungen für Kinder und Jugendliche (ohne Schulen); Einstufung nach EG-Richtlinie 90/679/EWG, Gruppe 2.

3 **Übertragungsweg/Immunität**
Varizellen: Tröpfcheninfektion, Kontakt- und Schmierinfektion durch Bläscheninhalt, hohe Kontagiosität.
Herpes zoster: geringe Infektiosität, nur über Schmierinfektion durch Bläscheninhalt, dann Varizellenerkrankungen bei fehlender Immunität möglich.

4 **Krankheitsbild**
Inkubationszeit 14 bis 16 Tage, Erstmanifestation als Windpocken, nach uncharakteristischem Prodromalstadium juckendes Exanthem und Fieber mit einzelstehenden, verschorfenden Bläschen und Papeln, polymorphes Bild (im Gegensatz zu Pokken), als Komplikationen Hepatitis (häufig subklinisch), Reye-Syndrom (3,2/100.000 Kinder) mit 30%iger Letalität, Pneumonie, Enzephalitis, seltener Guillain-Barré-Syndrom, weiterhin Myokarditis, Glomerulonephritis; bei Störungen der Immunabwehr nach Jahren bis Jahrzehnten endogenes Rezidiv aufgrund der Viruspersistenz im Nervensystem als Gürtel- oder Gesichtsrose (Herpes zoster, Zoster ophthalmicus, Zoster opticus); Bildung von Effloreszenzen mit infektiösem Inhalt.

5 **Spezielle Untersuchung**
Zur Feststellung der Infektionsbereitschaft/Suszeptibilität; Krankheits-/Impfanamnese nicht ausreichend; Impfbuchkontrolle erforderlich. Bei fehlendem Immunitätsnachweis AK-Bestimmung durch Varizellen-IgG-ELISA.

6 **Spezielle Beratung**
Präexpositionell: Schutzimpfung mit Lebendimpfstoff in der Pädiatrie, in Schulen und sonstigen kinderbetreuenden Einrichtungen sowie in der Onkologie; *postexpositionell:* Gabe von Varizellen-Immunglobulin möglichst umgehend nach Kontakt, Indikation besonders bei seronegativen Schwangeren und Beschäftigten mit verminderter Immunabwehr.

7 **Ergänzende Hinweise**
Namentliche Meldepflicht gem. § 6 Abs. 1 Nr. 5 Infektionsschutzgesetz (IfSG) bei Auftreten einer bedrohlichen Krankheit oder von mindestens zwei gleichartigen Erkrankungen, bei denen ein epidemischer Zusammenhang wahrscheinlich ist oder

G 42

vermutet wird, wenn dies auf eine schwerwiegende Gefahr für die Allgemeinheit hinweist und gem. § 6 Abs. 1 Nr. 3 (IfSG) bei Verdacht auf Impfschaden.
Anspruch auf Versorgung gem. § 60 IfSG im Impfschadensfall oder bei einer durch andere Maßnahmen der spezifischen Prophylaxe entstandenen gesundheitlichen Schädigung.
Wiederzulassung (Gemeinschaftseinrichtungen) 5 Tage nach Eintrocknen der zuletzt aufgetretenen Effloreszenzen.

43. Zytomegalie

1 Erreger
Cytomegalievirus, DNA-Virus, Familie Herpesviridae.

2 Vorkommen
Allgemein
Weltweit, hierzulande Durchseuchung bei 30jährigen 50–60%.

Berufliches Vorkommen
Gesundheitsdienst; Gemeinschaftseinrichtungen für Kinder (ohne Schulen), Familien, Senioren und Behinderte.
Einstufung nach EG-Richtlinie 90/679/EWG, Gruppe 2.

3 Übertragungsweg/Immunität
Schmierinfektionen, Schleimhautkontakt, sexuelle Übertragung, transplazentar, iatrogen (Transfusionen, Transplantationen); Infektionsquellen Blut, Blutprodukte, Sekrete, Urin, Muttermilch; lebenslange Viruspersistenz; Reaktivierung jederzeit möglich.

4 Krankheitsbild
Inkubationszeit variabel, nach Bluttransfusion 2 bis 6 Wochen, bei Primärinfektion 4 bis 12 Wochen. Bei erworbener nicht intrauteriner Infektion meist inapparenter Verlauf; klinische Manifestation abhängig von Lebensalter und Abwehrlage; Erkrankung als Primärinfektion oder Reaktivierung; konnatales CMV-Syndrom besonders bei Primärinfektion der Mutter während der Schwangerschaft; bei Erstinfektionen in der Schwangerschaft fetale Infektion in 40% mit Schädigung des Fetus in 10% der Fälle; bei Jugendlichen mononukleoseähnlicher Verlauf, Lymphadenopathie über 1 bis 4 Wochen; nach Transfusionen, Posttransfusions-Mononukleose-Syndrom (hämolytische Anämie, Monozytose, Transaminasenanstieg); zwischen 25. und 35. Lebensjahr bei Immunkompetenten oft nur lokale

Infektionen; generalisierte Zytomegalie insbesondere bei Immunsupprimierten, dann Fieber, Hepatosplenomegalie, Hepatitis, Lymphozytose, Myokarditis, Enzephalomeningitis, interstitielle Pneumonie, Leukozytopenie, Thrombozytopenie, Oesophagitis, Colitis, Retinitis, Pharyngitis, cervikale Adenopathie; Reaktivierungsfaktoren nicht genau bekannt, vorwiegend bei Immunsuppressionen; in der Gravidität bei 10 bis 30% der seropositiven Schwangeren.

5 Spezielle Untersuchung
Zur Feststellung der Infektionsbereitschaft/Suszeptibilität bei Schwangeren und Immunsupprimierten Antikörperbestimmung mittels Immunfluoreszenztest (IFT).

6 Spezielle Beratung
Impfstoff derzeit in Erprobung; bei Schwangeren im Gesundheitsdienst Bestimmung des Antikörperstatus im 1. Trimenon empfohlen, Kontrolle 2. bis 3. Trimenon (durch behandelnden Gynäkologen); im Gesundheitsdienst strenge Einhaltung der Hygieneregeln. Beratung Anti-ZMV-negativer Schwangerer und Immunsupprimierter über potentielles Risiko beim Umgang mit Dialyse-Patienten/Immunsupprimierten.

7 Ergänzende Hinweise
Namentliche Meldepflicht gem. § 6 Abs. 1 Nr. 5 Infektionsschutzgesetz (IfSG) bei Auftreten einer bedrohlichen Krankheit oder von mindestens zwei gleichartigen Erkrankungen, bei denen ein epidemischer Zusammenhang wahrscheinlich ist oder vermutet wird, wenn dies auf eine schwerwiegende Gefahr für die Allgemeinheit hinweist.
Nichtnamentliche Meldepflicht gem. § 6 Abs. 3 (IfSG) als Ausbruch bei gehäuftem Auftreten nosokomialer Infektionen, bei denen ein epidemischer Zusammenhang wahrscheinlich ist oder vermutet wird.

G 42

G 43 Biotechnologie

Bearbeitung: Ausschuß ARBEITSMEDIZIN, Arbeitskreis 3 „Gefährliche Stoffe" Arbeitsgruppe „Biotechnologie", Berufsgenossenschaft der chemischen Industrie, Heidelberg

1 **Anwendungsbereich**
Diese Grundsätze geben Anhaltspunkte für gezielte arbeitsmedizinische Vorsorgeuntersuchungen von Personen, die Tätigkeiten in biotechnischen und/oder gentechnischen Laboratorien und Produktionsstätten ausüben (siehe 6.1). Die Vorsorgeuntersuchungen sollen dazu beitragen, gesundheitliche Beeinträchtigungen, die durch natürlich vorkommende oder gentechnisch veränderte humanpathogene Organismen der Risikogruppe 2, 3 oder 4 (im folgenden kurz: „Organismen") entstehen können, zu verhindern oder frühzeitig zu erkennen. Sie sind von einem durch die zuständige Behörde ermächtigten Arzt durchzuführen (GenTSV,12 (8), Anhang VI, C).
Hinweise für die Auswahl des zu untersuchenden Personenkreises geben die Auswahlkriterien für die spezielle arbeitsmedizinische Vorsorge nach dem Berufsgenossenschaftlichen Grundsatz G 43 „Biotechnologie" (ZH 1/600.43).

2 **Untersuchungsarten**

2.1 **Erstuntersuchung**
vor Aufnahme einer Tätigkeit an Arbeitsplätzen mit „Organismen" während und bei Beendigung dieser Tätigkeit

2.2 **Nachuntersuchungen**
während und bei Beendigung dieser Tätigkeit

2.3 **Nachgehende Untersuchungen**
nach Beendigung dieser Tätigkeit

3 Erstuntersuchung

3.1 Allgemeine Untersuchung

3.1.1 Feststellung der Vorgeschichte
(allgemeine Anamnese, Arbeitsanamnese, Beschwerden) besonders zu achten auf immunologisch bedingte oder das Immunsystem nachhaltig schwächende Erkrankungen sowie auf Behandlungen mit Rückwirkungen auf das Immunsystem, häufig auftretende Symptome, die möglicherweise auf eine verminderte Immunabwehr hinweisen

3.1.2 Untersuchung im Hinblick auf die Tätigkeit

3.1.3 Urinstatus
Mehrfachteststreifen (Eiweiß, Zucker, Gallenfarbstoffe, Mikroalbuminurie, Blut)
bei Indikation: Sediment

3.2 Spezielle Untersuchung

3.2.1 erforderlich
– großes Blutbild
– Blutsenkungsgeschwindigkeit
– Blutzucker
– γ-GT, SGPT (ALT)
– Inspektion der Haut

3.2.2 erwünscht
– Elektrophorese
– Spirometrie (siehe Anhang 1, Leitfaden „Lungenfunktionsprüfung")
– bei Auffälligkeiten in der Anamnese bzw. bei der Untersuchung: Röntgenaufnahme des Thorax im Groß- oder Mittelformat (nicht kleiner als 10 × 10 cm) bzw. Berücksichtigung eines Röntgenbefundes nicht älter als ein Jahr

3.2.3 bei unklaren Fällen
Weitergehende Diagnostik, wenn sich anamnestische, klinische oder laborchemische Hinweise auf eine verminderte Immunabwehr ergeben.

3.2.4 Aufbewahren von Proben

Bei gentechnischen Arbeiten hat der Unternehmer Proben von Körperflüssigkeiten (bei Serum in der Regel 5 ml) aufzubewahren, soweit dies nach gesicherten wissenschaftlichen Erkenntnissen erforderlich ist (GenTSV,12 (8), Anhang VI, G (5)). Beispiele für „Organismen", bei denen eine solche Asservierung erforderlich ist, werden in der TRBA 310 (siehe 6.5) genannt. Bis zur Bekanntmachung des BMA vom 15.12.97 (siehe 6.6.1) war dies noch für keinen der „Organismen" der Fall.

3.2.5 Immunisierung

Bei biotechnischen und gentechnischen Arbeiten hat der ermächtigte Arzt über Maßnahmen zur Immunisierung zu beraten. Der Unternehmer hat den Beschäftigten die Immunisierung kostenlos zu ermöglichen (GenTSV,12 (8), Anhang VI, H). Beispiele für „Organismen", bei denen eine solche aktive oder passive Immunisierung zu ermöglichen ist, werden in der TRBA 310 (siehe 6.5) genannt.

3.3 Arbeitsmedizinische Kriterien

3.3.1 gesundheitliche Bedenken

3.3.1.1 dauernde gesundheitliche Bedenken

Personen mit dauernd verminderter Immunabwehr, z. B. bei
- chronischen Erkrankungen, die die Abwehrmechanismen des Körpers nachhaltig schwächen (Krebserkrankungen)
- Zustand nach Milzentfernung, insbesondere beim Umgang mit Streptococcus pneumoniae (siehe TRBA 310, Abschnitt 4.4.7)
- Defekten der zellulären oder humoralen Abwehr
- einer veränderten Abwehrlage infolge Behandlung mit Immunsuppressiva, Zytostatika oder ionisierenden Strahlen
- systemischer Dauerbehandlung mit Corticosteroiden

Personen mit
- chronischen Hauterkrankungen, die die Schutzfunktion der Haut nachhaltig beeinträchtigen oder die Dekontamination der Haut erschweren

3.3.1.2 befristete gesundheitliche Bedenken

Personen mit vorübergehend verminderter Immunabwehr, z. B. bei
- Infektionskrankheiten
- dekompensiertem Diabetes mellitus
- systemischer Behandlung mit Chemotherapeutika

– systemischer Behandlung mit Corticosteroiden
Personen mit
– akuten Hauterkrankungen, die die Schutzfunktion der Haut nachhaltig beeinträchtigen oder die Dekontamination der Haut erschweren

3.3.2 keine gesundheitlichen Bedenken unter bestimmten Voraussetzungen
Bei den in 3.3.1.1 genannten Erkrankungen oder Funktionsstörungen soll der untersuchende Arzt prüfen, ob unter bestimmten Voraussetzungen (verkürzte Nachuntersuchungsfristen, Verwenden persönlicher Schutzausrüstung) eine Beschäftigung oder Weiterbeschäftigung vertretbar ist.

3.3.3 keine gesundheitlichen Bedenken
alle anderen Personen, soweit keine Beschäftigungsbeschränkungen bestehen (siehe 6.6.3)

4 Nachuntersuchungen

4.1 Nachuntersuchungsfristen

4.1.1 erste Nachuntersuchung
12 Monate

4.1.2 weitere Nachuntersuchungen
12 Monate

4.1.3 vorzeitige Nachuntersuchung während der Tätigkeit
– nach schwerer oder längerer Erkrankung, die Anlaß zu Bedenken gegen eine Weiterbeschäftigung geben könnte
– nach ärztlichem Ermessen in Einzelfällen (z. B. bei befristeten gesundheitlichen Bedenken)
– auf Wunsch eines Versicherten, der einen ursächlichen Zusammenhang zwischen seiner Erkrankung und seiner Tätigkeit am Arbeitsplatz vermutet
– bei unfallartigem Geschehen (siehe 6.7.1)

4.1.4 Nachuntersuchung bei Beendigung der Tätigkeit
Bei gentechnischen Arbeiten ist bei Beendigung einer Tätigkeit mit „Organismen" eine Nachuntersuchung durchzuführen (GenTSV, 12 (8), Anhang VI, A (1) 2).

4.2 Allgemeine Untersuchung

4.2.1 Zwischenanamnese (einschließlich Arbeitsanamnese)
unter besonderer Berücksichtigung des zwischenzeitlichen Umgangs mit „Organismen"

4.2.2 Untersuchung im Hinblick auf die Tätigkeit
siehe 3.1.2

4.2.3 Urinstatus
siehe 3.1.3

4.3 Spezielle Untersuchung

4.3.1 erforderlich
siehe 3.2.1

4.3.2 erwünscht
siehe 3.2.2

4.3.3 bei unklaren Fällen
siehe 3.2.3

4.3.4 Aufbewahren von Proben
siehe 3.2.4

4.3.5 Immunisierung
siehe 3.2.5

4.4 Arbeitsmedizinische Kriterien
siehe 3.3

5 Nachgehende Untersuchungen
Bei gentechnischen Arbeiten sind nach Beendigung einer Tätigkeit mit „Organismen" wiederholte nachgehende Untersuchungen im Abstand von weniger als 5 Jahren durchzuführen, wenn nach dem Stand wissenschaftlicher Erkenntnisse ein begründeter Verdacht auf mögliche gesundheitliche Spätfolgen vorliegt (GenTSV,12 (8), Anhang VI, K). Beispiele hierfür sind bisher nicht bekannt.
Achtung: In TRBA 310 (siehe 6.5) wird bei gentechnischen Arbeiten für einige „Organismen" eine „nachgehende Untersuchung" (GenTSV,12 (8), Anhang VI, K) gefordert. Hierbei handelt es sich nicht um eine ständig zu wiederholende nachgehende Untersuchung im eigentlichen Sinne, sondern nur um

G 43

eine einmalige letzte Nachuntersuchung, die zeitnah nach Beendigung der Tätigkeit erforderlich ist. Der in TRBA 310 genannte Zeitpunkt für diese Untersuchung ist erregerabhängig. Der ermächtigte Arzt hat die Beschäftigten entsprechend zu beraten. Der Unternehmer hat ihnen diese letzte Nachuntersuchung zu einem späteren Zeitpunkt kostenlos zu ermöglichen, auch wenn der Betreffende zwischenzeitlich aus dem Unternehmen ausgeschieden ist. Auf die Durchführung dieser Untersuchungen kann verzichtet werden, wenn Berufskrankheitenanzeige erstattet wurde, weil dann der zuständige Unfallversicherungsträger die erforderlichen Schritte veranlaßt.

6 Ergänzende Hinweise

6.1 Erläuterungen zum Anwendungsbereich

Der Grundsatz G 43 „Biotechnologie" enthält Hinweise für arbeitsmedizinische Vorsorgeuntersuchungen, die für alle Tätigkeiten in biotechnischen (z. B. Herstellung von Antibiotika, Enzymen, Proteasen usw.) und/oder gentechnischen Laboratorien und Produktionsstätten geeignet sind.

Spezielle arbeitsmedizinische Vorsorgeuntersuchungen unter Beachtung des Grundsatzes G 43 „Biotechnologie" sind für alle in der vom Bundesministerium für Gesundheit im Bundesgesundheitsblatt bekanntgemachten Liste und nach 5 (6) GenTSV genannten humanpathogenen Organismen der Risikogruppen 2, 3 oder 4 (= „Organismen") erforderlich. Den „Organismen" entsprechen auch die „biologischen Agenzien mit Gefährdungspotential" gemäß § 2 UVV „Biotechnologie" (VBG 102).

Die Abschnitte
- Aufbewahren von Proben (siehe 3.2.4 und 4.3.4)
- Nachuntersuchung bei Beendigung der Tätigkeit (siehe 4.1.4)
- nachgehende Untersuchungen (siehe 5)

gelten nur für gentechnische Arbeiten und sind nur dann durchzuführen, wenn dies nach gesicherten wissenschaftlichen Erkenntnissen erforderlich ist und z. B. in der TRBA 310 (siehe 6.5) für den betreffenden „Organismus" gefordert wird.

Einer Abgrenzung bedarf es zum Berufsgenossenschaftlichen Grundsatz G 42 „Tätigkeiten mit Infektionsgefährdung", der den Umgang mit Infektionserregern z. B. bei Tätigkeiten im Gesundheitsdienst, in der Forstwirtschaft, bei der Abfallbeseitigung und der Wertstoffgewinnung regelt.

6.2 Vorkommen und Gefahrenquellen

Auszug aus: Auswahlkriterien für die spezielle arbeitsmedizinische Vorsorge nach dem Berufsgenossenschaftlichen Grundsatz „Biotechnologie" (ZH 1/600.43)

Mit einer Gefährdung durch „Organismen" ist – vor allem bei Aerosol- oder Staubbildung – insbesondere bei folgenden Tätigkeiten zu rechnen:
- Ansetzen und Mischen von Kulturen der „Organismen"
- Überimpfen auf Nährlösungen
- Beimpfen und Probenahme an Fermentern
- Befüllen und Entleeren von Behältern
- besondere bio- und gentechnische Verfahren

sowie bei folgenden nicht bestimmungsgemäßen Tätigkeiten:
- jedes Unterbrechen eines geschlossenen Systems (siehe auch 6.7.1)
- Zentrifugieren im nicht geschlossenen System
- Reinigungsarbeiten vor der Desinfektion des Laboratoriums oder der Produktionsstätte
- Instandhaltung (= Inspektion, Wartung und Instandsetzung) nicht desinfizierter Anlageteile

6.3 Aufnahme

eine Aufnahme von „Organismen" kann erfolgen durch
- Einatmen
- Verschlucken
- erkrankte oder verletzte Haut
- Bindehäute der Augen

6.4 Einstufung und Wirkungsweise

Spender- und Empfängerorganismen werden anhand der allgemeinen Kriterien nach Anhang I GenTSV in vier Gruppen eingestuft. Die Eingruppierung erfolgt durch das Bundesministerium für Gesundheit nach Anhörung der Zentralen Kommission für die Biologische Sicherheit (ZKBS). Hinweise darauf, daß Organismen, deren genetisches Material verändert wurde, gefährlicher sind als die eingestuften „Organismen", gibt es in der Regel bisher nicht. Bei Exposition sind die für den Erreger typischen Infektionskrankheiten zu erwarten.

6.5 TRBA 310

Für die TRBA 310 wurden entsprechend einer Prioritätenliste Erkenntnisse zu den Mikroorganismen aufgearbeitet, die nach Recherchen bei der ZKBS und den Länderbehörden als besonders häufig verwendete Spender- oder Empfängerorganismen bekannt wurden. Wissenschaftliche Erkenntnisse, die im Rahmen von arbeitsmedizinischen Vorsorgeuntersuchungen nach GenTSV zu beachten sind, werden vom Ausschuß für Biologische Arbeitsstoffe (ABAS) ermittelt und vom Bundesministerium für Arbeit und Sozialordnung nach Anhörung der Zentralen Kommission für die Biologische Sicherheit und der Länder im Bundesarbeitsblatt veröffentlicht. Dies geschieht in Form einer Technischen Regel für Biologische Arbeitsstoffe TRBA 310 „Arbeitsmedizinische Vorsorgeuntersuchungen nach Anhang VI Gentechnik-Sicherheitsverordnung". Die TRBA 310 enthält Aussagen zum „Organismus", seiner Einstufung und Pathogenität sowie spezielle Hinweise zu den arbeitsmedizinischen Vorsorgeuntersuchungen. Eine Liste der in TRBA 310 behandelten „Organismen" kann bei der Geschäftsführung des ABAS, Bundesanstalt für Arbeitsschutz und Arbeitsmedizin, Postfach 170202, 44061 Dortmund oder beim Obmann der Arbeitsgruppe „Biotechnologie" bezogen werden.

6.6 Rechtsgrundlagen

6.6.1 Rechtsgrundlagen für spezielle arbeitsmedizinische Vorsorgeuntersuchungen

§ 30 Abs. 2 Nr. 9, Gesetz zur Regelung der Gentechnik (Gentechnikgesetz – GenTG) vom 16.12.93 (BGBl. I S. 2066), geändert durch Art. 5 des Gesetzes vom 24.6.1994 (BGBl. I S. 1416)

§ 12 Abs.8 in Verbindung mit Anhang VI, Verordnung über die Sicherheitsstufen und Sicherheitsmaßnahmen bei gentechnischen Arbeiten in gentechnischen Anlagen (Gentechnik-Sicherheitsverordnung – GenTSV), Neufassung vom 14.3.95 (BGBl. I S. 297–323)

Liste risikobewerteter Spender- und Empfängerorganismen für gentechnische Arbeiten, Bekanntmachung des Bundesministeriums für Gesundheit. Bundesgesundheitsblatt 40 (1997), 12, Sonderbeilage 1–29

Technische Regeln für Biologische Arbeitsstoffe TRBA 310 „Arbeitsmedizinische Vorsorgeuntersuchungen nach Anhang VI Gentechnik-Sicherheitsverordnung", Bundesarbeitsblatt 7–8 (1997) 87–93, 3 (1998) 67–70

§ 3 UVV „Arbeitsmedizinische Vorsorge" (VBG 100) Anlage 1 zur UVV (siehe auch Durchführungsanweisung zu § 5 UVV „Biotechnologie" – (VBG 102))

Verordnung über Sicherheit und Gesundheitsschutz bei Tätigkeiten mit biologischen Arbeitsstoffen (Biostoffverordnung – BioStoffV) – hier sind Tätigkeiten, die dem Gentechnikrecht unterliegen, ausgenommen (§ 1 Abs. 3)

6.6.2 Berufskrankheit
§ 9 Abs. 1 Siebtes Buch Sozialgesetzbuch (SGB VII)
Nr. 3101 der Anlage zur Berufskrankheitenverordnung (BKV)
„Infektionskrankheiten, wenn der Versicherte im Gesundheitsdienst, in der Wohlfahrtspflege oder in einem Laboratorium tätig oder durch eine andere Tätigkeit der Infektionsgefahr in ähnlichem Maße besonders ausgesetzt war"

6.6.3 Beschäftigungsbeschränkungen
§ 22 Jugendarbeitsschutzgesetz (JArbSchG) i.d.F. vom 24.2.97 (BGBl. I S. 311)
§§ 4, 6 Mutterschutzgesetz (MuSchG) i.d.F. vom 17.1.97 (BGBl. I S. 21)
in Verbindung mit §§ 3–5 Mutterschutzrichtlinienverordnung (MuSchRiV) vom 15.4.97 (BGBl. I S. 782)
Werdende oder stillende Mütter dürfen nicht mit Arbeiten beschäftigt werden, wenn die Beurteilung der Arbeitsbedingungen ergeben hat, daß die Sicherheit oder Gesundheit von Mutter und Kind durch „Organismen" oder durch eventuell notwendige therapeutische Maßnahmen gefährdet werden. Ausgenommen hiervon sind humanpathogene „Organismen", für die nachgewiesen werden kann, daß die Arbeitnehmerinnen durch Immunisierung ausreichend geschützt sind.

6.7 Bemerkungen

6.7.1 unfallartiges Geschehen
Arbeitsunfälle oder Betriebsstörungen wie Auslaufen, Verschütten oder Entweichen von „Organismen", bei denen eine Aufnahme derselben durch Einatmen, Verschlucken oder durch erkrankte oder verletzte Haut bzw. die Bindehäute der Augen möglich erscheint, sind dem Betriebsarzt/ermächtigten Arzt umgehend zu melden.

6.8 Literatur
Auswahlkriterien für die spezielle arbeitsmedizinische Vorsorge nach dem Berufsgenossenschaftlichen Grundsatz G 43 „Biotechnologie" (ZH 1/600.43), Hauptverband der gewerblichen Berufsgenossenschaften, Carl Heymanns Verlag KG, Luxemburger Straße 449, 50939 Köln
Berufsgenossenschaft der chemischen Industrie: UVV „Biotechnologie" (VBG 102) und zugehörige Merkblätter der B-Reihe „Sichere Biotechnologie", Jedermann-Verlag Dr. Otto Pfeffer oHG, Postfach 103140, 69021 Heidelberg

EG-Richtlinie über den Schutz der Arbeitnehmer gegen Gefährdung durch biologische Arbeitsstoffe bei der Arbeit (90/679/EWG) vom 26.11.90. Änderungsrichtlinie (93/88/EWG) vom 12.10.93 und Anpassungsrichtlinie (95/30/EG) vom 30.6.95

HACKER, J., GOEBEL, W.: Mechanism and Methods for Analysing Pathogenity. Swiss Biotech. 5, 1987, Nr. 2a, 21-31

LANDRIGAN, P.J., COHEN, M.L., DOWDLE, W., ELLIOTT, L.J., HALPERIN, W.E.: Medical surveillance of biotechnology workers: Report of the CDC/NIOSH ad hoc working group on medical surveillance for industrial application of biotechnology. Recombinant DNA Techn. Bull. 5, 1982, 133–138

NEWMAN, S.A.: The „scientific" selling of rDNA. Environ. 24, Nr. 6, 1982, 21–57

Organisation for Economic Cooperation and Development: Recombinant DNA Safety Considerations. Paris: OECD Publication, ISBN 92-64-12857-3, 1986

Technische Regeln für Biologische Arbeitsstoffe, TRBA 310, Arbeitsmedizinische Vorsorgeuntersuchungen nach Anhang VI Gentechnik-Sicherheitsverordnung. Bremerhaven: Wirtschaftsverlag NW, 1997 (Schriftenreihe Rw 26 der Bundesanstalt für Arbeitsschutz und Arbeitsmedizin)

G 44 Buchen- und Eichenholzstaub

Bearbeitung: Ausschuß ARBEITSMEDIZIN, Arbeitsgruppe „Holzstaub"
Holz-Berufsgenossenschaft, München

1 Anwendungsbereich
Dieser Grundsatz gibt Anhaltspunkte für gezielte arbeitsmedizinische Vorsorgeuntersuchungen, um Adenokarzinome der inneren Nase, die nach Buchen- und Eichenholzstaubexposition entstehen können, zu verhindern oder frühzeitig zu erkennen. Hinweise für die Auswahl des zu untersuchenden Personenkreises geben die Auswahlkriterien für die spezielle arbeitsmedizinische Vorsorge (ZH 1/600.44).

2 Untersuchungsarten

2.1 Erstuntersuchung
vor Aufnahme einer Tätigkeit an Arbeitsplätzen, an denen der Luftgrenzwert für Buchen- und Eichenholzstaub nicht eingehalten wird oder andere Auswahlkriterien erfüllt sind

2.2 Nachuntersuchungen
während dieser Tätigkeit

2.3 Nachgehende Untersuchungen
nach Ausscheiden aus dieser Tätigkeit

3 Erstuntersuchung

3.1 Allgemeine Untersuchung

3.1.1 Feststellung der Vorgeschichte
(allgemeine Anamnese, Arbeitsanamnese, Beschwerden)
besonders zu achten auf:
– Behinderung der Nasenatmung
– vermehrte Sekretabsonderung aus der Nase
– Nasenbluten

- vorausgegangene Erkrankungen der Nase und der Nasennebenhöhlen

3.2 Spezielle Untersuchung
entfällt

3.3 Arbeitsmedizinische Kriterien

3.3.1 gesundheitliche Bedenken

3.3.1.1 dauernde gesundheitliche Bedenken
vorangegangene maligne Tumorerkrankungen der inneren Nase bzw. der Nasennebenhöhlen

3.3.1.2 befristete gesundheitliche Bedenken
entfällt

3.3.2 keine gesundheitlichen Bedenken unter bestimmten Voraussetzungen
entfällt

3.3.3 keine gesundheitlichen Bedenken
alle anderen Personen, soweit keine Beschäftigungsbeschränkungen bestehen (siehe 6.6.3)

4 Nachuntersuchungen

4.1 Nachunteruntersuchungsfristen

4.1.1 erste und weitere Nachuntersuchungen
- bis zum 45. Lebensjahr: weniger als 60 Monate
- ab dem 45. Lebensjahr: weniger als 18 Monate (sofern Expositionsbeginn mehr als 15 Jahre zurückliegt)

4.1.2 vorzeitige Nachuntersuchung
- nach schwerer oder längerer Erkrankung, die Anlaß zu Bedenken gegen eine Weiterbeschäftigung geben könnte
- nach ärztlichem Ermessen in Einzelfällen (z. B. bei befristeten gesundheitlichen Bedenken)
- auf Wunsch eines Versicherten, der einen ursächlichen Zusammenhang zwischen seiner Erkrankung und seiner Tätigkeit am Arbeitsplatz vermutet

4.2 Allgemeine Untersuchung

4.3 Spezielle Untersuchung

4.3.1. erforderlich
– Inspektion der inneren Nase mit Nasenspekulum
ab 45. Lebensjahr zusätzlich:
– Endoskopie der inneren Nase mit starrem oder gegebenenfalls mit flexiblem Endoskop

4.3.2 erwünscht
– Fotodokumentation des Befundes bei auffälligem Befund und bei unklaren Fällen

4.3.3 bei unklaren Fällen
z. B. bei Tumorverdacht sind weiterführende HNO-ärztliche Untersuchungen durchzuführen (z. B. Wiederholung der Endoskopie; Biopsie für histologische Untersuchung)

4.4 Arbeitsmedizinische Kriterien

4.4.1 gesundheitliche Bedenken

4.4.1.1 dauernde gesundheitliche Bedenken
manifeste maligne Tumorerkrankung der inneren Nase bzw. der Nasennebenhöhlen. Bei bioptisch gesicherten dysplastischen Veränderungen vorzeitige Nachuntersuchungen.

4.4.1.2 befristete gesundheitliche Bedenken
siehe 3.3.1.2

4.4.2 keine gesundheitliche Bedenken unter bestimmten Voraussetzungen
siehe 3.3.2

4.4.3 keine gesundheitliche Bedenken
siehe 3.3.3

5 Nachgehende Untersuchungen
nach Ausscheiden aus einer mindestens 2jährigen Tätigkeit an Arbeitsplätzen, an denen der Luftgrenzwert für Buchen- und Eichenholzstaub nicht eingehalten oder andere Auswahlkriterien erfüllt waren

5.1 Untersuchungsfristen
erste nachgehende Untersuchung:
ab dem 45. Lebensjahr (sofern Expositionsbeginn mehr als 15 Jahre zurückliegt)
weitere nachgehende Untersuchungen:
weniger als 18 Monate

5.2 Untersuchungsumfang
allgemeine und spezielle Untersuchung: siehe 3.1 und 4.3

6 Ergänzende Hinweise

6.1 Physikalisch-chemische Eigenschaften und TRK-Werte
Stäube sind disperse Verteilung fester Stoffe in Gasen, entstanden durch mechanische Prozesse oder durch Aufwirbelung. TRK-Wert: s. TRGS 900 in der jeweils gültigen Fassung.

6.2. Vorkommen und Gefahrenquellen
Stäube entstehen bei der spanabhebenden Be- und Verarbeitung von Buchen- und Eichenholz. Maßnahmen werden erforderlich, wenn in erheblichem Umfang Buchen- oder Eichenholz be- oder verarbeitet wird (Sechster Abschnitt GefStoffV; TRGS 900).
Entsprechende staubbelastete Arbeitsplätze finden sich z. B. in
– Möbeltischlereien
– Stellmachereien
– Parkettlegereien
– Treppenbauereien

6.3 Aufnahme
inhalativ

6.4 Wirkungsweise
Der Staub wird im Hauptluftstrom der inneren Nase bevorzugt in der Gegend der mittleren Muschel deponiert. Gut begründete Aussagen über Art und Stärke seiner krebserzeugenden Wirkung sind zur Zeit nicht möglich.
Das krebserzeugende Prinzip ist unbekannt. Nach derzeit diskutierten Hypothesen wird der Krebs an der Depositionsstelle induziert durch
– natürliche Holzinhaltsstoffe oder
– chemische Stoffe, die im Zuge der Holzbearbeitung auf das Holz aufgetragen werden und an den Staubpartikeln haften oder

– durch getrennt vom Holz verarbeitete chemische Stoffe, die in Form von Aerosolen inhaliert und zusätzlich zum Staub deponiert werden oder
– durch Kombinationen dieser Mechanismen.

Erkrankungen wurden vorwiegend bei Patienten beobachtet, die chemisch vorbehandeltes Buchen- und/oder Eichenholz be- oder verarbeiten, bzw. während oder nach der Staubexposition Chemikalien wie z. B. Holzschutzmitteln ausgesetzt waren.

6.5 Krankheitsbild

Die Adenokarzinome der inneren Nase sind relativ langsam wachsende Tumoren. Von ihrem Entstehungsort in der Gegend der mittleren Muschel, im mittleren Nasengang am Übergang zum Siebbein wachsen sie kontinuierlich destruierend in die Nachbarschaft, vornehmlich in das Siebbein, die Augenhöhle und an die vordere Schädelbasis, von wo sie auch Hirnhäute und Vorderhirn infiltrieren können. Töchtergeschwülste in die Halslymphknoten (lymphogene Matastasen) oder Streuung auf dem Blutwege (hämatogene Matastasen) treten erst in sehr fortgeschrittenem, nicht mehr heilbarem Krankheitsstadium auf. Feingeweblich handelt es sich um einen speziellen Typ von Adenokarzinomen, der Tumoren aus dem Magen-Darm-Trakt ähnelt und der deshalb „intestinaler Typ" oder „Colon-Typ" genannt wird.

6.6 Rechtsgrundlagen

6.6.1 Rechtsgrundlagen für spezielle arbeitsmedizinische Vorsorgeuntersuchungen

§ 28 Gefahrstoffverordnung (GefStoffV), vom 26. Oktober 1993, Anhang VI

§§ 3, 15 UVV „Arbeitsmedizinische Vorsorge" (VBG 100), Anlage 1

6.6.2 Berufskrankheit

§ 9 Abs. 1 Siebtes Buch Sozialgesetzbuch (SGB VII)
Nr. 4203 der Anlage zur Berufskrankheitenverordnung (BKV) „Adenokarzinome der Nasenhaupt- und Nasennebenhöhlen durch Stäube von Buchen- oder Eichenholz"

G 44

6.6.3 Beschäftigungsbeschränkungen
§ 22 Jugendarbeitsschutzgesetz (JArbSchG) i.d.F. vom 24.2.97 (BGBl. I S. 311)
§§ 4, 6 Mutterschutzgesetz (MuSchG) i.d.F. vom 17.1.97 (BGBl. I S. 21)
§§ 3 – 5 Mutterschutzrichtlinienverordnung (MuSchRiV) vom 15.4.97 (BGBl. I S. 782)
§ 15b Abs. 7 Gefahrstoffverordnung (GefStoffV), vom 26. Oktober 1993

6.7 Analytik
entfällt

6.8 Bemerkungen
Mit der weiterführenden, hals-, nasen-, ohrenärztlichen Untersuchung sollen bei der Endoskopie auffällig gewordene Gewebeveränderungen durch Biopsie weiter abgeklärt werden.

6.9 Literatur
GRIMM, A. G., HARTUNG, M., VALENTIN, H., WOLF, J.: Über das Vorkommen von Adenokarzinomen der Nasenhaupt- und Nasennebenhöhlen bei Holzarbeitern – Empirisch kasuistische Studie; ASP Sonderheft 4, 1984
KLEINSASSER, O., SCHROEDER, H. G., WOLF, J.: Adenokarzinome der inneren Nase nach Holzstaubexposition – Vorsorgemaßnahmen und Frühdiagnose; ASP 22, 1987, 70-77
KLEINSASSER, O., SCHROEDER, H. G.: Adenocarcinomas of the inner nose after exposure to wood dust; Morphological findings and relationships between histopathology and clinical behavior in 79 cases; Arch Otorhinolaryngol, 1988, 245: 1-15
SCHROEDER, H. G.: Adenokarzinome der inneren Nase und Holzstaubexposition – Klinische, morphologische und epidemiologische Aspekte: Forschungsbericht Holzstaub: Schriftenreihe des Hauptverbandes der gewerblichen Berufsgenossenschaften e.V., 1989
WOLF, J., SCHMEZER, P., KUCHENMEISTER, R., KLEIN, G., SCHROEDER, H. G., POOL-ZOBEL, B. L., ZIEGLER, H., DETERING, B., FENGEL, D., STEHLIN, J., KLEINSASSER, O.: Zur Ätiologie von malignen Nasentumoren bei Beschäftigten aus der Holzwirtschaft; ASU Sonderheft 21, 1994; IARC Monographie, Acta.

G 45 Styrol

Bearbeitung: Ausschuß ARBEITSMEDIZIN, Arbeitskreis „Gefährliche Stoffe", Berufsgenossenschaft der chemischen Industrie, Heidelberg

1 Anwendungsbereich

Dieser Grundsatz gibt Anhaltspunkte für gezielte arbeitsmedizinische Vorsorgeuntersuchungen, um Erkrankungen, die durch Styrol entstehen können, zu verhindern oder frühzeitig zu erkennen.

Hinweise für die Auswahl des zu untersuchenden Personenkreises geben die Auswahlkriterien für die spezielle arbeitsmedizinische Vorsorge nach dem Berufsgenossenschaftlichen Grundsatz G 45 „Styrol" (ZH 1/600.45)

2 Untersuchungsarten

2.1 Erstuntersuchung

Vor Aufnahme einer Tätigkeit an Arbeitsplätzen, an denen der Luftgrenzwert für Styrol nicht eingehalten wird oder andere Auswahlkriterien erfüllt sind.

2.2 Nachuntersuchungen
während dieser Tätigkeit

2.3 Nachgehende Untersuchungen
entfällt

3 Erstuntersuchung

3.1 Allgemeine Untersuchung

3.1.1 Feststellung der Vorgeschichte
(allgemeine Anamnese, Arbeitsanamnese, Beschwerden)

3.1.2 Körperliche Untersuchung im Hinblick auf die Tätigkeit

3.1.3 Urinstatus
Mehrfachteststreifen

3.2 Spezielle Untersuchung

3.2.1 erforderlich
- orientierende neurologische Untersuchung (Motorik, Reflexstatus, Sensibilität, Koordination)
- Untersuchungen mit Blick auf die neurotoxische Wirkung des Styrols. Über die Feststellung der Vorgeschichte (3.1.1) hinaus ist besonders zu achten auf: Aufmerksamkeits-, Konzentrations- und Gedächtnisstörungen (Kurzzeitgedächtnis) sowie außergewöhnliche Müdigkeit, wiederholt auftretende Kopfschmerzen, Schwindel und Benommenheit, insbesondere wenn diese in zeitlichem Zusammenhang mit der Styrolexposition stehen.

3.2.2 erwünscht
- γ-GT, SGPT (ALT), SGOT (AST)
- großes Blutbild
- Blutzucker
- Spirometrie (siehe Anhang 1, Leitfaden „Lungenfunktionsprüfung")
- Prüfung der Vibrationsempfindung am Innenknöchel beidseits (Pallästhesiometrie)
- Untersuchungen mit Blick auf die neurotoxische Wirkung des Styrols mit Hilfe eines Fragebogens (6.8.1 und 6.8.2)

3.3 Arbeitsmedizinische Kriterien

3.3.1 gesundheitliche Bedenken

3.3.1.1 dauernde gesundheitliche Bedenken
Personen mit
- chronischen Hauterkrankungen, wenn diese wegen ihrer Lokalisation (z. B. an Händen und Armen) durch Styrol negativ beeinflußt werden
- erheblichen neurologischen und psychiatrischen Störungen (Polyneuropathie), organischem Psychosyndrom, persistierenden Anfallsleiden, schweren endogenen Psychosen)
- Alkohol-, Drogen- oder Medikamentenabhängigkeit
- schlecht einstellbarem Diabetes mellitus
- chronisch obstruktiven Atemwegserkrankungen

3.3.1.2 befristete gesundheitliche Bedenken
Personen mit den unter 3.3.1.1 genannten Erkrankungen, soweit eine Wiederherstellung zu erwarten ist.

3.3.2 keine gesundheitlichen Bedenken unter bestimmten Voraussetzungen
– Personen mit chronischen Hauterkrankungen, wenn diese wegen ihrer Lokalisation (z. B. Gesichtsakne) durch Styrol nicht negativ beeinflußt werden
– sind die in 3.3.1.1 genannten Erkrankungen oder Funktionsstörungen weniger ausgeprägt, so soll der untersuchende Arzt prüfen, ob unter bestimmten Voraussetzungen eine Beschäftigung oder Weiterbeschäftigung möglich ist. Hierbei wird gedacht an verbesserte Arbeitsplatzverhältnisse, Verwenden persönlicher Schutzausrüstungen, verkürzte Nachuntersuchungsfristen usw.

3.3.3 keine gesundheitlichen Bedenken
alle anderen Personen, soweit keine Beschäftigungsbeschränkungen bestehen (siehe 6.6.3)

4 Nachuntersuchungen

4.1 Nachuntersuchungsfristen

4.1.1 erste Nachuntersuchung
24 Monate

4.1.2 weitere Nachuntersuchungen
24 Monate

4.1.3 vorzeitige Nachuntersuchung
– nach mehrwöchiger Erkrankung oder körperlicher Beeinträchtigung, die Anlaß zu Bedenken gegen eine Weiterbeschäftigung gibt
– nach ärztlichem Ermessen in Einzelfällen (z. B. bei befristeten gesundheitlichen Bedenken)
– auf Wunsch eines Arbeitnehmers, der einen ursächlichen Zusammenhang zwischen seiner Erkrankung und seiner Tätigkeit am Arbeitsplatz vermutet

4.2 Allgemeine Untersuchung

4.2.1 Zwischenanamnese
besonders zu achten auf
- Zeitpunkt der letzten Styrolexposition (Schichtende, Wochenende, Urlaub usw.)
- Aufmerksamkeits-, Konzentrations- und Gedächtnisstörungen, außergewöhnliche Ermüdbarkeit
- gehäufte Kopfschmerzen, Schwindelgefühl, Benommenheit, Mißempfindungen im Bereich der Extremitäten
- Reizungen von Schleimhäuten und Atemwegen

4.2.2 Untersuchung im Hinblick auf die Tätigkeit

4.2.3 Urinstatus
siehe 3.1.3

4.3.1 erforderlich
- siehe 3.2.1
- zusätzlich Biomonitoring (siehe 6.7)

4.3.2 erwünscht
- siehe 3.2.2
- wenn der Luftgrenzwert für Styrol nicht eingehalten wird, soll Biomonitoring (siehe 6.7) in verkürzten Zeitabständen durchgeführt werden. Siehe auch Merkblatt M 054 „Styrol" der Berufsgenossenschaft der chemischen Industrie, Ausgabe 2/96, Absätze 7.3.4 und 8.3

4.3.3 bei unklaren Fällen
eventuell weiterführende fachärztliche Untersuchungen

4.4 Arbeitsmedizinische Kriterien
siehe 3.3

5 Nachgehende Untersuchungen
entfällt

6 Ergänzende Hinweise

6.1 Physikalisch-chemische Eigenschaften und MAK-Wert

Styrol ist eine farblose, stark lichtbrechende Flüssigkeit mit einem charakteristischen, in niedrigen Konzentrationen süßlichen Geruch.

Die Geruchsschwelle (0,05–0,08 ml/m^3) liegt erheblich unter dem Luftgrenzwert. Bei der Geruchsempfindung muß beachtet werden, daß ein Gewöhnungsprozeß eintritt. Styrol läßt sich mit den meisten organischen Lösemitteln gut mischen, die Löslichkeit in Wasser ist jedoch sehr gering. Es ist für nicht vernetzte Hochpolymere, z. B. für Polystyrol, ungesättigte Polyester und synthetischen Kautschuk ein gutes Lösemittel.

Summenformel	C_8H_8
Strukturformel	$CH=CH_2$ – C$_6$H$_5$
Molekulare Masse	104 (Molekulargewicht)
Schmelzpunkt	30,61 °C
Siedepunkt	145,14 °C
Dampfdruck (20 °C)	0,6 kPa (5,4 Torr)
relative Dampfdichte (Luft = 1)	3,59
Sättigungskonzentration (bei 20 °C)	27 g/m^3
relative Verdunstungszahl (Ether = 1)	16
Dichte (25 °C)	0,9007 g/ml

Styrol ist brennbar und seine Dämpfe sind im Gemisch mit Luft explosionsfähig

untere Explosionsgrenze (bei 20 °C)	1,1 Vol.-% (= 45 g/m^3)
obere Explosionsgrenze (bei 20 °C)	8,0 Vol.-% (= 350 g/m^3)
MAK-Wert (1997)	20 ml/m^3 (ppm) bzw. 86 mg/m^3
Spitzenbegrenzung:	Kategorie II, 1
Schwangerschaft	Gruppe C der MAK- und BAT-Werte-Liste

Ein Risiko der Fruchtschädigung braucht bei Einhaltung des MAK-Wertes und des BAT-Wertes nicht befürchtet zu werden. Die jeweils aktuelle Fassung der TRGS 900 „Luftgrenzwerte" ist zu beachten.

Kurzzeitwert (TRGS 900, Abschnitt 2,3)
- Schichtmittelwert einhalten
Überschreitungsfaktor 4 (= 80 ml/m^3 bzw. 344 mg/m^3) für 15 Minuten zulässig
- insgesamt nicht mehr als 1 Stunde pro Schicht

6.2 Vorkommen und Gefahrenquellen

Styrol wird hauptsächlich zur Herstellung polymerer Produkte verwendet. Beispiele für die große Zahl von auf Styrol basierenden Thermoplasten, Duroplasten, Elastomeren und Dispersionen sind Polystyrol, Copolymer mit Acrylnitril, mit Butadien und Acrylnitril sowie Polyesterharze.

Die Gefahr der Grenzwertüberschreitung ist insbesondere beim Umgang mit styrolhaltigen Reaktionsharzen (ungesättigte Polyesterharze = UP-Harze, Vinylester-Harze = VE-Harze) gegeben.

Vor allem bei handwerklichen Verfahren, und hier besonders bei offenem und großflächigem Umgang z. B. bei Laminierarbeiten im Bootsbau und im Säurebau sowie bei Wickelarbeiten von großvolumigen Teilen, treten erhebliche MAK-Wert-Überschreitungen am Arbeitsplatz auf.

Auch beim Einsatz maschineller Verfahren und bei Luftabsaugung muß in manchen Bereichen immer noch mit MAK-Wert-Überschreitungen gerechnet werden.

Bei der Herstellung und Verarbeitung des Styrols werden verschiedenartige Technologien eingesetzt, entsprechend unterschiedlich sind die Belastungen in den einzelnen Arbeitsbereichen. Prozeßbedingt besteht häufig Mehrfachexposition gegenüber anderen Lösemitteln, Stäuben usw.

6.3 Aufnahme

vorwiegend durch die Atemwege

6.4 Wirkungsweise

Im Vordergrund einer Styrolvergiftung stehen neurotoxische Wirkungen im Bereich des zentralen Nervensystems. Reizungen der Schleimhäute und Atemwege treten frühzeitig und nicht streng dosisabhängig auf. Auf individuelle Disposition ist zu achten.

Styrol verteilt sich im Organismus rasch. In der Leber wird Styrol insbesondere zu Mandelsäure (etwa 85%) und Phenylglyoxylsäure (etwa 10%) metabolisiert und im Urin ausgeschieden. In wesentlich geringerem Umfang (etwa 5%) wird auch Hippursäure gebildet.

6.5 Krankheitsbild

6.5.1 akute/subakute Gesundheitsschädigung
Schleimhautreizungen an den Augen und oberen Atemwegen sowie erste Effekte am zentralen Nervensystem treten meistens ab Konzentrationen von etwa 50 ml/m^3 (ppm) auf.
Bei höheren Konzentrationen werden vor allem folgende Symptome im Sinne von pränarkotischen Beschwerden beschrieben: Aufmerksamkeits-, Konzentrations- und Gedächtnisstörungen (Kurzzeitgedächtnis), außergewöhnliche Ermüdbarkeit, gehäufte Kopfschmerzen, Schwindelgefühl, Übelkeit, Trunkenheitsgefühl, Benommenheit bis zur Bewußtlosigkeit.

6.5.2 chronische Gesundheitsschädigung
Es werden in erster Linie Wirkungen am zentralen Nervensystem beschrieben. Im Vordergrund stehen psychomotorische und kognitive Funktionsstörungen (verlangsamte Reaktionszeiten, reduzierte Gedächtnisleistungen).
Im wissenschaftlichen Schrifttum werden erworbene Farbsinnstörungen (blau-gelb), vestibuläre Störungen und Wirkungen am peripheren Nervensystem mit Verlangsamung der Nervenleitgeschwindigkeiten diskutiert.
Flüssiges Styrol und hohe Luftkonzentrationen können an Haut und Schleimhäuten starke Irritationen und bei wiederholtem Kontakt Entzündungen und toxisch-degenerative Veränderungen verursachen. Bei großflächigem Hautkontakt ist nicht auszuschließen, daß Styrol über die Haut resorbiert wird und somit zu einer relevanten inneren Belastung führt.

6.6 Rechtsgrundlagen

6.6.1 Rechtsgrundlagen für spezielle arbeitsmedizinische Vorsorgeuntersuchungen
Die Aufnahme des Styrols in Anhang VI zur GefStoffV und Anlage 1 zur VBG 100 ist vorgesehen

6.6.2 Berufskrankheit
§ 9 Abs. 1 Siebtes Buch Sozialgesetzbuch (SGB VII)
Nr. 1303 der Anlage zur Berufskrankheitenverordnung (BKV) „Erkrankungen durch Benzol, seine Homologe oder durch Styrol"

6.6.3 Beschäftigungsbeschränkungen
§ 22 Jugendarbeitsschutzgesetz (JArbSchG) i.d.F. vom 24.2.97 (BGBl. I S. 311)
§§ 4, 6 Mutterschutzgesetz (MuSchG) i.d.F. vom 17.1.97 (BGBl. I S. 21)
§§ 3–5 Mutterschutzrichtlinienverordnung (MuSchRiV) vom 15.4.97 (BGBl. I S. 782)

6.7 Analytik
Parameter: Mandelsäure plus Phenylglyoxylsäure
BAT-Wert: 600 mg/g Kreatinin
Probennahmezeitpunkt: Expositionsende bzw. Schichtende nach mehreren vorangegangenen Schichten.
Die jeweils aktuelle Fassung der TRGS 903 „Biologische Arbeitsplatztoleranzwerte" ist zu beachten.
Die Werte in biologischem Material sollen mit analytisch zuverlässigen Methoden überwacht werden und den Anforderungen der statistischen Qualitätssicherung genügen. Siehe Bekanntmachung der DGAUM und des VDBW „Anforderungen an die Qualitätssicherung arbeitsmedizinisch-toxikologischer Analysen in biologischem Material (Biomonitoring) – ASU (in Vorbereitung)

Literatur
Biologische Arbeitsstofftoleranzwerte in: MAK- und BAT-Werte-Liste 1997, VCH Verlagsgesellschaft, Weinheim, 1997
ANGERER, J., K. H. SCHALLER, : Analysen in biologischem Material, Methode: Aromatische Carbonsäuren. In: GREIM, H. (Hrsg.): Analytische Methoden zur Prüfung gesundheitsschädlicher Arbeitsstoffe, DFG, Band 2, Weinheim: VCH
Die Werte im biologischen Material sollen mit analytisch zuverlässigen Methoden überwacht werden und den Anforderungen der statistischen Qualitätssicherung genügen.
Ergänzende Informationen hierzu enthält die Veröffentlichung:
Angerer, J., G. Lehnert: Anforderungen an arbeitsmedizinisch-toxikologische Analysen – Stand der Technik. Deutsches Ärzteblatt 94, Heft 37, 1997, C-1753 – C-1760

6.8 Bemerkungen

6.8.1 Fragebogen „Q 16" (zu 3.2.2)
Als ausschließlich anamnestisches Hilfsmittel (siehe 3.2.2) für den untersuchenden Arzt ist als Anlage ein spezieller Fragebogen (modifizierter „Q 16") beigefügt. Keinesfalls soll eine Auszählung der mit „ja" beantworteten Fragen als arbeitsmedizi-

nisches Kriterium für die Beurteilung der Vorsorgeuntersuchung erfolgen. Wichtig im Sinne einer Verlaufsbeobachtung durch den untersuchenden Arzt ist das Ausfüllen und Betrachten des Fragebogens bei jeder Nachuntersuchung.

6.8.2 Fragebogen PNF I oder PNF II
Die Arbeitsgruppe „Styrol" hat sich entschlossen, dem untersuchenden Arzt einen modifizierten Fragebogen „Q 16" zu empfehlen. Selbstverständlich können auch andere Fragebogen wie z. B. PNF I oder PNF II verwendet werden.
Angaben zum PNF I
Seeber, A., Schneider, H., Zeller, H.-J.: Ein Psychologisch-Neurologischer Fragebogen (PNF) als Screeningmethode zur Beschwerdenerfassung bei neurotoxisch Exponierten. Probl. Erg. Psychol. 65, 1978, 23–43
Angaben zum PNF II
Sietmann, B., Kiesswetter, E., Zeller, H.-J., Seeber, A.: Untersuchung neurotoxisch verursachter Beschwerden. Die Standardisierung des Psychologisch-Neurologischen Fragebogens, „PNF II". Verh. Deutsch. Ges. Arbeitsmed. Umweltmed. 36, 1996
Angaben zum PNF I + II
Seeber, A., Golka, K., Bolt, H. M.: Arbeitsmedizinische und psychologische Aspekte des chronischen organischen Psychosyndroms. Erstes Heidelberger Arbeitsmedizinisches Kolloquium, Schriftenreihe des Hauptverbandes der gewerblichen Berufsgenossenschaften, 1990, 83–95

6.9 Literatur
Berufsgenossenschaft der chemischen Industrie: „Styrol und styrolhaltige Zubereitungen" (Merkblatt M 054/1996). Jedermann-Verlag Dr. Otto Pfeffer oHG, Postfach 10 31 40, 69021 Heidelberg
Bundesministerium für Arbeit und Sozialordnung (Hrsg.): Ergänzung zum Merkblatt Nr. 1303 Anlage 1 BKV zu Erkrankungen durch Styrol. Bundesarbeitsblatt 10, 1994, 139–140
CAMPAGNA D., D. MERGLER, G. HUEL, S. BELANGER, G. TRUCHON, C. OSTIGUY, D. DROLET: Visual Dysfunction Among Styrene-Exposed Workers. Scand. J. Work Environ. Health 21, 19995, 382–390
DIETZ, M. C., IHRIG, A., ENDERS, S., TRIEBIG, G.: Follow-up-Studie zur Neurotoxizität von Lösungsmitteln im „Niedrig-Dosis-Bereich". Verh. Dtsch. Ges. Arbeitsmed. und Umweltmed. 37, 1997, 307–312

EDONG, C., ANUNDI, H. , JOHANSON, G., NILSSON ,K.: Increase in neuropsychiatric symptoms after occupational exposure to low levels of styrene. Br. J. Ind. med. 50, 1993, 843–850)
FLODIN, U., EKBERG, K., ANDERSSON, L.: Neuropsychiatric Effects of Low Exposure to Styrene. Br. J. Ind. med. 46, 1989, 805–808
GOBBA, F., GALASSI, C,. IMBRIANI, M., GHITTORI, S., CANDELA, S., CAVALLERI, A.: Acquired Dyschromatopsia among Styrene-Exposed Workers. J. Occupt. med. 33, 1991, 761–765
GOBBA, F., CAVALLERI, F., BONTADI, P., TORRI, P., DAINESE, R.: Peripherial neuropathy in styrene-exposed workers. Scand. J. Work Environ. Health 21, 1995, 517–520
HENSCHLER, D. (Hrsg.): Gesundheitschädliche Arbeitsstoffe. Toxikologisch-arbeitsmedizinische Begründungen von MAK-Werten. Weinheim: VCH Verlagsgesellschaft, 1987
GREIM, H., LEHNERT, G. (Hrsg.): Biologische Arbeitsstoff-Toleranz-Werte (BAT-Werte) – Arbeitsmedizinisch-toxikologische Begründung. Weinheim: VCH Verlagsgesellschaft, 1996
JEDRYCHOWSKI, W.: Styrene and Methyl Methacrylate in the Industrial Environment as a Risk Factor of Chronic Obstructive Lung Desease. Int. Arch. Occup. Environ. Health 51, 1982, 151–157
JEGADEN, D., AMANN, D., SIMON, J. F., HABAULT, H., LEGOUX, P., GALOPIN: Study of the Neurobehavioural Toxicity of Styrene at Low Level Exposure. Int. Arch. Occup. Environ. Health 64, 1993, 527–531
KONIETZKO, J., SUCHAN, M: Styrol. In: J. Konietzko und H. Dupuis: Handbuch der Arbeitsmedizin, Landsberg: Ecomed, 1989
MÖLLER, C., ÖDKVIST, L., LARSBY, B., THAM, R., LEDIN, T., BERGHOLTZ, L.; Otoneurological Findings in Workers Exposed to Styrene. Scand. J. Work Envi-on. Health 16, 1990, 189–194
NASTERLACK, M., HEIM, G., STELZER, O., TRIEBIG, G.: Erfassung akuter Haut- und Schleimhautirritationen durch Styrol-Dämpfe im Rahmen einer arbeitsmedizinischen Feldstudie. Verh. Dtsch. Ges. Arbeitsmed. Umweltmed 33, 1993, 173–178
NASTERLACK, M., SCHRÖTER, J., HEIM, G., LUDWIG, H., TRIEBIG, G.: Follow-up Studie zu Wirkungen einer inhalativen Styrol- und Schleifstaubexposition auf die Lungenfunktion. Verh. Dtsch. Ges. Arbeitsmed. Umweltmed. 36, 1996, 311–315

PETHRAN, A.: Erkrankungen durch Styrol – eine neue Berufskrankheit. Arbeitsmed. Sozialmed. Umweltmed. 28, 1993, 534–540

SCHNEIDER, H., SEEBER, A.: Psychodiagnostik bei der Erfassung neurotoxischer Wirkungen chemischer Schadstoffe. Z. Psychol. 187, 1979, 178–205

STENGEL, B., TOURANCHET, A., BOITEAU, H. L., HAROUSSEAU, H., MADEREAU, L., HEMON, D.: Hematological Findings among Styrene-Exposed Workers in the Reinforced Plastics Industry. Int. Arch. Occup. Envoron. Health 62, 1990, 11-18

TRIEBIG, G., LEHRL, S., WELTLE, D., SCHALLER, K. H., VALENTIN, H.: Clinical and Neurobehavioural Study of the Acute and Chronic Neurotoxicity of Styrene. Br. J. Ind. Med. 46, 1989, 799–804

TRIEBIG, G., SCHALLER, K. H., KENTNER, M., HARTUNG,M.: Arbeitsmedizinische Untersuchungen und „Biological Monitoring" bei Styrol-exponierten Personen. Verh. Dtsch. Ges. Arbeitsmed. und Umweltmed. 23, 1983, 415–418

VYSKOCIL, A., EMMINGER, S., MALIR, F., FIALA, Z., TUSL, M., ELLLEROVA , E., BERNARD, A.: Lack of nephrotoxicity of styrene at current TLV level (50 ppm). Arch. Occup. Environ. Health 54, 1989, 667–670

WELP, E. et al: Exposure to styrene and mortality from nonmalignant respiratory diseases. Occup. Environ. med. 53, 1996, 499–501

WELP, E. et al: Exposure to styrene and mortality from nonmalignant diseases of the genitourinary system. Scand. J. Work Environ. Health 22, 1996, 223–226

YOKOYAMA, K., ARAKI, S., MURATA, K.: Effects of Low Level Styrene Exposure an Psychological Performance in FRP Boat Laminating Workers. Neurotoxicology 13, 1992, 552–556

Anlage zum G 45 „Styrol"
Erläuterungen zum speziellen arbeitsmedizinischen Fragebogen „Q 16"
(siehe 3.2.2 und 6.8.1)

Zielsetzung
Der Fragebogen ist eine deutsche Version des „questionnaire for neuropsychiatric symptoms, Q 16", nach Hogstedt et al. (1980). Er wird in leicht modifizierter Form nach Triebig (1986) verwendet. Dieser Fragebogen ist ein Verfahren zur Feststellung von Symptomen, die aufgrund wissenschaftlicher Erkenntnisse neurotoxische Effekte infolge Lösungsmittel-Expositionen (u.a. Styrol) widerspiegeln können.
Ein auffälliger Befund kann daher als ein Hinweis auf unerwünschte Wirkungen einer arbeitsmedizinisch relevanten Gefahrstoffexposition betrachtet werden.
Die Befundinterpretation muß jedoch immer im Zusammenhang mit anderen Angaben und Ergebnissen der ärztlichen Untersuchung erfolgen. Nur im Zusammenhang mit weiteren Anhaltspunkten bzw. ausführlicheren Untersuchungen, beispielsweise in Form einer kognitiven Leistungsdiagnostik, können beginnende neurotoxische Effekte diagnostiziert werden.

Durchführung
Als ein Erhebungsinstrument für Befindlichkeiten ist der spezielle Fragebogen anfällig für eine Vielzahl von möglichen Einflußfaktoren wie Tageszeit, Motivation, außerberufliche Belastungen, Alter, Bildung usw. Bei der Durchführung sind deshalb Störvariablen möglichst auszuschließen bzw. zu kontrollieren.
Der Fragebogen sollte hierzu in einer möglichst ruhigen Umgebung ohne Zeitdruck ausgeführt werden. Dritte dürfen den Teilnehmer bei dem Ausfüllen des Bogens nicht beobachten oder beeinflussen. Es sollte dem Untersuchten zur Motivationsförderung deutlich gemacht werden, daß die Antworten unter die ärztliche Schweigepflicht fallen und nicht an Dritte weitergegeben werden. Außerdem sollte der Teilnehmer nicht unter Alkohol-, Drogen- oder Medikamenteneinfluß stehen.
Der Fragebogen wird von dem Arbeitnehmer selbst ausgefüllt. Es ist keine weitere Instruktion notwendig.
– Falls Fragen zum Zeitraum, auf den sich die Fragen beziehen, auftauchen sollten, so ist dieser mit: „in der letzten Zeit" oder „in den letzten Wochen und Monaten" zu bezeichnen.

- Kann sich ein Teilnehmer nicht zwischen „Ja" und „Nein" entscheiden, sollte er gebeten werden, die Antwort anzukreuzen, die „eher" zutrifft.
- Gibt ein Teilnehmer an, keinen Alkohol zu trinken, soll er bei Frage 18 „Nein" ankreuzen.

Nachdem ein Arbeitnehmer den Fragebogen ausgefüllt hat, soll der Untersuchungsbogen vom Untersucher auf Vollständigkeit überprüft werden. Ist bei einer Frage keine oder keine eindeutige Zuordnung der Antwort erfolgt, ist die Frage dem Teilnehmer mit der Bitte, sich zu entscheiden, nochmals vorzulegen. Die Bearbeitungszeit beträgt nur wenige Minuten.

Da die Auswertung des Fragebogens „auf einen Blick" erfolgen kann, sollte sich u. U. bei einem auffälligen Ergebnis ein kurzes Gespräch über die vom Untersuchten angeführten Ursachen der angegebenen Befindlichkeitsstörungen direkt an die Testdurchführung anschließen.

Auswertung und Interpretation

Zur Auswertung des speziellen Fragebogens wird die Summe aller „Ja"-Antworten gebildet.

Ist der Summenwert gleich oder größer als 4 (bei unter 28jährigen) bzw. 6 (bei über 28jährigen), ist das Ergebnis als auffällig zu beurteilen.

Nicht immer kommt ein auffälliges Ergebnis aufgrund neurotoxischer Effekte durch berufliche Expositionen zustande. Dennoch ist ein auffälliges Ergebnis als ein Hinweis auf mögliche neurotoxische Effekte zu betrachten, insbesondere wenn sich durch ein anschließendes Gespräch keine andere Ursache für die angegebenen Symptome finden läßt.

Im Gespräch sollte der Untersuchende den Teilnehmer nach dessen Meinungen über das Zustandekommen befragen. Ein auffälliges Ergebnis bedarf immer einer weiteren Vorgehensweise.

Beim Gespräch sollte auf folgende wichtigen Punkte geachtet werden
- Aktuelle Situation: Bestehen private oder berufliche Streßsituationen?
- Körperlicher Zustand: Ist der Teilnehmer übermüdet oder krank? Hat er Medikamente, Alkohol oder sonstige Drogen zu sich genommen?
- Motivation: Ist der Teilnehmer übermotiviert oder gelangweilt?
- Erwartungen: Welche Erwartungen bestehen bezüglich der möglichen Folgen der Untersuchung (z. B. Verbesserung der Arbeitsbedingungen, Verlust des Arbeitsplatzes, Berentung)?

– Neurotoxische Belastungen: Welche gibt es? Stehen sie im (zeitlichen) Zusammenhang mit Beschwerden? Sind die Beschwerden nach arbeitsfreien Zeiten (z. B. Urlaub) gebessert?

Das abschließende Gespräch wird möglicherweise nur relativ vage Hinweise zur Ätiologie der Befindlichkeitsstörungen geben. In diesen Fällen ist eine Verlaufsbeurteilung angezeigt. Hierzu kann in kürzeren Zeitabständen die Konsistenz der angegebenen Befindlichkeitsstörungen mit der gleichen Methode überprüft werden.

Literatur

HOGSTEDT, C., M. HANE, O. AXELSON: Diagnostic and Health Care Aspects of Workers Exposend to Solvents. In: ZENZ, C. (Hrsg.): Developments in Occupational Medicine. Chicago: Medical Publishers, 1980, 249–258

TRIEBIG, G. (Hrsg.): Die Erlanger Spritzlackierer-Studie. Arbeitsmed. Sozialmed. Präventivmed. 1989, Sonderheft 13.

Spezieller arbeitsmedizinischer Fragebogen
modifiziert nach Triebig (Hrsg.) 1989

Bitte beantworten Sie die folgenden Gesundheitsfragen.
Ihre Antworten fallen unter die ärztliche Schweigepflicht und
werden nicht an Dritte weitergegeben.
(Bitte zutreffendes ankreuzen)

1.	Sind sie vergeßlich?	Ja ○	Nein ○
2.	Haben Ihre Angehörigen Sie des öfteren darauf aufmerksam gemacht, daß Sie vergeßlich sind?	Ja ○	Nein ○
3.	Müssen Sie sich oft über Dinge, die Sie nicht vergessen dürfen, Notizen machen?	Ja ○	Nein ○
4.	Finden Sie es im allgemeinen schwierig, den Inhalt von Zeitungen und Büchern zu erfassen?	Ja ○	Nein ○
5.	Haben Sie Konzentrationsschwierigkeiten?	Ja ○	Nein ○
6.	Fühlen Sie sich oft ohne besonderen Grund aus der Fassung gebracht?	Ja ○	Nein ○
7.	Sind Sie öfters ohne besonderen Anlaß traurig?	Ja ○	Nein ○
8.	Leiden Sie unter außergewöhnlicher Müdigkeit?	Ja ○	Nein ○
9.	Haben Sie Herzklopfen, ohne sich anzustrengen?	Ja ○	Nein ○
10.	Spüren Sie manchmal einen Druck auf der Brust?	Ja ○	Nein ○
11.	Schwitzen Sie ohne besonderen Grund?	Ja ○	Nein ○
12.	Hatten Sie in letzter Zeit gehäuft Kopfschmerzen (mindestens einmal pro Woche)?	Ja ○	Nein ○
13.	Sind Sie weniger an Sexualität interessiert, als Sie für normal erachten?	Ja ○	Nein ○
14.	Ist Ihnen häufig übel?	Ja ○	Nein ○
15.	Sind Ihre Hände oder Füße taub oder pelzig?	Ja ○	Nein ○
16.	Bemerken Sie eine Kraftlosigkeit in Armen oder Beinen?	Ja ○	Nein ○
17.	Zittern Ihre Hände?	Ja ○	Nein ○
18.	Vertragen Sie Alkohol schlecht?	Ja ○	Nein ○

4 Anhang

Anhang 1
Leitfaden für die LUNGENFUNKTIONSPRÜFUNG bei arbeitsmedizinischen Vorsorgeuntersuchungen nach Berufsgenossenschaftlichen Grundsätzen

– Fassung 06.1994 –

Bearbeitung: Ausschuß ARBEITSMEDIZIN, ad hoc-Arbeitsgruppe „Lungenfunktion", Hauptverband der gewerblichen Berufsgenossenschaften, Sankt Augustin

1 **Grundlagen**
Lungenfunktionsprüfungen sind zur Feststellung der Intaktheit bzw. Diagnose, Differentialdiagnose und Bewertung des Schweregrades einer Schädigung von Atemwegen und Lungen notwendig.
Sie werden in der Arbeitsmedizin vorgenommen, um
(1) Erkrankungen des broncho-pulmonalen Systems frühzeitig zu erkennen (präventive/diagnostische Indikation)
oder um
(2) die broncho-pulmonale Leistungsfähigkeit eines Probanden für bestimmte Tätigkeiten zu prüfen (leistungsphysiologische Indikation).
Dem ermächtigten Arzt stehen im Rahmen eines Stufenkonzeptes eine Reihe verschiedener Untersuchungsmethoden zur Verfügung, d. h. das Untersuchungsergebnis bestimmt, ob zur Abklärung des Befundes die Methode der nächsthöheren Stufe anzuwenden ist.
Das diagnostische Stufenkonzept basiert auf der Spirometrie als einer flächendeckenden Screening-Methode im Sinne einer Basisdiagnostik, die vorwiegend exspiratorische Volumina und dynamische Strömungsvorgänge beim forcierten Atemstoß erfaßt. Die Meßgrößen Vital- und 1-Sekundenkapazität sind mit relativ einfachen, in der Praxis weitverbreiteten Meßapparaturen zu bestimmen und erlauben in den meisten Fällen eine Erkennung von Personen mit eingeschränkter ventilatorischer Leistungsfähigkeit. Eine zusätzlich registrierte Flußvolumenkurve kann wichtige Hinweise bezüglich der Lungenfunktion erbringen.

Ergibt sich aus der Basisdiagnostik ein pathologischer Befund oder werden eindeutige respirationsbezogene Symptome oder Beschwerden des Untersuchten gefunden, ohne daß sich Veränderungen dieser Basisparameter nachweisen lassen, ist eine umfassende Funktionsuntersuchung notwendig.

Deren Grundlage bilden die bodyplethysmographische Messung des Atemwegswiderstandes und des intrathorakalen Gasvolumens sowie ggf. eine Blutgasanalyse.

Auf das Verfahren der Bodyplethysmographie wird in diesem Anhang nicht eingegangen, da es sich hierbei um eine weitergehende diagnostische Methode handelt. Ebenso wie der inhalative Provokationstest setzt sie eine entsprechende apparative Ausrüstung und spezielle Fachkenntnisse voraus. Für die Anwendung in der arbeitsmedizinischen Praxis sind in der Regel nur die einfachen lungenfunktionsanalytischen Meßverfahren erforderlich.

Zur Standardisierung der Lungenfunktionsprüfung sollte sich diese an den Empfehlungen dieses Leitfadens orientieren. Nur so lassen sich Untersuchungsergebnisse verschiedener Untersuchungsstellen und Untersuchungszeiten miteinander vergleichen.

2 Spirometrie

Die klassische Methode zur Beurteilung der Ventilation ist die Spirometrie. Hierbei werden zeitunabhängige statische Größen (z. B. Vitalkapazität) und zeitabhängige dynamische Größen (z. B. 1-Sekundenkapazität) bestimmt. Die verwendeten Geräte müssen den geltenden Qualitätskriterien entsprechen; insbesondere muß das Atemmanöver analog dargestellt und dokumentiert werden [10].

2.1 Vitalkapazität

Zu unterscheiden sind die
- inspiratorische Vitalkapazität (IVC): das Lungenvolumen, das nach langsamer maximaler Exspiration maximal eingeatmet werden kann und die
- exspiratorische Vitalkapazität (EVC): das Lungenvolumen, das nach max. Inspiration langsam max. ausgeatmet werden kann sowie die
- forcierte Vitalkapazität (FVC): das Lungenvolumen, das nach maximaler Inspiration schnell maximal ausgeatmet werden kann.

2.2 1-Sekundenkapazität, relative 1-Sekundenkapazität und Flußvolumenkurve

A 1

Für die absolute 1-Sekundenkapazität synonym gebraucht werden auch die Begriffe forciertes 1-Sekundenvolumen (FEV_1), Tiffeneau- oder Atemstoßwert. Es ist das Lungenvolumen, das nach maximaler Inspiration schnell innerhalb einer Sekunde ausgeatmet werden kann.

Die relative 1-Sekundenkapazität (FEV_1/VC) ist definiert als Prozentverhältnis des gemessenen Wertes (absolute 1-Sekundenkapazität [FEV_1]) zur Ist-Vitalkapazität (VC).

Mit Hilfe von Pneumotachographen lassen sich bei einem forcierten Ausatemmanöver neben den oben genannten Volumina die Strömungen messen und in Abhängigkeit von der Zeit oder vom Lungenvolumen als Flußvolumenkurve registrieren. Aus dieser Kurve können weitere Kenngrößen abgeleitet werden:
- maximaler (peak) exspiratorischer Fluß (PEF), der maximale während der schnellen Ausatmung auftretende Fluß sowie die
- maximalen exspiratorischen Flußwerte bei 75%, 50% oder 25% der Vitalkapazität ($MEF_{75,\ 50,\ 25\%}$): Flußwerte bezogen auf das zum Zeitpunkt der Flußmessung noch jeweils ausatembare Volumen ausgedrückt als Fraktion der Vitalkapazität.

2.3 Durchführung

Bei der Messung der Vitalkapazität und der 1-Sekundenkapazität sollte grundsätzlich folgendes beachtet werden:
- Vor der eigentlichen Messung sollte dem Probanden Gelegenheit zu einem oder mehreren Übungsversuchen gegeben werden.
- Die Messung der Vitalkapazität (IVC) erfolgt bei langsamer Einatmung. Unter bestimmten Voraussetzungen kann sie auch bei langsamer (EVC) oder forcierter (FVC) Ausatmung erfolgen.
- Drei Messungen sind erforderlich, von denen nur die Werte aus dem besten Kurvenverlauf für die Auswertung Berücksichtigung finden (bei Fehlen einer Obstruktion kann dies ggf. der Wert der forcierten Vitalkapazität sein).

Die geschriebenen Kurven der drei Einzelmessungen sollten deckungsgleich verlaufen (Meßabweichung für Vitalkapazität und für 1-Sekundenkapazität nicht mehr als 5% des Mittelwertes).

Auf die Mitarbeit und Atemtechnik des Probanden ist besonders zu achten. Sollten die Kurven nicht übereinstimmen und die Kooperation des Probanden unzureichend sein, ist dies zu dokumentieren.

2.4 Beurteilung

Die Vitalkapazität und die 1-Sekundenkapazität zeigen bei der gesunden Lunge eine starke Abhängigkeit von Körperbau, Lungendehnbarkeit, Lebensalter und Geschlecht. Daraus erklärt sich, daß die Lungenvolumina in lungen- und bronchialgesunden Kollektiven auch bei optimaler Mitarbeit und Atemtechnik erhebliche Unterschiede in einer Größenordnung von ± 30% zeigen. Diesem Leitfaden sind die Sollwerte der Europäischen Gemeinschaft für Kohle und Stahl (EGKS) 1993 zugrunde gelegt [15]. Die Sollwertformel für die inspiratorische Vitalkapazität ist auch für die exspiratorische Vitalkapazität heranzuziehen.

Darüber hinaus ist die individuelle Verlaufsbeobachtung bedeutsam, um z. B. eine überproportionale Abnahme der Lungenfunktionsparameter – auch wenn die Werte insgesamt noch im Normbereich liegen – und somit Beeinträchtigungen des broncho-pulmonalen Systems frühzeitig zu erkennen. Hierzu ist ein Vergleich über mehrere (mindestens 3) Messungen und mehrere Jahre erforderlich.

Die medizinische Bewertung der gemessenen Werte geht nicht von den aus den Sollwertformeln zu errechnenden Mittelwerten aus, sondern von dem jeweiligen **Mindestsollwert.** Dieser ergibt sich durch Abzug von 20% von dem mit der Formel erhaltenen Mittelwert.

Tabelle 1: Sollwerte für die Spirometrie (Männer 18 bis 70 Jahre)[1)]

Meßgröße	Einheit	Sollwertformel	RSD
IVC	l	6,10 H – 0,028 A – 4,65	0,56
FEV_1	$l \cdot s^{-1}$	4,30 H – 0,029 A – 2,49	0,51
FEV_1/IVC	%	–0,18 A + 87,21	7,17

Tabelle 2: Sollwerte für die Spirometrie (Frauen 18 bis 70 Jahre)[1)]

Meßgröße	Einheit	Sollwertformel	RSD
IVC	l	4,66 H – 0,026 A – 3,28	0,42
FEV_1	$l \cdot s^{-1}$	3,95 H – 0,025 A – 2,60	0,38
FEV_1/IVC	%	–0,19 A + 89,10	6,51

H: Körpergröße in Metern
A: Alter in Jahren
RSD: Standardabweichung
[1)] nach [15].

Sollwerte für die Fluß-Volumenkurven sind den EGKS-Publikationen 1993 zu entnehmen [15].
Die Vitalkapazität ist als wahrscheinlich krankhaft vermindert anzusehen, wenn sie bei BTPS-Bedingungen unter dem Mindestsollwert liegt. Sofern die Messung unter ATPS-Bedingungen vorgenommen wurde, müssen die ermittelten höchsten Meßwerte auf BTPS-Bedingungen umgerechnet werden, da sich ansonsten ein um bis zu 10% niedrigerer Wert ergeben kann. Dies gilt in erster Linie für Messungen mit Spirometern. Die am Pneumotachographensieb oder einer vergleichbaren Einrichtung gemessenen Volumenverschiebungen entsprechen ohne Umrechnung den BTPS-Konditionen.
Die Erfahrung zeigt, daß die Vitalkapazitätsmessungen für den Probanden in der Exspirationsphase einfacher sind als in der Inspirationsphase. Für den Bereich der arbeitsmedizinischen Prävention kann bei gesunden Lungen die exspiratorische Vitalkapazität (EVC) der inspiratorisch (IVC) gemessenen weitgehend gleichgesetzt werden; es können daher dieselben Referenzwerte Verwendung finden. Die forcierte Vitalkapazität (FVC) kann dagegen bei Patienten mit Ventilationseinschränkungen niedriger ausfallen. In diesem Falle ist die Messung unter statischen Bedingungen zu wiederholen.
Unter der Voraussetzung der Mitarbeit des Probanden bietet die Messung der 1-Sekundenkapazität (FEV_1) und der Vitalkapazität (IVC oder EVC) in begrenztem Umfang die klinisch wichtige Möglichkeit, Ventilationsstörungen zu diagnostizieren und zu differenzieren:

- Bei **obstruktiven Ventilationsstörungen** mit erhöhtem bronchialem Widerstand kann auch bei maximaler Anstrengung in der ersten Sekunde nur ein verminderter Anteil der Vitalkapazität ausgeatmet werden. Die 1-Sekundenkapazität, gemessen in Prozent der verfügbaren Vitalkapazität, ist daher vermindert.
- Bei **restriktiven Ventilationsstörungen** mit verminderter Vitalkapazität, aber normalem bronchialem Strömungswiderstand, nimmt der absolute Wert für die 1-Sekundenkapazität in dem Maße ab, wie die Vitalkapazität vermindert ist. Die relative 1-Sekundenkapazität entspricht jedoch weitgehend der Norm.

Aufgrund der großen physiologischen Streubreite der Vitalkapazität und der absoluten 1-Sekundenkapazität sollten jedoch auch die Mindestsollwerte nicht als feststehende Grenze angesehen werden. Die Meßwerte können nur zur Grundlage ärztlicher und arbeitsmedizinischer Entscheidung gemacht werden, indem sie auf jeden Einzelfall hin kritisch geprüft werden.

3 Bestimmung der unspezifischen bronchialen Hyperreagibilität

Die Lungenfunktionsprüfung kann insbesondere im Frühstadium einer obstruktiven Atemwegserkrankung und nach Expositionspausen Normalbefunde ergeben. Abhängig von der Anamnese oder besonderer inhalativer Belastung am Arbeitsplatz kann die Bestimmung der unspezifischen Hyperreagibilität angezeigt sein. Es gibt eine Vielzahl verschiedener Methoden und Auswerteverfahren zur Objektivierung der bronchialen Hyperreagibilität [4, 6, 13], die sich in der Praxis bewährt haben, so daß eine allgemein gültige Festlegung auf ein bestimmtes Verfahren zur Zeit nicht möglich ist. Die verschiedenen Methoden können aber nur insoweit empfohlen werden, als ihre Aussagekraft anhand von Normalkollektiven statistisch gesichert ist. Bei einstufigen Testverfahren muß beachtet werden, daß stark Überempfindliche nicht durch hohe Provokationsdosen gefährdet werden. Bei niedriger Dosierung nimmt die Sensibilität der einstufigen Teste ab.

Im folgenden wird ein Methacholin-Provokationstest empfohlen, mit dem im arbeitsmedizinischen Bereich Erfahrungen vorliegen [1]. Eine Vergleichbarkeit der mit anderen Untersuchungsmethoden (z. B. Kälteprovokationstest) und Provokationssubstanzen (Acetylcholin, Carbachol, Histamin etc.) erzielten Ergebnisse ist nicht ohne weiteres möglich. Die im folgenden genannten Beurteilungskriterien und Grenzkonzentrationen gelten in erster Linie für den hier beschriebenen Methacholin-Provokationstest.

Vor der Durchführung des Provokationstestes sind die Kontraindikationen zu beachten [5]. Darüber hinaus wird darauf hingewiesen, daß zur Zeit weder für Methacholin noch für Acetylcholin, Carbachol oder Histamin vom Bundesgesundheitsamt eine Zulassung zur bronchialen Provokationstestung vorliegt. Dies bedeutet, daß der Arzt die genannten Substanzen, insbesondere das hier empfohlene Methacholin, eigenverantwortlich einsetzt.

Methacholin wird mittels der Reservoirmethode [6] während langsamer inspiratorischer Vitalkapazitätsmanöver über ein Mundstück verabreicht.

Zur Vernebelung der Methacholin-Provokationslösung wird ein Düsenvernebler mit Reservoirbeutel verwendet. Die Luftförderung der elektrischen Pumpe beträgt etwa 76 ml/s (nach [9]). Der Vernebler besteht aus einer Düse mit nachgeschalteter Prallfläche, wo größere Partikel abgeschieden werden. Die Vernebelung ergibt ein Partikelspektrum, bei dem 86% der vernebelten Menge in Tröpfchen kleiner als 2 µm und 99% kleiner als 5 µm vorliegen (gemessen bei 20 °C, 45% r. F. mit

0,9% NaCl [16]). Die Methacholinlösung sollte zweimal täglich erneuert werden, um zu verhindern, daß durch Verdunstung die Konzentration unkontrolliert ansteigt.

Es wird eine Menge von ca. 0,085 ml Provokationslösung pro Minute vernebelt [9]. Dieses Aerosol wird in einen Reservoirbeutel geleitet, der mindestens 10 l Aerosol fassen sollte. Danach wird ca. 1 Minute gewartet, so daß große Partikel absedimentieren können [2]. Dann wird über einen Dreiwegehahn der Luftweg zu einem Mundstück freigegeben.

Das Atemmanöver sollte aus langsamen, tiefen Atemzügen bestehen. Dadurch erhöht sich der Anteil der bronchial deponierten Substanz.

Die ausgeatmete Luft wird über ein exspiratorisches Ventil durch einen wirksamen Atemluftfilter abgeleitet, so daß kein Methacholin in die Umgebung gelangt.

Bevor ein neuer Reservoirbeutel verwendet werden kann, muß er dreimal mit 10 l Aerosol (z. B. aus NaCl 0,9%) gefüllt werden, um elektrostatische Ladungen abzusättigen. Der Reservoirbeutel sollte einmal in der Woche erneuert werden. Zur Anwendung verschiedener Konzentrationen braucht der Beutel nicht gewechselt zu werden [6].

Verwendete Methacholin(MCH)-Konzentration: 3,3 mg/ml (0,33%). Von dieser Konzentration werden hintereinander fünf unterschiedliche Mengen aerosolisierter Luft in den Reservoirbeutel geleitet und jeweils anschließend inhaliert, im einzelnen 0,5 l, 1 l, 2 l, 4 l und 8 l Aerosol. Die verabreichte Gesamtdosis Methacholin muß unter Berücksichtigung der Konzentration und der Volumina der eingesetzten Methacholinlösungen berechnet werden [2].

Tabelle 3: Provokationsdosen im Methacholin-Provokationstest

Aerosolisierte Luftmenge Liter	MCH-Konzentration mg/ml	MCH-Einzeldosis mg	MCH-kumulative Dosis mg
0,5	3,3	0,013	0,013
1	3,3	0,026	0,039
2	3,3	0,052	0,091
4	3,3	0,105	0,196
8	3,3	0,211	0,407

Beurteilung:
Aus der erhaltenen Dosis-Wirkungsbeziehung wird diejenige kumulative Methacholin-Dosis bestimmt, die zu einem 20%-igen Abfall der FEV_1 bzw. zu einem 100%igen Anstieg der spezifischen Resistance ($sR_{aw} = R_{aw} \times IGV$) führt. Bezugspunkt ist jeweils der Meßwert vor Beginn des Provokationstests. Die Beurteilung „Hyperreaktivität" setzt voraus, daß ein relevantes Obstruktionsmaß erreicht wird, d. h., daß sR_{aw} mindestens über $2{,}0$ kPa $\times$ s ansteigt.
Diese Dosis kann am einfachsten zeichnerisch durch Interpolation ermittelt werden.
Aus den kumulativen Methacholin-Dosen (MCH) ergibt sich folgende (vorläufige) Einteilung:

Keine Hyperreaktivität:	MCH	$\geq$ 0,40 mg MCH
Grenzbefund:	MCH	0,31–0,39 mg MCH
Hyperreaktivität:	MCH	$\leq$ 0,30 mg MCH

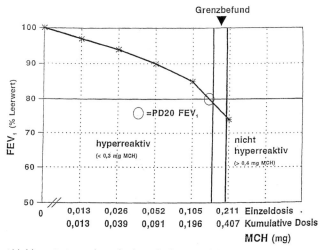

Abbildung 1: Beurteilung der bronchialen Reagibilität mittels Methacholin (Abfall des forcierten 1-Sekundenvolumens)

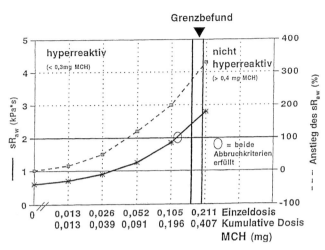

Abbildung 2: Beurteilung der bronchialen Reagibilität mittels Methacholin (Anstieg der spezifischen Resistance)

Anmerkung:
Rechnerisch erhält man die PD100 SR_{aw} nach folgender Formel:

$$PD100 = \left(\frac{D_2}{D_1}\right)^{\frac{2R_0 - R_1}{R_2 - R_1}} \times D_1$$

wobei D_1 und D_2 die Dosis vor und nach Überschreiten der 200%-Grenze und R_1 und R_2 die zugehörigen Atemwegswiderstände sind. R_0 ist der Leerwert des Atemwegswiderstands. Hierbei wird von einem exponentiellen Zusammenhang zwischen Dosis und Atemwegswiderstand ausgegangen.
Im Einstufentest oder wenn schon die 1. Stufe eine signifikante Reaktion auslöst, kann man behelfsweise mit folgender Formel linear interpolieren:

$$PD100 = \frac{R_0}{R_1 - R_0} \times D_1$$

Die entsprechenden Formeln für die Bestimmung der PD20 FEV_1 sind:

$$PD20 = \left(\frac{D_2}{D_1}\right)^{\frac{0,8 \times FEV1_0 - FEV1_1}{FEV1_2 - FEV1_1}} \times D_1$$

bzw.

$$PD20 = \frac{0,2 \times FEV1_0}{FEV1_0 - FEV1_1} \times D_1$$

4 Literatur

[1] AMMON, J., MAREK, W., BAUR, X.: Erstellung eines Normalkollektivs für den Methacholin-Provokationstest Atemw Lungenkrkh 19; 7, 1993, 303–304

[2] ELTSCHKA, R., APP, E., KÖHLER, D., POPOV, T., MATTHYS, H.: Aerosoldepositionsmuster beim unspezifischen bronchialen Provokationstest: Nuklearmedizinische Untersuchung zur Quantifizierung. Pneumologie 45, 1991, 654–658

[3] GONSIOR, E.: Richtlinien für die Durchführung von bronchialen Provokationen mit Allergenen und pharmakodynamischen Substanzen bei obstruktiven Atemwegskrankheiten, Allergologie 7, 1986, 238–242

[4] HOFFARTH, H. P., REIER, W., REICHEL, G., ULMER, W. T.: Der inhalative 1-Konzentrationstest zur Überprüfung der bronchialen Reagibilität Pneumologie 45, 1991, 690–694

[5] KENTNER, M.: Lungenfunktionsanalyse in Praxis und Klinik. Berlin: Schlesener, 1991

[6] KLEIN, G., KÖHLER, D., BAUER, C. P., ELTSCHKA, R., HOFFARTH, H. P., KROIDL, R. F., KÜHR, J., LINDEMANN, H., MOHORN, M., RÜHLE, K.-H., SCHLEGEL, J., SCHMITZ-SCHUMANN, M., SCHNEIDER, W. D., WAGNER-HECK, M., WITTMANN, M.: Standardisierung der inhalativen Provokation zur Messung der unspezifischen bronchialen Provokation mit einer Reservoirmethode. Praktische Anleitung – Ergebnisse einer Arbeitstagung „Unspezifische inhalative Provokation", Pneumologie 45, 1991, 647–650

[7] KÖHLER, D.: Problematik der dosisgenauen Inhalation, dargestellt am Beispiel des Pari Provokationsgerätes I. Pneumologie 45, 1991, 659–669

[8] MAGNUSSEN, H.: Überempfindlichkeit der Atemwege. Dtsch. med. Wschr. 115, 1991, 1604–1610

[9] MOHORN, M., SCHÄFER, R.: Technische Aspekte beim Pari Provokationstest I, Pneumologie 45, 1991, 651–653

[10] REICHEL, G.: Zur Qualitätssicherung der Geräte und Verfahren bei spirometrischen Lungenfunktionsprüfungen, In: Arbeitsmedizinisches Kolloquium des Hauptverbandes der gewerblichen Berufsgenossenschaften e.V., Hrsg.: Hauptverband der gewerblichen Berufsgenossenschaften, Bonn: 1984

[11] SCHÄCKE, G.: Methodenspektrum zur betriebsärztlichen Objektivierung von Atemwegsobstruktionen, In: Arbeitsmedizinisches Kolloquium des Hauptverbandes der gewerblichen Berufsgenossenschaften e.V., Hrsg.: Hauptverband der gewerblichen Berufsgenossenschaften, Bonn, 1984

[12] SCHNELLBÄCHER, F.: Arbeitsmedizinische Vorsorgeuntersuchungen mit Spirometrie, direkter Messung des Atemwegwiderstandes, inhalativer Provokation und Ergometrie, Zbl. Arbeitsmed. 33, 1983, 290

[13] SCHULTZE-WERNINGHAUS, G., DEBELIC, M., KONIETZKO, N., MAGNUSSEN, H., PETRO, W.: Unspezifische und spezifische Provokationstests der Atemwege, In: Schultze-Werninghaus, G., Debelic, M. (Hrsg.): Asthma bronchiale, Heidelberg: Springer, 1988

[14] SCHWAIBLMAIR, M., BAUR, X., FRUHMANN, G.: Korrelation von Parametern der Flußvolumenkurve zum Ausmaß der bronchialen Hyperreagibilität, Pneumologie 45, 1991, 15–18

[15] QUANJER, Ph. H., TAMMELING, G. J., COTES, J. E., PEDERSEN, O. F., PESLIN, R., YERNAULT, J.-C.: Lung volumes and forced ventilatory flows. Report working party standardization of lung function tests European Community for Steel and Coal, Official statement of the European Respiratory Society, Eur Respir J, 6, Suppl. 16, 1993, 5–40

[16] Technisches Datenblatt Provokationstest I, Wissenschaftliche Abteilung der Pari-Werk GmbH, Starnberg

[17] ULMER, W. T., REICHEL, G., NOLTE, D., ISLAM, M. S.: Die Lungenfunktion, Stuttgart, New York: Thieme, 1991

Anhang 2
Leitfaden für die ERGOMETRIE
bei arbeitsmedizinischen Vorsorgeuntersuchungen
nach Berufsgenossenschaftlichen Grundsätzen

A 2

– Fassung 12.1993 –

Bearbeitung: Ausschuß ARBEITSMEDIZIN, ad hoc-Arbeitsgruppe „Ergometrie", Hauptverband der gewerblichen Berufsgenossenschaften, Sankt Augustin

1 **Grundlagen**
Unter Ergometrie versteht man die quantitative Bestimmung und Beurteilung der kardio-zirkulatorischen Leistungsfähigkeit und/oder Erkrankungen des Herz-Kreislaufsystems eines Menschen aufgrund einer definierten und standardisierten körperlich-dynamischen Belastung.
Bei arbeitsmedizinischen Vorsorgeuntersuchungen wird die Ergometrie vorgenommen, um
(1) Erkrankungen des Herz-Kreislauf-Systems frühzeitig zu erkennen (präventiv/diagnostische Indikation)
oder/und um
(2) die kardio-zirkulatorische Leistungsfähigkeit eines Probanden für bestimmte, in der Regel körperlich belastende Tätigkeiten zu prüfen (leistungsphysiologische Indikation).

Präventiv-diagnostische Indikation
Aufgabe der Ergometrie in diesem Bereich ist die Erkennung einer latenten Erkrankung (Ergometrie als Provokationstest). Krankheiten, zu deren Diagnostik die Ergometrie eingesetzt wird, sind
– koronare Herzkrankheit
– Herzrhythmusstörungen
– (labiler) arterieller Hochdruck
– hyperkinetisches Herz-Syndrom

Leistungsphysiologische Indikation
Aufgabe der Ergometrie in diesem Zusammenhang ist es, die Leistungsfähigkeit des Herz-Kreislauf-Systems zu ermitteln, um zu überprüfen, ob Versicherte körperlich anstrengende Tätigkeiten an einem Arbeitsplatz übernehmen können. Diese leistungsphysiologische Indikation setzt voraus, daß am Arbeits-

platz körperliche Arbeiten mit relativ hoher Belastung anfallen. Das Ergebnis der Ergometrie kann jedoch nicht die alleinige Grundlage der Beurteilung sein.

2 Methodik

2.1 Vorbemerkungen

Die Ergometrie sollte sich an die in diesem Leitfaden gegebenen Empfehlungen zur Standardisierung anlehnen. Nur so lassen sich vergleichbare und reproduzierbare Untersuchungsergebnisse gewinnen.

2.2 Apparative Empfehlungen

2.2.1 Ergometer

Die Untersuchung sollte mittels Fahrradergometer in der Regel im Sitzen durchgeführt werden. Aus Gründen der Qualitätssicherung ist eine regelmäßige Kalibrierung des Ergometers entsprechend den gesetzlichen Vorgaben einschließlich der Eichordnung [4] vorzunehmen.

2.2.2 Elektrokardiogramm

Das EKG muß fortlaufend über einen Monitor dargestellt und überwacht werden. Die EKG-Registrierung sollte mindestens mit einem Drei-Kanal-Schreiber erfolgen. Ein Ein-Kanal-Gerät ist unzureichend. Das EKG sollte auch mit langsamem Papiervorschub (5 bis 10 mm/s) registriert werden können.

2.2.3 Ableitungen

Während der Ergometrie werden bei einer Registrierung mit drei Kanälen die Brustwandableitungen V_2, V_4 und V_5 empfohlen. Wünschenswert sind grundsätzlich die sechs standardisierten Brustwandableitungen V_1 bis V_6 nach Wilson.

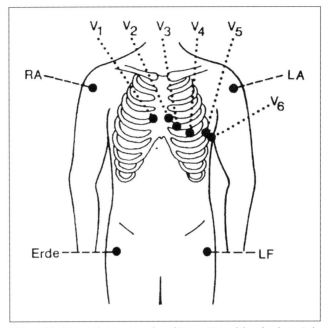

Abb. 1: Plazierung der Brustwand- und Extremitätenelektroden beim Belastungs-EKG
V_1 – 4. ICR parasternal re.
V_2 – 4. ICR parasternal li.
V_3 – zwischen V_2 und V_4
V_4 – 5. ICR in der Medioklavikularlinie li. (normalerweise Herzspitze)
V_5 – vordere Axillarlinie in der Höhe von V_4 li.
V_6 – mittlere Axillarlinie in Höhe von V_4 li.

2.3 Meßgrößenbestimmung

2.3.1 Herzschlagfrequenz

Die Herzschlagfrequenz muß ständig überwacht werden (Monitor, fortlaufende Registrierung). Sie sollte im Regelfall aus dem EKG ermittelt werden und zwar in Minutenabständen innerhalb der letzten 15 Sekunden einer Arbeitsminute.

Man kann die Frequenz auch an Geräten ablesen, die automatisch oder über einen Monitor die Frequenz bestimmen. Dabei muß angegeben werden, ob die Herzfrequenz durch Schlag-zu-Schlag-Bestimmung oder durch Mittelung berechnet wird.

2.3.2 Blutdruck

Der Blutdruck muß bei jeder Untersuchung mitbestimmt werden. Es genügt, den Blutdruck mit einem einfachen handelsüblichen Gerät auskultatorisch zu ermitteln. Allerdings ist dabei nur der systolische Blutdruck ausreichend zuverlässig. Bei Verwendung halbautomatischer elektronischer Geräte werden nur das Aufblasen der Manschette und die Auskultation erleichtert. Das Ablesen der Werte sollte durch den Untersucher in herkömmlicher Weise erfolgen. Die vollautomatischen Geräte unterliegen noch einer großen Ungenauigkeit bei der Ergometrie.

3 Notfallausrüstung

Bei ergometrischen Untersuchungen können Komplikationen auftreten [15]. In der arbeitsmedizinischen Praxis sind solche Komplikationen sehr selten. Dennoch muß in jedem Ergometrielabor eine Notfallausrüstung bereitstehen. Sie ist dem jeweiligen Stand der Notfallmedizin anzupassen.

3.1 Geräte

erforderlich
- Stethoskop
- Blutdruckmeßgerät
- Mundspatel
- Pupillenleuchte
- Spritzen, Punktionskanülen, Verweilkanülen
- Stauschlauch
- Defibrillator
- Beatmungsbeutel, Beatmungsmaske
- Tubus

erwünscht
- Intubationsbesteck
- Sauerstoffflasche mit Reduzierventil, Inhalationsmaske
- Absauggerät

3.2 Medikamente

Die folgende Auflistung enthält einen Vorschlag für eine mögliche Ausrüstung mit Notfallmedikamenten (detaillierte Hinweise auf die aktuell empfohlenen Einzelsubstanzen, siehe [1], [14]):
- Sympathomimetika
- Vagolytika
- Antiarrhythmika
- Antianginosa
- Antihypertensiva

- Sedativa und Analgetika
- Diuretika
- Bronchodilatatoren
- Infusionslösungen

4 Kontraindikationen

Der arbeitsmedizinisch tätige Arzt wird in der Regel im Rahmen von Vorsorgeuntersuchungen keine schwerkranken Probanden ergometrisch belasten. Beispielsweise sind hier folgende Kontraindikationen aufgeführt:
- Ruheblutdruck über 180 mmHg systolisch
- Sinustachykardie ungeklärter Ursache (Frequenz über 100/min)
- Rhythmusstörungen im Ruhe-EKG (supraventrikuläre Extrasystolen, Vorhofflimmern und -flattern, komplexe ventrikuläre Rhythmusstörungen)
- Linksschenkelblock im Ruhe-EKG
- Erregungsrückbildungstörungen unklarer Ursache
- Medikamenteneinnahme bei schwerwiegenden Krankheiten
- akute Erkrankungen (insbesondere auch Erkältungskrankheiten)
- schwere Herzinsuffizienz bei Vitien, Kardiomyopathien, koronarer Herzkrankheit
- Aortenklappenstenose
- schwere pulmonale Insuffizienz, Cor pulmonale

5 Durchführung

Vor jeder Ergometrie sind Anamnese (einschließlich Medikamentenanamnese), klinische Untersuchung, Ruhe-EKG und Ruheblutdruck obligat. Die letzte Mahlzeit sollte mindestens zwei Stunden, der letzte Alkoholgenuß 12 Stunden zurückliegen. Hoher Koffein- und/oder Nikotinkonsum vor der Ergometrie können die Untersuchungsergebnisse verfälschen, ebenso nicht ausreichende Erholung von vorangegangener Aktivität. Die Ergometrie ist in unmittelbarer Anwesenheit eines Arztes durchzuführen.

Es wird eine ansteigende Belastung mit mindestens drei Belastungsstufen empfohlen.

5.1 Meßzeitpunkt

Die Messung der Herzschlagfrequenz und die EKG-Registrierung sollten jeweils minütlich innerhalb der letzten 15 Sekunden einer jeden Minute der Ergometrie vorgenommen werden. Die Blutdruckmessung erfolgt jeweils gegen Ende der zweiten Belastungsminute.

5.2 Vorphase
In der Vorphase wird der Proband zur Ergometrie vorbereitet. Als Ruhewerte dienen die Messungen der letzten drei Minuten vor Belastungsbeginn, während der Proband auf dem Ergometer sitzt.

5.3 Belastungsphase
Beginn: In der Regel mit 50–100 Watt.
In Abhängigkeit von der Fragestellung sowie der aufgrund der anamnestisch erhobenen Daten zu erwartenden Leistungsfähigkeit (Zielwert) ist mit einer höheren Belastungsstufe zu beginnen.
Steigerung: 25 Watt/2 min
Beendigung: Erreichen des Zielwertes gemäß Fragestellung (z. B.: Herzschlagfrequenz, Leistung)
Drehzahl: ca. 60 U/min
Es sollten mindestens drei Belastungsstufen durchlaufen und eine Gesamtdauer von unter 12 Minuten eingehalten werden. Hinsichtlich der präventiven Indikation nimmt die Aussagekraft der erhobenen Parameter mit der Höhe der erreichten Belastungsstufe zu.

5.4 Erholungsphase
Sie sollte ca. sechs Minuten dauern, wobei nach der Ergometrie eine Minute leergetreten werden sollte, um orthostatische Fehlreaktionen zu vermeiden. Während der Nachphase sind Messungen der Herzschlagfrequenz und des Blutdrucks sowie die EKG-Registrierung vorzunehmen.

6 Kriterien zum vorzeitigen Abbruch

Subjektive Symptome:
Schmerzen im Brustkorb, Schwindel, Ataxie, progrediente Angina pectoris, progrediente Dyspnoe, körperliche Erschöpfung

Objektive Zeichen:
fahle Blässe, Zyanose

Progrediente Arrhythmien:
gehäufte ventrikuläre Extrasystolen (z. B. Couplets, Salven), Kammertachykardien, zunehmende supraventrikuläre Extrasystolen, Vorhoftachykardien, Vorhofflattern, neu auftretendes Vorhofflimmern

Progrediente Erregungsleitungsstörungen:
zunehmende QRS-Verbreiterung, Auftreten eines Schenkelblockes

Progrediente Erregungsrückbildungsstörungen:
z. B. horizontale oder deszendierende ST-Streckensenkung $\geq$ 0,2 mV, progrediente ST-Hebung, monophasische Deformierung

Hämodynamik:
progredienter Blutdruckabfall, unzureichender Blutdruckanstieg, übermäßiger Blutdruckanstieg ($\geq$ 250 mmHg systolisch und/oder $\geq$ 120 mmHg diastolisch), unzureichender Anstieg der Herzschlagfrequenz, Abfall der Herzschlagfrequenz

7 Beurteilung

Um diese umfassend vornehmen zu können, sollten die Mitarbeit des Probanden, die subjektiven und objektiven Symptome während der Ergometrie sowie die Beendigungsgründe protokolliert und eine Abschätzung der Ausbelastung vorgenommen werden.

Folgende Parameter sind zu erfassen und zu beurteilen:
leistungsphysiolog. Indikation
– Leistung
präventiv-diagnost. Indikation
– Herzfrequenzverhalten
– Blutdruckverhalten
– abnorme EKG-Veränderungen

7.1 Leistung

Die folgenden Referenzwerte geben Hinweise für die Ermittlung der maximalen Leistungsfähigkeit. Diese muß nicht zwingend mit den Leistungsanforderungen am Arbeitsplatz übereinstimmen. Auf der Basis dieser Werte kann die Leistung für die Ausgangsstufe der Ergometrie abgeschätzt werden.

Tabelle 1: Hinweise auf die maximale erschöpfende Leistung bei ansteigender Belastung nach Alter, Geschlecht und Körpergewicht [16]

Männer Alter (Jahre)									
	20–24	25–29	30-34	35–39	40–44	45–49	50–54	55–59	60–64
Gewicht (kg)	Watt								
60–65	200	210	200	185	175	170	155	150	135
66–69	225	215	205	195	180	175	160	155	140
70–73	230	220	210	200	190	180	165	160	145
74–77	235	225	215	205	195	185	170	165	150
78–81	240	230	220	200	190	180	170	160	150
82–85	245	235	225	215	205	195	185	175	160
86–89	250	240	230	220	210	200	190	180	170
90–93	255	245	235	225	215	205	195	185	175
≥ 94	260	250	240	230	220	210	200	190	180
Frauen Alter (Jahre)									
Gewicht (kg)	Watt								
40–45	110	105	100	95	90	90	85	75	75
46–49	115	110	105	100	100	95	90	85	80
50–53	120	115	110	105	100	100	95	90	85
54–57	125	120	120	115	110	105	100	100	95
58–61	130	125	125	120	115	115	105	100	100
62–65	135	135	130	125	120	120	110	110	105
66–69	140	140	135	130	130	125	120	115	110
70–73	150	145	140	135	130	130	125	120	115
74–77	155	150	145	140	135	135	130	125	120
≥ 78	160	155	150	150	145	140	135	130	130

7.2 Herzschlagfrequenz

Die Faustregel für die *maximal* bei der Fahrradergometrie erreichbare Herzschlagfrequenz im Sitzen lautet: HF_{max} = 220 minus Alter

Für arbeitsmedizinische Vorsorgeuntersuchungen gelten 85% der maximalen Herzschlagfrequenz als Zielwert. Die Faustformel hierfür lautet:

85% der maximalen Herzschlagfrequenz bzw. 200 minus Alter
Die häufigsten Ursachen einer *bradykarden* Reaktion während der Ergometrie sind:
– gute kardio-zirkulatorische Leistungsfähigkeit (z. B. bei sportlich Trainierten)
– Medikamenteneinnahme (z. B. β-Blocker)
– koronare Herzerkrankung

Die häufigsten Ursachen einer *tachykarden* Reaktion während der Ergometrie sind:

- eingeschränkte kardio-zirkulatorische Leistungsfähigkeit (z. B. Trainingsmangel)
- hyperkinetisches Herzsyndrom
- Cor pulmonale
- Hyperthyreose
- Anämie
- Medikamenteneinnahme
- Rekonvaleszenzphase nach Infekt

7.3 Blutdruck

Faustregel für den arteriellen Blutdruck:
Bei 100 Watt sollte der Blutdruck 200/100 mmHg im Sitzen bei 30- bis 50jährigen nicht überschreiten. Für über 50jährige gilt als Grenzwert 215/105 mmHg im Sitzen.

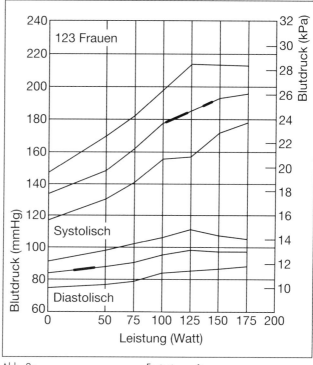

Abb. 2a   Fortsetzung ▶

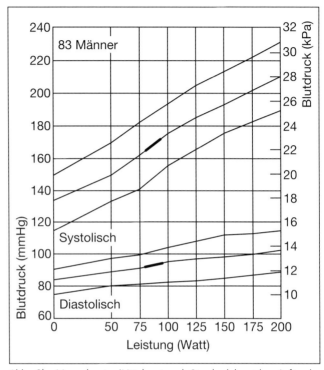

Abb. 2b: Normalwerte (Mittelwert und Standardabweichung) für den systolischen und diastolischen (Phase IV, auskultatorisch) Blutdruck (RR: in mmHg) für a) gesunde Frauen und b) gesunde Männer im Alter von 25–55 Jahren in Ruhe und während der Fahrradergometrie [7]

7.4 Abgeleitete Beurteilungsgrößen

Die Bewertung der bei der Ergometrie erzielten Leistung sollte über die Bestimmung der W_{150} (oder auch W_{130} bzw. W_{170}) erfolgen. Die W_{150} ist diejenige Leistung, gemessen in Watt, die bei einer Herzschlagfrequenz von 150/min anläßlich einer stufenweise ansteigenden Belastung erbracht wird. Sie ist graphisch oder rechnerisch durch Interpolation zu ermitteln. Die erbrachte Leistung wird mit dem zu erbringenden W_{150}-Sollwert verglichen. Dieser beträgt für
Männer: 2,1 W/kg Körpergewicht
Frauen: 1,8 W/kg Körpergewicht.

Abweichungen um mehr als 20% vom Sollwert nach unten sind nicht mehr normal und sprechen unter anderem für einen Trainingsmangel oder Störungen im Herz-Kreislauf-System. Es ist jedoch auch daran zu denken, daß diese eingeschränkte ergometrische Leistungsfähigkeit nicht unbedingt auf eine Erkrankung oder Leistungsminderung des kardio-zirkulatorischen Systems zurückzuführen ist, sondern hierfür auch Adipositas, Krankheiten des Bewegungsapparates, internistische Erkrankungen oder unzureichende Mitarbeit des Probanden ursächlich sein können.

8 Dokumentation

Der Verlauf, die erhobenen Befunde sowie die Beurteilung der Ergometrie sind in geeigneter Weise zu dokumentieren (siehe Abb. 3).

Herzfr. bzw. Blutdruck (mmHg), (min^{-1})

	75	100	125	150	175	200	225	250	1 2 3 4 5 Min	
						Leistung (Watt)				

Ruhe / Erholung

Untersuchungsdatum: _____

Uhrzeit: _____ Raumtemperatur: _____

Name: _____ Vorname: _____

Pers.-Nr.: _____

Gewicht: _____ kg   Länge: _____ cm

Medikation: _____

Zielwerte
Herzfrequenz : _____ min^{-1}
Leistung : _____ Watt

erreichte
Herzfrequenz : _____ min^{-1}
W_{130}, W_{150}, W_{170} : _____ Watt

Soll-Wert : _____ Watt

Abweichung vom Soll-Wert: _____ %

oder > 20 % minus   Ja/Nein

Mitarbeit des Probanden

gut ☐

ausreichend ☐

unzureichend ☐

Vorzeitiger Abbruch:
subj. Kriterien

	leicht	mittel	schwer
Herzschmerzen	☐	☐	☐
Dyspnoe	☐	☐	☐
Angina pect.	☐	☐	☐
Schwindel	☐	☐	☐
Muskul. Erschöpfung	☐	☐	☐
Sonstiges	☐	☐	☐

obj. Kriterien

path. EKG-Befund ☐

Puls- oder RR-Anstieg ☐

Puls- oder RR-Abfall ☐

Beurteilung

Untersuchungsstelle: _____   Arzt: _____

Abb. 3: Beispiel eines Ergometrie-Dokumentationsbogens

9 Literatur

[1] AHNEFELD, F. W., BALDUS, W., BARTELS, F., DICK, W., DÖLP, R., HIERHOLZER, G., JUCHEMS, R., KETTLER, D., KNUTH, P., KRAWIETZ, W., LEMBURG, P., LINDE, H. J., LINDNER, K. H., LÖLLGEN, H., SATERNUS, K. S., SEFRIN, P., SCHÜTTLER, J.: Reanimation, Richtlinien für Wiederbelebung und Notfallversorgung, Hrsg.: Bundesärztekammer, Köln: Deutscher Ärzteverlag, 1991

[2] ASTRAND, P.-O., RODAHL, K.: Textbook of work physiology, New York: McGraw Hill, 1977

[3] BACHL, N., GRAHAM, T., LÖLLGEN, H.: Advances in Ergometry, Heidelberg, New York: Springer Verlag, 1991

[4] Eichordnung vom 12. 8. 1988, BGBl. I, 1657

[5] ELLESTAD, M. H.: Stress testing, 3. Auflage. Philadelphia: Davis Comp., 1986

[6] FROEHLICHER, V. F.: Exercise and the heart, Year Book, Chicago: 2. Aufl. 1987

[7] GLEICHMANN, U.: Diskussionsbeitrag in: Anlauf, M., Bock, K. D. (Hrsg.), Blutdruck unter körperlicher Belastung, Darmstadt: Steinkopff, 1984

[8] KLINGE, R.: Kontraindikationen der Fahrrad-Ergometerbelastung, In: Das Elektrokardiogramm, Stuttgart: Thieme, 1992

[9] JONES, N. L.: Clinical Exercise testing, 3. Aufl. Philadelphia: Saunders, 1988

[10] LENTNER, C. (Hrsg.): Geigy Scientific Tables 5, Heart and Circulation, Basel: Ciba Geigy, 1990

[11] LÖLLGEN, H., SCHULTE, G.: Ergometrie in der Praxis, Erlangen: Perimed-Verlag, 1983

[12] LÖLLGEN, H., ULMER, H.-V.: Ergometrie, Empfehlungen zur Durchführung und Bewertung ergometrischer Untersuchungen, Klin. Wschr. 63, 1985, 651–677

[13] LÖLLGEN, H.: Kardiopulmonale Funktionsdiagnostik, 2. Aufl., Wehr: Doc. Geigy/Edition Ciba, 1990

[14] MEURET, G. H., LÖLLGEN, H.: Reanimationsfibel, Berlin, Heidelberg, New York: Springer, 1988

[15] MILDENBERGER, D., KALTENBACH, M.: Lebensbedrohliche Komplikationen der Ergometrie, Fortschr. Med. 107, 1989, 569–571

[16] REITERER, W.: Kriterien der körperlichen Leistungsfähigkeit, Wien. med. Wschr. 127, Suppl. 42, 1977, 1–19

[17] RUTENFRANZ, J.: Ergometrische Methoden zur Bestimmung der körperlichen Leistungsfähigkeit. In: Arbeitsmedizinisches Kolloquium des Hauptverbandes der gewerblichen Berufsgenossenschaften e.V. in Mainz, Hrsg.: Hauptverband der gewerblichen Berufsgenossenschaften, Bonn: 1984

[18] SCHNELLBÄCHER, F.: Arbeitsmedizinische Vorsorgeuntersuchungen mit Spirometrie, direkter Messung des Atemwiderstandes, inhalativer Provokation und Ergometrie, Zbl. Arbeitsmed. 33, 1983, 290–299

[19] SCHNELLBÄCHER, F.: Ergometrische Untersuchungen, Schriftenreihe Ergomed, Band 2, Heidelberg: Haefner, 1986

[20] SKINNER, J. S.: Exercise testing and exercise prescription for special cases, Philadelphia: Lea & Febiger, 1987

[21] ULMER, H.-V.: Physiologische Grundlagen menschlicher Arbeit; In: Reichel, G., Bolt, H., Hettinger, Th., Selenka, F., Ulmer, H.-V., Ulmer, W. T., (Hrsg.): Grundlagen der Arbeitsmedizin, Stuttgart: Kohlhammer, 1985

[22] WASSERMANN, K., HANSEN, J. E., SUE, D. Y., WHIPP, B. J. (eds.): Principles of exercise testing and interpretation, Philadelphia: Lea & Febiger, 1987

[23] WEBER, K. T., JANICKI, J. S.: Cardiopulmonary exercise testing, Philadelphia: Saunders, 1986

Anhang 3
Muster der vom Ausschuß ARBEITSMEDIZIN herausgegebenen Vordrucke

Best.-Nr.	Bezeichnung	Grundsatz
A 1	Vorsorgekartei (09/91)	–
A 1 EL	Vorsorgekartei – endlos (09/91)	–
A 2	Ärztliche Bescheinigung (09/91)	–
A 2.1	Ärztliche Bescheinigung über Ergebnis einer nachgehenden Untersuchung – ODIN (09/91)	–
A 2.2	Ärztliche Bescheinigung über Ergebnis einer nachgehenden Untersuchung – allgemein (09/91)	–
A 4	Untersuchungsbogen „Überdruck" (05/81)	G 31
A 5	Untersuchungsbogen „allgemein" (zugleich Gesundheitsakte) (10/80)	–
A 5.1	Einlegeblätter zum Untersuchungsbogen „allgemein" (10/80)	–
A 6.1	Untersuchungsbogen „Lärm I" Siebtest (08/98)	G 20
A 6.2	Untersuchungsbogen „Lärm II" Ergänzungsuntersuchung (08/98)	G 20
A 6.3	Untersuchungsbogen „Lärm III" Erweiterte Ergänzungsuntersuchung (08/98)	G 20
A 7	Laborbogen (10/82)	–
A 8.1	Untersuchungsbogen „Bildschirm-Arbeitsplätze" Siebtest (02/92)	G 37
A 8.2	Untersuchungsbogen „Bildschirm-Arbeitsplätze" Ergänzungsuntersuchung (02/92)	G 37
BAPRO	Basisuntersuchungsprogramm „BAPRO"	–
A 20	Medical Report (engl./franz./deutsch) (08/83)	–
A 30	Medical Report (span./port./deutsch) (08/83)	–
–	Rechnungsvordruck	–
VA 2–G 1	Untersuchungsbogen „mineralischer Staub"	G 1.1 G 1.2, G 1.3
A 7210	Mitteilung und Vorschlag für Maßnahmen der Prävention bei Berufskrankheiten nach § 3 BKV*)	–

Bezugsquelle:
Kepnerdruck Druckerei + Verlag GmbH
75031 Eppingen, Brettener Str. 51,
Telefon (0 72 62) 91 90-0
mit Ausnahme des Vordrucks VA 2–G 1**)

*) zu beziehen bei: L. Düringshofen
 Seesener Str. 57, 10709 Berlin
 Telefon (0 30) 8 91 20 05

**) zu beziehen bei: Zentrale Erfassungsstelle asbeststaubgefährdeter Arbeitnehmer
 Oblatterwallstraße 18, 86153 Augsburg
 Fax (08 21) 31 59-2 01

Vorsorgekartei

Arbeitsmedizinische Vorsorgeuntersuchungen

Vorsorgekartei

Angaben zur Person der / des Versicherten
- Rentenversicherungs-Nr.:
- Familienname
- Vorname
- Geburtsname
- Staatsangeh.
- Straße/Haus-Nr.
- Postleitzahl und Ort
- Geburtsdatum (Tag Monat Jahr)

Anschrift des Arbeitgebers
- Name
- Straße
- Postleitzahl und Ort
- Mitglieds-Nr. des Betriebes beim Unfallversicherungsträger

Krankenkasse

Angaben zum Beschäftigungsverhältnis
- Einstellung am (Tag Monat Jahr)
- ausgeschieden am: (Tag Monat Jahr)
- Gefahrstoff/gefährdende Tätigkeit
- Arbeitsbereich/Art der Tätigkeit
- Beginn/Ende dieser Tätigkeit

Angaben zu früheren Beschäftigungsverhältnissen
- Gefahrstoff/gefährdende Tätigkeit
- Arbeitsbereich/Art der Tätigkeit
- Beginn/Ende dieser Tätigkeit

Bestell-Nr. **A 1** EL (09/91)

Nachdruck verboten!

Vorsorgekartei (Rückseite)

Untersuchungs-datum	Nr. des BG-Grundsatz	Gesundheitliche Bedenken				nächste Nach-untersuchung	Name und Anschrift des untersuchenden Arztes	eingetragen von
		nein	nein bedingt	ja	ja befristet bis			

Bemerkungen:

Arbeitsmedizinische Vorsorgeuntersuchungen

Vorsorgekartei

Angaben zur Person der / des Versicherten

Rentenversicherungs-Nr.:

Familienname

Vorname

Geburtsname

Staatsangeh.

Straße/Haus-Nr.

Postleitzahl und Ort

Tag Monat Jahr
Geburtsdatum

Anschrift des Arbeitgebers

Mitglieds-Nr. des Betriebes beim Unfallversicherungsträger

Name

Straße

Postleitzahl und Ort

Krankenkasse

Angaben zum Beschäftigungsverhältnis

Einstellung am: ausgeschieden am:

Tag Monat Jahr	Tag Monat Jahr
Gefahrstoff/gefährdende Tätigkeit	Gefahrstoff/gefährdende Tätigkeit
Arbeitsbereich/Art der Tätigkeit	Arbeitsbereich/Art der Tätigkeit
Beginn/Ende dieser Tätigkeit	Beginn/Ende dieser Tätigkeit

Angaben zu früheren Beschäftigungsverhältnissen

Gefahrstoff/gefährdende Tätigkeit	Gefahrstoff/gefährdende Tätigkeit
Arbeitsbereich/Art der Tätigkeit	Arbeitsbereich/Art der Tätigkeit
Beginn/Ende dieser Tätigkeit	Beginn/Ende dieser Tätigkeit

Bestell-Nr. **A 1** (08/91)

Nachdruck verboten!

Vorsorgekartei – endlos (Rückseite)

Untersuchungs-datum	Nr. des BG-Grundsatz	Gesundheitliche Bedenken				nächste Nach-untersuchung	Name und Anschrift des untersuchenden Arztes	eingetragen von
		nein	nein bedingt	ja	ja befristet bis			

Bemerkungen:

FÜR DAS UNTERNEHMEN

ÄRZTLICHE BESCHEINIGUNG
über das Ergebnis einer **nachgehenden** Untersuchung

Versicherungs-Nr. beim Rentenversicherungsträger	Tag Monat Jahr (Geburtsdatum)

Familienname		Vorname	
Geburtsname		Akad. Grad/Titel	
Straße, Hausnr.		Geschlecht	männlich ( ) weiblich ( )
PLZ / Ort		Staatsangehörigkeit	
Einstellung am	Tag, Monat, Jahr, z.B. 2,3|0,4|6,5	Personal-Nr.	

→ *Einrichtungshilfe für Schreibmaschine*

Mitglieds-Nr. des Unternehmens beim Unfallversicherungsträger

UV-Träger

Anschrift des Unternehmens

Straße / Postfach
PLZ / Ort

ANGABEN ZUR TÄTIGKEIT

Gefahrstoff					
Exposition	von	bis	von		bis
Arbeitsbereich					
Art der Tätigkeit					
Gefahrstoff					
Exposition	von	bis	von		bis
Arbeitsbereich					
Art der Tätigkeit					

ANGABEN ZUR UNTERSUCHUNG

Die nachgehende Untersuchung nach G [   ]   hat stattgefunden am [Tag/Monat/Jahr]

Terminvorschlag für die nächste nachgehende Untersuchung [Monat/Jahr]

Die Untersuchung konnte **nicht** stattfinden, weil der Versicherte
[ ] nicht erschienen ist   [ ] die Untersuchung abgelehnt hat   [ ] am [   ] verstorben ist

ANGABEN ZUM ERGEBNIS DER UNTERSUCHUNG

[ ] Der Versicherte wurde in geeigneter Weise über das Untersuchungsergebnis unterrichtet

Rücksendung an:

Ort/Datum

Stempel/Unterschrift des Arztes

Nachdruck verboten

Bestell-Nr. A 2.2 NGU-allgemein
Stand 9/91

Untersuchungsbogen „Überdruck"

NUR FÜR DEN ARZT

Untersuchungsbogen „Überdruck" (Grundsatz G 31)
— Ärztliche Bescheinigung —

Arbeit in Druckluft ☐   Taucherarbeiten ☐

Angaben zur Person der/des Versicherten

- Versicherungs-Nr. des Rentenversicherungsträgers
- Tag Monat Jahr / Geburtsdatum
- Familienname / Vorname
- Geburtsname / Staatsangeh.
- Straße
- Postleitzahl und Ort

Anschrift des Arbeitgebers

- Betriebs-Nr. des Arbeitsamtes:
- Mitglieds-Nr. des Betriebes beim Unfallversicherungsträger
- Nr. des Unfallversicherungsträgers
- Name
- Straße
- Postleitzahl und Ort

Art der Tätigkeit:
Frühere Tätigkeiten in Überdruck (mit Zeitangabe):

- keine gesundheitlichen Bedenken *)
- keine gesundheitlichen Bedenken unter bestimmten Voraussetzungen *)
- gesundheitliche Bedenken *)
  - dauernd
  - befristet bis

Vorsorgeuntersuchung am: Tag Monat Jahr

Nächste Untersuchung: Monat Jahr

Erstuntersuchung ☐   Nachuntersuchung ☐   vorz. Nachuntersuchung ☐

Besonders nach Druckfallerkrankung, einer Erkrankung von länger als 6 Wochen oder mehrmaliger Erkrankung innerhalb von 6 Monaten ist durch Vorstellung beim ermächtigten Arzt zu entscheiden, ob ein Einsatz in Überdruck weiter zulässig oder ob vorzeitige Nachuntersuchung erforderlich ist.

*) Bemerkungen: (bitte hier Empfehlungen bei Bedenken, Auflagen, Bedingungen, Gründe für die vorzeitige Nachuntersuchung bzw. für befristete Bedenken eintragen. Empfehlungen an den Versicherten hinsichtlich medizinischer Maßnahmen können hier nur aufgeführt werden, wenn die ärztl. Schweigepflicht dem nicht entgegensteht, sonst nur auf der Durchschrift für den Versicherten – Blatt 2.)

Sie sind berechtigt, eine Entscheidung Ihrer Berufsgenossenschaft oder der zuständigen Behörde herbeizuführen, wenn Sie die Bescheinigung für unzutreffend halten.

Datum, Stempel und Unterschrift des Arztes

Arbeitsanamnese (Zwischenfälle, Erkrankungen):

Letzte Röntgenuntersuchung: Datum: Arzt:
Ergebnis:

Familienanamnese

ANAMNESE	(Wenn keine Angaben, Leerkästchen ausnullen; bei Platzmangel bitte Rückseite benutzen.)		BEFUND	(Wenn kein Befund, Leerkästchen ausnullen; bei Platzmangel bitte Rückseite benutzen.)
01	Lungen		21	Allgemeinzustand
02	Herz		22	Kopf / NAP
03	Magen		23	Visus / Pupillen / Nystagmus
04	Leber		24	Trommelfelle / Gehör
05	Niere		25	Nase / Tuben
06	Endokrin / Blut		26	Mundhöhle / Gebiß
07	Rheuma		27	Hals
08	Wirbelsäule		28	Thorax
09	Gelenke		29	Herz (EKG s.u.)
10	Nerven, Gemüt		30	Lunge (Röntgen s.u.)
11	HNO		31	Leib
12	Augen		32	Leber / Milz
13	Haut / Venen / Allergien		33	Hernien
14	Operationen		34	Wirbelsäule
15	Unfälle		35	Extremitäten / Gelenke
16	Kliniken / Kuren		36	Haut / Varizen
17	Nikotin		37	Nervensystem / Reflexe
18	Alkohol		38	Psyche / Intelligenz
19	Sportler / Taucher		39	Labor (s.u.)
20	jetzige Beschwerden		40	Kreislauf (s.u.)
			41	EKG
			42	Röntgen - Thorax
			43	Sonstiges

Nachdruck verboten!

Kreislauf:	RR	Puls (Ruhe):	Größe	cm	Gewicht	kg
Dauer u. Art der Belastung:			Vitalkap.	ml	Atemstoß	%
sofort	RR	Puls	Blut: BSG		Hb	g/dl
nach min	RR	Puls				
nach min	RR	Puls	Urin	E Z	Ubg	Ery
nach min	RR	Puls				

Bestell-Nr. A 4 (05/91)

Bemerkungen (z. B. Begründung der ärztlichen Bedenken):

Oberer Teil 2 Durchschriften: „Für den Versicherten", „Nur für den Arzt"
Zur Durchschrift für den Arzt gehört der untere Teil des Vordruckes.

2 Durchschläge: „Für den Versicherten", „Bleibt beim Arzt"

Ärztliche Bescheinigung

FÜR ODIN

ÄRZTLICHE BESCHEINIGUNG
über das Ergebnis einer **nachgehenden** Untersuchung

Versicherungs-Nr. beim Rentenversicherungsträger	Tag Monat Jahr / Geburtsdatum

Familienname		Vorname	
Geburtsname		Akad. Grad/Titel	
Straße, Hausnr.		Geschlecht	männlich ( ) weiblich ( )
PLZ / Ort		Staatsangehörigkeit	
Einstellung am	Tag, Monat, Jahr, z.B. 2,3|0,4|6,5	Personal-Nr.	

Einrichtungshilfe für Schreibmaschine

	Mitglieds-Nr. des Unternehmens beim Unfallversicherungsträger
Anschrift des Unternehmens	
	UV-Träger
Straße / Postfach	
PLZ / Ort	

ANGABEN ZUR TÄTIGKEIT

Gefahrstoff				
Exposition	von	bis	von	bis
Arbeitsbereich				
Art der Tätigkeit				
Gefahrstoff				
Exposition	von	bis	von	bis
Arbeitsbereich				
Art der Tätigkeit				

ANGABEN ZUR UNTERSUCHUNG

Die nachgehende Untersuchung nach [G] hat stattgefunden am [Tag/Monat/Jahr]

Terminvorschlag für die nächste nachgehende Untersuchung [Monat/Jahr]

Die Untersuchung konnte **nicht** stattfinden, weil der Versicherte

[ ] nicht erschienen ist [ ] die Untersuchung abgelehnt hat [ ] am _____ verstorben ist

ANGABEN ZUM ERGEBNIS DER UNTERSUCHUNG

[ ] Der Versicherte wurde in geeigneter Weise über das Untersuchungsergebnis unterrichtet

[ ] Mit Einverständnis des Versicherten wurde über das Ergebnis unterrichtet: Name/Anschrift (Hausarzt/Klinik)

[ ] Dem Unfallversicherungsträger wurde eine Anzeige auf Verdacht einer Berufskrankheit erstattet
[ ] Es wird empfohlen, den zuständigen UV-Träger einzuschalten. Es ist die Frage zu klären, ob ein BK-Feststellungsverfahren einzuleiten ist oder ob Leistungen nach § 3 Berufskrankheiten-Verordnung in Betracht kommen.
[ ] Es war nichts zu veranlassen.

Rücksendung an:

Organisationsdienst für
nachgehende Untersuchungen (ODIN)
Postfach 10 14 80

69004 Heidelberg

Ort/Datum

Stempel/Unterschrift des Arztes

Bestell-Nr. A 2.1 NGU-ODIN
Stand: 9/91

Arbeitsmedizinische Vorsorgeuntersuchungen

Untersuchungsbogen **LÄRM I** Siebtest

Angaben zur Person der/des Versicherten
Versicherungs-Nr. des Rentenvers.-Trägers:

Tag Monat Jahr Geburtsdatum		

Familienname	Vorname
Geburtsname	Staatsangehörigkeit
Straße	
Postleitzahl und Ort	

Anschrift des Arbeitgebers

	Mitglieds-Nr. des Betriebes beim Unfallversicherungsträger	Nr. des Unfall-versicherungsträgers
Name		

Straße
Postleitzahl und Ort

☐ Erstuntersuchung   ☐ Nachuntersuchung

Angaben zum Arbeitsplatz
Arbeitsbereich:
Art der Tätigkeit:

Aufenthalt im Lärmbereich:	☐ Überwiegend	☐ Gelegentlich	☐ In wechselnden Bereichen

Ortsbezogener Beurteilungspegel: ☐ 85 – 89 dB (A)   ☐ 90 – 94 dB (A)   ☐ 95 – 99 dB (A)   ☐ 100 – 105 dB (A)   ☐ >105 dB (A)

Personenbezogener Beurteilungspegel: _____ dB (A)

Lärm ist: ☐ Impulshaltig   ☐ Mittel- bis Hochfrequent   ☐ Deutlich tieffrequent

Bereitgestellter und verwendeter Gehörschützer (Typ/Fabrikat): ☐ Gehörschutzstöpsel   ☐ Kapselgehörschützer   ☐ Keine Angabe

Anamnese
1. Dauer der Lärmpause vor dem Hörtest: _____ Stunden oder _____ Minuten
2. Wieviele Jahre haben Sie insgesamt in starkem Lärm (Lärmbereichen) gearbeitet? _____ Jahre
3. Wurden Sie am Ohr operiert? ☐ Weiß nicht ☐ Nein ☐ Ja, im Jahre _____
4. Hatten Sie Hörstörungen in Verbindung mit Schwindelanfällen und Ohrensausen? ☐ Weiß nicht ☐ Nein ☐ Ja, zuletzt im Jahre _____
5. Haben Sie Ohrgeräusche? ☐ Nein ☐ Ja
6. Leiden Sie gelegentlich an Entzündungen im Gehörgang oder in der Ohrmuschel? ☐ Nein ☐ Ja, zuletzt vor _____ Monaten
7. Hatten sie einen Hörsturz? ☐ Weiß nicht ☐ Nein ☐ Ja, im Jahre _____

Beratung zum Gehörschutz
Der Gehörschützer lag vor ☐ Ja ☐ Nein
Der bereitgestellte Gehörschützer soll weiter benutzt werden ☐ Ja ☐ Nein
Es wurden folgende Mängel festgestellt:
Es soll folgender Gehörschützer verwendet werden (Typ/Fabrikat):

Befund
Besichtigung der Ohrmuschel und des Ohreingangs

	RECHTS	LINKS
Unauffällig	☐	☐
Auffällig	☐	☐

Untersuchungsbogen „Lärm I" Siebtest 675

Auswertung:
Nachuntersuchung

Auffällig? □ Ja ___ dB

□ Ja ___ dB

Hörverlust bei 2 kHz auf mindestens einem Ohr beträgt 40 dB oder mehr? □ Ja
Zunahme der Hörverlust-Summe innerhalb 3 Jahren um mehr als 30 dB? Auffällig?
Letzten Vorbefund bitte rechts und links eintragen ___ dB □ Ja
Hörverlust-Summen 2, 3 und 4 kHz berechnen und mit Bezugsgrenzwert vergleichen
___ dB
Bezugsgrenzwert nach Tab. 2 G 20 eintragen
Differenz Vorbefund zu Neubefund

Differenz Vorbefund zu Neubefund ___ dB □ Ja

LL Rechtes Ohr | Meßwerte | **LL Linkes Ohr**

Hörpegel in dB (Audiogrammformular nach DIN 45627)

Frequenz (kHz): 1, 2, 3, 4, 6

□ Test durch Störgeräusch beeinträchtigt

□ Proband zeigt unsicher an

Auswertung Erstuntersuchung
- Meßwerte eintragen
- Bezugsgrenzwerte nach Tab. 1 eintragen
- Überschreitungen ankreuzen!

Bemerkungen:

Beurteilung: Letzter Vorbefund vom: ___

[1.] **Keine gesundheitlichen Bedenken** — Nächste Untersuchung in ___ Monaten

[1.1] Weiterhin keine gesundheitlichen Bedenken unter bestimmten Voraussetzungen gemäß Auflage vom

[2.] **Ergänzungsuntersuchung erforderlich**

Gründe:
- [1] Zunahme der Hörverlust-Summe um mehr als 30 dB in drei Jahren
- [2] Hörverlust bei 2 kHz zu hoch
- [3] Hörverlust größer als Tabelle 1 bzw. 2
- [4] Anamnestische Frage Nr. ___
- [5] Außenohr auffällig

Tag der Hörprüfung: ___ Untersucher: ___

Untersuchende Stelle:

Unterschrift/Stempel des ermächtigten Arztes

Arbeitsmedizinische Vorsorgeuntersuchungen
Untersuchungsbogen LÄRM II — Ergänzungsuntersuchung

Angaben zur Person der/des Versicherten
Versicherungs-Nr. des Rentenvers.-Trägers:
Tag Monat Jahr Geburtsdatum

Familienname
Vorname
Geburtsname
Staatsangehörigkeit
Straße
Postleitzahl und Ort

Anschrift des Arbeitgebers
Mitglieds-Nr. des Betriebes beim Unfallversicherungsträger
Nr. des Unfallversicherungsträgers

Name
Straße
Postleitzahl und Ort

☐ Erstuntersuchung ☐ Nachuntersuchung

Angaben zum Arbeitsplatz
Arbeitsbereich:
Art der Tätigkeit:

Aufenthalt im Lärmbereich: ☐ Überwiegend ☐ Gelegentlich ☐ In wechselnden Bereichen

Ortsbezogener Beurteilungspegel: ☐ 85 – 89 dB (A) ☐ 90 – 94 dB (A) ☐ 95 – 99 dB (A) ☐ 100 – 105 dB (A) ☐ >105 dB (A)

Personenbezogener Beurteilungspegel: = _____ dB (A)

Lärm ist: ☐ Impulshaltig ☐ Mittel- bis Hochfrequent ☐ Deutlich tieffrequent

Bereitgestellter und verwendeter Gehörschützer (Typ/Fabrikat): ☐ Gehörschutzstöpsel ☐ Kapselgehörschützer ☐ Keine Angabe

Anamnese
1. Dauer der Lärmpause vor dem Hörtest: _____ Stunden oder _____ Minuten
2. Bisherige Lärmexpositionszeit: beruflich _____ Jahre sonstige _____ Jahre durch _____
3. Ohroperation: ☐ Nein ☐ Ja, im Jahre _____ Art: _____
4. Menièreverdacht: ☐ Nein ☐ Ja
5. Rezidivierende Entzündungen am Außenohr: ☐ Nein ☐ Ja, Art _____
6. Hörsturz: ☐ Nein ☐ Ja, im Jahre _____
7. Ohrgeräusche: ☐ Nein ☐ Ja, seit dem Jahre _____
8. Subjektive Hörminderung: ☐ Nein ☐ Ja, seit dem Jahre _____
9. Kausale Genese und Entwicklung der Hörstörung, aufgetreten nach:
   ☐ Knall oder Explosion ☐ Schießlärm ☐ Schädeltrauma
   ☐ Ohroperation ☐ Infektionskrankheit Sonstiges: _____

Beratung zum Gehörschutz
Der Gehörschützer lag vor: ☐ Ja ☐ Nein
Der bereitgestellte Gehörschützer soll weiter benutzt werden: ☐ Ja ☐ Nein
Es wurden folgende Mängel festgestellt:
Es soll folgender Gehörschützer verwendet werden (Typ/Fabrikat):

Otoskopie

	Äußerer Gehörgang			Trommelfell	
RECHTS		LINKS	RECHTS		LINKS
☐	Unauffällig	☐	☐	Unauffällig	☐
☐	Sehr eng	☐	☐	Zentral defekt	☐
☐	Feucht	☐	☐	Randständig defekt	☐
			☐	Zustand nach Operation	☐
			☐	Nicht zu beurteilen	☐

Untersuchungsbogen „Lärm II" Ergänzungsuntersuchung 677

Auswertung:
Nachuntersuchung

KL-Hörverlust bei 2 kHz auf beiden Ohren größer oder gleich 40 dB?
Zunahme der KL-Hörverlust-Summe innerhalb 3 Jahren um mehr als 30 dB?

☐ Ja, dann Lärm III

Auffällig? ☐ Ja ____ dB

Letzten Vorbefund bitte rechts und links eintragen

Auffällig? ____ dB ☐ Ja

Hörverlust-Summen 2, 3 und 4 kHz aus KL-Werten berechnen und mit Bezugsgrenzwert vergleichen

☐ Ja ____ dB ____ dB ____ dB ☐ Ja

Differenz Vorbefund zu Neubefund | Bezugsgrenzwert nach Tab. 2 G 20 eintragen | Differenz Vorbefund zu Neubefund

KL / LL — Rechtes Ohr — Meßwerte — KL / LL — Linkes Ohr

Audiogrammformular nach DIN 45627

Hörpegel in dB

Frequenz: 0,5 1 2 3 4 6 8 kHz

☐ Proband zeigt unsicher an

SISI mit 1 dB
	Rechts	Links
kHz		
%		

WEBER bei 500 Hz
re. ☐ med. ☐ li. ☐

Auswertung Erstuntersuchung
- KL-Meßwerte eintragen!
- Bezugsgrenzwerte nach Tab. 1 eintragen
- Überschreitungen ankreuzen!

Bemerkungen:

Beurteilung: Letzter Vorbefund vom: ____

Untersuchung nach Lärm III erforderlich: ☐ Nein ☐ Ja, Befund liegt vor (siehe Anlage)

[1.] **Keine gesundheitlichen Bedenken**, nächste Untersuchung in ____ Monaten als ☐ Siebtest ☐ Ergänzungsuntersuchung

[2.] **Keine gesundheitlichen Bedenken unter bestimmten Voraussetzungen:**

[2.1] Nächste Untersuchung vorfristig in ____ Monaten als ☐ Siebtest ☐ Ergänzungsuntersuchung

[2.2] Folgenden Gehörschützer benutzen (b. w.)

[2.3] Besondere Kontrolle der Gehörschützer-Benutzung

[2.4] Weitere Auflagen:

[3.] **Dauernde gesundheitliche Bedenken**

[4.] **Befristete gesundheitliche Bedenken für** ____ Monate

Gründe:
[1.] Deutliche Hörverschlechterung
[2.] Hörverlust zu hoch
[3.] Sprachaudiogramm auffällig
[4.] Menière
[5.] Hörsturz
[6.] Schädeltrauma
[7.] Zustand nach Operation
[8.] Außenohrerkrankung z. B. Ekzem

Tag der Hörprüfung: ____

Untersuchende Stelle: ____

Unterschrift/Stempel des ermächtigten Arztes

Untersuchungsbogen „Lärm III" – Erweiterte Ergänzung im Rahmen der Nachuntersuchung

Angaben zur Person der/des Versicherten
Versicherungs-Nr. des Rentenversicherungsträgers:

Tag Monat Jahr
Geburtsdatum

Familienname

Geburtsname

Straße

Postleitzahl und Ort

Arbeitsmedizinische Vorsorgeuntersuchungen

Untersuchungsbogen LÄRM III — Erweiterte Ergänzungsuntersuchung im Rahmen der Nachuntersuchung

Vorname

Staatsangehörigkeit

Unterschrift/Stempel des ermächtigten Arztes[1]:
Datum:

Untersuchungsauftrag für LÄRM III erteilt am:

Impedanzmessungen am Trommelfell veranlaßt sofern HNO-ärztlich dagegen keine Bedenken bestehen.
☐ ja ☐ nein

Indikation:
☐ allgemein unklarer audiometrischer Befund,
☐ objektiver Ausschluß einer Schalleitungsstörung,
☐ Differenzierung zwischen Hörsinneszellen- und Hörnervenschaden.

Unterschrift/Stempel des beauftragten Arztes (sofern nicht mit [1] identisch):

Untersuchung durch den beauftragten Arzt abgeschlossen am:

Lärm III oder Kopie mit Anlagen an [1] abgesandt am:

1. **Befund (Zusammenfassung)**

   RECHTS   LINKS

   1. Eine Schalleitungsstörung (Eine Differenz des Luft-/Knochenleitungshörverlustes von mehr als 10 dB bei mehr als einer Frequenz) wird auf Grund der Tonaudiometrie und ggf. auf Grund der Impedanzmessungen am Trommelfell

      ☐ Ausgeschlossen ☐

      ☐ Bestätigt ☐

   2. Eine cochleäre Schallempfindungsstörung ist

      ☐ Unwahrscheinlich ☐

      ☐ Wahrscheinlich ☐

   3. Den Hörverlust für Zahlen hat das Tonaudiogramm insbesondere bei den Frequenzen 500 Hz, 1 000 Hz und 2 000 Hz

      ☐ Bestätigt ☐

      ☐ Nicht bestätigt ☐

   4. Die Verständlichkeitskurve für Einsilber liegt im auffälligen, schraffierten Bereich

      ☐ Nein ☐

      ☐ Zum Teil ☐

      ☐ Vollständig ☐

      Die Einsilberverständlichkeit war nicht zu ermitteln, da der Untersuchte die deutsche Sprache nicht ausreichend beherrscht.
      Auf Grund der Untersuchung, insbesondere des Tonaudiogramms und des Hörverlustes für Zahlen, ist ein auffälliger Einsilbertest anzunehmen.

      ☐ Nein ☐

      ☐ Ja ☐

   5. Bei weiterer Lärmexposition ist auch beim Tragen von Gehörschützern eine lärmbedingte Zunahme des Hörverlustes

      ☐ Unwahrscheinlich

      Wahrscheinlich, weil:

2. **Diagnose**

3. **Erstattung einer BK-Anzeige:** ☐ Nein Wenn: ☐ Ja, Datum der Anzeige:

   Name des anzeigenden Arztes:

Untersuchungsbogen „Lärm III" – Erweiterte Ergänzung im Rahmen der Nachuntersuchung

2 Otoskopie

RECHTS	Äußerer Gehörgang	LINKS		RECHTS	Trommelfell	LINKS
☐	Unauffällig	☐		☐	Unauffällig	☐
☐	Sehr eng	☐		☐	Zentral defekt	☐
☐	Feucht	☐		☐	Randständig defekt	☐
☐	Operativ erweitert	☐		☐	Zustand nach Operation	☐
☐	Cerumen entfernt	☐		☐	Vernarbt	☐
				☐	Sonstige Befunde (siehe Bemerkungen)	☐

3 Tonaudiogramm

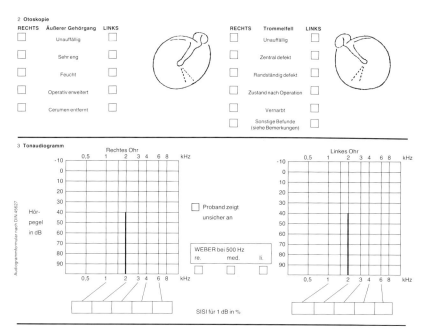

4 Sprachaudiogramm
(nur wenn der Knochenleitungs-Hörverlust bei 2 kHz beiderseits größer oder gleich 40 dB)

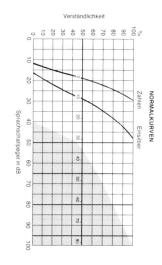
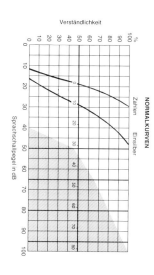

5 Impedanzmessungen am Trommelfell (sofern indiziert):

5.1 Tympanometrie

RECHTS	Typ des Tympanogramms	LINKS	RECHTS	Compliance fehlt	LINKS
☐	Normal	☐	☐	Trommelfell defekt	☐
☐	Überhöht	☐	☐	Keine Abdichtung des Gehörganges	☐
☐	Unterdruck	☐			
☐	Abgeflacht	☐		Mittelohrdruck in mm H$_2$O	
☐	Vollständig flache Kurve	☐			

5.2 IMPEDANZÄNDERUNGEN AUF DEM SONDENOHR sind nachweisbar ab Reizstärken in dB Hörpegel

Sondenohr rechts

	0,5	1	2	4 kHz
Reiz links				
Reiz rechts				

Contralateraler Stapediusreflex
Ipsilateraler Stapediusreflex (nur falls contralateral nicht möglich)

Sondenohr links

	0,5	1	2	4 kHz
Reiz rechts				
Reiz links				

Bemerkungen:

Erläuterungen

Die Untersuchung nach diesem Untersuchungsbogen „Lärm III" ist nach Grundsatz 20 notwendig für Probanden, für die die arbeitsmedizinische Beurteilung „Dauernde gesundheitliche Bedenken" erwogen werden muß. Sie soll gegenüber der Ergänzungsuntersuchung nach „Lärm II" eine erweiterte otologische Diagnose ermöglichen.

Kann der verantwortliche, ermächtigte Arzt diese Untersuchung nicht selbst durchführen, so ist sie als Fremdleistung in der Regel bei einem Arzt für HNO-Krankheiten in Auftrag zu geben. Die Kosten trägt, wie bei allen Vorsorgeuntersuchungen nach UVV „Arbeitsmedizinische Vorsorge", der Unternehmer, der den Probanden beschäftigt.

Bei der Durchführung der Untersuchung ist auf eine ausreichende Lärmpause (lärmfreie Gehörerholungszeit) von wenigstens 12 Stunden zu achten.

Zu 1.3
Der Hörverlust für Zahlen bestätigt dann das Luftleitungs-Tonaudiogramm, wenn ungefähr gilt:

$(HV_{500Hz} + HV_{1000Hz} + HV_{2000Hz}) \times \frac{1}{3} \approx$ Hörverlust für Zahlen

Zu 1.4
Bei der Sprachaudiometrie von Ausländern, ausgenommen solche mit sehr guten Deutsch-Kenntnissen, ist die Bestimmung der Einsilberverständlichkeit kaum möglich, der Hörverlust für Zahlen kann jedoch häufig ermittelt werden. In diesen Fällen ist die Lage der Verständlichkeitskurve für das betrachtete Ohr im schraffierten Bereich anzunehmen, wenn

☐ der Knochenleitungs-Hörverlust bei 2 kHz mehr als 40 dB beträgt und
☐ der Hörverlust für Zahlen mehr als 25 dB beträgt und im Tonaudiogramm ein umschriebener Hochtonhörverlust (Hochton-Senke, Hochton-Abfall) vorliegt.

Zu 3.
Das Tonaudiometer soll den Anforderungen nach DIN EN 60645-1 Klasse 2 entsprechen, es muß periodisch gewartet werden. Der SISI-Test ist am zweckmäßigsten bei der Frequenz durchzuführen, bei der der Hörverlust in Knochenleitung ungefähr 60 dB beträgt. Auf die Notwendigkeit einer sorgfältigen Hörschwellenbestimmung in Luftleitung **vor** Einstellung des Hörpegels auf 20 dB über der Hörschwelle wird hingewiesen.

Zu 4.
Das Sprachaudiometer soll den Anforderungen nach DIN EN 60645-2 entsprechen, das Testmaterial nach DIN 45621 muß in der Aufsprache nach DIN 45626 verwendet werden. Auch das Sprachaudiometer muß periodisch gewartet werden.

Zu 5.
Das Tympanogramm sollte diesem Untersuchungsbogen ggf. als Kopie beigefügt werden. Der Meßbereich für den Gehörgangsdruck beträgt − 300 da Pa bis + 300 da Pa.

Laborbogen

Arbeitsmedizinischer LABORBOGEN

Versicherungs-Nr. des Rentenversicherungsträgers | Tag Monat Jahr Geburtsdatum
Familien- und Vorname
Name / Anschrift des Arztes / Institution:
Blatt ____

Hinweis: Dieser Bogen bestimmt nicht den Untersuchungsumfang. Hinweise zum Untersuchungsumfang ergeben sich z. B. aus den berufsgenossenschaftlichen Grundsätzen für arbeitsmedizinische Vorsorgeuntersuchungen.

	Nr.	Untersuchung	Maßeinheit	Methodenspez. Normbereich	Ergebnis	Bewertung	Ergebnis	Bewertung	Ergebnis	Bewertung	Ergebnis	Bewertung
	800	DATUM DER UNTERSUCHUNG ▶										
Urin	801	Nitrit	qual.	neg.								
	802	pH-Wert	pH	5,0–7,5								
	803	Albumin	qual.-g/l	neg.-0								
	804	Glucose	qual.-mg/dl	neg.-<15,0								
	805	Ketonkörper	qual.	neg.								
	806	Urobilinogen	qual.	(+)								
	807	Bilirubin	qual.	neg.								
	808	Blut	qual.	neg.								
	809	Spez. Gewicht		1015–1024								
	810	Erythrozyten	qual.-E/Gesf.	neg.-<2								
	811	Leukozyten	qual.-L/Gesf.	neg.-<5								
	812	Zylinder	Z/Gesf.	0								
	817	Bakterien										
	822	Sonstiges										
	823											
	824											
Stuhl	825	Blut	qual.	neg.								
	826	Sonstiges										
Hämatologie	830	BSG	mm/1-2h	♂ 3–18/ ♀ 6–20								
	831	Erythrozyten	Mill./µl	♂ 4,5-5,5/ ♀ 4,0-5,0								
	832	Hämatokrit	Vol. %	♂ 40-50/ ♀ 35-40								
	833	Hämoglobin	g/dl	♂ 14-18/ ♀ 12-16								
	834	Hb$_E$	27-35 pg									
	835	Leukozyten	1/µl	4000–9000								
	836	Thrombozyten	1/µl	150000–300000								
	837	Retikulozyten	1/10^3 Ery	5–15								
	838	Basoph. Tüpfelzellen	1/10^4 Ery	<5								
	839	Jugendliche	%	0								
	840	Stabkernige	%	3–5								
	841	Segmentkernige	%	50–70								
	842	Eosinophile	%	2–4								
	843	Basophile	%	0–1								
	844	Lymphozyten	%	25–40								
	845	Monozyten	%	2–6								
	846	Pathol. Zellf., weiß										
	847	Pathol. Zellf., rot										
	848	Blutungszeit	min.	2–5								
	849	Gerinnungszeit	min.	5–8								
	850	PTT	sec.	30–40								
	851	Thromboplastinzeit (Quick)	%	70–110								
	852	Sonstiges										
	853											
	854											
Serumbestimmungen	855	GOT	U/l									
	856	GPT	U/l									
	857	γ-GT	U/l									
	858	CK	U/l									
	859	GLDH	U/l									
	860	LDH	U/l									
	861	Alk. Phosphatase	U/l									
	862	Saure Phosphatase, ges.	U/l									
	863	Saure Phosphatase, Pr.	U/l									
	864	α-Amylase	U/l									
	865	Gesamt-Bilirubin	mg/dl									
	866	Cholesterin	mg/dl									
	867	Triglyzeride	mg/dl									
	868	Gesamt-Eiweiß	g/dl									
	869	Albumine	%									
	870	α1-Globuline	%									
	871	α2-Globuline	%									
	872	β-Globuline	%									
	873	γ-Globuline	%									
	874	Glukose	mg/dl									
	875	Eisen	µg/dl									

Bestell-Nr. A7 (10.92)

LABORBOGEN – RÜCKSEITE

		Untersuchung	Maß-einheit	Methodenspez. Normbereich	Ergebnis	Bewertung	Ergebnis	Bewertung	Ergebnis	Bewertung	Ergebnis	Bewertung
				DATUM DER UNTERSUCHUNG ▶								
rowspan Forts. Serumbestimmungen	876	Kreatinin	mg/dl									
	877	Harnstoff	mg/dl									
	878	Harnsäure	mg/dl									
	879	Natrium	mmol/l									
	880	Kalium	mmol/l									
	881	Calcium	mmol/l									
	882	Magnesium	mmol/l									
	883	Sonstiges										
	890	Latex-Rheumafaktor	qual.									
	891	Latex-Antistreptolysin	qual.									
	892	Luessuchtest										
	893	Sonstiges										

SPEZIALUNTERSUCHUNGEN

		Untersuchung	Maßeinheit									
rowspan Urin	901	Blei	µg/l									
	902	δ-Aminolävulinsäure	mg/l									
	903	Koproporphyrin	µg/l									
	904	Cadmium	µg/l									
	905	Quecksilber	µg/l									
	906	Nickel	µg/l									
	907	Mangan	µg/l									
	908	Chrom	µg/l									
	909	Fluorid	mg/l									
	910	Bromid	mg/l									
	911	Phenol	mg/l									
	912	Hippursäure	g/l									
	913	Methyl-Hippursäure	g/l									
	914	Trichlorethanol	mg/l									
	915	Trichloressigsäure	mg/l									
	916	Ameisensäure	mg/l									
	917	Arsen	µg/l									
	918	p-Nitrophenol	mg/l									
	919	β 2-Mikroglobuline	µg/l									
	920	Mandelsäure	mg/l									
	921	Phenylglyoxilsäure	mg/l									
	922	Sonstiges										
rowspan Blut	950	Blei	µg/dl									
	951	Zinkprotoporphyrin	µg/dl									
	952	Cadmium	µg/dl									
	953	Quecksilber	µg/dl									
	954	Cholinesterase (Serum)	U/l									
	955	Benzol	µg/dl									
	956	Toluol	µg/dl									
	957	Methanol	µg/dl									
	958	Trichlorethylen	µg/dl									
	959	Perchlorethylen	µg/dl									
	960	Trichlorethanol	µg/dl									
	961	Karboxihämoglobin	%									
	962	Hämiglobin (Methämoglobin)	%									
	963	Sonstiges										
Sonstiges	980	ALLERGENTESTUNG										

Untersuchungsbogen „Bildschirm-Arbeitsplätze" Siebtest

NUR FÜR DEN ARZT

Angaben zur Person der / des Versicherten

Versicherungs-Nr. des Rentenversicherungsträgers: ☐☐☐☐☐☐☐☐☐☐☐☐
Tag Monat Jahr Geburtsdatum

Familienname:
Vorname:
Geburtsname:
Staatsangehörigkeit:
Straße:
Postleitzahl und Ort: ☐☐☐☐☐

Anschrift des Arbeitgebers

Mitglieds-Nr. des Betriebes beim Unfallversicherungsträger: ☐☐☐☐☐☐☐☐☐
Name:

Straße:
Postleitzahl und Ort: ☐☐☐☐☐

Arbeitsmedizinische Vorsorgeuntersuchungen
BILDSCHIRM-ARBEITSPLÄTZE
SIEBTEST — G 37

Vom Arbeitgeber auszufüllen

ANGABEN ZUR BESCHÄFTIGUNG

Krankenkasse:
Einstellung am: ☐☐☐☐☐☐ Tag Monat Jahr
Arbeitsbereich:
Art der Tätigkeit:
Beginn / Ende dieser Tätigkeit: ☐☐☐☐ ☐☐☐☐

ANGABEN ZUR UNTERSUCHUNG

Angaben zur Untersuchung am ☐☐☐☐☐☐ Tag Monat Jahr   Erstuntersuchung ☐   Nachuntersuchung ☐

Ergebnis:
keine gesundheitlichen Bedenken ☐
keine gesundheitlichen Bedenken unter bestimmten Voraussetzungen*) ☐
gesundheitliche Bedenken*) ☐   befristet bis ☐☐☐☐☐☐ Tag Monat Jahr
Ergänzungsuntersuchung erforderlich ☐

Nächste Untersuchung ☐☐☐☐ Monat Jahr

*) Bemerkungen:
(Bitte hier Empfehlungen bei Bedenken, Auflagen, Bedingungen, Gründe für die vorzeitige Nachuntersuchung bzw. für befristete Bedenken eintragen. Ärztliche Schweigepflicht beachten!)

Datum, Stempel und Unterschrift des Arztes

Vom Arzt auszufüllen

ANAMNESE

1. **Allgemeine Anamnese, Beschwerden**

   1.1 Sehbeschwerden:
   (z. B. Unschärfe, Tränen, Doppelbilder, Schmerzen, Druckgefühl, Brennen, Blendungsempfindlichkeit, Juckreiz)   ja ○   nein ○

   bei der Arbeit   ja ○   nein ○

   beim Lesen   ja ○   nein ○

   1.2 Brille bzw. Kontaktlinsen für:

   Ferne   ja ○   nein ○

   Nähe   ja ○   nein ○

   Nähe und Ferne (Bifokal, Trifokal, Gleitsicht, Kontaktlinsen)   ja ○   nein ○
   (Zutreffendes bitte unterstreichen)

   Letzte Brillenverordnung   Datum

NUR FÜR DEN ERMÄCHTIGTEN ARZT

Arbeitsmedizinische Vorsorgeuntersuchungen
BILDSCHIRM-ARBEITSPLÄTZE
ERGÄNZUNGSUNTERSUCHUNG

G 37

Angaben zur Person der/des Versicherten

- Versicherungs-Nr. des Rentenversicherungsträgers
- Tag Monat Jahr Geburtsdatum
- Familienname
- Vorname
- Geburtsname
- Staatsangehörigkeit
- Straße
- Postleitzahl und Ort

Anschrift des Arbeitgebers

- Mitglieds-Nr. des Betriebes beim Unfallversicherungsträger
- Name
- Straße
- Postleitzahl und Ort

AUGENANAMNESE

AUGENBEFUND

1. Zentrale Sehschärfe mit optimaler Korrektion: Ferne R / L   i. allg. 55 cm R / L   i. allg. 33 cm R / L

2. Refraktion:

R sph	cyl	Achse	Addition
L sph	cyl	Achse	Addition

    regelrecht

3. Stellung und Beweglichkeit: ja ○   nein ○   Bemerkungen:
4. Stereosehen: ja ○   nein ○
5. Gesichtsfeld: ja ○   nein ○
6. Farbensehen (AQ):   ja ○   nein ○   AQ
7. Optische Medien: ja ○   nein ○
8. Augenhintergrund: ja ○   nein ○
9. Augeninnendruck: ja ○   nein ○   R ___ mm Hg   L ___ mm Hg
10. Zusätzliche Untersuchungen und Ergebnisse:

BEURTEILUNG

1. Das Sehen ist beeinträchtigt durch:

2. Gesundheitliche Bedenken: ja ○   nein ○

Begründung bei gesundheitlichen Bedenken und Empfehlungen an den ermächtigten Arzt:

Tag der Untersuchung   Name des ermächtigten Augenarztes:

(Stempel und Unterschrift)

Mit der Weitergabe dieses Bogens an den ermächtigten Arzt einverstanden

(Datum und Unterschrift des Versicherten)

Bestell-Nr. A 8.2 (2/92)

Medical Report (englisch/französisch/deutsch)

FÜR DEN MITARBEITER

To the doctor / A M. le médecin / An den Arzt

MEDICAL REPORT
Rapport médical
(Ärztlicher Bericht)
englisch / französisch / deutsch

Dear Sir,
Please undertake the treatment of Mr/Mrs/Miss
Monsieur,
Nous vous serions obligés de bien vouloir vous charger du traitement de Monsieur/Madame/Mademoiselle
Wir bitten Sie um Behandlung von Herrn / Frau / Fräulein

To be filled in by employee / A compléter par l'employé(e) / Vom Mitarbeiter auszufüllen

- Name / Nom / Name
- date of birth / né (e) le / geb.
- Home address / Adresse du domicile / Heimatadresse
- employed in firm / employé(e) par l'entreprise / beschäftigt im Unternehmen
- Work place / Poste de travail / Arbeitsstelle

Please enter the data desired below and hand this sheet to the patient again.
Please give supplementary data (X-ray, laboratory) for the patient to take with him / her.
Prière d'inscrire les renseignements ci-dessous et de remettre la feuille à votre client.
Prière de lui donner si possible les résultats d'examens supplémentaires (radiographies / constats de laboratoire, etc.).
Bitte tragen Sie die nachstehend gewünschten Daten ein und händigen Sie den Bogen Ihrem Patienten wieder aus.
Zusätzliche Befunde (Röntgen / Labor) bitten wir, dem Patienten nach Möglichkeit mitzugeben.

To be filled in by the doctor / A compléter par le médecin / Vom Arzt auszufüllen

- First day of treatment / Début de traitement / Erster Tag der Behandlung
- Diagnosis (in Latin) / Diagnostic (en latin) / Diagnose (lateinisch)
- Further consultations (Please state the individual dates of treatment)
  Autres consultations (indiquer chaque jour de consultation)
  Weitere Konsultationen (Bitte die einzelnen Behandlungstage anführen)

Is an accident during working hours involved? Details of accident.
S'agit-il d'un accident du travail? Détails de l'accident.
Handelt es sich um einen Arbeitsunfall? Unfallhergang.

☐ No / Non / Nein   ☐ Yes / Oui / Ja

Please indicate dental treatment on the following diagram:
Prière d'indiquer les soins dentaires sur le schéma suivant:
Zahnbehandlung bitte im nachstehenden Schema kennzeichnen:

- Pl = Filling / plombage / Plombe
- St = Pivot tooth / dent à pivot / Stiftzahn
- Pr = Prosthesis / prothèse / Prothese
- K = Crown / couronne / Krone
- B = Bridge / bridge / Brücke
- Ex = Extraction / extraction / Extraktion

Upper jaw / maxillaire supérieure / Oberkiefer

right droite rechts	8	7	6	5	4	3	2	1	1	2	3	4	5	6	7	8	left gauche links
	8	7	6	5	4	3	2	1	1	2	3	4	5	6	7	8	

Lower jaw / maxillaire inférieur / Unterkiefer

CERTIFICATE OF UNFITNESS FOR WORK
CERTIFICAT D'INCAPACITÉ DE TRAVAIL
Bescheinigung über Arbeitsunfähigkeit

Unfit for work / incapacité de travail / Arbeitsunfähig
☐ No / Non / Nein   ☐ Yes / Oui / Ja
from / du / von   until / au / bis

In need of further treatment / Traitement encore uécessaire / noch behandlungsbedürftig
☐ No / Non / Nein   ☐ Yes / Oui / Ja

Hospitalisation (Name of hospital / address)
Traitement clinique (Nom de l'hôpital / Adresse)
Stationäre Behandlung im Krankenhaus (Name des Krankenhauses / Adresse)

was necessary from / a été nécessaire du / war notwendig vom
until / au / bis

If possible, please enclose the final report. / Prière de joindre si possible le rapport final. / Bitte fügen Sie nach Möglichkeit den Abschlußbericht bei.

Town / Country / Localité / pays / Ort / Land
Address / Adresse / Adresse
Date / date / Datum
Stamp and Signature of Doctor / Cachet et Signature du médecin / Stempel und Unterschrift des Arztes

Bestell-Nr. A 20 (8/83)

Medical Report (englisch/französisch/deutsch)

FÜR DEN ARBEITGEBER

Bescheinigung über Arbeitsunfähigkeit ②

To be filled in by employee / A compléter par l'employé(e) / Vom Mitarbeiter auszufüllen

- Name / Nom / Name
- date of birth / né (e) le / geb.
- Home address / Adresse du domicile / Heimatadresse
- employed in firm / employé(e) par l'entreprise / beschäftigt im Unternehmen
- Work place / Poste de travail / Arbeitsstelle

To be filled in by the doctor / A compléter par le médecin / Vom Arzt auszufüllen

Is an accident during working hours involved? Details of accident.
S'agit-il d'un accident du travail? Détails de l'accident.
Handelt es sich um einen Arbeitsunfall? Unfallhergang.

- No / Non / Nein
- Yes / Oui / Ja

CERTIFICATE OF UNFITNESS FOR WORK
CERTIFICAT D'INCAPACITÉ DE TRAVAIL
Bescheinigung über Arbeitsunfähigkeit

| Unfit for work / incapacité de travail / Arbeitsunfähig | No/Non/Nein | Yes/Oui/Ja | from / du / von | until / au / bis | In need of further treatment / Traitement encore nécessaire / noch behandlungsbedürftig | No/Non/Nein | Yes/Oui/Ja |

Bestell-Nr. **A 20** (8/83)

- Town / Country / Localité / pays / Ort / Land
- Address / Adresse / Adresse
- Date / date / Datum
- Stamp and Signature of Doctor / Cachet et Signature du médecin / Stempel und Unterschrift des Arztes

Medical Report (englisch/französisch/deutsch)

FÜR DEN ARZT

To the doctor
A M. le médecin
An den Arzt

MEDICAL REPORT
Rapport médical
(Ärztlicher Bericht)
englisch / französisch / deutsch

③

Dear Sir,
Please undertake the treatment of Mr/Mrs/Miss
Monsieur,
Nous vous serions obligés de bien vouloir vous charger du traitement de Monsieur/Madame/Mademoiselle
Wir bitten Sie um Behandlung von Herrn / Frau / Fräulein

To be filled in by employee / A compléter par l'employé(e) / Vom Mitarbeiter auszufüllen

Name / Nom / Name	date of birth / né (e) le / geb.
Home address / Adresse du domicile / Heimatadresse	employed in firm / employé(e) par l'entreprise / beschäftigt im Unternehmen
Work place / Poste de travail / Arbeitsstelle	

Please enter the data desired below and hand this sheet to the patient again.
Please give supplementary data (X-ray, laboratory) for the patient to take with him/her.
Prière d'inscrire les renseignements ci-dessous et de remettre la feuille à votre client.
Prière de lui donner si possible les résultats d'examens supplémentaires (radiographies / constats de laboratoire, etc.).
Bitte tragen Sie die nachstehend gewünschten Daten ein und händigen Sie den Bogen Ihrem Patienten wieder aus.
Zusätzliche Befunde (Röntgen / Labor) bitten wir, dem Patienten nach Möglichkeit mitzugeben.

To be filled in by the doctor / A compléter par le médecin / Vom Arzt auszufüllen

First day of treatment / Début de traitement / Erster Tag der Behandlung	Diagnosis (in Latin) / Diagnostic (en latin) / Diagnose (lateinisch)
Further consultations (Please state the individual dates of treatment) / Autres consultations (indiquer chaque jour de consultation) / Weitere Konsultationen (Bitte die einzelnen Behandlungstage anführen)	

Is an accident during working hours involved? Details of accident.
S'agit-il d'un accident du travail? Détails de l'accident.
Handelt es sich um einen Arbeitsunfall? Unfallhergang.

No / Non / Nein   Yes / Oui / Ja

Please indicate dental treatment on the following diagram:
Prière d'indiquer les soins dentaires sur le schéma suivant:
Zahnbehandlung bitte im nachstehenden Schema kennzeichnen:

Pl = Filling / plombage / Plombe
St = Pivot tooth / dent à pivot / Stiftzahn
Pr = Prosthesis / prothèse / Prothese
K = Crown / couronne / Krone
B = Bridge / bridge / Brücke
Ex = Extraction / extraction / Extraktion

Upper jaw / maxillaire supérieure / Oberkiefer

right droite rechts	8	7	6	5	4	3	2	1	1	2	3	4	5	6	7	8	left gauche links
	8	7	6	5	4	3	2	1	1	2	3	4	5	6	7	8	

Lower jaw / maxillaire inférieure / Unterkiefer

CERTIFICATE OF UNFITNESS FOR WORK
CERTIFICAT D'INCAPACITÉ DE TRAVAIL
Bescheinigung über Arbeitsunfähigkeit

Unfit for work / incapacité de travail / Arbeitsunfähig	No/Non/Nein	Yes/Oui/Ja	from / du / von	until / au / bis	In need of further treatment / Traitement encore nécessaire / noch behandlungsbedürftig	No/Non/Nein	Yes/Oui/Ja

Hospitalisation (Name of hospital / address)
Traitement clinique (Nom de l'hôpital / Adresse)
Stationäre Behandlung im Krankenhaus (Name des Krankenhauses / Adresse)

was necessary from / a été nécessaire du / war notwendig vom

until / au / bis

If possible, please enclose the final report. / Prière de joindre si possible le rapport final. / Bitte fügen Sie nach Möglichkeit den Abschlußbericht bei.

Bestell-Nr. **A 20** (8/83)

Town / Country Localité / pays Ort / Land	Address Adresse Adresse	Date date Datum	Stamp and Signature of Doctor Cachet et Signature du médecin Stempel und Unterschrift des Arztes

Medical Report (spanisch/portugiesisch/deutsch)

FÜR DEN MITARBEITER

Estimado Senor:
Prezado Senhor
An den Arzt

Rogamos a Vd. someta a tratamiento médico al Sr./Sra./Srta.
Rogamos a fineza de submeter a tratamento médico o Sr./a Sra./a Menina
Wir bitten Sie um Behandlung von Herrn / Frau / Fräulein

MEDICAL REPORT
Informe Médico / Relatório Médico
(Ärztlicher Bericht)

spanisch / portugiesisch / deutsch

①

a rellenar por el empleado / a preencher pelo empregado / Vom Mitarbeiter auszufüllen

Nombre / Nome / Name	Fecha de nacimiento / Data de nascimento / geb.
Dirección del lugar de origin / Morada no país de origem / Heimatadresse	ocupado en la empresa / empregado na empresa / beschäftigt im Unternehmen
Lugar de trabajo / Lugar de trabalho / Arbeitsstelle	

Le rogamos rellene los siguientes datos y vuelva a entregar la hoja a su paciente.
Otros exámenes y análisis (radiológicos/laboratorios) los rogamos entregar también al paciente, a ser posible.
Preencha por favor os dados seguintes e volte a entregar a folha ao paciente.
No caso de existirem outros exames e análises (radiológicos/laboratorios) agradecemos que os entregue também, se possível, ao paciente.
Bitte tragen Sie die nachstehend gewünschten Daten ein und händigen Sie den Bogen Ihrem Patienten wieder aus.
Zusätzliche Befunde (Röntgen / Labor) bitten wir, dem Patienten nach Möglichkeit mitzugeben.

| Primer día de tratamiento / Primeiro dia de tratamento / Erster Tag der Behandlung | Diagnóstico (latin) / Diagnóstico (em latim) / Diagnose (lateinisch) |
| Otras consultas (Se ruega detallar los días de tratamiento) / Outras consultas (Indicar todos os dias de consulta) / Weitere Konsultationen (Bitte die einzelnen Behandlungstage anführen) | |

a rellenar por el médico / a preencher pelo médico / Vom Arzt auszufüllen

¿Se trata de un accidente del trabajo? ¿Cómo ocurrió el accidente?
Trata-se de um acidente de trabalho? Como ocorreu o acidente?
Handelt es sich um einen Arbeitsunfall? Unfallhergang.

No / Não / Nein   Sí / Sim / Ja

Se ruega indicar el tratamiento odontológico en el siguiente esquema: Pl = Empaste / Chumbo / Plombe   K = Corona / Coroa / Krone
Indique por favor o tratamento odontológico no esquema seguinte: St = Diente de espinga / Dente postiço / Stiftzahn   B = Puente / Ponte / Brücke
Zahnbehandlung bitte im nachstehenden Schema kennzeichnen: Pr = Prótesis / Prótese / Prothese   Ex = Extracción / Extracçao / Extraktion

Maxilar superior / Maxilar superior / Oberkiefer

derecha / direita / rechts   8 7 6 5 4 3 2 1   1 2 3 4 5 6 7 8   izquierda / esquerda / links

8 7 6 5 4 3 2 1   1 2 3 4 5 6 7 8

Maxilar inferior / Maxilar inferior / Unterkiefer

CERTIFICADO DE INCAPACIDAD DE TRABAJO
CERTIFICADO DE INCAPACIDADE DE TRABALHO
Bescheinigung über Arbeitsunfähigkeit

Incapaz para el trabajo / Incapacitado para o trabalho / Arbeitsunfähig   No/Não/Nein   Sí/Sim/Ja   desde / de / von   hasta / a / bis   necesita aún tratamiento / necessita ainda de tratamento / noch behandlungsbedürftig   No/Não/Nein   Sí/Sim/Ja

Tratamiento estacionario en la clínica (Nombre de la clínica/dirección) / Internamento no hospital (Nome do hospital/direcção) / Stationäre Behandlung im Krankenhaus (Name des Krankenhauses / Adresse)   fue necesario del / foi necessário de / war notwendig vom   al / a / bis

De ser posible, se ruega adjuntar el informe final / Se possível junte o relatório final / Bitte fügen Sie nach Möglichkeit den Abschlußbericht bei.

Bestell-Nr. **A 30** (8/83)

| Lugar / País / Lugar / País / Ort / Land | Dirección / Morada / Adresse | Fecha / Data / Datum | Sello y firma del médico / Carimbo e assinatura do médico / Stempel und Unterschrift des Arztes |

Medical Report (spanisch/portugiesisch/deutsch)

FÜR DEN ARBEITGEBER

Bescheinigung über Arbeitsunfähigkeit

a rellenar por el empleado / a preencher pelo empregado / Vom Mitarbeiter auszufüllen

- Nombre / Nome / Name
- Fecha de nacimiento / Data de nascimento / geb.
- Dirección del lugar de origin / Morada no país de origem / Heimatadresse
- ocupado en la empresa / empregado na empresa / beschäftigt im Unternehmen
- Lugar de trabajo / Lugar de trabalho / Arbeitsstelle

a rellenar por el médico / a preencher pelo médico / Vom Arzt auszufüllen

¿Se trata de un accidente del trabajo? ¿Cómo ocurrió el accidente?
Trata-se de um acidente de trabalho? Como ocorreu o acidente?
Handelt es sich um einen Arbeitsunfall? Unfallhergang.

No / Não / Nein   Si / Sim / Ja

CERTIFICADO DE INCAPACIDAD DE TRABAJO
CERTIFICADO DE INCAPACIDADE DE TRABALHO
Bescheinigung über Arbeitsunfähigkeit

| Incapaz para el trabajo / Incapacitado para o trabalho / Arbeitsunfähig | No/Não/Nein | Si/Sim/Ja | desde / de / von | hasta / a / bis | necesita aún tratamiento / necessita ainda de tratamento / noch behandlungsbedürftig | No/Não/Nein | Si/Sim/Ja |

Lugar / País / Lugar / País / Ort / Land

Dirección / Morada / Adresse

Fecha / Data / Datum

Sello y firma del médico / Carimbo e assinatura do médico / Stempel und Unterschrift des Arztes

Medical Report (spanisch/portugiesisch/deutsch)

FÜR DEN ARZT

Estimado Señor:
Prezado Senhor
An den Arzt

Rogamos a Vd. someta a tratamiento médico al Sr./Sra./Srta.
Rogamos a fineza de submeter a tratamento médico o Sr./a Sra./a Menina
Wir bitten Sie um Behandlung von Herrn / Frau / Fräulein

MEDICAL REPORT
Informe Médico / Relatório Médico
(Ärztlicher Bericht)

spanisch / portugiesisch / deutsch

a rellenar por el empleado / a preencher pelo empregado / Vom Mitarbeiter auszufüllen

Nombre / Nome / Name	Fecha de nacimiento / Data de nascimento / geb.
Dirección del lugar de origin / Morada no país de origem / Heimatadresse	ocupado en la empresa / empregado na empresa / beschäftigt im Unternehmen
Lugar de trabajo / Lugar de trabalho / Arbeitsstelle	

Le rogamos rellene los siguientes datos y vuelva a entregar la hoja a su paciente.
Otros exámenes y análisis (radiológicos/laboratorios) los rogamos entregar también al paciente, a ser posible.
Preencha por favor os dados seguintes e volte a entregar a folha ao paciente.
No caso de existirem outros exames e análises (radiológicos/laboratórios) agradecemos que os entregue também, se possível, ao paciente.
Bitte tragen Sie die nachstehend gewünschten Daten ein und händigen Sie den Bogen Ihrem Patienten wieder aus.
Zusätzliche Befunde (Röntgen / Labor) bitten wir, dem Patienten nach Möglichkeit mitzugeben.

Primer día de tratamiento / Primeiro dia de tratamento / Erster Tag der Behandlung	Diagnóstico (latín) / Diagnóstico (em latim) / Diagnose (lateinisch)

Otras consultas (Se ruega detallar los días de tratamiento)
Outras consultas (Indicar todos os dias de consulta)
Weitere Konsultationen (Bitte die einzelnen Behandlungstage anführen)

a rellenar por el médico / a preencher pelo médico / Vom Arzt auszufüllen

¿Se trata de un accidente del trabajo? ¿Cómo ocurrió el accidente?
Trata-se de um acidente de trabalho? Como ocorreu o acidente?
Handelt es sich um einen Arbeitsunfall? Unfallhergang.

No / Não / Nein   Sí / Sim / Ja

Se ruega indicar el tratamiento odontológico en el siguiente esquema:
Indique por favor o tratamento odontológico no esquema seguinte:
Zahnbehandlung bitte im nachstehenden Schema kennzeichnen:

Pl = Empaste / Chumbo / Plombe
St = Diente de espiga / Dente postiço / Stiftzahn
Pr = Prótesis / Prótese / Prothese
K = Corona / Coroa / Krone
B = Puente / Ponte / Brücke
Ex = Extracción / Extracçao / Extraktion

Maxilar superior / Maxilar superior / Oberkiefer

| derecha / direita / rechts | 8 | 7 | 6 | 5 | 4 | 3 | 2 | 1 | 1 | 2 | 3 | 4 | 5 | 6 | 7 | 8 | izquierda / esquerda / links |
| | 8 | 7 | 6 | 5 | 4 | 3 | 2 | 1 | 1 | 2 | 3 | 4 | 5 | 6 | 7 | 8 | |

Maxilar inferior / Maxilar inferior / Unterkiefer

CERTIFICADO DE INCAPACIDAD DE TRABAJO
CERTIFICADO DE INCAPACIDADE DE TRABALHO
Bescheinigung über Arbeitsunfähigkeit

Incapaz para el trabajo / Incapacitado para o trabalho / Arbeitsunfähig
No / Não / Nein   Sí / Sim / Ja
desde / de / von   hasta / a / bis
necesita aún tratamiento / necessita ainda de tratamento / noch behandlungsbedürftig
No / Não / Nein   Sí / Sim / Ja

Tratamiento estacionario en la clínica (Nombre de la clínica/dirección)
Internamento no hospital (Nome do hospital/direcção)
Stationäre Behandlung im Krankenhaus (Name des Krankenhauses / Adresse)

fue necesario del / foi necessário de / war notwendig vom   al / a / bis

De ser posible, se ruega adjuntar el informe final / Se possível junte o relatório final / Bitte fügen Sie nach Möglichkeit den Abschlußbericht bei.

Lugar / País / Ort / Land	Dirección / Morada / Adresse	Fecha / Data / Datum	Sello y firma del médico / Carimbo e assinatura do médico / Stempel und Unterschrift des Arztes

Rechnungsdruck*⁾

_____, den _____

LIQUIDATION
für spezielle arbeitsmedizinische
Vorsorgeuntersuchungen

unter Beachtung der
BERUFSGENOSSENSCHAFTLICHEN GRUNDSÄTZE FÜR
ARBEITSMEDIZINISCHE VORSORGEUNTERSUCHUNGEN

Name, Vorname des Untersuchten		geb. am
Auftrag vom	Untersuchungsdatum	

	G-Nr.	G-Nr.	G-Nr.	G-Nr.
*) Erstuntersuchung *) Nachuntersuch. *) Nachgeh. Unters.	☐ Erstuntersuchung ☐ Nachuntersuch. ☐ Nachgeh. Unters.	☐ Erstuntersuchung ☐ Nachuntersuch. ☐ Nachgeh. Unters.	☐ Erstuntersuchung ☐ Nachuntersuch. ☐ Nachgeh. Unters.	☐ Erstuntersuchung ☐ Nachuntersuch. ☐ Nachgeh. Unters.
	Gebühren-Nr (BG-GOÄ) / DM	Gebühren-Nr (BG-GOÄ) / DM	Gebühren-Nr (BG-GOÄ) / DM	Gebühren-Nr (BG-GOÄ) / DM

Endbetrag

Rechnungs-Nr.
(Bitte unbedingt angeben!)

Bank- oder Postgirokonto

*) Zutreffendes bitte ankreuzen

---

*⁾ aus: *Drewes, Leuftink, Schiegl*: Gebühren für spezielle arbeitsmedizinische Vorsorgeuntersuchungen.

Untersuchungsbogen „mineralischer Staub"

3 Durchschriften: „für Arzt", „für Arbeitgeber", „für Versicherten"

Untersuchungsbogen „mineralischer Staub"

SATZ II Original

Vers.-Nr.
Fam.- u. Vorname

Datum der Untersuchung: Tag / Monat / Jahr

ANAMNESE (gem. Nr. 3.1.1 oder 4.2.1 der Grundsätze G 1.1 bzw. G 1.2 sowie Nr. 5 G 1.2) — 9301

Arbeitsanamnese

1. Haben Sie vor Eintritt in diesen Betrieb staubgefährdet gearbeitet?

	Quarzstaub		Asbeststaub	
nein		0	nein	9
ja		1	ja	8
unbekannt		2	unbekannt	7

2. In welchem Jahr erfolgte die erstmalige Staubbelastung?

Jahr: 1 9 _ _   Jahre Monate | Jahr: 1 9 _ _ Jahre Monate *)

Art der Tätigkeit (bitte genaue Angaben):

3. Wieviele Jahre waren oder sind Sie insgesamt staubbelastet?

4. Haben Sie einen staubgefährdeten Arbeitsplatz wegen einer oder mehrerer der nebenstehenden Beschwerden aufgegeben?

  a) wegen Beschwerden der Atmungsorgane — nein 3 / ja 4 | nein 6 / ja 5
  b) wegen Beschwerden des Herzens — nein 5 / ja 6 | nein 4 / ja 3
  c) wegen Beschwerden des Kreislaufs — nein 1 / ja 2 | nein 9 / ja 8

Beschwerdeanamnese

5. Haben oder hatten Sie eine oder mehrere der nebenstehenden Krankheiten?

  a) Lungentuberkulose — nein 3 / ja 4 / unbekannt 5 | Jahr der Erkrankung 1 9 _ _
  b) Lungenentzündung / Rippenfellentzündung (Bitte Zutreffendes ankreuzen) — nein 6 / ja 7 / unbekannt 8 | Jahr der Erkrankung 1 9 _ _
  c) jährlich mehrfach Bronchitis / jährlich mehrfach Asthma — nein 9 / ja 0 / unbekannt 1 | Jahr des Beginns 1 9 _ _
  d) sonstige chronische Erkrankungen und welche (ggf. Klartext): — nein 2 / ja 3 / unbekannt 4 | Jahr des Beginns 1 9 _ _

6. Husten Sie während mindestens dreier Monate im Jahr? — nein 5 / ja 6 | Jahr des Beginns 1 9 _ _

7. Haben Sie Auswurf während mindestens dreier Monate im Jahr? — nein 7 / ja 8 | Jahr des Beginns 1 9 _ _

8. Rauchen Sie? (wenn ja, bitte nähere Angaben, z. B. Zahl pro Tag)

1 - 10 Zigaretten/Tag	1	
über 10 Zigaretten/Tag	2	Bitte Zutreffendes ankreuzen
Zigarren	3	
Pfeife	4	

nein 9 / ja 0 / nicht mehr seit | Jahr des Beginns 1 9 _ _ | 1 9 _ _

*) Bitte Daten nur in arabischen Zahlen und evtl. mit Nullen aufgefüllt angeben

BEFUNDE (gem. Nr. 3.1.2/3.2. oder 4.2.1/4.3 der Grundsätze G 1.1 bzw. G 1.2 sowie Nr. 5 G 1.2) — 9302

Allgemein

Konstitution	indiff.	102	lepros.	103	athlet.	104	pykn.	105	sonstiges	106
Allg. Körperzustand	gut	112	adipös	113	reduziert	114	kachekt.	115	vorgealtert	116
Wirbelsäule	o. B.	121	Brust	122	Lenden	123	Kyphose	124	Lordose	125	Skoliose	126

Thorax und Lungen

Brustkorb	o. B.	201	Beweglichkeit eingeschränkt	202	Deform.	203	Nachschl. links	204	Nachschl. rechts	205	sonstiges	206
Atmung	o. B.	211	Dyspnoe exspir.	212	Dyspnoe inspir.	213	Auxiliär-Muskulatur	214	Tachypnoe	215	sonstiges	216
Klopfschall rechts	o. B.	221	gedämpft	222	supersonor	223	oben	224	Mitte	225	unten	226
links	o. B.	231	gedämpft	232	supersonor	233	oben	234	Mitte	235	unten	236
Atemgeräusch rechts	o. B.	241	bronchial	242	verschärft	243	abgeschwächt	244	Exspir. verl.	245	sonstiges	246
			oben	247	Mitte	248	unten	249				
links	o. B.	251	bronchial	252	verschärft	253	abgeschwächt	254	Exspir. verl.	255	sonstiges	256
			oben	257	Mitte	258	unten	259				
Nebengeräusche rechts	keine	262	Knisterrasseln	263	sonstige RG	264			klingend	265	nicht klingend	266
			Giemen/Brummen	267	Reiben	268	oben	269	Mitte	270	unten	271
links	keine	282	Knisterrasseln	283	sonstige RG	284			klingend	285	nicht klingend	286
			Giemen/Brummen	287	Reiben	288	oben	289	Mitte	290	unten	291

Herz- und Kreislauf

Herztöne	o. B.	301	Systol. Unreinheit	302	Vitium verdacht	303	$P_2 > A_2$	304	sonstiges	305
Herzaktion	o. B.	311	Extrasystol.	312	absol. Arrhythm.	313	Bigemini	314	sonstiges	315

MESSERGEBNISSE (gem. Nr. 3.1.2/3. oder 4.2.1/4.3 der Grundsätze G 1.1 bzw. G 1.2 sowie Nr. 5 G 1.2) — 9303

Jede Spalte muß beantwortet sein. Leerstellen bitte evtl. mit Nullen auffüllen. | Jede Spalte muß **vom Arzt** beantwortet sein.

Größe		cm	Herzaktion Frequenz/min.			Lungenfunktion (BTPS) generell bei Asbest- und Quarzstaub	
Gewicht halbbekleidet		kg	Blutdruck mm Hg, sitzend, rechter Arm			Vitalkapazität (VKS) Soll	Liter **)
				systol.		(VKS) ist	Liter
**) nur die kleingedruckten Mindest-Normwerte der EGKS-Tabelle zugrunde legen				diastol.		Atemstoßwert/sek. (AST)	Liter/sek
						Prozentverhältnis AST/VK	0 %

1 Durchschrift: „für Arzt"

Untersuchungsbogen „mineralischer Staub"

Satz III Original

Vers.-Nr.
Fam.- u. Vorname

Datum der Untersuchung: Tag / Monat / Jahr

RÖNTGENBEFUND nach der ILO Klassifikation 1980/Bundesrepublik (gem. Nr. 3. 2. 1/4. 3 der Grundsätze G 1. 1 bzw. G 1. 2 sowie Nr. 5 G 1. 2) — 9304

| Bildgüte | + | 101 | ± | 102 | ± | 103 | u | 104 |

Lunge

Kleine Schatten

Rundliche Form

Größe	p	q	r	Streuung		
	201	202	203	0/-	211	
				0/0	212	
				0/1	213	

1/0	214	2/1	217	3/2	220
1/1	215	2/2	218	3/3	221
1/2	216	2/3	219	3/+	222

Felder

RO	231	LO	234
RM	232	LM	235
RU	233	LU	236

Symbole

keine	801
ax	802
bu	803
ca	804

Unregelmäßige Form

Größe	s	t	u			
	241	242	243	0/-	251	
				0/0	252	
				0/1	253	

1/0	254	2/1	257	3/2	260
1/1	255	2/2	258	3/3	261
1/2	256	2/3	259	3/+	262

RO	271	LO	274
RM	272	LM	275
RU	273	LU	276

cn	805
co	806
cp	807
cv	808

Gemischte Formen

	206		207	0/-	281
				0/0	282
				0/1	283

1/0	284	2/1	287	3/2	290
1/1	285	2/2	288	3/3	291
1/2	286	2/3	289	3/+	292

RO	294	LO	297
RM	295	LM	298
RU	296	LU	299

di	809
ef	810
em	811
es	812
fr	823

Große Schatten o. B. 301

Größe		Typ	
A	302	wd	311
B	303	id	312
C	304		

RO	321	LO	324
RM	322	LM	325
RU	323	LU	326

hi	813
ho	814
idd	824
idh	825
kl	815

Pleura

Pleuraverdickung diffus seitl. Brustwand o. B. 401

Verbreitung		Dicke	
1	404	a	421
2	402	b	422
3	403	c	423

RO	411	LO	412
RM	413	LM	414
RU	415	LU	416

me	822
od	816
pi	826
px	818
rp	819

Adhärenz des kostophrenischen Winkels o. B. 431

Seite
| R | 432 | L | 433 |

| tba | 820 |
| tbu | 821 |

Pleuraverdickung umschrieben (Plaques) o. B. 450

1	451	a	461
2	452	b	462
3	453	c	463

Lokalisation
| Zwerchfell | R | 471 | L | 472 |
| Brustwand | R | 473 | L | 474 |

Für Vorsorgeuntersuchungen quarzstaubgefährdeter Personen sind nur die gekennzeichneten Felder relevant.

Pleuraverkalkung o. B. 501

1	541		
2	542		
3	543		

Zwerchfell	R	511	L	512
Brustwand	R	521	L	522
Sonstige	R	531	L	532

ERGÄNZENDE BEFUNDE (in begründeten Fällen gem. Nr. 3. 2. 1/4. 3 der Grundsätze G 1. 1 bzw. G 1. 2 sowie Nr. 5 G 1. 2)

_____

BK-BEURTEILUNG — 9306

Keine Hinweise auf anzeigepflichtige Veränderungen [ ] 5

Begründung: _____

Anzeigepflicht:

Begründeter Verdacht auf:

Silikose	(BK-Nr. 4101)	0
Silikotuberkulose	(BK-Nr. 4102)	1
Asbestose	(BK-Nr. 4103)	6
Asbestose mit Lungenkrebs	(BK-Nr. 4104)	7
Pleuramesotheliom	(BK-Nr. 4105)	8

bitte ankreuzen

Sonstiges: _____ 9

VORSCHLÄGE UND/ODER VERANLASSTE MASSNAHMEN

_____

Stempel und Unterschrift des Arztes

*) Bitte Daten nur in arabischen Zahlen und evtl. mit Nullen aufgefüllt angeben

1 Durchschrift: „für Arzt"

Stempel des Arztes

Datum

Mitteilung und Vorschlag
für Maßnahmen der Prävention bei Berufskrankheiten nach § 3 BeKV

Familienname, Vorname	
Straße, Postleitzahl, Ort	
Geburtsdatum	
Arbeitsbereich/Art der Tätigkeit	
Anschrift des Unternehmers	
Krankenkasse	
Drohende Berufskrankheit-Nr.	
Untersuchung am	nach Vorsorgegrundsatz G ...
Ich hielt Maßnahmen der Prävention aus folgenden Gründen für erforderlich:	
Ich rege folgende Maßnahmen an:	

Ort/Datum — Unterschrift des Arztes

Vergütung nach Leitnummer 82
(entspr. AV 13) des Ärzteabkommens

Zustimmungserklärung*)
Ich bin einverstanden, daß
– diese Mitteilung dem Träger der Unfallversicherung (UV-Träger) weitergegeben wird, damit dieser prüfen kann, ob und ggf. welche Maßnahmen der Prävention durchzuführen sind;
– der UV-Träger Unterlagen des Arbeitgebers, des Betriebsarztes, ggf. weiterer Ärzte und der Krankenkasse beizieht, die zur Entscheidung erforderlich sind.

Ort/Datum — Unterschrift des/der Versicherten

*) Einschränkungen ggf. durch Streichung kennzeichnen

Institutionskennzeichen (IK)	Bank – Sparkasse – Postgiroamt	
Kontoinhaber	Bankleitzahl	Kontonummer

Mitteilung und Vorschlag
für Maßnahmen der Prävention bei Berufskrankheiten nach § 3 BeKV

Druck und Verlag: L. Düringshofen

Ausgabe August 1989

Anhang 4: Anschriften

Ausschuß ARBEITSMEDIZIN sowie seine Arbeitskreise und Arbeitsgruppen

Ausschuß ARBEITSMEDIZIN
Leiterin: Frau Dr. E. Perlebach
Hauptverband der gewerblichen Berufsgenossenschaften
Berufsgenossenschaftliche Zentrale für Sicherheit und Gesundheit
Alte Heerstraße 111, 53757 Sankt Augustin
Telefon: (0 22 41) 2 31 13 72
Telefax: (0 22 41) 9 34 23 72

Arbeitskreise:

**Obmann des Arbeitskreises 2.1
„Lärm"**
Dipl.-Ing. K. Ponto
Süddeutsche Metall-BG
Wilhelm-Theodor-Römheld-Str. 15
55130 Mainz
Telefon: (0 61 31) 8 02-0
Telefax: (0 61 31) 8 02-2 32

**Obmann des Arbeitskreises 2.2
„Muskel-Skeletterkrankungen/Vibration"**
Position z. Zt. nicht besetzt

**Obmann des Arbeitskreises 3
„Gefährliche Stoffe"**
Dr. med. M. Dietz
BG der chemischen Industrie
Kurfürsten-Anlage 62
69115 Heidelberg
Telefon: (0 62 21) 52 30
Telefax: (0 62 21) 52 34 20

**Obmann des Arbeitskreises 4
„Berufsbedingte Gefährdung der Lunge"**
Dr. rer. nat. Dahmann
Bergbau-BG,
Institut für Gefahrstoff-Forschung
Waldring 97
44789 Bochum
Telefon: (02 34) 30 60
Telefax: (02 34) 30 63 53

**Obmann des Arbeitskreises 5
„Infektionsgefährdung"**
Dr. med. T. Remé
BG f. Gesundheitsdienst
und Wohlfahrtspflege
Pappelallee 35/37
22089 Hamburg
Telefon: (0 40) 2 02 07-0
Telefax: (0 40) 2 02 07-5 25

**Obmann des Arbeitskreises 6.1
„Hauterkrankungen" und
Arbeitskreis 6.2
„Atemwegserkrankungen"**
Ass. N. Weis
BG Nahrungsmittel und Gaststätten
Dynamostr. 7/9
68165 Mannheim
Telefon: (06 21) 44 56-0
Telefax: (06 21) 44 56-15 54

**Obmann des Arbeitskreises 7
„Rechts- und Koordinierungsfragen, Verfahren"**
Dr. jur. B. Koch
BG der chem. Industrie
BV Köln
Stolberger Str. 86
50933 Köln
Telefon: (02 21) 54 82-0
Telefax: (02 21) 54 82-3 33

**Obmann des Arbeitskreises 8
„Arbeitsmedizinisches Programm Wismut"**
Prof. Dr. med. C. Piekarski
Institut für Arbeits- und Sozialmedizin
Universität zu Köln
50924 Köln
Telefon: (02 21) 4 78 44 50

Arbeitsgruppen:

**Obmann der Arbeitsgruppe 1.4
„Fahr-, Steuer- und
Überwachungstätigkeiten"**
Dipl.-Ing. A. Grösbrink
BG der Straßen-, U-Bahnen
und Eisenbahnen
Fontenay 1a
20354 Hamburg
Telefon: (0 40) 4 41 18-0
Telefax: (0 40) 4 41 18-1 40

**Obmann der Arbeitsgruppe 1.5
„Atemschutz"**
Bass. Weihofen
Hauptstelle für das Grubenrettungswesen
der Bergbau-BG
Unterbau 71
82383 Hohenpeißenberg
Telefon: (0 88 05) 92 14 10
Telefax: (0 88 05) 81 25

**Obmann der Arbeitsgruppe 1.7
„Überdruck"**
Dr. med. W. Förster
AMD der Tiefbau-BG
Landsberger Str. 309
80687 München
Telefon: (0 89) 88 97-02
Telefax: (0 89) 88 97-7 79

**Obmann der Arbeitsgruppe 1.8
„Arbeiten mit Absturzgefahr"**
Dr. med. T. Gerdes-Götz
AMD der Bau-BG Hannover
Wilhelm-Bode-Str. 33
38106 Braunschweig
Telefon: (05 31) 2 38 05-0
Telefax: (05 31) 2 38 05-66

**Obmann der Arbeitsgruppe 1.9
„Bildschirm-Arbeitsplätze"**
Dr. med. J. Petersen
Verwaltungs-BG
Deelbögenkamp 4
22297 Hamburg
Telefon: (0 40) 51 46-0
Telefax: (0 40) 51 46-21 46

**Obmann der Arbeitsgruppe 1.10
„Nachtschichtarbeit"**
Dipl.-Ing. G. Sonnenschein
Maschinenbau- u. Metall-BG
Kreuzstr. 45
40210 Düsseldorf
Telefon: (02 11) 82 24-0
Telefax: (02 11) 82 24-4 44

**Obmann der Arbeitsgruppe 3.1
„Biotechnologie"**
Dr. med. M. Dietz
BG der chemischen Industrie
Kurfürsten-Anlage 62
69115 Heidelberg
Telefon: (0 62 21) 52 30
Telefax: (0 62 21) 52 34 20

**Obmann der Arbeitsgruppe 3.2
„Holzstaub"**
Ass. H.-J. von Rimscha
Holz-BG
Am Knie 6
81241 München
Telefon: (0 89) 88 97-02
Telefax: (0 89) 88 97-3 55

**Obmann der Arbeitsgruppe 4.1
„Schweißrauche"**
Dipl.-Ing. G. Sonnenschein
Maschinenbau u. Metall-BG
Kreuzstr. 45
40210 Düsseldorf
Telefon: (02 11) 82 24-0
Telefax: (02 11) 82 24-4 44

**Obmann der Arbeitsgruppe 7.1
„Tropenkrankheiten"**
Dr. jur. B. Koch
BG der chemischen Industrie
BV Köln
Stolberger Str. 86
50933 Köln
Telefon: (02 21) 54 82-0
Telefax: (02 21) 54 82-3 33

**Obmann der Arbeitsgruppe 8.3
„Vorsorgeprogramm"**
Prof. Dr. med. Szadkowski
Universität Hamburg
Ordinariat für Arbeitsmedizin
Zentralinstitut für Arbeitsmedizin
Adolph-Schönfelder-Str. 5
22083 Hamburg
Telefon: (0 40) 4 28 63 27 89
Telefax: (0 40) 4 28 63 27 85

Landesverbände:

Landesverband Rheinland-Westfalen
der gewerblichen Berufsgenossenschaften
Kreuzstraße 45, 40210 Düsseldorf
Telefon: (02 11) 82 24-6 32
Telefax: (02 11) 82 24-6 44

Landesverband Nordwestdeutschland
der gewerblichen Berufsgenossenschaften
Hildesheimer Straße 309, 30519 Hannover
Postanschrift: Postfach 37 40, 30037 Hannover
Telefon: (05 11) 9 87-22 43
Telefax: (05 11) 9 87-24 40

Landesverband Berlin, Brandenburg, Mecklenburg-Vorpommern
der gewerblichen Berufsgenossenschaften
Fregestraße 44, 12161 Berlin
Telefon: (0 30) 85 10 50
Telefax: (0 30) 85 00 92-2 25

Landesverband Hessen-Mittelrhein und Thüringen
der gewerblichen Berufsgenossenschaften
Wilhelm-Theodor-Römheld-Straße 15, 55130 Mainz
Postanschrift: Postfach 29 48, 55019 Mainz
Telefon: (0 61 31) 8 02-2 28
Telefax: (0 61 31) 8 02-1 91

Landesverband Südwestdeutschland
der gewerblichen Berufsgenossenschaften
Kurfürsten-Anlage 62, 69115 Heidelberg
Postanschrift: Postfach 10 14 80, 69004 Heidelberg
Telefon: (0 62 21) 5 23-3 89
Telefax: (0 62 21) 5 23-3 99

Landesverband Bayern und Sachsen
der gewerblichen Berufsgenossenschaften
Landsberger Str. 309, 80687 München
Telefon: (0 89) 88 97-8 90/8 92
Telefax: (0 89) 88 97-8 99

Zentrale Dienste

Organisationsdienst für nachgehende Untersuchungen (ODIN)
Berufsgenossenschaft der chemischen Industrie
Kurfürsten-Anlage 62, 69115 Heidelberg
Postanschrift: Postfach 10 14 80, 69004 Heidelberg
Telefon: (0 62 21) 5 23 – 8 46
Telefax: (0 62 21) 5 23 – 3 23

Zentrale Erfassungsstelle für asbeststaubgefährdete Arbeitnehmer (ZAs)
Oblatterwallstr. 18, 86153 Augsburg
Telefon: (08 21) 31 59 – 3 68
Telefax: (08 21) 31 59 – 2 01

Zentrale Betreuungsstelle Wismut (ZeBWis)
Hauptverband der gewerblichen Berufsgenossenschaften
Alte Heerstraße 111, 53757 Sankt Augustin
Postanschrift: 53754 Sankt Augustin
Telefon: (0 22 41) 2 31 – 12 96
Telefax: (0 22 41) 2 31 – 11 37

Anhang 5: Abkürzungen

A
Abs.	Absatz
Abschn.	Abschnitt
ArbSchG	Arbeitsschutzgesetz
ASiG	Arbeitssicherheitsgesetz
AWK	Auswahlkriterien

B
BAG	Bundesarbeitsgericht
BAPRO	Basisuntersuchungsprogramm
BAT	Biologische Arbeitsplatztoleranzwerte
BDSG	Bundesdatenschutzgesetz
BetrVG	Betriebsverfassungsgesetz
BG	Berufsgenossenschaft
BGB	Bürgerliches Gesetzbuch
BGBl	Bundesgesetzblatt
BGH	Bundesgerichtshof
BGZ	Berufsgenossenschaftliche Zentrale für Sicherheit und Gesundheit
BIA	Berufsgenossenschaftliches Institut für Arbeitssicherheit
BildscharbV	Bildschirmarbeitsverordnung
BioStoffV	Biostoffverordnung
BK-Liste	Berufskrankheiten-Liste
BKV	Berufskrankheiten-Verordnung
BSG	Bundessozialgericht
BSGE	Entscheidungen des Bundessozialgerichts
BV	Bezirksverwaltung

D
Die BG	Die Berufsgenossenschaft (Zeitschrift)

F
f	folgende
ff	fort folgende

G
GefStoffV	Gefahrstoff-Verordnung
GesBergV	Gesundheitsschutz-Bergverordnung
GewO	Gewerbeordnung
GOÄ	Gebührenordnung für Ärzte

H
HGB	Handelsgesetzbuch
HVBG	Hauptverband der gewerblichen Berufsgenossenschaften

J
JArbSchG	Jugendarbeitsschutzgesetz

K
KSchG	Kündigungsschutzgesetz

M
MAK	Maximale Arbeitsplatzkonzentration
MuSchG	Mutterschutzgesetz
MuSchRiV	Mutterschutzrichtlinienverordnung

N
NGU	Nachgehende Untersuchung

O
ODIN	Organisationsdienst für nachgehende Untersuchungen

R
RöV	Röntgenverordnung
RVO	Reichsversicherungsordnung

S
SGB I	Sozialgesetzuch, Allgemeiner Teil
SGB V	Sozialgesetzbuch, Gesetzliche Krankenversicherung
SGB VII	Sozialgesetzbuch, Unfallversicherung
SGB X	Sozialgesetzbuch, Verwaltungsverfahren
StGB	Strafgesetzbuch
StrSchV	Strahlenschutzverordnung

T
TAB	Technischer Aufsichtsbeamter
TAD	Technischer Aufsichtsdienst
TRGS	Technische Regeln für Gefahrstoffe
TRK	Technische Richtkonzentration

U
UVV   Unfallverhütungsvorschrift

V
VBG   Vorschriften der Berufsgenossenschaften
vgl.   vergleiche

Z
z. B.   zum Beispiel
ZAs   Zentrale Erfassungsstelle für asbeststaubgefährdete Arbeitnehmer
ZeBWis   Zentrale Betreuungsstelle Wismut
ZH   Sammlung der berufsgenossenschaftlichen Regeln für Sicherheit und Gesundheitsschutz